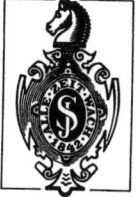

J. H. Peter · T. Penzel · W. Cassel
P. von Wichert (Hrsg.)

SCHLAF – ATMUNG – KREISLAUF

Mit 178 Abbildungen und 51 Tabellen

Springer-Verlag
Berlin Heidelberg New York
London Paris Tokyo
Hong Kong Barcelona
Budapest

Jörg Hermann Peter, Priv.-Doz. Dr. med., Dr. rer. nat.
Thomas Penzel, Dr. rer. physiol., Dipl.-Phys.
Werner Cassel, Dipl.-Psych.
Peter von Wichert, Prof. Dr. med.
Arbeitsgruppe „Klinische Zeitreihenanalyse"
Abt. Poliklinik im Zentrum für Innere Medizin
der Philipps-Universität, Baldingerstraße 1,
35033 Marburg

ISBN-13:978-3-540-56837-7

Die Deutsche Bibliothek – CIP-Einheitsaufnahme
Schlaf – Atmung – Kreislauf: mit 51 Tabellen / J.H. Peter ... (Hrsg.).
– Berlin; Heidelberg; New York; London; Paris; Tokyo; Hong Kong; Barcelona; Budapest:
Springer, 1993
 ISBN-13:978-3-540-56837-7   e-ISBN-13:978-3-642-78303-6
 DOI: 10.1007/978-3-642-78303-6

NE: Peter, Jörg H. [Hrsg.]

Dieses Werk ist urheberrechtlich geschützt. Die dadurch begründeten Rechte, insbesondere die der Übersetzung, des Nachdrucks, des Vortrags, der Entnahme von Abbildungen und Tabellen, der Funksendung, der Mikroverfilmung oder der Vervielfältigung auf anderen Wegen und der Speicherung in Datenverarbeitungsanlagen, bleiben, auch bei nur auszugsweiser Verwertung, vorbehalten. Eine Vervielfältigung dieses Werkes oder von Teilen dieses Werkes ist auch im Einzelfall nur in den Grenzen der gesetzlichen Bestimmungen des Urheberrechtsgesetzes der Bundesrepublik Deutschland vom 9. September 1965 in der jeweils geltenden Fassung zulässig. Sie ist grundsätzlich vergütungspflichtig. Zuwiderhandlungen unterliegen den Strafbestimmungen des Urheberrechtsgesetzes.

© Springer-Verlag Berlin Heidelberg 1993

Die Wiedergabe von Gebrauchsnamen, Handelsnamen, Warenbezeichnungen usw. in diesem Werk berechtigt auch ohne besondere Kennzeichnung nicht zu der Annahme, daß solche Namen im Sinne der Warenzeichen- und Markenschutz-Gesetzgebung als frei zu betrachten wären und daher von jedermann benutzt werden dürften.

Produkthaftung: Für die Angaben über Dosierungsanweisungen und Applikationsformen kann vom Verlag und den Autoren keine Gewähr übernommen werden. Derartige Angaben müssen vom jeweiligen Anwender im Einzelfall anhand anderer Literaturstellen auf ihre Richtigkeit überprüft werden.

Satz: Ulrich Kunkel Textservice, 74934 Reichartshausen, Baden
19/3130 – 5 4 3 2 1 0 – Gedruckt auf säurefreiem Papier

Vorwort

Das Verständnis von Steuerung und Zusammenspiel der verschiedenen autonomen Funktionskreise im Organismus ist auch heute noch unzureichend. Lange Zeit als gesichert angesehene Kenntnisse werden durch neue Untersuchungsmethoden in Frage gestellt. Althergebrachte Vorstellungen über physiologische Regulationsvorgänge im Organismus müssen aufgrund neuerer Erkenntnisse überdacht oder zugunsten besserer Konzepte aufgegeben werden. Ein Bereich, für den diese Überlegungen in besonderem Maße zutreffen, sind die Probleme, die sich aus dem Zusammenspiel von Atmung und Kreislauf und den unterschiedlichen Vigilanzstadien, d. h. insbesondere im Wechsel zwischen Wachsein und Schlaf, ergeben. Während bis vor wenigen Jahren Schlaf als reines Erholungsstadium angesehen wurde und allenfalls Schlafmangel als klinisch bedeutsam galt, haben die Forschungen der letzten Jahre eindeutig darauf hingewiesen, daß Schlaf auch in bezug auf die Regulation autonomer körperlicher Funktionen, wie Atmung und Kreislauf und deren Verknüpfung, einen gestaltenden und damit klinisch bedeutsamen Einfluß hat.

Gerade die Verknüpfung von Atmung und Kreislauf, die unter den Bedingungen des Wachseins zwar deutlich ist, aber klinisch unproblematisch, kann im Zustand veränderter Vigilanz wie im Schlaf gestört sein und damit zu einem klinisch wichtigen und pathogenetisch bedeutsamen Prinzip werden. Dabei ist es von besonderer Bedeutung, daß die Beachtung nur eines Funktionskreises allein eine nur unzureichende Erklärung der gestörten Funktion insgesamt ergibt und daß gerade die Betrachtung verschiedener Funktionskreise und ihres Zusammenspiels für das pathogenetische und nosologische Verständnis äußerst wichtig ist. Dementsprechend sind die Störungen von Atmung und Kreislauf in der Nacht ein hervorragendes Feld zur Wiedererlernung physiologischen Denkens und pathophysiologischer Beziehungen: ein Gebiet, das eigentlich die Basis internistischen Denkens und Handelns ausmacht, häufig aber bei ausschließlicher Betrachtung morphologischer und biochemischer Aspekte der Organstörungen aus dem Blickfeld des Arztes verschwindet. Dies verhindert, daß entsprechende Funktionsstörungen überhaupt erkannt, geschweige denn behandelt werden können.

Aus Anlaß des 10jährigen Bestehens der Arbeitsgruppe „Klinische Zeitreihenanalyse" der Medizinischen Poliklinik der Philipps-Universität Marburg fand im Juni 1991 ein Symposium statt, bei dem – ausgehend von theoretischen Grundlagen und epidemiologischen Daten – die Aspekte der gestörten Regulation von Atmung und Kreislauf in einem breit angelegten Programm diskutiert wurden.

Von besonderer Wichtigkeit ist, daß auch praktisch diagnostischen und therapeutischen Aspekten in unterschiedlichen ärztlichen Tätigkeitsfeldern eine besondere Beachtung geschenkt wurde, so daß die Informationen, die in diesem Bande zusammengetragen worden sind, gerade auch für diejenigen von Bedeutung sind, die sich in das Gebiet einarbeiten wollen bzw. Patienten mit nächtlichen Atemregulationsstörungen als niedergelassene Ärzte oder als Krankenhausärzte in internistischen, neurologischen oder pädiatrischen Abteilungen diagnostizieren und behandeln müssen.

Wenn man bedenkt, welches quantitative Problem diese Störungen der Atmungs- und Kreislaufregulation in der Nachtzeit darstellen und welche spezielle Risiken insbesondere für Volkskrankheiten wie Bluthochdruck, Herzrhythmusstörungen und koronare Herzkrankheit sich aus dem Vorhandensein solcher Störungen ergeben, die damit modifizierend und potenzierend in andere pathogenetische Funktionskreise einwirken, so kann die Bedeutung der schlafbezogenen Atmungsstörungen schwerlich überschätzt werden. Hinzu kommt, daß die Folgen dieser nächtlichen Atemregulationsstörungen für Lebensqualität, Arbeitsfähigkeit, Unfallhäufigkeit und Lebensarbeitszeit ebenfalls eher unterschätzt werden, wenngleich sicherlich auf all diesen Gebieten noch eine erhebliche Arbeitsleistung zu erbringen sein wird, bevor über alle pathogenetischen und pathophysiologischen Mechanismen und die Interaktionen der verschiedenen Funktionsstörungen wirklich vollständige Klarheit herrscht. Der Förderung dieses Zieles dient das vorgelegte Werk meiner Mitarbeiter, dem weite Verbreitung zu wünschen ist.

Marburg, im Winter 1992/93　　　　　　　　　　　　Prof. P. von Wichert

Inhaltsverzeichnis

I. Epidemiologie

Epidemiologie der SBAS beim Kind
M.E. Schläfke, D. Schäfer 3

Epidemiologie der SBAS beim Erwachsenen
U. Brandenburg 19

Nächtliche Hypertonie: Epidemiologie, kardiovaskuläres Risiko
B. Krönig 30

Schnarchen, Schlafapnoe und Bluthochdruck
in der Allgemeinpraxis
J.H. Peter, L. Grote, W. Althaus, T. Ploch,
K. Uffelmann, F. Uffelmann, D. Bocker 43

II. Pathophysiologische Grundlagen

Schlaf und Atmung
F. Raschke 59

Schlaf und Kreislauf
T. Podszus 70

Regelmäßig intermittierende Hypoxie als eine Ursache
der chronischen Erhöhung des Tagesblutdrucks
E.C. Fletcher, J. Leßke 83

Chronobiologische Aspekte des OSAS
M. Vogel, R. Moog, G. Hildebrandt, J.H. Peter 95

OSAS und Herzfrequenzvariabilität
I. Fietze, R. Warmuth, M. Vogel 106

Bestimmung der Atemantworten im Schlaf
H. Schneider 121

Volumenregulation und Hochdruckgenese beim OSAS
K. Ehlenz, J.H. Peter 134

Arterielle Baro- und Chemorezeptorenreflexe
bei Schlafapnoepatienten
M. Tafil-Klawe, J. Klawe, R. Moog, H. Schneider, L. Grote,
J. Janicki, F. Raschke, T. Penzel, J.H. Peter, G. Hildebrandt......... 142

III. Praktische Diagnostik

Ambulante Diagnostik der SBAS
T. Penzel, U. Weichler, J. Heitmann, J.H. Peter,
P. von Wichert.. 167

Integrierte kardiorespiratorische Registrierung
und Datenanalyse
T. Penzel 183

Screeningfragebögen, Risikoabschätzung und Dokumentation
C. Kemény, T. Ploch, B. Schultze, W. Teßmann,
W. Cassel, D. Gärtner... 199

IV. Therapie

Nichtmechanische internistische Therapie des OSAS:
Verhaltensberatung, antihypertensive Therapie und Theophyllin
L. Grote, H. Schneider, J.H. Peter... 209

Die nasale Ventilation in der Therapie der SBAS
H. Becker, H. Schneider, J.H. Peter, P. von Wichert.................... 224

Gesichtsskelettverlagernde Eingriffe beim OSAS:
Mund- und kieferchirurgische Aspekte
W. Hochban, U. Brandenburg... 250

Operative Therapie beim OSAS: HNO-ärztliche Aspekte
J. Mayer-Brix, A. Leuwer... 270

Antihypertensive Therapie durch Cilazapril
L. Grote, J. Mayer, U. Weichler, T. Ploch,
W. Cassel, J.H. Peter 284

Abendliche Applikation eines retardierten Isosorbit-5-Nitrats
bei Patienten mit SBAS (Schlafapnoe) und nächtlichen
Kammerendteilveränderungen/Arrhythmien
U. Köhler, H. Dübler, T. Glaremin, B. Hamann,
H. Junkermann, T. Ploch, J.H. Peter, T. Pomykaj.......................... 309

V. Spezielle Risiken

Arterielle Hypertonie und SBAS
J. Mayer... 323

Morgendlicher Blutdruckanstieg bei SBAS
J. Mayer, U. Weichler, R. Moser, T. Ploch,
J.H. Peter, P. von Wichert... 339

Schlafapnoe, Übergewicht und chronische Hypoventilation
W. Pankow, J.H. Peter, P. von Wichert.................................... 347

Tachykarde Herzrhythmusstörungen im Schlaf
G. Zindler, U. Köhler, I. Fett, J. Hay, A. Lübbeke,
H. Wolff, W. Cassel.. 358

Bradykarde Herzrhythmusstörungen im Schlaf
U. Köhler, I. Fett, J. Hay, A. Lübbeke, T. Ploch,
H. Wolff, G. Zindler 374

Schlaf und Epilepsie
W. Burr, C.E. Elger 384

Schlafapnoe und Persönlichkeitsstruktur
W. Cassel.. 397

VI. Was hat sich durch die Einbeziehung der schlafbezogenen Störungen von Atmung und Kreislauf in das diagnostische und therapeutische Vorgehen geändert?

Häufigkeit der Schlafapnoe in der Praxis
eines niedergelassenen Allgemeinarztes
bei über 40jährigen Männern (Mardorf-Studie)
A. Liesenfeld, H. Becker, T. Podszus, C. Kemeny,
W. Baumgarten, J.H. Peter... 409

Diagnostik und Therapie der schlafbezogenen Atmungs-
und Kreislaufstörungen in einer Rehabilitationsklinik
und ihre sozialmedizinische Bedeutung
J. Fischer 419

Diagnostik und Therapie des OSAS
in der pneumologischen Abteilung eines Universitätsklinikums
P. Dorow, S. Thalhofer 427

SBAS in der Pädiatrie
A. Wiater, H.J. Niewertz, A. Konrad 430

SBAS in der Neurologie und Psychiatrie
G. Mayer 438

Verzeichnis der erstgenannten Autoren

Becker, H., Dr.
Arbeitsgruppe „Klinische Zeitreihenanalyse"
Abt. Poliklinik im Zentrum für Innere Medizin
der Philipps-Universität,
Baldingerstraße 1, 35033 Marburg

Brandenburg, U.
Arbeitsgruppe „Klinische Zeitreihenanalyse",
Abt. Poliklinik im Zentrum für Innere Medizin
der Philipps-Universität,
Baldingerstraße 1, 35033 Marburg

Burr, W., Dr.
Universitäts-Nervenklinik und Poliklinik, Epileptologie,
Sigmund-Freud-Straße 25, 53127 Bonn

Cassel, W.
Arbeitsgruppe „Klinische Zeitreihenanalyse",
Abt. Poliklinik im Zentrum für Innere Medizin
der Philipps-Universität,
Baldingerstraße 1, 35033 Marburg

Dorow, B., Prof. Dr.
DRK-Krankenhaus Mark Brandenburg, Abt. Pneumologie,
Drontheimer Straße 39/40, 13359 Berlin

Ehlenz, K., Dr.
Klinikum der Philipps-Universität, Zentrum für Innere Medizin,
Abt. Endokrinologic/Stoffwechsel,
Baldingerstraße 1, 35033 Marburg

Fietze, I., Dr.
Institut für Pathophysiologie, Bereich Medizin (Charité)
der Humboldt-Universität, Schlafmedizinisches Zentrum,
Ziegelstraße 5–9, 13129 Berlin

Fischer, J., Prof. Dr.
LVA-Rehabilitationsklinik
Kaiserstraße 26, 26548 Norderney

Fletcher, E.C., Prof. Dr.
Division of Respiratory and Environmental Medicine
Ambulatory Care Building, Room A3L01,
530 South Jackson St., University of Louisville,
Louisville, KY 40292, USA

Grote, L.
Arbeitsgruppe „Klinische Zeitreihenanalyse",
Abt. Poliklinik im Zentrum für Innere Medizin
der Philipps-Universität,
Baldingerstraße 1, 35033 Marburg

Hochban, W., Dr.
ZMK-Klinik Marburg, Kieferchirurgische Abteilung
Georg-Voigt-Straße 3, 35039 Marburg

Kemeny, C., Dipl.-Psych.
Arbeitsgruppe „Klinische Zeitreihenanalyse",
Abt. Poliklinik im Zentrum für Innere Medizin
der Philipps-Universität,
Baldingerstraße 1, 35033 Marburg

Köhler, U., Dr.
Arbeitsgruppe „Klinische Zeitreihenanalyse",
Abt. Poliklinik im Zentrum für Innere Medizin
der Philipps-Universität,
Baldingerstraße 1, 35033 Marburg

Krönig, B., Prof. Dr.
Ev. Elisabethkrankenhaus,
Theobaldstraße 12, 54292 Trier

Liesenfeld, A., Dr.
Ledergasse 7 a, 35287 Amöneburg-Maidorf

Mayer, G., Dr.
Neurologische Klinik Hephata,
Postfach, 34613 Schwalmstadt-Treysa

Mayer, J., Dr.
Arbeitsgruppe „Klinische Zeitreihenanalyse",
Abt. Poliklinik im Zentrum für Innere Medizin
der Philipps-Universität,
Baldingerstraße 1, 35033 Marburg

Mayer-Brix, J., Dr.
Universitäts-HNO-Klinik,
Waldstraße 1, 91054 Erlangen

Verzeichnis der erstgenannten Autoren

Pankow, W., Dr.
Krankenhaus Neukölln, III. Innere Abteilung,
Postfach 47 04 02, Rudower Straße 48, 12351 Berlin

Penzel, T., Dr.
Arbeitsgruppe „Klinische Zeitreihenanalyse",
Abt. Poliklinik im Zentrum für Innere Medizin
der Philipps-Universität,
Baldingerstraße 1, 35033 Marburg

Peter, J.H., Priv.-Doz. Dr.
Arbeitsgruppe „Klinische Zeitreihenanalyse",
Abt. Poliklinik im Zentrum für Innere Medizin
der Philipps-Universität,
Baldingerstraße 1, 35033 Marburg

Podszus, T., Priv.-Doz. Dr.
Arbeitsgruppe „Klinische Zeitreihenanalyse",
Abt. Poliklinik im Zentrum für Innere Medizin
der Philipps-Universität,
Baldingerstraße 1, 35033 Marburg

Raschke, F., Priv.-Doz. Dr.
LVA-Rehabilitationsklinik,
Kaiserstraße 26, 26548 Norderney

Schläfke, M.E., Prof. Dr.
Physiologisches Institut der Universität,
Universitätsstraße 150, 44801 Bochum

Schneider, H., Dr.
Arbeitsgruppe „Klinische Zeitreihenanalyse",
Abt. Poliklinik im Zentrum für Innere Medizin
der Philipps-Universität,
Baldingerstraße 1, 35033 Marburg

Tafil-Klawe, M., Dr.
Institut für Arbeitsphysiologie der Philipps-Universität,
Robert-Koch-Straße 7a, 35033 Marburg

Vogel, M.
Theresienstraße 17, 85386 Eching

Wiater, A., Dr.
Krankenhaus Köln-Porz, Kinderabteilung,
Urbacher Weg 19, 51149 Köln

Wichert, P. von, Prof. Dr.
Zentrum für Innere Medizin, Poliklinik,
Baldingerstraße 1, 35033 Marburg

Zindler, G.
Arbeitsgruppe „Klinische Zeitreihenanalyse",
Abt. Poliklinik im Zentrum für Innere Medizin
der Philipps-Universität,
Baldingerstraße 1, 35033 Marburg

I. Epidemiologie

Epidemiologie der SBAS beim Kind

M.E. Schläfke, D. Schäfer

Die verschiedenen Erscheinungsformen der primären schlafbezogenen Atmungsstörungen (SBAS) beim Kind verhalten sich wie ein Schattenriß der physiologischen Entwicklung des Menschen, wobei sich das jeweils betroffene Teilsystem in der einen oder in der anderen Richtung verzerrt darstellt. Je älter das Kind wird, desto deutlicher stellen sich die Symptomenkomplexe der schlafbezogenen Atmungsstörungen des Erwachsenen ein. So kann ein 6 Monate alter Junge z. B. wegen eines akut lebensbedrohlichen Ereignisses aus dem Schlaf heraus auffällig und als Risikokind bezüglich des plötzlichen Kindstodes eingestuft werden, um im Alter von 5 Jahren wegen extremer Tagesmüdigkeit und beängstigendem Schnarchen als Kind mit schwerem obstruktivem Schlafapnoesyndrom (OSAS) auf der Basis einer inzwischen diagnostizierten hereditären motorisch-sensiblen Neuropathie behandelt werden zu müssen. Das zentrale alveoläre Hypoventilationssyndrom dagegen wirkt wie ein Nachbild des fetalen Atmungsprogramms, da das Kind wie in utero die Atemtätigkeit im Non-REM-Schlaf völlig einstellt, während es im REM-Schlaf und erst recht im Wachsein ausreichend atmet.

Bei zahlreichen Erkrankungen, die den Atemapparat direkt oder indirekt betreffen, führen der Schlaf oder die sich im Zuge des zirkadianen Rhythmus ereignenden neuromotorischen, neurobiochemischen und endokrinen Schwankungen zu einer Verstärkung der Ateminsuffizienz oder werden zum Auslöser von Atemstörungen. Hierzu gehören Erkrankungen des peripheren Atemapparates, der Lunge und des Tracheobronchialsystems, einschließlich Asthma bronchiale, neuromuskuläre und Muskelerkrankungen, Malformationen des Gesichtsschädels und des Thorax, besonders Skoliosen, endokrine Störungen und Herz-Kreislauf-Erkrankungen.

Beim Säugling, der noch sehr viel Zeit schlafend verbringt, gehen Auffälligkeiten der Atmung während des Schlafes häufig als erste Anzeichen primären Störungen an nichtrespiratorischen Systemen voraus. So können Frühgeburtlichkeit, Virusinfektionen, Stoffwechselstörungen und Fehlbildungen mit dramatischen pathologischen Formen der Atmung einhergehen.

Im folgenden werden 4 Hauptformen der im Säuglings- und Kindesalter vorkommenden schlafbezogenen Störungen der Atmung vorgestellt und mit repräsentativen Beispielen aus dem eigenen Schlaflabor ergänzt. Wegen der Bedeutung der Frühgeborenenapnoe wird diese ebenfalls dargestellt, obwohl sie sich auf die Frühgeborenenphase beschränkt. Eine Sonderstellung nimmt der plötzliche Kindstod ein, dessen Ursachen noch Gegenstand der Forschung sind. Bei der Suche nach Risikofaktoren kommt der Schlaflabordiagnostik eine hohe Bedeutung zu. Um die Schlaflabordaten interpretieren zu können, wird kurz auf die methodischen Besonderheiten hingewiesen.

Methodische Besonderheiten bei der Schlafableitung des Säuglings und Kleinkindes

Die Ableittechnik für Säuglinge und Kleinkinder muß die vom Gesichts- und Atemwegsbereich auslösbaren, äußerst empfindlichen Reflexe mit hemmender und erregender Wirkung auf Atmung, Kreislauf und das Arousalsystem berücksichtigen. Pathologische Apnoen zeigen sich eher zufällig im Schlaflabor, dramatische Apnoen oder Obstruktionen sieht man beim jungen Säugling selten, außer beim Frühgeborenen und bei Mißbildungen sowie beim extrem seltenen kongenitalen Hypoventilationssyndrom. Um die Atmungsfunktion im Schlaf darstellen zu können, verwenden wir neben den für die Schlafanalyse erforderlichen EEG-, EOG- und EMG-Signalen die Induktionsplethysmographie zur quantitativen Erfassung der Brust- und Bauchatmung, den endexspiratorischen CO_2-Partialdruck, ein Kehlkopfmikrophon zur Erfassung von Atemgeräuschen, empfindliche transkutane CO_2- und O_2- Elektroden, Pulsoxymeter, EKG und Videokamera. Ferner verwenden wir zur Ermittlung der CO_2- und O_2-Atemantwort im tiefen vormitternächtlichen Non-REM-Schlaf Gasgemische, mit denen eine Kopfhaube durchströmt wird. Ermittelt wird die Zunahme der Atmung pro 1 mm Hg pCO_2 in der 5.–6. min der Zufuhr eines Atemgasgemisches mit einem F_ICO_2 von 0,025 im Steady state. Bei der Prüfung des O_2-Mangelantriebs verwenden wir wegen der biphasischen Wirkung der Hypoxie in Anlehnung an Dejours et al. (1957) den Hyperoxietest und prüfen die initiale Hemmung der Atmung bei Zufuhr von Sauerstoff (2 l/min) über 30 s. Die Schlafanalyse erfolgt mittels Computer in Anlehnung an Anders et al. (1971). Das Apnoegramm (Apnoen/h $\geq$ 2 s), die CO_2- und O_2-Antwort, EKG, S_aO_2- und transkutane Blutgasprofile werden ebenfalls durch Computer ermittelt.

Allgemeines zur Differentialdiagnostik SBAS im Säuglings- und Kindesalter

In der Abb. 1 ist das Atmungssystem in Anlehnung an den biologischen Regelkreis skizziert. Regelgröße sind der arterielle pO_2-Druck, pCO_2-Druck und pH-Wert. Primäre Störungen der Atmung können sich an den verschiedenen Kompartimenten des peripheren oder zentralen Systems manifestieren. Aufgrund der Gainmodulation der Atemantriebssysteme im Schlaf sowie der supraspinalen Hemmung der α-Motoneurone und der selektiven Hemmung der fusimotorischen Funktion im REM-Schlaf führen zahlreiche Störungen der Atmung nur im Schlaf zur Insuffizienz der Ventilation. Sie können im Wachsein oftmals kompensiert werden. Dies gilt insbesondere bei einer Erhöhung des Atemwegswiderstandes. Die Kompensation dieser Störung ist auf die Funktion der Muskelspindeln in der

Interkostalmuskulatur angewiesen. Sie sind zwar dort im Gegensatz zum Zwerchfell in großer Zahl vorhanden, im REM-Schlaf jedoch blockiert. Entsprechendes gilt für einen schwachen Atemantrieb, der, von der Vigilanz abhängig, im Wachsein kompensiert werden kann, nicht aber im Schlaf, am wenigsten im Non-REM-Schlaf.

Im Unterschied zu den schlafbezogenen Atmungsstörungen des Erwachsenen sind beim Säugling und Kleinkind der anatomische und funktionelle Entwicklungsgang des kardiorespiratorischen Systems, des Schlaf-Wach-Systems und der mit diesen verkoppelten Systeme, wie des Endokriniums, des Immunsystems, des gastrointestinalen und des motorischen Systems, bei der Differentialdiagnose zu berücksichtigen.

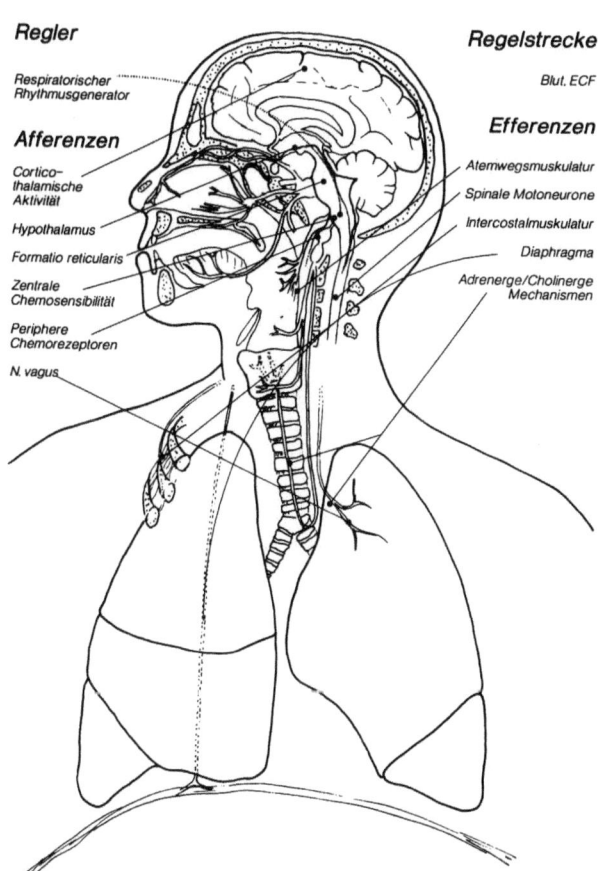

Abb. 1. Nervöses und chemisches Kontrollsystem der Atmung

Die einzelnen SBAS

Frühgeborenenapnoe

Die Frühgeborenenapnoe setzt 1–2 Tage post partum mit Apnoen, Bradykardie und Hypoxämie ein. Zwei Drittel der Apnoen ereignen sich im Schlaf und sind zentral, 10 % sind obstruktiv. Sie sind durch Schluckauf, Spucken, Füttern, motorische Aktivität und akute Nackenflexion auslösbar. 50–80 % der vor der 31. Gestationswoche Geborenen, aber nur noch 12–15 % der nach der 32. Woche Geborenen und noch 7 % der nach der 34. Woche geborenen Frühgeborenen haben Apnoen. Periodische Atmung tritt in 85 % der Fälle von Frühgeburtlichkeit in der 32.–36. Schwangerschaftswoche mit leichten O_2-Druckabfällen auf. Sie ist klinisch nicht relevant. Die Apnoen treten häufiger im REM-Schlaf als im Non-REM-Schlaf auf, können dann aber 40 s lang sein und sind früher oder später nach Einsetzen der Atempause von Bradykardie begleitet (Bryan et al. 1986).

Die Frühgeborenenapnoe ist, anders als beim Reifgeborenen, häufig ein frühes Symptom einer anderen Erkrankung, wie etwa einer Sepsis oder einer Hypoglykämie. Frühgeborene mit intraventrikulärer Blutung haben eine hohe Inzidenz für obstruktive Apnoen. Längerdauernde Frühgeborenenapnoen sind von zerebralen Minderdurchblutungen begleitet. Frühgeborene haben aus vielen weiteren Ursachen Hypoxien, die noch bis zum Erreichen des Geburtstermins nachweisbar sind (Curzi-Dascalova et al. 1986).

Die Ursache für die Atemstillstände wird in der Unreife des Nervensystems gesehen. Die Hypoxie kann sowohl, wie im intrauterinen Zustand, zur Apnoe führen als auch selbst Folge einer Apnoe sein. Apnoen können in der Regel durch leichte Berührungen durchbrochen werden. Beim Frühgeborenen fehlt aber auch oftmals noch die Atem- und Arousalantwort, die beim Reifgeborenen nach einer etwas längeren Atempause folgt. Ab der 34. Gestationswoche geborene Frühgeborene mit asymptomatischem Verlauf zeigen in 95 % der Fälle bereits 1 Woche nach der Geburt keine Apnoen mehr. Daß die Apnoen der Frühgeborenen ein über die allgemeine Frühgeburtlichkeit hinausgehendes Risiko für den plötzlichen Kindstod bedeuten, scheint nicht ersichtlich.

OSAS des Säuglings- und Kleinkindesalters

Charakteristisch sind Obstruktionen, Desaturationen, Bradykardien und häufige Arousals im Schlaf. Schnarchen findet sich meist erst beim älteren Kleinkind. Auffallend werden die Kinder durch Wachstumsretardierung, Knie-Ellbogen-Lage, verzögerte Sprachentwicklung, kloßige Sprache, Mundatmung, Konzentrationsschwäche, Schulschwierigkeiten oder bereits durch ein Cor pulmonale. Beim Säuging und jungen Kleinkind finden sich wesentlich milder anmutende Obstruktionen, die sehr leicht übersehen werden können, anders jedoch bei Vorliegen von Anomalien, die zu Einengungen im Luftwegsbereich führen. Ab 2. Lebensjahr steigt die Inzidenz stark an, v.a. durch die Entwicklung von Adenoiden.

Beim jungen Säugling werten wir häufig auftretende obstruktive Phasen (> 3 s, > 5/h) mit Desaturationen (< 87 %) als auffällig.

Abbildung 2 zeigt eine kurze onstruktive Phase im REM-Schlaf eines 2 Monate alten Säuglings, der wegen einer Omphalozele behandelt wurde. Die häufigen Desaturationen bis 85 % gehen bei diesem Patienten mit O_2-Partialdrucksenkungen um bis zu 29 mm Hg bei pO_2-Werten von im Mittel 53 mm Hg parallel. Schnarchlaute fehlen. 50 % der gesunden gleichaltrigen Kinder haben 2- bis 3mal pro Stunde einen ähnlichen O_2-Druckabfall um maximal 16 mm Hg. Ihr pO_2tc liegt dabei im Mittel bei 65,5 mm Hg und nie unter 50 mm Hg. Schäfer et al. (1993) und Stebbens et al. (1991) fanden pro Stunde 0,9 akute Abfälle der O_2-Sättigung bis auf S_aO_2-Werte um 80 % bei gesunden Kindern im 2. Lebensmonat. Die Anzahl der akuten O_2-Partialdruckabfälle pro Stunde und ihre Absolutwerte können diagnostisch wertvoll sein. Dies ist insbesondere auch deswegen der Fall, weil bei späteren Opfern des plötzlichen Kindstodes gehäufte kurze obstruktive Apnoen beobachtet wurden (Martinez 1991).

Die REM-spezifische Umstellung im motorischen System mit der Paradoxatmung (Phasenverschiebung um 180° zwischen Brust- und Bauchatmung) bei hoher Compliance des Thorax in den ersten Lebensmonaten wirkt sich bei gesunden Kindern nur geringfügig auf die Blutgase aus. Die Kompensation wird durch eine verstärkte Zwerchfellinnervation im REM-Schlaf erreicht. Bei Kindern mit

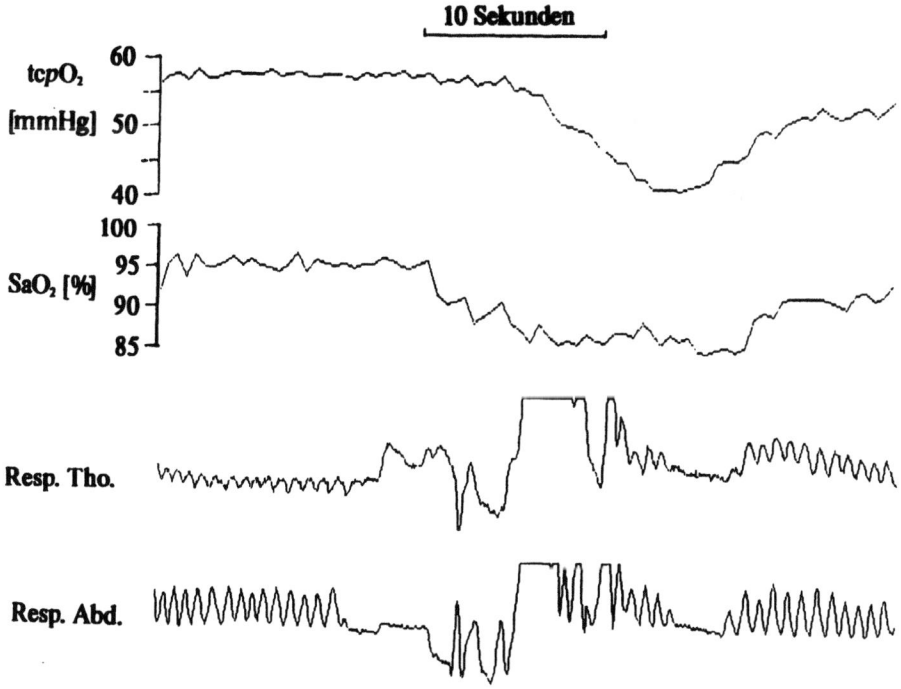

Abb. 2. 2 Monate altes Mädchen mit obstruktiven Phasen im REM-Schlaf bei Omphalozele

Blähungen und Bauchschmerzen kann diese Kompensation reflektorisch zugunsten einer „Bauchschonatmung" inhibiert sein. Apnoen können die Folge sein. Ein anderes Beispiel liefert der obere Luftwegsinfekt im frühen Säuglingsalter. Der erhöhte Atemwegswiderstand wird im REM-Schlaf nicht ausreichend kompensiert. Diese Beispiele sollen zeigen, daß für den jungen Säugling während des Schlafes „Bagatellen" zur Bedrohung werden können. Die Vulnerabilität des Atmungssystems ist in den ersten Lebensmonaten hoch. Somit erfordert der Übergang von physiologischem zu pathophysiologischem Geschehen besondere Aufmerksamkeit und bedarf der intensiven Forschung.

Ein repräsentatives Beispiel des OSAS des Kleinkindes zeigt Abb. 3. Das 3jährige, durch Tagesmüdigkeit und heftiges Schnarchen auffallend gewordene Kind hatte tiefliegende Adenoide, die nur schwer diagnostizierbar waren. Die Registrierung dokumentiert eine vollständige Verlegung der oberen Atemwege im REM-Schlaf. Bereits im Non-REM-Schlaf kam es aufgrund des erhöhten Atemwegswiderstandes zur Hypoxämie und Hyperkapnie. Das Kind schlief in Knie-Ellbogen-Lage. Die Adenektomie führte zur Heilung des obstruktiven Schlafapnoesyndroms. Ähnliche Situationen finden wir im frühen Säuglingsalter bei Choanalatresie und anderen Malformationen im Bereich des Gesichtsschädels. Eine Häufung solch ausgeprägter obstruktiver Schlafapnoesyndrome sehen wir bei älteren Kindern ab dem 2. Lebensjahr mit der Entwicklung von Wucherungen im Hals-Nasen-Bereich. Die Desaturationen im Schlaf und die Hypoxämie können trotz heftigen Schnarchens bei bestehender Tagesmüdigkeit auch weniger dramatisch als im Beispiel der Abb. 3 sein. Dennoch sind die Kinder nach der Adenektomie „wie umgewandelt", die Tagesmüdigkeit ist verschwunden.

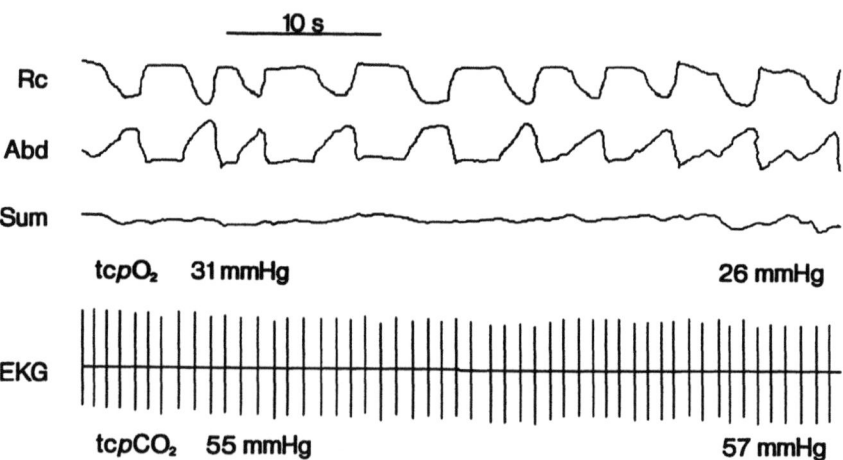

Abb. 3. 3jähriger Junge mit OSAS bei tiefliegenden Adenoiden

Akut lebensbedrohliches Ereignis
("apparently life threatening event", ALTE)

Das akut lebensbedrohliche Ereignis zeigt folgende Leitsymptome: anfallsweise Apnoen oder Obstruktionen, Tachy- oder Bradykardien, Schlaffheit, Zyanose und Lethargie. Die Inzidenz beträgt 1,6 auf 1000 Lebendgeborene und ist am häufigsten zwischen der 4. und 8. Lebenswoche. Nach Vollendung des 1. Lebensjahres ist es sehr selten. Jungen sind mit 5–10 % häufiger betroffen als Mädchen. 2–6 % dieser Kinder werden Opfer des plötzlichen Kindstodes.

Der Begriff ALTE wird auf einen in der Regel anamnestisch erhobenen, typischen Symptomenkomplex angewandt: Es handelt sich um ein vom Beobachter als dramatisch und lebensbedrohlich gewertetes Ereignis, bei dem ein apnoischer Zustand mit Zyanose, Blässe oder auch Rötung und Tonusverlust nur durch eine massive Stimulation oder Mund-zu-Mund-Beatmung beendet werden konnte (Bentele u. Albani 1988). 90 % dieser Ereignisse sollen während des Schlafes vorkommen.

Das ALTE gilt als ernstes Risikozeichen in bezug auf den plötzlichen Kindstod und bedarf einer umfassenden klinisch-stationären Abklärung. Dem Symptomenkomplex liegt ein multifaktorielles Geschehen zugrunde. Die initiale Apnoe kann zentral, gemischt oder Folge einer Obstruktion sein. Streß, obere Luftwegsinfekte, Schlafdeprivation, Reisen oder Fieber können Apnoen auslösen. Auch Phrenikusparesen, Schädeltraumen, Stoffwechseldefekte, Sedativa, Krampfanfälle und Darminfektionen können einem ALTE zugrunde liegen. Im 1. und 2. Lebensmonat führt eine Pneumonie infolge erhöhter Atemarbeit und Hypoxie zu Apnoe. Ebenso können chronische Lungenerkrankungen und Sepsis zu Apnoen führen. Beim Auftreten von Lethargie, Wachstumsretardierungen oder vermindertem Muskeltonus der oberen Extremitäten bei Kindern nach ALTE kann ein Zusammenhang mit vorausgegangenen Erkrankungen der ZNS oder mit hypoxisch bedingten zentralen Schäden als Folge des ALTE nicht sicher hergestellt werden. Wir fanden, daß minimale Bagatellinfekte bei Säuglingen im 1. Lebenshalbjahr im Laufe der Nacht zu erheblichen Atemwegswiderstandserhöhungen mit entsprechenden obstruktiven Phasen und Hypoxien führen können. Dies steht sowohl mit der Infektwirkung auf die Veränderung der Schlaftiefe als auch mit den tagesrhythmischen Schwankungen des Atemwegswiderstandes im Zusammenhang. Darüber hinaus fanden wir bei Kindern mit Bagatellinfekt einen erniedrigten zentralchemischen Atemantrieb. Vorwiegend im REM-Schlaf führen auch Malformationen (z. B. thorakle Skoliosen, Schmerzen, s. oben), die die Atemmotorik direkt oder indirekt beeinflussen, zu obstruktiv bedingten O_2-Druckabfällen. Der gastroösophageale Reflux wird immer wieder im Zusammenhang mit Apnoen genannt. 30–50 % der gesunden Kinder haben einen Reflux. Nur selten sieht man dabei eine Apnoe. Die polygraphische Registrierung des Ösophagus-pH-Wertes zeigt keinen zeitlichen Zusammenhang des Refluxes mit dem Aufbau einer Apnoe. Eine Hypoxie wirkt jedoch verstärkend auf den laryngealen Chemoreflex, der Apnoe und Bradykardie bewirkt (Wennergren et al. 1989).

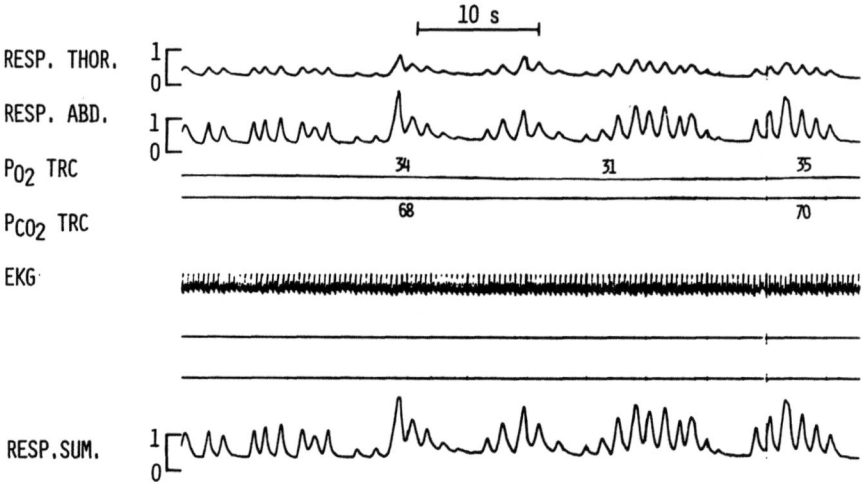

Abb. 4. 4 Monate altes Mädchen mit Hypoxämie und Hyperkapnie 18 h nach ALTE

Kahn et al. (1988) konnten bei 2779 Fällen in 61 % die verschiedensten Grunderkrankungen oder Ernährungsfehler aufdecken. 39 % wurden mangels einer spezifischen diagnostischen Zuordnung als idiopathisches ALTE eingeordnet. 5 % davon zeigten Auffälligkeiten. Der Befund deutlich verstärkter okulokardialer Reflexe und Episoden profusen Nachtschweißes während des Non-REM-Schlafs von Kindern mit ALTE führten zur Annahme einer autonomen Dysfunktion. Wir fanden, daß 71 % der Kinder mit einem ALTE kardiorespiratorische Auffälligkeiten auch noch nach Vollendung des 1. Lebensjahres hatten (Schäfer et al. 1990). Während Kahn et al. (1982) keine vermehrten O_2-Druckabfälle bei dieser Gruppe gefunden haben, sahen wir in unserem Kollektiv eine verminderte CO_2-Empfindlichkeit und Hypoxämien bei ereignisnaher Ableitung. Abbildung 4 zeigt die Aufzeichnung im Schlaflabor 18 h nach einem Ereignis, das um 4 Uhr morgens aufgetreten war und zur Wiederbelebung des Kindes durch die Mutter geführt hatte. Wir sahen ausgeprägte periodische Atmung und sehr niedrige pO_2-Werte im Schlaf. Das Kind hat sich später normal entwickelt.

Schlafapnoe im Kindesalter („apnea of infancy")

Prolongierte Apnoen im Kindesalter beruhen auf ursächlichen Störungen im Atmungssystem unterschiedlicher Art. Über die Häufigkeit liegen gegenwärtig keine Zahlen vor. Die Gruppe ist inhomogen. Die Kinder werden häufig unter dem Bild eines ALTE mit Apnoe oder durch ausgeprägte periodische Atmung auffällig. 1 % der Kinder mit kindlicher Apnoekrise hat kardiale Arrhythmien einschließlich Sinusarrest. Ein weiteres Prozent der Kinder hat schlafbezogene obstruktive Phasen. Mitunter wird die Veranlagung zu prolongierten Apnoen mit einem erstmaligen Auftreten nach Operationen demaskiert (Cote u. Kelly 1990).

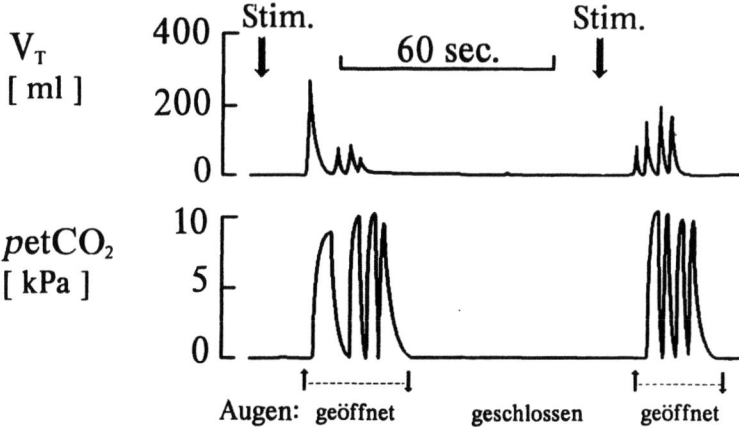

Abb. 5. 12 Jahre altes Mädchen mit erworbenem Schlafaponoesyndrom. Die langen apnoischen Phasen werden nur durch massive Stimulation durchbrochen

Differentialdiagnostisch ist die Ausschlußdiagnostik von Lungenperfusionsstörungen, zentralem Hypoventilationssyndrom und schlafbezogenen Obstruktionen notwendig. Die Patienten zählen zur Risikogruppe des plötzlichen Kindstodes, obwohl ein Zusammenhang bisher nicht erbracht worden ist.

Eine Ableitung bei einem schweren erworbenen Schlafapnosesyndrom zeigt Abb. 5. Das Mädchen ist tracheotomiert und hat zentrale Apnoen bis über 60 s Dauer, die im Tiefschlaf nur durch massive Stimulation durchbrochen werden können. Die Störung liegt im afferenten und motorischen Atmungssystem bei Zustand nach Trauma im oberen Zervikalmarkt infolge eines Os odontoideum. Die Empfindlichkeit für CO_2 fehlt. Das Mädchen empfindet keine Luftnot, am Tag fällt es durch extreme Müdigkeit auf. Mit Abnahme der Vigilanz wird es zyanotisch. Das Mädchen ist beatmungspflichtig.

Zentrales Hypoventilationssyndrom

Nach Guilleminault et al. (1982) versteht man unter einem zentralen Hypoventilationssyndrom eine sehr selten angeborene oder durch Virusinfektionen, Traumen, Anomalien der Halswirbelsäule, Operationen oder Tumoren erworbene, nicht durch primäre Lungenerkrankungen oder durch Schwäche der Atemmuskulatur bedingte Hypoventilation, die im Schlaf zu schwerer Hyperkapnie und Hypoxie führt. Man hat dieses Phänomen der schlafbezogenen Ateminsuffizienz gerne mit dem Namen „Ondine's curse syndrome" (OCS) versehen, um die fehlende Automatie der Atmung zu charakterisieren. Wir verwenden den Begriff des OCS bei solchen Patienten, bei denen außer einer vollständigen Unempfindlichkeit für CO_2 keine Störung der Atmung erkennbar ist.

Die Gefahren beim Säugling und Kleinkind bestehen in den meist nur schwachen Anzeichen für extreme azidotische und hypoxische Zustände, die zunächst auch ohne Apnoe und Herzfrequenzänderung auftreten können, so daß sie von einem EKG-Apnoemonitor nicht rechtzeitig erkannt werden. So kann ein Atmungs- und Herzstillstand überraschen, auch wenn die Pflegeperson bei ihrem Kontrollgang das Kind wenige Minuten zuvor noch munter vorgefunden hatte. Diese unerkannten Blutgasveränderungen infolge Ateminsuffizienz stellen einerseits eine erhebliche akute und chronische Bedrohung dar, andererseits ermöglicht ihre konsequente Vermeidung die normale Entwicklung der Kinder (Marcus et al. 1991).

Die Simulation des OCS durch Ausschaltung der zentralen Chemosensibilität des Atmungssystems weist auf deren ursächlichen Beteiligung am Zustandekommen dieser Form des zentralen alveolären Hypoventilationssyndroms hin (Schläfke et al. 1974). Bei Kindern mit OCS (Fehlen der CO_2-Empfindlichkeit) garantieren die peripheren Chemorezeptoren die Atmung so lange, bis durch den Anstieg des CO_2-Partialdrucks über 90 mm HG hinaus und die zunehmende Schwelle der peripheren Chemorezeptoren mit folgender Hypoxie die zentrale Homöostase des Reglers nicht mehr gewährleistet ist. Die Atmung wird einge-

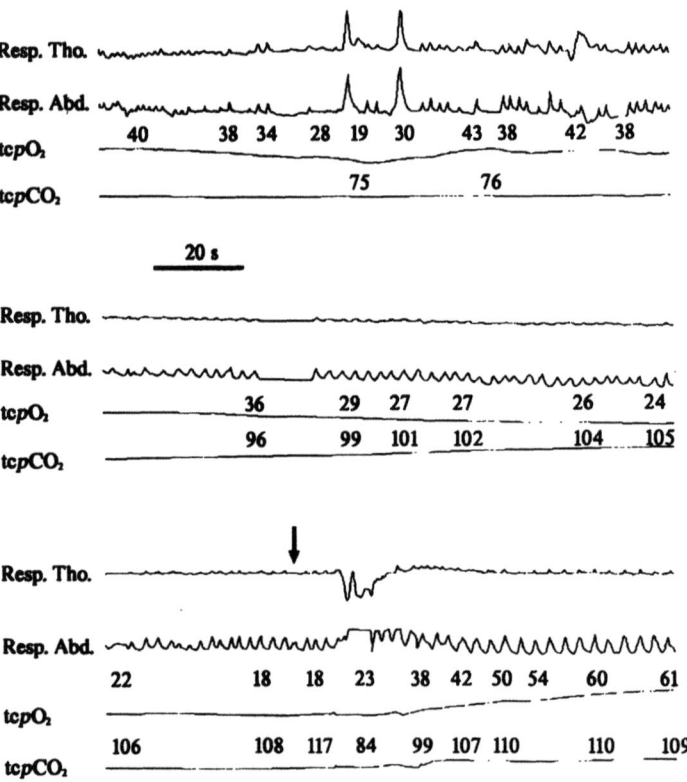

Abb. 6. Einschlafphase eines 1jährigen Mädchens mit zentralem Hypoventilationssyndrom. Mit zunehmender Schlaftiefe kommt es zu progredienter Hyperkapnie und Hypoxämie. Die anfängliche Seufzeratmung weicht einer Hypoventilation. Beim *Pfeil* wird das Kind künstlich beatmet

stellt. Eine durch die Hypoxie bedingte metabolische Azidose verstärkt die lebensbedrohliche Situation. Das Beispiel in Abb. 6 zeigt die Einschlafphase eines Kindes mit OCS. Die anfängliche Seufzeratmung bleibt mit Zunahme der Schlaftiefe und des $p\mathrm{CO}_2$ aus. Das Kind muß beatmet werden (Pfeil).

Während das OCS eine Non-REM-schlafverstärkte Ateminsuffizienz darstellt, die durch extrem hohe CO_2-Partialdrücke im Non-REM-Schlaf gekennzeichnet ist, kommen auch zentrale Hypoventilationssyndrome mit einer Verstärkung der respiratorischen Azidose im REM-Schlaf vor. Bei dieser Form findet man im Gegensatz zum OCS eine normale oder reduzierte, aber nie fehlende Empfindlichkeit für CO_2. Die Kinder haben erhöhte Atemwegswiderstände im REM-Schlaf und empfinden im Gegensatz zu den Patienten mit OCS Atemnot.

Plötzlicher Kindstod

Man versteht darunter den unerwarteten plötzlichen Tod eines Kindes im 1. Lebensjahr, bei dem eine sorgfältige Untersuchung post mortem zu keiner erklärbaren Todesursache führt. In der normalen Bevölkerung wird der plötzliche Kindstod bei 1–2 Kindern auf 1000 Lebendgeborene beobachtet. Selten in der ersten Lebenswoche und nur in 1 % nach Vollendung des 1. Lebensjahres ereignen sich 90 % der Fälle im 1. Lebenshalbjahr. Der Häufigkeitsgipfel findet sich zwischen der 10. und 12. Lebenswoche. Knaben sind in 55–60 % der Fälle betroffen. Etwa 80 % der Fälle ereignen sich in einer Zeit, in der man die Kinder im Schlaf wähnt. Ebenso hoch ist der Anteil der Kinder, die, auf dem Bauch liegend, tot gefunden werden. In 60 % der Fälle wird eine zeitliche Nähe zu einem oberen Luftwegsinfekt gesehen. Lethargie wird ca. 14 Tage vor dem Tod beobachtet. Diarrhö und Erbrechen werden ebenfalls als signifikante Vorzeichen gewertet. Die milde intrauterine, peri- oder postnatale Hypoxie oder auch Hypoxien im frühen Säuglingsalter scheinen in der Ursachenkette eine Rolle zu spielen. Das Ergebnis umfangreicher epidemiologischer Studien (Hoffmann et al. 1988) betrifft die Definition der Risikogruppen und Risikozeichen (s. Übersicht).

Risikofaktoren für den plötzlichen Kindstod

1. Risikogruppen:
– Nikotin- und Drogenabusus in der Schwangerschaft,
– Frühgeburtlichkeit, insbesondere vor der 33. Woche,
– Auftreten eines „apparently life threatening events" (ALTE),
– Geschwister nach plötzlichem Kindstod, „Folgekinder", insbesondere Zwillinge.

2. Risikozeichen:
– intrauterine Wachstumsverzögerung,
– intrauterine, peripartale oder postpartale Hypoxie,
– Myelomeningozelen, Arnold-Chiari-Syndrom,
– Komplementsystemdefekte (C4),

- postnatale Wachstumsretardierung,
- profuses Schwitzen im Schlaf,
- Verhaltensänderung mit Bewegungsarmut, Lethargie, Schläfrigkeit,
- Blässe, blaues Munddreieck, auch nach der Nahrungsaufnahme,
- behinderte Nasenatmung, röchelnde Atmung,
- Husten, Durchfall, Erbrechen,
- starrer Blick, anhaltendes, schrilles Schreien.

1. Ein erhöhtes Risiko besteht bei Frühgeburten unter 1500 g mit einer Inzidenz von 11/1000 Lebendgeburten und Staffelung des Risikos entsprechend dem Unreifegrad.
2. Das Risiko verdoppelt sich bei Kindern aus Zwillings- bzw. Mehrlingsgeburten unter 2500 g. Der plötzliche Tod eines Zwillings erhöht das Risiko des Überlebenden.
3. Das Risiko von Folgekindern liegt 2- bis 4fach über dem der normalen Bevölkerung. Es steigt bei mehrfachem Vorkommen in einer Familie.
4. Das Risiko der Kinder drogenabhängiger Mütter (v.a. mit Opiaten oder Kokain) ist 10fach höher als in der normalen Bevölkerung.
5. 2–6 % der Kinder mit Reanimation nach ALTE sterben am plötzlichen Kindstod.
6. Ein erhöhtes Risiko besteht in der sozial schwachen Bevölkerung.
7. Weitere Risikofaktoren betreffen das Alter der Mutter (unter 20 Jahren), kurz aufeinanderfolgende Schwangerschaften, Winter-, Frühjahrs- und Herbstgeburten, Rauchen während der Schwangerschaft (s. Übersicht).

Der Pathologe entscheidet die Diagnose aufgrund der nicht auffindbaren Todesursache. Es werden nur den Tod nicht unmittelbar erklärende unspezifische Befunde erhoben, wie intrathorakale Petechien, leichte entzündliche Zeichen in der Lunge, Lungenödem, leichte Rötung der oberen Luftwege, vernachlässigbare Streßwirkungen an Thymus und Nebennieren. Althoff (1986) fand bei 1100 Fällen von plötzlichem Kindstod einen Infekt der oberen und peripheren Atemwege in 75 % der Opfer und enteropathogener Erreger in 14 % der Fälle. In einer speziellen Studie an 400 plötzlichen Kindstodfällen fanden sich bei 40 % eine akute diffuse, teils nekrotisierende Rhinopharyngitis und bei weitern 35 % herdförmige Entzündungen in dieser Region bei häufiger Beteiligung der peripheren Atemwege. Gliosis, Fehlen adrenerger Neuronen im Nucleus tractus solitarii und fehlende Neuronen im Ventralbereich der Medulla oblongata werden ebenfalls berichtet (Chigr et al. 1989; Takashima u. Mito 1985; Schläfke 1980). Die neurohistopathologischen Befunde unterstützen die Hypothese einer Beteiligung des homöostatischen Systems von Atmung und Kreislauf sowie des aufsteigenden retikulären aktivierenden Systems (Schläfke 1989). Die Differentialdiagnosen, die im Rahmen von Präventivprogrammen zur Ausschlußdiagnostik berücksichtigt werden müssen, sind:

Infektionen/Toxine:
- fulminante Virusinfektion der Luftwege,
- Enteritiden,
- Enzephalitiden,
- Sepsis, Pneumonien,
- infantiler Botulismus;

Atmung:
- Luftwegsanomalien,
- kongenitales alveoläres Hypoventilationssyndrom,
- medikamenten-/drogeninduzierte Atemdepression;

Herz-Kreislauf-System:
- Herzfehler,
- Kardiomyopathie,
- Herzrhythmusstörungen:
  - Long-QT-Syndrom (Romano-Ward-Syndrom), Arrhythmien (?),
- Anomalie der Gefäße, Gefäßring um Trachea;

Nervensystem:
- Anfallsleiden, Hirntumoren, Corpus-callosum-Defekt,
- subdurales Hämatom,
- vasovagale Reaktion, pathologische Reflexe (?);

Stoffwechsel/Endokrinium:
- Defekt der mittelkettigen Acyl-CoA-Dehydrogenase (MCADD),
- Biotinidasemangel, Carnitinmangel,
- Reye-Syndrom, atypisches Reye-Syndrom,
- Leigh-Syndrom,
- familiäre Dysautonomie (Riley-Day),
- Hypoglykämie, Hypothermie,
- Fruktosämie,
- Hypothyreose, Hypokalzämie;

Magen-Darm-Trakt:
- gastroösophagealer Reflux, Aspiration,
- Pylorusstenose, Fehlbildungen;

sonstiges:
- Ernährungsfehler, Drogeneffekte,
- Unfall,
- fahrlässige Tötung, Schütteltrauma,
- Kindesmißhandlung, Ersticken.

Bemerkenswert ist der Rückgang der plötzlichen Kindstodfälle um 50 % bei Vermeidung der Bauchlage (Guntheroth u. Spiers 1992).

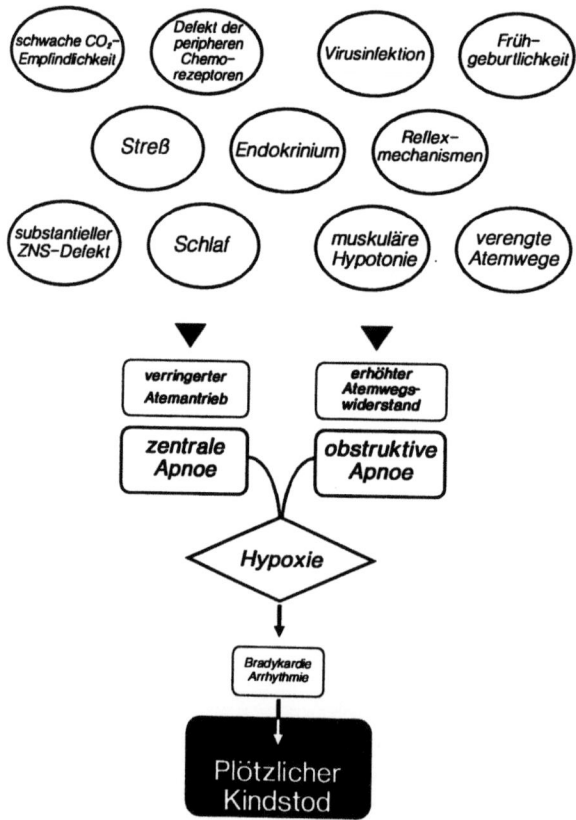

Abb. 7. Modellvorstellung des plötzlichen Kindstodes. (In Anlehnung an Knight 1893)

Eigene Untersuchungen im Schlaflabor führten zu folgenden Befunden:

1) Die CO_2-Empfindlichkeit der Atmung kann bei Risikokindern vorübergehend und insbesondere im 2. Lebensmonat fehlen.
2) Die Stabilität der Atmung im Non-REM-Schlaf, die sich in der Regelgröße des pCO_2 darstellen läßt, ist signifikant vermindert bei Kindern mit erhöhtem Risiko (Schläfke u. Schäfer 1991).
3) Bei Opfern des plötzlichen Kindstodes fehlte die CO_2-Empfindlichkeit der Atmung.

Welche Rolle die Schlaflabordiagnostik bei der Erkennung von Risikofaktoren bei der Bekämpfung des plötzlichen Kindstodes spielt, wird anhand des nach Knight (1983) modifizierten Modellschemas (Abb. 7) sichtbar. Ferner zeichnet sich die Nähe zu den schlafbezogenen Atmungsstörungen des jungen Säuglings ab.

Zusammenfassung

Die schlafbezogenen Atmungsstörungen im Kindesalter bedürfen einer an die Entwicklungsphysiologie angepaßten Diagnostik. Neben den zahlreichen Formen sekundärer, im Schlaf verstärkt zur Auswirkung kommender Atmungsstörungen stellen das vermehrte Vorkommen kurzer obstruktiver Phasen mit Hypoxämien und passagere Hemmungen des CO_2-empfindlichen Atemantriebs im frühen Säuglingsalter neben der vorwiegend durch Adenoide bedingten obstruktiven Schlafapnoe und dem kongenitalen zentralen Hypoventilationssyndrom Sonderformen kindlicher schlafbezogener Atmungsstörungen dar. Sie werden durch das Phänomen des ALTE und des plötzlichen Kindstodes ergänzt.

Literatur

Althoff H (1986) Der plötzliche Kindstod (SIDS) – Eine interdisziplinäre Aufgabe. Dtsch Ärztebl. 83(50):3529

Anders T, Emde R, Parmelee A (1971) A manual of standardized terminology, techniques and criteria for scoring the states of sleep and wakefulness in newborn infants. CA: BRI Publ., Los Angeles

Bentele KHP, Albani M (1988) Akute, lebensbedrohlich erscheinende Ereignisse (ALE) bei 62 Säuglingen: Anamnestische und klinische Daten. Klin Pädiatr 200:57–63

Bryan AC, Bowes G, Maloney JE (1986). Control of breathing in the fetus and the newborn. In: Cherniack NS, Widdicomb JG, Geiger SR (eds) Control of breathing. Williams & Wilkins, Baltimore (Handbook of physiology, section 3: The respiratory system, vol II, p 2)

Chigr F, Najimi M, Jordan D, et al. (1989) Absense immunohistochemique de neurones adrenergiques dans la partie dorsale du noyau du faisceau solitaire dans la mort subite inexpliquee du nourrisson. C R Acad Sci (III) 309:543–549

Cote CJ, Kelly DH (1990) Postoperative apnea in a full-term infant with a demonstrable respiratory pattern abnomality. Anesthesiology 72:559–561

Curzi-Dascalova L, Relier JP, Peirano P, Castex M, Vasseur O (1986) Degree of dependence on the ventilatory according to sleep states in artificial ventilated premature infants. Am J Perinatol 3(3):169–173

Dejours P, Labrousse Y, Raynaud J, Teillac A (1957) Stimulus oxygene chemoreflexe de la ventilation a basse altitude (50 m) chez l'homme. I Au respos. J Physiol (Paris) 49:115–120

Guilleminault C, McQuitty J, Ariagno RL, Challamel MJ, Korobkin R, McClead RE (1982) Congenital central alveolar hypoventilation syndrome in six infants. Pediatrics 70(5):684–694

Guntheroth WG, Spiers PS (1992) Sleeping prone and the risk for sudden infant death syndrome. J Am Med Assoc 267(17):2359–2362

Hoffman HJ, Damus K, Hillman L, Kongrad E (1988) Risk factors for SIDS. In: Schwartz PJ, Southall DP, Valdes-Dapena M (eds) The sudden infant death syndrome: Cardiac and respiratory mechanisms and interventions. Ann N Y Acad Sci 533:13–30

Kahn A, Blum D, Waterschoot P, Engelman E, Smets P (1982) Effects of obstructive sleep apneas on transcutaneous oxygen pressure in control infants, siblings of sudden infant death syndrome victims, and near miss infants: comparison with the effects of central sleep apneas. Pediatrics 70:852–857

Kahn A, Rebuffat E, Sottiaux M, Blum D (1988) Problems in management of infants with an apparent life-threatening event. In: Schwartz PJ, Southall DP, Valdes-Dapena M (eds) The sudden infant death syndrome: cardiac and respiratory mechanisms and interventions. Ann N Y Acad Sci 533:78–88

Knight B (1983) Sudden death in infancy. Faber & Faber, London

Marcus CL, Jansen MT, Poulsen MK, Keens SE, Nield TA, Lipsker LE, Keens TG (1991) Medical and psychosocial outcome of children with congenital hypoventilation syndrome. J Pediatr 119(6):888–895

Martinez FD (1991) Sudden infant death syndrome and small airway occlusion: Facts and hypothesis. Pediatrics 87(2):190–198

Schäfer T, Schäfer D, Schläfke ME (1993) Breathing, transcutan low blood gases, and CO_2 response in SIDS siblings and control infants during Sleep. J Appl Physiol 74(1): 88–102

Schläfke ME (1980) ZNS-Schaden als Ursache für den plötzlichen Kindstod. Umschau 80(20):630–632

Schläfke ME (1989) Der plötzliche Kindstod: Klinische Physiologie und Modelle. In: Andler W, Schläfke ME, Trowitzsch E (Hrsg) Der plötzliche Kindstod, Acron, Berlin, S 135–147

Schläfke ME, Schäfer T (1991) Sleep phase related tc pcO_2 in infants under closed and open loop conditions of the central pH/pCO_2 control system. In: Gaultier C, Escourou P, Curzi-Dascalova L (eds) Sleep and cardiorespiratory control. Colloque INSERM, John Libbey Eurotext, London S 260

Schläfke ME, Kille JF, Folgering H, Herker A, See WR (1974) Breathing without central chemosensitivity. In: Koepchen HP, Selbach H, Umbach W (eds) Central rhythmic and regulation. Hippokrates, Stuttgart, S 97–104

Stebbens VA, Poets CF, Alexander JR, Arrowsmith WA, Southall DP (1991) Oxygen saturations and breathing patterns in infancy. 1: Full term infants in the second month of life. Arch Dis Child 66:569–573

Takashima S, Mito T (1985) Neuronal development in the medullary reticular formation in sudden infant death syndrome and premature infants. Neuropediatrics 16:76–79

Wennergren G, Hertzberg T, Milerad J, Bjure J, Lagercrantz H (1989) Hypoxia reinforces laryngeal bradycardia in infants. Acta Paediat Scnad 78(1):11–18

Epidemiologie der SBAS beim Erwachsenen

U. Brandenburg

Die Geschichte schlafbezogener Atmungsstörungen (SBAS) in der Medizin scheint vergleichsweise kurz zu sein. Es mag daher überraschen, daß erste Beschreibungen schlafbezogener Atmungsstörungen bereits in der medizinischen Literatur des späten 18. und frühen 19. Jahrhunderts ihren Niederschlag fanden [29, 33]. Sie gerieten jedoch in Vergessenheit, und weitere sporadisch publizierte Kasuistiken weckten bis weit über die Hälfte unseres Jahrhunderts hinaus nur bescheidenes, medizinisches Interesse. Es sollten annähernd 2 Jahrhunderte vergehen, bevor sich die moderne Medizin in den späten 60er Jahren den schlafbezogenen Atmungsstörungen zuwandte und erste systematische Untersuchungen ihren Anfang nahmen.

Im Zuge dieser Entwicklung gerieten epidemiologische Fragestellungen in den Blickpunkt, deren Bearbeitung zu der Entwicklung geeigneter diagnostischer und therapeutischer Strategien beitragen sollte. Im Mittelpunkt standen dabei Fragen nach Prävalenz, Risiken und Prognose schlafbezogener Atmungsstörungen. Nicht alle dieser Fragen konnten bislang befriedigend beantwortet werden.

Im vorliegenden Beitrag sollen einige epidemiologische Aspekte über obstruktive SBAS bei Erwachsenen anhand der derzeit verfügbaren epidemiologischen Daten aufgegriffen und dargestellt werden.

Methodische Probleme epidemiologischer Studien

SBAS können nach ihren Mustern eingeteilt werden in solche mit und ohne Obstruktion der oberen Luftwege [43]. Obstruktive Atmungsstörungen können darüber hinaus unterschieden werden in obstruktive Apnoe mit kompletter und obstruktives Schnarchen mit partieller Verlegung der Atemwege, wobei zwischen diesen beiden Atmungsmustern kein qualitativer, sondern nur ein quantitativer Unterschied besteht [44]. Beide Muster obstruktiver SBAS müssen wiederum abgegrenzt werden von einer Form des Schnarchens, die ein für Atmung, Schlaf und Kreislauf irrelevantes Geräuschphänomen darstellt [44] und in Anlehnung an die englischsprachige Literatur auch als „reguläres" oder „genuines" Schnarchen bezeichnet werden kann.

Auf der anderen Seite können SBAS eingeteilt werden nach ihren klinischen Bildern [42]:

1. Obstruktives Schlafapnoesyndrom (OSAS)
2. Zentrales Schlafapnoesyndrom
3. Primäre alveolare Hypoventilation
4. Sekundäre alveolare Hypoventilation
5. Primäres Schnarchen

Dabei gehen obstruktive Apnoe und obstruktives Schnarchen gemeinsam in das OSAS ein. Das „reguläre" Schnarchen ist dagegen das Atmungsmuster des sog. primären Schnarchens, definiert als kontinuierliches Schnarchen ohne erkennbare Episoden von Hypoventilation oder Schlafstörung und typischerweise ohne klinische Beschwerden auftretend.

Eine zuverlässige Differenzierung dieser Atmungsmuster setzte bislang in der Regel eine polysomnographische Untersuchung im Schlaflabor voraus. Aufgrund eines hohen personellen und materiellen Aufwandes ist die Polysomnographie aber für epidemiologische Untersuchungen an größeren Untersuchungskollektiven ungeeignet. Ambulant einsetzbare Diagnoseeinheiten zur Erkennung SBAS, wie sie in jüngster Zeit entwickelt wurden, können hier eine praktikable Lösung darstellen, indem sie alle verdächtigen Befunde herausfiltern, die dann gegebenenfalls polysomnographisch nachuntersucht werden können. Es besteht also die Aussicht, daß in Zukunft durch den breiten Einsatz ambulanter Diagnoseeinheiten die Gewinnung valider epidemiologischer Daten wesentlich erleichtert wird [46].

Darüber hinaus muß bei der Beurteilung epidemiologischer Daten sorgfältig unterschieden werden, ob SBAS als Muster oder deren klinische Bilder Gegenstand der Untersuchung waren, da insbesondere bei geringer oder grenzwertiger Anzahl nur ein Teil der Betroffenen auch ein entsprechendes klinisches Bild bietet und umgekehrt SBAS auch bei Gesunden auftreten.

Prävalenz des Schnarchens

Es gibt zahlreiche epidemiologische Arbeiten zur Prävalenz des Schnarchens [9, 14, 26, 27, 34, 37, 38, 49]. Die meisten dieser Untersuchungen, die im wesentlichen auf eigen- oder fremdanamnestischen Angaben beruhen, unterscheiden sich erheblich in ihrem methodischen Vorgehen, was die erhebliche Variabilität der Resultate erklärt. Bei den männlichen Befragten wurden 8–29 % als regelmäßige und 17–60 % als gelegentliche Schnarcher eingestuft. 11–70 % der Männer gaben an, nicht zu schnarchen. Die Prävalenz war bei Frauen niedriger. 3–14 % der befragten Frauen gaben an, immer, 13–14 % gelegentlich und 72–83 % nicht zu schnarchen. Regelmäßig war ein Altersgipfel zwischen 50 und 60 Jahren nachweisbar, Übergewicht und Rauchen waren positiv mit der Prävalenz des Schnarchens assoziiert.

Schnarchen kann auftreten als primäres Schnarchen, als obstruktives Schnarchen oder als intermittierendes Schnarchen, ein Symptom obstruktiver Apnoen. In den meisten Untersuchungen konnte nicht zwischen diesen Mustern differenziert werden, wodurch die Interpretation dieser Ergebnisse erschwert wird.

Prävalenz des OSAS

Das Vorkommen SBAS auch bei Gesunden ist seit langem bekannt [3] und gab Anlaß, Grenzwerte zu definieren, deren Überschreitung als pathologische Anzahl schlafbezogener Atmungsstörungen angesehen wird [2]. Verschiedene Grenzwerte sind in Gebrauch und wurden bei epidemiologischen Studien eingesetzt. So wurden mehr als 30 Apnoen pro Nacht, ein Apnoeindex (AI) > 5/h oder > 10/h oder aber ein „respiratory disturbance index" > 10/h als Grenzwerte vorgeschlagen. Die epidemiologischen Untersuchungen unterscheiden sich darüber hinaus dahingehend, ob sie auf die Prävalenz lediglich des Atmungsmusters oder aber des OSAS als klinisches Bild abzielen.

Abhängig von Grenzwertdefinition und Registriermethodik wurde die Häufigkeit gestörter nächtlicher Atmungsmuster mit 6–30 % der erwachsenen Bevölkerung [50] oder 10 % der Männer in mittlerem Lebensalter [44] angegeben. Mit steigendem Alter werden Atmungsstörungen wesentlich häufiger und wurden bei Probanden über 65 Jahren in bis zu 60 % der Fälle gefunden [1], wobei hier allerdings nicht zuverlässig zwischen obstruktiven und nichtobstruktiven Atmungsstörungen unterschieden werden konnte.

Die Prävalenz des OSAS als klinisches Bild ist in mehreren Feldstudien [9, 15, 31] untersucht worden. Die meisten Untersuchungen basieren dabei auf einem vergleichbaren methodischen Vorgehen, wobei in einem Gesamtkollektiv zunächst anamnestische Angaben erhoben wurden und anschließend Probanden mit verdächtigen Angaben oder Beschwerden polysomnographisch untersucht wurden. Die Resultate dieser 3 Studien sind recht konstant; bei der erwachsenen männlichen Gesamtbevölkerung wird die Prävalenz mit 1–3 % angegeben, in der Altersgruppe zwischen 40 und 60 Jahren wird sie übereinstimmend höher eingeschätzt. Daten über die Prävalenz bei Frauen liegen nicht in dem gleichen Umfang vor.

Mortalitätsrisiko beim OSAS

Kasuistiken über unerwartete, oft nächtliche Todesfälle von Patienten mit Pickwick-Syndrom wurden bereits vor mehr als 2 Jahrzehnten veröffentlicht [35], aber zu dieser Zeit noch nicht mit SBAS in Verbindung gebracht. Systematisch wird die Mortalität beim OSAS seit einigen Jahren untersucht, wobei es sich in der Regel um retrospektive Beobachtungen handelt.

Partinen et al. [39] demonstrierten eine etwa 4mal höhere Fünfjahresmortalitätsrate von 127 unbehandelten Patienten mit einem mittleren AI von 43/h gegenüber der alterskontrollierten Mortalitätsrate der Normalbevölkerung. Überproportional viele Todesfälle konnten dabei Herz-Kreislauf-Erkrankungen zugeordnet werden. Bestätigt wurde dies durch eine kürzlich veröffentlichte schwedische Studie [47]; hier verstarben innerhalb eines 4jährigen Beobachtungszeitraums von 34 stark übergewichtigen Patienten mit OSAS 5 dieser Patienten an kardiovaskulären Erkrankungen.

Abweichende Resultate veröffentlichten Gonzalez-Rothi et al. [16], die bei 24 unbehandelten Apnoepatienten keine erhöhte Mortalität gegenüber 35 Kontrollpatienten ohne OSAS nachweisen konnten. Durch die geringe Fallzahl, den geringen Beobachtungszeitraum von etwa 30 Monaten und die Rekrutierung von Patienten mit schweren lebensbedrohenden Erkrankungen in die Kontrollgruppe wurden diese Ergebnisse spektisch beurteilt [17].

Darüber hinaus wurde der Einfluß verschiedener therapeutischer Maßnahmen auf das Mortalitätsrisiko untersucht. Es konnte gezeigt werden, daß die Anlage eines Tracheostomas oder die CPAP-Beatmungstherapie die Fünfjahresmortalitätsrate deutlich gegenüber unbehandelten Patienten senkt [20, 39, 54], wohingegen andere konservative Therapieformen oder die Durchführung einer Uvulopalatopharyngoplastik (UPPP) [20, 54] diesbezüglich wirkungslos blieben.

Zusammenfassend läßt sich feststellen, daß das OSAS zu einer erhöhten Rate kardiovaskulärer Todesfälle führt und dies durch eine wirksame Therapie vermieden werden kann. Es wurde wiederholt kritisiert, daß prospektive Daten bislang nur aus einer Studie vorliegen [17]. Auf der anderen Seite ist es angesichts dieser eindeutigen Ergebnisse zur Mortalität beim OSAS und der ausgezeichneten Behandlungsmöglichkeiten aus ethischen Gründen zweifelhaft, ob kontrollierte prospektive Studien in Zukunft noch durchgeführt werden können.

Die erhöhte Mortalität aus kardiovaskulärer Ursache wirft die Frage auf, mit welchen Herz-Kreislauf-Erkrankungen obstruktive SBAS im einzelnen assoziiert sind. Hierauf soll im folgenden näher eingegangen werden.

OSAS und Herzrhythmusstörungen

Das nächtliche Auftreten schwerwiegender potentiell lebensbedrohlicher Herzrhythmusstörungen bei Schlafapnoe wurde bereits in den 70er Jahren beschrieben [35, 51]. Dies gab Anlaß für eine Reihe systematischer Untersuchungen zu dieser Fragestellung [4, 19, 36, 52].

Nächtliche bradykarde Rhythmusstörungen wie Sinusbradykardie unter 30 Schlägen/min, Sinusarreste oder atrioventrikuläre Blockierungen lagen dabei in 10–30 % der untersuchten Fälle vor. Dabei wurden in Einzelfällen Asystolien von deutlich mehr als 10 s Dauer registriert.

Tachykarde Rhythmusstörungen wurden in unterschiedlicher Anzahl gefunden. So wurde die Häufigkeit repetitiver oder multifokaler ventrikulärer Extrasystolen mit 9–55 % der Fälle angegeben. Episoden limitierter ventrikulärer Tachykardien wurden bei 0–15 % der untersuchten Patienten festgestellt.

Bei Gesunden aller Altersstufen nimmt die ventrikuläre ektopische Aktivität in der Regel während des Schlafs ab. Bei Patienten mit OSAS konnte hingegen in den meisten Studien nachts eine Zunahme ventrikulärer Rhythmusstörungen festgestellt werden.

Eine ausgeprägte Sinusarrhythmie, als „zyklische Variation der Herzfrequenz" bezeichnet, ist bei obstruktiven SBAS beinahe obligatorisch [19], so daß ihr Nachweis zur Diagnostik der Atmungsstörungen selbst eingesetzt werden kann.

Klinisch handelt es sich hierbei weniger um eine potentiell gefährdende Herzrhythmusstörung, sondern um das Reaktionsmuster der Herzfrequenz auf die zyklische Abfolge von schlafbezogener Atmungsstörung und Arousal.

Die hohe Prävalenz potentiell lebensgefährdender Herzrhythmusstörungen läßt eine kausale Assoziation mit der erhöhten Mortalität bei OSAS plausibel erscheinen, ohne daß diese bislang aber näher bestimmt werden konnte.

OSAS und pulmonale Hypertonie

Vor mehr als 30 Jahren wurde das Cor pulmonale als klassischer Befund des Pickwick-Syndroms etabliert [6]. Später wurde sowohl über Fälle manifester pulmonaler Hypertonie bei Schlafapnoe berichtet, als auch repetitive, z. T. krisenhafte Anstiege des pulmonalen Blutdrucks unter schlafbezogenen Atmungsstörungen aufgezeichnet [10, 55].

Die Prävalenz einer manifesten pulmonalen Hypertonie beträgt nach den Ergebnissen mehrerer Untersuchungen an unselektierten Patienten mit OSAS etwa 20 % (Tabelle 1). Eine latente pulmonale Hypertonie lag in bis zu 50 % der Fälle vor. Nach Bradley et al. [5] liegt eine manifeste Rechtsherzinsuffizienz in etwa 12 % der Fälle vor.

In keiner dieser Studien litten die Untersuchten unter primären kardialen oder pulmonalen Erkrankungen. Bei 19 Patienten mit OSAS und pulmonalen Erkrankungen stellten Fletcher et al. [13] hingegen in 16 Fällen ein Cor pulmonale fest. Die Mechanismen, die zur Ausbildung einer pulmonalen Hypertonie bei Schlafapnoe führen könnten, sind noch in der Diskussion. Epidemiologische Daten über die Assoziation zwischen pulmonaler Hypertonie und Schnarchen wurden bislang nicht erhoben.

Tabelle 1. Prävalenz pulmonaler Hypertonie bei OSAS

	Fallzahl (n)	Prävalenz (%)
Podszus et al. (1986) [45]	65	20
Bradley et al. 1984) [5]	50	12
Weitzenblum et al. (1988) [57]	46	20
Krieger et al. (1989) [28]	100	19

OSAS und arterielle Hypertonie

In mehreren epidemiologischen Untersuchungen wurde eine Assoziation zwischen sog. habituellem Schnarchen und arterieller Hypertonie beschrieben [14, 21, 25, 34, 37, 38]. Nach Korrektur für intervenierende Faktoren wie Gewicht oder Alter, die allerdings nicht in allen Studien durchgeführt wurde, blieb diese

Assoziation z. T. in abgeschwächter Form bestehen, in anderen Arbeiten war sie jedoch nicht mehr nachweisbar [49, 56].

Andere Untersuchungen gingen der Prävalenz von SBAS bei Hypertonikern nach (Tabelle 2; s. auch [58]). Trotz zum Teil erheblicher methodischer Unterschiede wurde die Häufigkeit von SBAS recht konstant mit etwa 20–40 % der untersuchten Hochdruckpatienten angegeben. Viele dieser Patienten waren beschwerdefrei, so daß dies nicht mit der Prävalenz eines Schlafapnoesyndroms gleichgesetzt werden kann. Hypertoniker mit Schlafapnoe waren meist übergewichtiger als Hypertoniker ohne Schlafapnoe. Normotensive Kontrollgruppen mit ähnlichem Körpergewicht und Alter zeigten signifikant seltener SBAS [12]. Den erwähnten Untersuchungen wird allerdings häufig die Kritik entgegengebracht, daß zumeist antihypertensiv behandelte Patienten untersucht wurden und daher eine medikamentöse Einflußnahme auf die nächtliche Atmung nicht auszuschließen ist [24, 53, 56].

Umgekehrt stellt sich die Frage nach der Prävalenz der arteriellen Hypertonie bei Apnoepatienten. Erstaunlicherweise sind bislang zu diesem Thema nur wenige kontrollierte prospektive Untersuchungen verfügbar. Die verfügbaren Daten basieren meist auf retrospektiven Erhebungen von größeren Patientenkollektiven mit Schlafapnoe. Im allgemeinen wird davon ausgegangen, daß bei mindestens der Hälfte der Apnoepatienten ein Bluthochdruck vorliegt [22, 52], allerdings schwanken die diesbezüglichen Angaben beträchtlich.

Es besteht somit eine deutliche Koinzidenz zwischen Bluthochdruck und obstruktiven SBAS. Es muß eingeräumt werden, daß in den meisten der vorliegenden Untersuchungen der Einfluß anderer Variabler wie Körpergewicht, Alter, Nikotinkonsum oder Medikamenteneinnahme nicht vollständig kontrolliert werden konnte. Ob und gegebenenfalls welche kausalen Verknüpfungspunkte zwischen diesen beiden Erkrankungen vorliegen, wird auch aus diesem Grund derzeit noch kontrovers diskutiert. Eine Schlüsselposition kommt hierbei dem nächtlichen Blutdruckverhalten bei Schlafapnoe zu, welches regelmäßig erhebliche zyklische arterielle Blutdruckschwankungen unter den Atmungsstörungen aufweist [10, 52, 55], deren Bedeutung für die Ausbildung einer arteriellen Hypertonie am Tage aber noch nicht abschließend geklärt ist.

Tabelle 2. Prävalenz des OSAS bei essentiellen Hypertonikern

	Fallzahl (n)	Prävalenz (%)
Lavie (1984) [32]	50	22
Fletcher et al. (1985) [12]	46	30
Kales (1984) [25]	50	30
Peter (1986) [41]	90	42

OSAS und koronare Herzerkrankung

Schnarchen wurde in mehreren epidemiologischen Erhebungen als Risikofaktor für die koronare Herzkrankheit (KHK) postuliert [26, 27, 40, 49]. Auch nach Kontrolle anderer bekannter Risikofaktoren bleibt eine Assoziation zwischen KHK und Schnarchen bestehen, sie ist allerdings schwach. Eine Differenzierung in kontinuierliches, obstruktives oder intermittierendes apnoeassoziiertes Schnarchen erfolgte in keiner der Studien. Es ist somit denkbar, daß die Assoziation zwischen KHK und Schnarchen durch nicht erkannte Fälle obstruktiver Atmungsstörungen wesentlich beeinflußt wird [56].

So gibt es deutliche Hinweise auf eine höhere Prävalenz schlafbezogener Atmungsstörungen bei Patienten mit KHK. De Olazabal et al. [11] untersuchten 17 Patienten mit gesicherter KHK und fanden in 11 Fällen deutliche obstruktive SBAS, wobei nur einer dieser Patienten ein typisches Beschwerdebild hatte. Hung et al. [23] und Saito et al. [48] berichteten über eine signifikant erhöhte Anzahl an SBAS bei Patienten nach Myokardinfarkt, verglichen mit einer Kontrollgruppe. Allerdings war in der letztgenannten Untersuchung die Kontrollgruppe nicht altersgleich, und es konnte nicht zwischen den verschiedenen Mustern der SBAS unterschieden werden.

Erstaunlicherweise gibt es so gut wie keine epidemiologischen Daten über die Prävalenz der KHK bei Apnoepatienten.

OSAS und chronisch-obstruktive Lungenerkrankung

Die Koinzidenz von OSAS und chronisch-obstruktiver Lungenerkrankung wurde auch als „Overlapsyndrom" bezeichnet. Der Begriff impliziert, daß es dabei zu einer neuen Symptom- und Befundkonstellation kommt [13, 18]. Es ist unzweifelhaft, daß einige der pathophysiologischen Mechanismen beider Krankheiten interagieren und sich dabei ein additiver Effekt ergeben kann. Hieraus ergeben sich spezielle diagnostische und therapeutische Konsequenzen.

Es gibt jedoch keine Hinweise darauf, daß die Genese beider Krankheiten in einem kausalen Zusammenhang steht. Da obstruktive Lungenerkrankung und OSAS häufige Erkrankungen sind, werden sie gelegentlich auch nebeneinander auftreten. Epidemiologische Angaben über die Prävalenz des Overlapsyndroms sind nicht verfügbar.

Vom „Overlapsyndrom" zu trennen ist das Auftreten nächtlicher nichtobstruktiver Hypoventilationsepisoden bei Patienten mit chronisch-obstruktiver Lungenerkrankung, die meistens mit dem REM-Schlaf assoziiert sind. Hierbei handelt es sich um sekundäre Hypoventilationsphänomene [8].

OSAS und Unfallrisiko

Es ist naheliegend, bei Patienten mit OSAS aufgrund der meist vorliegenden Vigilanz- und Konzentrationsstörung am Tage ein erhöhtes Unfallrisiko zu vermuten. Dies bestätigen Untersuchungen, die bei diesen Patienten eine um das mehrfache gesteigerte Anzahl an Autounfällen gegenüber Kontrollgruppen nachwiesen [7]. Darüber hinaus konnten bei Apnoepatienten deutlich schlechtere Leistungen im Fahrsimulator nachgewiesen werden. Anhand dieser Daten kann vermutet werden, daß das erhöhte Unfallrisiko in die erhöhte Morbidität und Mortalität von Apnoepatienten miteinfließt, auch wenn hierüber systematische Untersuchungen bislang ebenso fehlen wie über das Unfallrisiko in anderen Bereichen, z. B. am Arbeitsplatz.

Zusammenfassung

Die Erforschung epidemiologischer Zusammenhänge von schlafbezogenen Atmungsstörungen ist mit einer Vielzahl methodischer Probleme konfrontiert. Nicht alle dieser Probleme konnten gelöst werden, so daß es auf einige wichtige Fragestellungen bislang keine oder widersprüchliche Antworten gibt. Auf der anderen Seite verfügen wir in vielen Punkten heute über konstante epidemiologische Daten, die die medizinische Relevanz obstruktiver Atmungsstörungen eindeutig belegen.

Die Prävalenz des OSAS in der erwachsenen männlichen Gesamtbevölkerung liegt bei 1–3 % mit einem deutlichen Altersgipfel zwischen 40 und 60 Jahren. Die Häufigkeit gestörter nächtlicher Atmungsmuster ist wesentlich größer und kann je nach Definition, Registriermethode und Untersuchungskollektiv bis zu 30 % der Fälle betragen.

Die Prävalenz des Schnarchens kann je nach Geschlecht und Altersgruppe über 50 % betragen, dabei konnte jedoch noch keine verläßliche Abgrenzung zwischen primärem, obstruktivem und intermittierendem apnoeassoziiertem Schnarchen getroffen werden.

Ein unbehandeltes OSAS geht mit einem erhöhten Mortalitätsrisiko einher.

Es besteht eine Assoziation zwischen obstruktiven SBAS und bestimmten kardiovaskulären Erkrankungen wie arterieller und pulmonaler Hypertonie, Herzrhythmusstörungen und koronarer Herzerkrankung. Die kardiovaskuläre Morbidität scheint ein wesentlicher Faktor des höheren Mortalitätsrisikos zu sein.

Es besteht ferner ein erhöhtes Unfallrisiko infolge der Einschlafneigung am Tage, welches vermutlich ebenfalls Morbidität und Mortalität bei Apnoepatienten mitbeeinflußt.

Durch eine suffiziente Therapie kann das Mortalitätsrisiko gesenkt werden.

Literatur

1. Anconi-Israel S, Kripke DF, Klauber MR, Mason WJ, Fell R, Kaplan O (1991) Sleep-disordered breathing in community-dwelling elderly. Sleep 14:486–495
2. Berry DTR, Webb WB, Block AJ (1984) Sleep apnea syndrome (a critical review of the apnea index as a diagnostic criterion). Chest 86:529–531
3. Block AJ, Boysen PG, Wynne JW, Hunt LA (1979) Sleep apnea hypopnea and oxygen desaturation in normal subjects (a strong male preponderance). N Engl J Med 300:513–517
4. Bolm-Audorff U, Köhler U. Becker E, Fuchs E, Mainzer K, Peter JH, Wichert P von (1984) Nächtliche Herhrhythmusstörungen bei Schlafapnoe-Syndrom. Dtsch Med Wochenschr 109:853–856
5. Bradley TD, Rutherford R, Grossman RF, Lue F, Zamal N, Moldofsky H, Philippson EA (1985) Role of daytime hypoxemia in the pathogenesis of right heart failure in the obstructive sleep apnea syndrome. Am Rev Respir Dis 131:835–839
6. Carroll D (1956) A peculiar type of cardiopulmonary failure associated with obesity. Am J Med 21:819–824
7. Cassel W, Ploch T, Peter JH, Wichert P von (1991) Unfallgefahr von Patienten mit nächtlichen Atmungsstörungen. Pneumologie 45:271–275
8. Catterall JR, Douglas NJ, Calverley PMA, Shapiro CM, Brezinova V, Brash HM, Flenley DC (1983) Transient hypoxemia during sleep in chronic obstructive pulmonary disease is not a sleep apnea syndrome. Am Rev Respir Dis 128:24–29
9. Cirignotta F, D'Alessandro R, Partinen M, Zucconi M, Cristina E, Gerardi R, Cacciatore FM, Lugaresi E (1989) Prevalence of every night snoring and obstructive sleep apnoeas among 30–69-year-old men in Bologna, Italy. Acta Psychiatr Scand 79: 366–372
10. Coccagna G, Mantovani M, Brignani F, Parchi C, Lugaresi E (1972) Continuous recording of the pulmonary and systematic arterial pressure during sleep in syndromes of hypersomnia with periodic breathing. Bull Physio-path 8:1159–1172
11. De Olazabal JR, Miller MJ, Cook WR, Mithoefer JC (1982) Disordered breathing and hypoxia during sleep in coronary artery disease. Chest 82:548–552
12. Fletcher EC, DeBehnke RD, Lovoi MS, Gorin AB (1985) Undiagnosed sleep apnea in patients with essential hypertension, Ann Intern Med 103:190–195
13. Fletcher EC, Schaaf JW, Miller J, Fletcher JG (1987) Long-term cardiopulmonary sequelae in patients with sleep apnea and chronic lung disease. Am Rev Respir Dis 135:525–533
14. Gislason T, Aberg H, Taube A (1987) Snoring and systemic hypertension – an epidemiological study. Acta Med Scand 222, 415–421
15. Gislason T, Almqvist M, Eriksson G, Taube A, Boman G (1988) Prevalence of sleep apnea syndrome among Swedish men – an epidemiological study. J Clin Epidemiol 41:571–576
16. Gonzalez-Rothi RJ, Foresman GE, Block AJ (1988) Do patients with sleep apnea die in their sleep? Chest 94:531–538
17. Gonzalez-Rothi RJ, Block AJ, Schmidt-Nowara WW, Thorpy MJ, Kryger MH (1989) Mortality in sleep apnea. Chest 95:1363–1366
18. Guilleminault C, Cummiskey J, Motta J (1980) Chronic obstructive airflow disease and sleep studies. Am Rev Respir Dis 122:397–406
19. Guilleminault C, Connolly SJ, Winkle RA (1983) Cardiac arrhythmia and conduction disturbances during sleep in 400 patients with sleep apnea syndrome. Am J Cardiol 52:490–494
20. He J, Kryger MH, Zorick FJ, Conway W, Roth T (1988) Mortality and apnea index in obstructive sleep apnea. Chest 94:9–14
21. Hoffstein V, Rubinstein I, Mateika S, Slutsky AS (1988) Determinants of blood pressure in snorers. Lancet II:992–994

22. Hoffstein V, Chan CK, Slutsky AS (1991) Sleep apnea and systemic hypertension: a causal association review. Am J Med 91:190–196
23. Hung J, Whitford EG, Parsons RW, Hillman DR (1990) Association of sleep apnea with myocardial infarction in men. Lancet 336:261–264
24. Jeong DU, Dimsdale JE (1989) Sleep apnea and essential hypertension: a critical review of the epidemiological evidence for co-morbidity. Clin Exp Hypertens [A] 11:1301–1323
25. Kales A (1984) Sleep apnoea in a hypertensive population. Lancet II:1005–1008
26. Koskenvuo M, Kaprio J, Partinen M, Langinvainio H, Sarna S, Heikkilä K (1985) Snoring as a risk factor for hypertension and angina pectoris. Lancet I:893–896
27. Koskenvuo M, Kaprio J, Telakivi T, Partinen M, Heikkilä K, Sarna S (1987) Snoring as a risk factor for ischaemic heart disease and stroke in men. B Med J 294:16–19
28. Krieger J, Sforza E, Apprill M, Lampert E, Witzenblum E, Ratomaharo J (1989) Pulmonary hypertension, hypoxemia and hypercapnia in obstructive sleep apnea patients. Chest 96:729–737
29. Kryger MH (1983) Sleep apnea (from the needles of Dionysius to continuous positive airway pressure). Arch Intern Med 143:2301–2303
30. Kuhlo W, Doll E, Franck MC (1969) Erfolgreiche Behandlung eines Pickwick-Syndroms durch eine Dauertrachealkanüle. Dtsch Med Wochenschr 24:1286–1290
31. Lavie P (1983) Incidence of sleep apnea in a presumably healthy working population: a significant relationship with excessive daytime sleepiness. Sleep 6:312–318
32. Lavie P (1984) Prevalence of sleep apnea syndrome among patients with essential hypertension. Am Heart J 108:373–376
33. Lavie P (1984) Nothing new under the moon (historical accounts of sleep apnea syndrome). Arch Intern M 144:2025–2028
34. Lugaresi E, Cirignotta F, Coccagna G, Piana C (1980) Some epidemiological data on snoring and cardiocirculatory disturbances. Sleep 3:221–224
35. MacGregor MI, Block AJ, Ball WC (1970) Serious complications and sudden death in the pickwickian syndrome. Johns Hopkins Med J 126:279–295
36. Miller WP (1982) Cardiac arrhythmias and conduction disturbances in the sleep apnea syndrome. Am J Med 73:317–321
37. Mondini M, Zucconi M, Cirignotta F, Aguglia U, Lenzi PL, Zauli C, Lugaresi E (1983) Snoring as a risk factor for cardic and circulatory problems: an epidemiological study. In: Guilleminault C, Lugaresi E (eds) Sleep/wake disorders: natural history, epidemiology, and long-term evolution. Raven Press, New York, pp 99–105
38. Norton PG, Dunn EV (1985) Snoring as a risk factor for disease: an epidemiological survey. Br Med J 291:630–632
39. Partinen M, Jamieson A, Guilleminault C (1988) Long-term outcome for obstructive sleep apnea syndrome patients. Chest 94:1200–1204
40. Partinen M, Putkonen PTS, Kaprio J, Koskenvuo M, Hilakivi I (1982) Sleep disorders in relation to coronary heart disease. Acta Med Scand 660:69–83
41. Peter JH (1986) Hat jeder dritte Patient mit essentieller Hypertonie ein undiagnostiziertes Schlafapnoe-Syndrom? Dtsch Med Wochenschr 111:556–559
42. Peter JH (1991) Chronobiologie und Schlaf. Internist (Berl) 32:363–379
43. Peter JK, Becher H, Blanke J, Clarenbach P, Mayer G, Raschke F, Rühle KH et al. (1991) Empfehlungen zur Diagnostik, Therapie und Langzeitbetreuung von Patienten mit Schlafapnoe. Med Klin 86:46–50
44. Peter JH (1992) Störungen der Atmungsregulation. In: Hornbostel H, Kaufmann W, Siegenthaler W (Hrsg) Innere Medizin in Praxis und Klinik, Bd I. Thieme, Stuttgart, S 3263–3280
45. Podszus T, Bauer W, Mayer J, Penzel T, Peter JH, Wichert P von (1986) Sleep apnea and pulmonary hypertension. Klin Wochenschr 64:131–134
46. Redline S, Tosteson T, Boucher MA, Millman RP (1991) Measurement of sleep-related breathing disturbances in epidemiologic studies. Chest 100:1281–1286

47. Rössner S, Lagerstrand L, Persson HE, Sachs C (1991) The sleep apnoea syndrome in obesity: risk of sudden death. J Intern Med 230:135–141
48. Saito T, Yoshikawa T, Sakamoto Y, Tanaka K, Inoue T, Ogawa R (1991) Sleep apnea in patients with acute myocardial infarction. Crit Care Med 19:938–941.
49. Schmidt-Nowara WW, Coultas DB, Wiggins C, Eberle-Skipper B, Samert JM (1990) Snoring in a hispanic-american population (risk factors and association with hypertension and other morbidity). Arch Intern Med 150:597–601
50. Schmidt-Nowara WW, Jennum P (1990) Epidemiology of sleep apnea. In: Guilleminault C, Partinen M (eds) Obstructive sleep apnea syndrome: clinical research and treatment. Raven Press, New York, pp 1–8
51. Shaw TRD, Corrall RJM, Craib IA (1978) Cardiac and respiratory standstill during sleep. Br Heart J 40:1055–1058
52. Shepard JW (1985) Gas exchange and hemodynamics during sleep. Med Clin North Am 69:1243–1264
53. Stradling J (1991) Systemic hypertension and sleep apnea. Colloque INSERM, J Libbey Eurotext, London, vol 217, pp 115–122
54. Thorpy MJ, Ledereich PS, Glovinsky PB, Barnett M, Burack B, Rozycki DL, McGregor P, Sher AE(1988) Five and ten year survival of patients with obstructive sleep apnea. Sleep Res 17:264
55. Tilkian AG, Guilleminault C, Schroeder JS, Lehrman KL, Simmons B, Dement WC (1976) Hemodynamics in sleep-induced apnea studies during wakefulness and sleep. Ann Intern Med 85:714–719
56. Waller PC, Bhopal RS (1989) Is snoring a cause of vascular disease? Lancet I:143–146
57. Weitzenblum E, Krieger J, Apprill M, Vallee E, Ehrhart M, Ratomaharo J, Oswald M, Kurtz D (1988) Daytime pulmonary hypertension in patients with obstructive sleep apnea syndrome. Am Rev Respir Dis 138:345–349
58. Williams AJ, Hourston D, Finberg S, Lam C, Kinney JL, Santiago S (1985) Sleep apnea syndrome and essential hypertension. Am J Cardiol 55:1019–1022

Nächtliche Hypertonie:
Epidemiologie, kardiovaskuläres Risiko

B. Krönig

Schon bald nach Einführung der indirekten Blutdruckmessung am Menschen nach der Methode von Riva-Rocci (1896), Korotkoff (1905) und Recklinghausen (1901) um die Jahrhundertwende wurde beobachtet (z. B. Katsch u. Pansdorf 1922; Müller 1921), daß der Blutdruck des Gesunden wie des Hochdruckkranken in der Regel einer biphasischen Rhythmik folgt: Danach sind höhere Werte in der Wachphase am Tag und niedrigere Blutdrücke während der Schlafphase in der Nacht zu erwarten.

Ursächlich spielen dabei chronobiologische Faktoren mit erhöhter Sympatikusaktivität am Tag (ergotrope Phase) und überwiegender Parasympatikotonie in der Nacht (trophotrope, vagotone Phase) eine Rolle. Bei detaillierter Betrachtung läßt sich ein biphasischer Rhythmus mit relativ hohen Blutdruckwerten in den Morgen- und Abendstunden sowie einer angedeuteten Senke in den Mittagsstunden bei deutlichem Abfall des Blutdrucks in den ersten Stunden nach Schlafbeginn nachweisen.

Diese physiologische Blutdruckregulation, die z. T. von analogen Biorhythmen der Herzfrequenz begleitet wird, läßt sich bei der überwiegenden Zahl Blutdruckgesunder und einem großen Teil von Patienten mit arterieller Hypertonie beobachten. Bei einem kleinen Teil der Patienten mit unkomplizierter, essentieller Hypertonie (ca. 5 %) und der überwiegenden Zahl von Patienten mit sekundärer Hypertonie (ca. 70 %) ist jedoch eine abgeschwächte Tag-Nacht-Rhythmik des Blutdrucks (Tabelle 1) bzw. sogar eine Aufhebung des physiologischen Profils mit höheren Werten in der Nacht gegenüber den Tagesblutdrücken entsprechend einer nächtlichen Hypertonie nachweisbar.

Nachdem bekannt ist, daß eine Reihe von akuten kardiovaskulären Erkrankungen (wie Angina pectoris, Myokardinfarkt, transitorische ischämische Attacken, Apoplexien) eine Tagesrhythmik mit den häufigsten Ereignissen in den frühen Morgenstunden aufweisen (z. B. Milis-Studie: Muller et al. 1985; Willich et al.

Tabelle 1. Häufigkeit eines fehlenden nächtlichen Blutdruckabfalls bei Patienten mit essentieller Hypertonie und verschiedenen sekundären Hypertonieformen. (Nach Schrader et al. 1991)

RR-Abfall [%]	< 10	> 10
Essentielle Hypertonie [%] (n = 308)	5,2	94,8
Sekundäre Hypertonie [%] (n = 172)	69,8	30,2

1989; Schrader et al. 1992), gewinnt die Betrachtung der nächtlichen Blutdruckentwicklung insbesondere bei Hochdruckkranken prognostische Bedeutung. Auch bei Patienten mit Schlafapnoesyndrom hat sich gezeigt, daß nicht nur häufig (in ca. 50 % der Fälle) eine arterielle Hypertonie vorliegt, sondern auch häufig eine partielle oder vollständige Aufhebung eines physiologischen Tag-Nacht-Rhythmus nachweisbar ist (z. B. Mayer 1991). Möglicherweise ist hierfür eine chronobiologisch gestörte vegetative Regulation mit überhöhter nächtlicher Sympatikusaktivität verantwortlich. Durch eine intermittierende unzureichende O_2-Versorgung lebenswichtiger Organe bei Patienten mit Schlafapnoesyndrom und einer gleichzeitigen Druckbelastung des Herz-Kreislauf-Systems durch nächtliche überhöhte Blutdruckwerte ist die Entwicklung manifester Störungen vorgegeben.

Die abgeschwächte bzw. inverse Tag-Nacht-Rhythmik des Blutdrucks könnte ursächlich

– Folge einer chronopathologisch gesteigerten nächtlichen Sympathikusaktivität sein und damit
– konsekutiv auftretende
– Herzrhythmusstörungen
– zerebrovaskuläre Attacken,
– schlafbezogene Atmungsstörungen,
– koronare und myokardiale Insuffizienz

begünstigen.

Diagnostik des nächtlichen Blutdruckverhaltens

Bis zu Anfang der 60er Jahre basierten die Ergebnisse zum nächtlichen Blutdruckverhalten beim Menschen auf Einzelbeobachtungen: Auch damit ließ sich (z. B. Müller 1921) jedoch bereits erkennen, daß die Tag-Nacht-Differenz des Blutdrucks bei Hochdruckkranken meist absolut wie relativ größer ausfällt, als dies bei Blutdruckgesunden der Fall ist, und daß darüber hinaus eine erhebliche Schwankungsbreite an aufeinanderfolgenden Tagen vorliegt (Abb. 1).

In den letzten 30 Jahren haben die automatisch registrierenden Blutdruckmeßsysteme zunehmende Verbreitung gefunden. Dabei stellt die invasive Methode mit der Möglichkeit einer „Beat-to-beat-Analyse" unverändert den „goldenen Standard" dar; für die breite klinische Anwendung haben sich jedoch die nichtinvasiven Methoden der 24-h-Blutdruckmessung, des ambulanten Blutdruckmonitorings (ABDM), sehr bewährt (Krönig 1991).

Hauptanliegen ist die Registrierung von Blutdruckwerten unter alltäglichen Situationen und insbesondere auch während der Nacht und in den frühen Morgenstunden. Die automatisiert diskontinuierlich durchgeführten Messungen mit der auskultatorischen oder oszillometrischen Methode, und zwar tags etwa alle 15 min sowie nachts etwa alle 30 min, erlauben es, die Blutdruckrhythmik detailliert zu beurteilen: Dies gilt sowohl für die Blutdruckvariabilität wie insbesondere für die Tag-Nacht-Rhythmik, wobei für eine intakte Tag-Nacht-Rhyth-

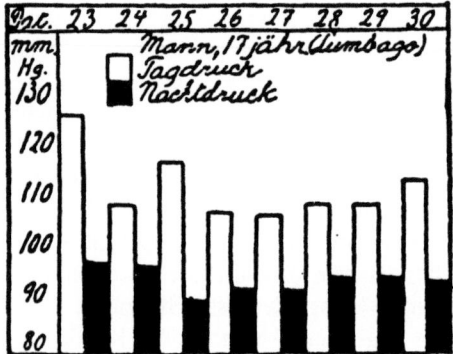

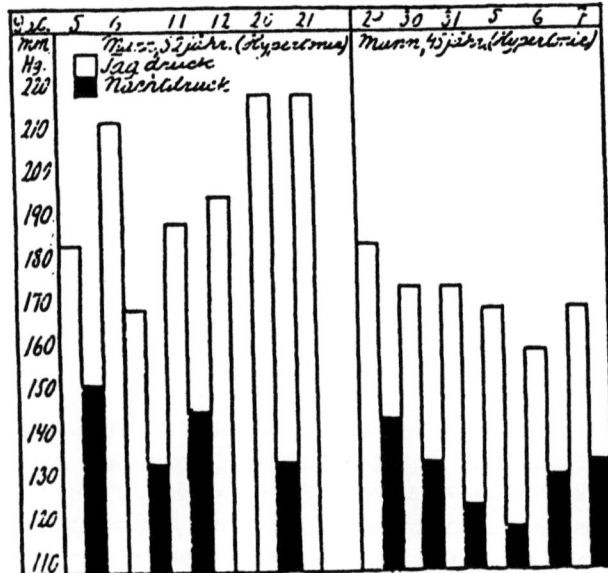

Abb. 1. Indirekt gemessener Tag- und Nachtblutdruck an verschiedenen Tagen bei einem 17jährigen normotensiven Patienten mit Lumbago (a) und 2 Patienten (52- und 43jährig) mit Hypertonie (b). Auffallend ist eine deutlich größere Tag-Nacht-Differenz des Blutdrucks bei den Hochdruckkranken als auch eine höhere Variabilität von Tag zu Tag. (Aus Müller 1921)

mik von einem nächtlichen Abfall der Blutdruckwerte, systolisch wie diastolisch, von etwa 10–15 % gegenüber den Tageswerten auszugehen ist. Wie Gatzka et al. (1992) zeigen konnten, ist der nächtliche Blutdruckabfall u. U. noch größer, wenn eine individualisierte Auswertung der Schlaf- gegenüber der Wachzeit vorgenommen wird (Abb. 2). Bei der in der Regel durchgeführten, computertechnischen einfacheren standardisierten Auswertung ist das Nachtintervall von ca. 22 bis 6 Uhr vorgegeben (Details s. Statement der ABDM-Arbeitsgruppe der Hochdruckliga). Der frühmorgendliche Blutdruckanstieg, der von einer kleineren endogenen Komponente mit Wiederanstieg der Katecholaminaktivität (Tuck et al. 1985; Tofler et al. 1987) und größeren exogenen Komponenten durch Aufwachen und Aufstehen bedingt ist (van Eggeren 1991; Baumgart u. Rahn 1990), soll im Betrag nicht über den Tagesmittelwert hinausgehen.

Das nächtliche Blutdruckverhalten kann auch durch methodische Gegebenheiten beeinflußt werden: Obwohl die heute verfügbaren ABDM-Monitore das Ausmaß der Manschetteninsufflation an die Höhe der zuletzt gemessenen Blutdruckwerte adaptieren und damit zu einer Verringerung des u. U. belästigenden Staudrucks führen, ist eine Beeinträchtigung des Schlafverhaltens durch die Messung selbst und das Pumpgeräusch des Monitors nicht auszuschließen. Auf dem Patientenprotokoll sollte deshalb unbedingt ein Kommentar zur Schlafqualität festgehalten werden.

Nach Angaben von Meyer-Sabellek et al. (1989) ist bei Einsatz eines oszillometrisch messenden ABDM-Monitors der jüngeren Generation (SL 90 207) lediglich bei 24 % der Probanden damit zu rechnen, daß ein 2maliges nächtliches Aufwachen durch die Messung verursacht wurde; gar nur 1 % gaben an, schlaflos geblieben zu sein. Damit empfanden immerhin 75 % der Probanden keinen Unterschied im Schlafverhalten mit oder ohne Blutdruckmonitor.

Zu einem etwas anderen Ergebnis kamen Binswanger u. Vetter (1992), indem – allerdings bei Einsatz eines Vorgängermodells (SL 90 202) – 54 % der von ihnen befragten 248 Patienten eine schlechtere Schlafqualität mit als ohne ABDM-Monitor angaben; dabei waren es überwiegend Durchschlafstörungen (74 %), die etwas häufiger bei älteren über 60jährigen Patienten (56 %) als bei jüngeren unter 30jährigen (51 %) auftraten.

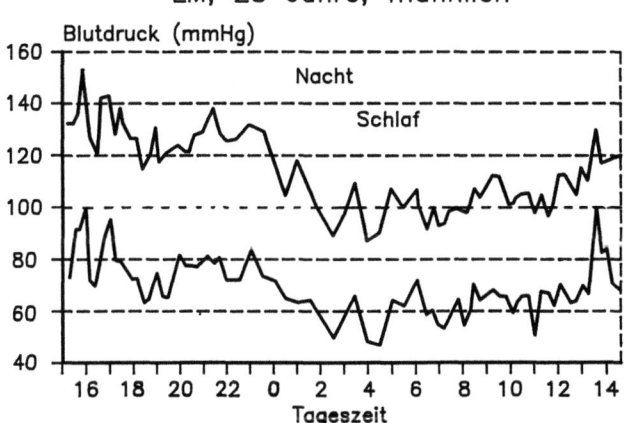

Abb. 2. Differente Bestimmung des mittleren Nachtblutdrucks im ABDM bei „starrer" Zeitvorgabe (22.00 bis 6.00 Uhr), bezeichnet mit *Nacht*, bzw. individueller Berücksichtigung der Schlafzeit (ca. 0.30 bis 8.30 Uhr), bezeichnet mit *Schlaf*, zur optimalen Erfassung des Tag-Nacht-Rhythmus und damit korrekter Bewertung des Nachtblutdrucks; individuelle Auswertung wünschenswert. (Aus Gatzka et al. 1992)

Soweit die Ergebnisse zum nächtlichen Blutdruckverhalten und Schlafapnoesyndrom nicht durch intraarterielle Messung (z. B. im Rahmen einer polysomnographischen Registrierung) gewonnen wurden, könnte der vorgenannten Beeinträchtigung des Schlafverhaltens durch die ABDM-Registrierung selbst eine Bedeutung in bezug auf Ausprägung und Ausmaß der Schlafapnoephasen wie auch der u. U. abgeschwächten oder aufgehobenen Tag-Nacht-Rhythmik des Blutdrucks zukommen. Angesichts der wissenschaftlich wie praktisch bedeutsamen gleichzeitigen Registrierung von Schlafapnoe und nächtlichem nichtinvasivem Blutdruck sind weitere technische Entwicklungen gefordert.

Zirkadiane Rhythmik und kardiovaskuläres Erkrankungsrisiko

Bereits vor knapp 30 Jahren wurde von Bock u. Kreuzenbeck (1966) darauf hingewiesen, daß die Häufigkeit von Myokardinfarkten und Schlafanfällen nicht gleichmäßig über den 24-h-Zeitraum verteilt ist: Bei einer Analyse in 8-h-Intervallen waren die Häufigkeitsgipfel für Myokardinfarkte (38 %) wie Schlafanfälle (51 %) zwischen 6 und 14 Uhr lokalisiert. In einer aufwendigen Untersuchung (Milis-Studie: Muller et al. 1985) konnte ein Häufigkeitsgipfel für den Myokardinfarkteintritt – rückgerechnet nach dem Verlauf der CK-MB – für 6 bis 12 Uhr

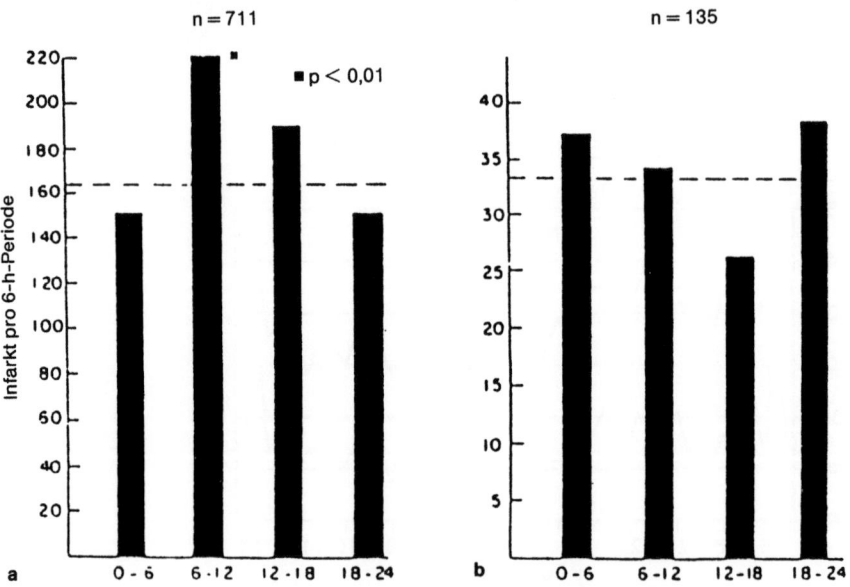

Abb. 3. Gegenüberstellung der 6-h-Zeiträume und Verteilung der Herzinfarkthäufigkeiten, abhängig von einer fehlenden (**a**) oder laufenden β-Blockerbehandlung (**b**). Mit β-Blockertherapie läßt sich kein Häufigkeitsmaximum mehr differenzieren (z. T. Folge des abgeschwächten frühmorgendlichen Blutdruckwiederanstiegs?). (Milis-Studie, aus Muller et al. 1985)

ermittelt werden. Interessanterweise war dieser Häufigkeitsgipfel dann nicht mehr zu differenzieren, wenn die Probanden vorab unter einer β-Blockertherapie standen (Abb. 3). Dies deckt sich mit Untersuchungen zur zirkadianen Variabilität von ST-Segmentdepressionen im Langzeit-EKG (sog. „stummen Myokardischämien"), die dann keinen eindeutigen morgendlichen Häufigkeitsgipfel mehr differenzieren ließen, wenn eine Metoprololbehandlung vorausgegangen war (Lambert et al. 1989). Bei einer derartigen Häufigkeitsverteilung, wie sie sowohl in der Milis-Studie als auch in der Framingham-Studie (Willich et al. 1987) für die Häufigkeit des plötzlichen Kindstodes beobachtet wurde (Gipfel zwischen 7 und 9 Uhr), dürften aber nicht nur sich ändernde Kreislaufverhältnisse im Übergang vom Schlaf zur Wachphase eine Rolle spielen, vielmehr kommt es in den frühen Morgenstunden auch zu einer Zunahme der Thrombozytenaggregabilität bei gleichzeitiger Abnahme der endogenen fibrinolytischen Aktivität (Übersicht bei von Mengden 1992). Beides wirkt sich bezüglich thrombotischer Ereignisse ungünstig aus. Auf den nicht unbedeutenden Wiederanstieg der Katecholamine [überschießende (?) Sympatikusaktivität] in den frühen Morgenstunden war bereits oben hingewiesen worden (Tuck et al. 1985).

Daß ein unzureichender nächtlicher Blutdruckabfall bei Patienten mit essentieller Hypertonie zu einer höheren Inzidenz von Schlaganfällen führen kann, wurde in einer retrospektiven Analyse von O'Brien et al. (1988) belegt: unter den 123 überwiegend hochdruckkranken Probanden, die einer 24-h-Blutdruckmessung unterzogen wurden, wiesen 102 einen intakten Tag-Nacht-Rhythmus (sog. „dippers") auf, wobei darunter eine systolische/diastolische Tag-Nacht-Differenz von größer 10/5 mm Hg verstanden wurde; in dieser Gruppierung waren le-

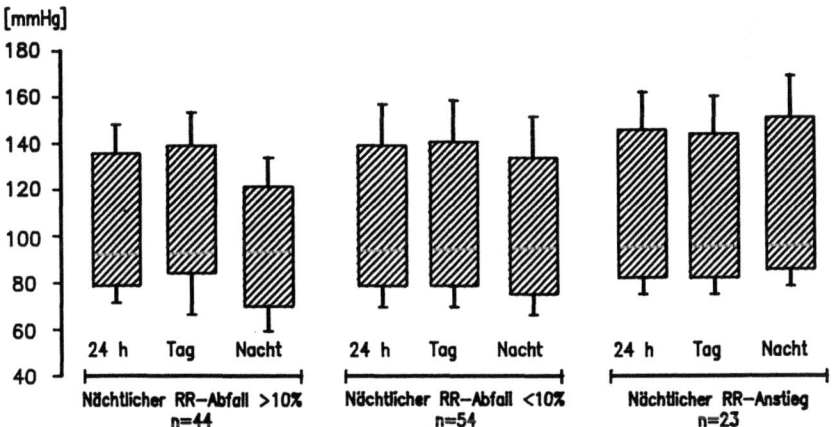

Abb. 4. Blutdruckmittelwerte (24 h gesamt, Tag und Nacht) und Häufigkeitsverteilung bei 121 Patienten mit zerebralen Ischämien in Abhängigkeit vom Verhalten des Nachtblutdrucks (gegenüber dem jeweiligen Tageswert); abgeschwächter (kleiner als 10% nächtlicher Blutdruckabfall) bzw. inverser Tag-Nacht-Rhythmus bei immerhin 64% der Patienten! (Aus Doutheil et al. 1992)

diglich 3 Patienten mit Schlaganfällen (2,9 %) vorhanden. Demgegenüber wies eine kleinere Gruppe von 21 Patienten mit geringerer Tag-/Nacht-Differenz (sog. „non-dippers") allein 5 Patienten (entsprechend 23,8 %) mit Schlaganfällen auf.

Zu einem noch deutlicheren Ergebnis bezüglich des prognostisch ungünstigen fehlenden Tag-Nacht-Rhythmus des Blutdrucks kam eine kürzliche Untersuchung von Doutheil et al. (1992): Bei der wiederholten 24-h-Blutdruckmessung von insgesamt 121 Patienten mit zerebralen Ischämien wiesen nur 44 Patienten (entsprechend 36,4 %) einen größer als 10%igen nächtlichen Blutdruckabfall gegenüber den Tageswerten auf („dippers"); bei 54 Patienten (entsprechend 44,6 %) fiel der nächtliche Blutdruckabfall kleiner als 10 % aus; bei einer kleinen Gruppe von 23 Patienten (entsprechend 19,0 %) lagen die nächtlichen Blutdruckwerte sogar über den Tageswerten (Abb. 4).

Wenn auch bisher große prospektive Untersuchungen zum prognostischen Wert des abgeschwächten oder aufgehobenen Tag-Nacht-Rhythmus des Blutdrucks, insbesondere bei Hochdruckkranken, fehlen, läßt sich aus den auswählend geschilderten Befunden vermuten, daß eine nächtliche Hypertonie als ungünstig bezüglich der Entwicklung kardiovaskulärer Folgeerkrankungen anzusehen ist. Interessanterweise konnte entsprechend gezeigt werden, daß eine der wichtigsten Hypertoniefolgeerkrankungen, nämlich die linksventrikuläre Hypertrophie, nicht nur positiv mit dem systolischen und diastolischen Tagesblutdruck (z. B. Pickering et al. 1985; Baumgart u. Rahn 1990), sondern auch mit den entsprechenden Nachtblutdruckwerten korreliert (z. B. Gosse et al. 1988). In der von Gosse vorgelegten Untersuchung war eine hochpositive Korrelation ($r = 0{,}73$) zwischen dem linksventrikulären Muskelmassenindex und dem systolischen Nachtblutdruck bei behandelten Hochdruckkranken nachweisbar.

Berücksichtigt man dazu die umfangreichen Ergebnisse der Marburger Arbeitsgruppe, Patienten mit arterieller Hypertonie und Schlafapnoesyndrom betreffend (z. B. Peter et al. 1990; Mayer 1991), so stellt sich die Frage, inwieweit nicht ein „übergeordneter" zentraler Regulationsdefekt sowohl für die chronopathologisch überhöhten nächtlichen Blutdruckwerte wie auch für das Auftreten eines Schlafapnoesyndroms verantwortlich zu machen wäre. Die Ursache eines solchen Regulationsdefekts könnte allerdings durchaus in einer zerebralen Minderdurchblutung bzw. unzureichenden O_2-Sättigung entsprechend „vegetativer" Hirnareale begründet sein, womit die Ursächlichkeit wiederum offen bleibt.

Sekundäre Hypertonie und nächtliches Blutdruckverhalten

Schon seit längerem ist bekannt, daß jene kleine, weniger als 5 % umfassende Gruppe Hochdruckkranker, bei denen sich eine sekundäre Form nachweisen läßt, häufig (etwa in 70 % der Fälle) durch einen abgeschwächten oder aufgehobenen Tag-Nacht-Rhythmus ausgezeichnet sind. Mit einer gewissen Einschränkung ist demnach auch die „Non-dipper-Situation" als verdächtig auf eine sekundäre Hypertonieform anzusehen.

In einem relativ großen Kollektiv von 172 Patienten mit verschiedenen Formen sekundärer Hypertonie (Schrader et al. 1991) ließ sich ein mittlerer Blutdruckabfall von nur 5,7/5,2 mm Hg (systolisch/diastolisch) nachweisen, womit bei etwa 70 % der Patienten der nächtliche Blutdruckabfall kleiner als 10 % gegenüber den Tagesmittelwerten ausfiel. Bei dem Vergleichskollektiv essentieller Hochdruckkranker betrug der mittlere nächtliche Blutdruckabfall 22/17 mm Hg! Während Patienten nach Nierentransplantationen und mit diabetischer Nephropathie (autonome Dysregulation?) die geringsten nächtlichen Blutdruckabfälle (systolisch im Mittel 2,8 bzw. 3,2 mm Hg) aufwiesen, war diese Differenz bei Patienten mit Conn-Syndrom (6,8 mm Hg systolisch) und Nierenarterienstenose (6,9 mm Hg) deutlich größer.

Völlig „irregulär" verhielt sich ein kleines Kollektiv von Patienten mit Phäochromozytom, bei denen – aufgrund der autonomen nächtlichen Katecholaminsekretion – sogar ein mittlerer Blutdruckanstieg des Nacht- gegenüber dem Tagesmittelwert um 4,2 mm Hg systolisch nachweisbar war. Dies deckt sich mit einer kasuistischen Beobachtung, die wir bereits 1972 (Abb. 5) bei interarterieller Messung und telemetrischer Übertragung der Daten machen konnten (Krönig 1976).

Inwieweit gerade das letztgenannte Beispiel der Patienten mit Phäochromozytom eine Analogie zu Patienten mit Schlafapnoesyndrom und aufgehobenen

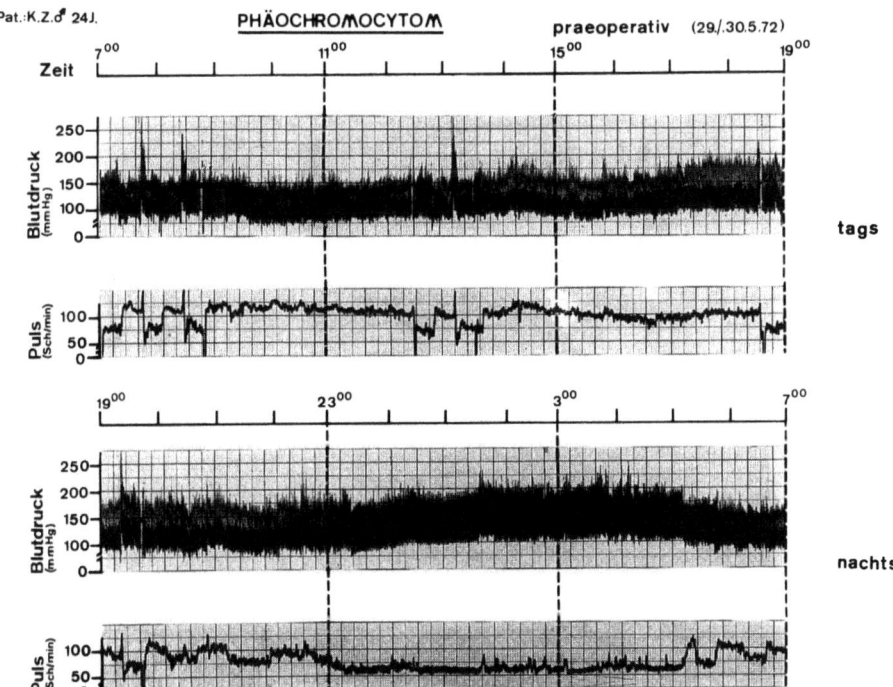

Abb. 5. Blutdrucktelemetrische Langzeitmessung bei einem 24jährigen Patienten mit operativ verifiziertem Phäochromozytom; nach Magnetbandwiedergabe geraffte Darstellung der Blutdruck- und Pulskurve über 24 h; aufgehobener bzw. inverser Tag-Nacht-Rhythmus als Ausdruck der Tumorautonomie. (Aus Krönig 1976)

Tabelle 2. Gegenüberstellung von Apnoeindizes. O_2-Sättigung und Plasmanoradrenalinkonzentration bei Patienten mit Schlafapnoesyndrom; positive Korrelation zwischen Schweregrad der Schlafapnoe und Sympathikusaktivität! Eisenberg et al. (1990)

Patient (No.)	Alter (Jahre)	Apnoe-index	O-Sättigung [%]	Norepinephrinkonzentration[a] [pg/ml]
1	58	10	92	142 ± 14
2	49	6	92	194 ± 3
3	69	7	90	172 ± 10
4	53	43	87	130 ± 13
5	41	16	85	293 ± 96
6	43	83	80	250 ± 28
7	48	63	75	228 ± 52
8	57	65	<50	342 ± 160

[a] Mittelwerte ± SE.

Tag-Nacht-Rhythmik zuläßt, ist schwer zu entscheiden. Andererseits gibt es Beobachtungen (z. B. Eisenberg et al. 1990), wonach eine positive Korrelation zwischen Plasmanoradrenalinkonzentrationen und Schweregrad der Schlafapnoe sowie negativer Korrelation zur O_2-Sättigung nachweisbar war (Tabelle 2). Danach und aufgrund einer Reihe weiterer Parameter, die eine überschießende Sympatikusaktivität während der Schlafapnoe vermuten lassen, könnte die Hypothese einer chronopathologisch erhöhten Sympatikusaktivität (Krönig 1992) eine gewisse Untermauerung erfahren.

Essentielle Hypertonie und nächtliches Blutdruckverhalten

In aller Regel ist mit einer intakten Tag-Nacht-Rhythmik bei Patienten mit essentieller Hypertonie zu rechnen; d. h. die Blutdruckwerte im Schlaf liegen systolisch wie diastolisch 10–15 % unter den Werten im Wachzustand. Dennoch kann es bei Patienten mit sog. „maligner Hypertonie", wie bei jenen mit bereits eingetretenen kardiovaskulären Folgeerkrankungen, zu einer Abschwächung bzw. Aufhebung der physiologischen Tag-Nacht-Regulation des Blutdrucks kommen. Die daraus sich entwickelnden ungünstigen Belastungen des Herz-Kreislauf-Systems mit (vorzeitiger) Entstehung einer linksventrikulären Hypertrophie lassen sich aber auch bei Patienten mit leichter bis mittelschwerer essentieller Hypertonie beobachten, wie dies eine Untersuchung von Verdecchia et al. (1990) zeigt.

Die Autoren untersuchten 134 Patienten mit unbehandelter essentieller Hypertonie und 101 normotensive Probanden mittels ambulantem 24-h-Blutdruckmonitoring (SL 90 207) und stellten die Tageswerte (6 bis 20 Uhr) den Nachtblutdruckwerten (20 bis 6 Uhr) gegenüber. Interessanterweise kam es bei 52 Hochdruckkranken (38,8 %) nur zu einem kleinen 10%igen Abfall der systolischen und diastolischen Nachtblutdruckwerte („non-dippers"), während die übrigen 82

Hochdruckkranken (62,2 %) sich analog den 98 Blutdruckgesunden (mit einem mehr als 10%igen Blutdruckabfall in der Nacht) verhielten („dippers"). Bei allen Probanden und Patienten wurde echokardiographisch der linksventrikuläre Muskelmassenindex bestimmt.

Bei vergleichbaren Werten für den Gelegenheitsblutdruck und die ABDM-Tagesblutdrücke der beiden Hochdruckkrankenkollektive (letzteres 147/97 mm Hg bzw. 149/97 mm Hg) betrug der nächtliche Blutdruckmittelwert bei den „dippers" 127/81 mm Hg und bei den „non-dippers" 145/94 mm Hg (Tabelle 3). Die von den Autoren bestimmten, insgesamt noch im oberen Grenzbereich gelegenen Werte für den linksventrikulären Muskelmassenindex fielen trotz dieser nur nächtlichen Blutdruckdifferenz hochsignifikant unterschiedlich aus, indem die „dippers" im Mittel einen Muskelmassenindex von 83,5 g/m^2 und die „non-dippers" einen Muskelmassenindex von 98,2 g/m^2 aufwiesen (p < 0,002). Der linksventrikuläre Muskelmassenindex der „dippers" unterschied sich übrigens nicht von dem des normotensiven Kollektivs (82,4 g/m^2).

Wenn auch eine Bestätigung dieser Ergebnisse in größeren Untersuchungsreihen insbesondere bei Patienten mit fortgeschrittener Hypertonie und damit auch zu erwartendem höheren linksventrikulärem Muskelmassenindex noch aussteht, ist eine ungünstige Wirkung der abgeschwächten oder aufgehobenen Tag-Nacht-Rhythmik des Blutdrucks bei Hochdruckkranken zu erwarten. In gleicher Weise

Tabelle 3. Untersuchung zur Prognose der nächtlichen Hypertonie bei 2 Kollektiven essentieller Hochdruckkranker in Abhängigkeit vom Ausmaß der nächtlichen Blutdrucksenkung: *NT* 98 normotensive Kontrollpersonen („dippers"); *HT-1* 82 Patienten mit intakter Tag-Nacht-Rhythmik („dippers"), systolisch und diastolisch > 10%ige Abnahme; *HT-2* 52 Patienten mit abgeschwächter Tag-Nacht-Rhythmik („non-dippers"), < 10%ige Abnahme; *BD* Blutdruck; *LVMI* linksventrikulärer Muskelmassenindex als Hinweis auf die Entwicklung einer linksventrikulären Hypertrophie infolge Hypertonie, insbesondere bei unzureichender nächtlicher Blutdruckabsenkung. (Aus Verdecchia et al. 1990)

	NT [mm Hg]	HT-1 [mm Hg]	HT-2 [mm Hg]
Gelegenheits-BD			
systolisch	143	160	164
diastolisch	80	98	99
24-h-BD			
systolisch	129	137	149
diastolisch	80	89	97
Tages-BD			
systolisch	133	147	149
diastolisch	84	97	97
Nacht-BD			
systolisch	122	127	145
diastolisch	74	81	94
LVMI [g/m^2]	82,4	83,5	98,3
		n.s.	p < 0,002

dürfte dies – wenn auch mit einer im wesentlichen mehr „multifaktoriellen" Grundlage – für die gehäuften kardiovaskulären Komplikationen, wie sie bei Patienten mit Schlafapnoesyndrom (und Hypertonie) beobachtet werden, zutreffen. In dieses – noch hypothetische – Konzept paßt die Erkenntnis, daß mit einer Behandlung der Schlafapnoe (z. B. durch nCPAP) nicht nur eine Wiederherstellung des intakten Tag-Nacht-Rhythmus des Blutdrucks, sondern auch eine Reduzierung des Risikos kardiovaskulärer Folgeerkrankungen verbunden sein kann (z. B. Mayer et al. 1991).

Zusammenfassung

Eine nächtliche Hypertonie ist durch einen kleiner als 10%igen systolischen und diastolischen Blutdruckabfall gegenüber den Tageswerten in der ambulanten Blutdrucklangzeitmessung (ABDM) definiert. Bei Patienten mit essentieller Hypertonie ist mit einer Häufigkeit von etwa 5 %, bei Patienten mit sekundärer Hypertonie mit einer Häufigkeit von etwa 70 % zu rechnen. Auch bei Patienten mit Hypertonie und Begleiterkrankungen, wie Diabetes mellitus und Schlafapnoesyndrom, kann eine abgeschwächte Tag-Nacht-Rhythmik vorliegen.

Mit einer nächtlichen Hypertonie ist das kardiovaskuläre Erkrankungsrisiko an Myokardinfarkten und zerebralen Ischämien erhöht; auch wurde eine signifikante Zunahme der Linksherzhypertrophie selbst bei Patienten mit leichter bis mittelschwerer Hypertonie und unzureichendem nächtlichem Blutdruckabfall beobachtet. Zur Erklärung könnte eine chronopathologisch gesteigerte nächtliche Sympathikusaktivität in Erwägung gezogen werden; offen bleibt, inwieweit es sich dabei um ein primäres oder sekundäres Phänomen handelt.

Literatur

Asmar RG et al. (1988) Arterial distensibility and ambulatory blood pressure monitoring in essential hypertension. Am J Cardiol 61:1066–1070
Baumgart P, Rahn KH (1990) Morgendlicher Blutdruckanstieg vor oder nach dem Aufwachen? Klin Wochenschr 68:320–334
Binswanger B, Vetter W (1992) Akzeptanz der 24-Stunden-Blutdruckmessung. Schweiz Rundsch Med Prax 81:772–778
Bock KD, Kreuzenbeck W (1966) Spontaneous blood pressure variations in hypertension; the effect of antiyhpertensive therapy and correlations with the incidence of complications. In: Gross F (ed) Antihypertensive therapy – principles and practice. Springer, Berlin Heidelberg New York Tokyo, pp 224–237
Doutheil A, Holzgraefe M, Schrader J et al. (1992) Blutdruckregulation bei Patienten nach zerebralen Insulten. Nieren- und Hochdruckkrht 21:35
Eggeren LF van (1991) Computer-based monitoring of physical activity. In: Miles L, Broughton R (eds) Clinical evaluation and physiological monitoring. Raven Press, New York (in press)
Eisenberg E, Zimlichman R, Perez Lavie (1990) Plasma norepinephrine levels in patients with sleep apnea syndrome. N Engl J Med 322, 13:932–933

Floras JS, Hassan MO, Jones J van et al. (1988) Factors of influencing blood pressure and heart rate variability in hypertensive humans. Hypertension 11:273–281

Gatzka CD, Schmieder RE, Neumayer HH, Schobel H-P, Vogt-Ladner G (1992) Blutdruckabfall im Schlaf und linksventrikuläre Hypertrophie bei nierentransplantierten Patienten. Nieren- und Hochdruckkrht 21:35

Gosse P, Jullien E, Reyaud P, Dallochio M (1988) Circadian variation of blood pressure: influence of the severity and not of the cause of hypertension. Arch Mal Coeur 81:247

Katsch G, Pansdorf H (1922) Die Schlafbewegung des Blutdrucks. MMW 69:1715–1718

Korotkov NS (1905) K voprosu o metodakh issledonaniya krovianogo davleniya. Isz Voen Med Akad 11:365

Krönig B (1976) Blutdruckvariabilität bei Hochdruckkranken – Ergebnisse telemetrischer Langzeitmessungen. Hüthig, Heidelberg

Krönig B (1991) Entwicklung der direkten und indirekten ambulanten 24-h-Blutdruckmessung. Z Kardiol 80 [Suppl 1]:9–15

Krönig B (1992) Nächtliches Blutdruckverhalten und kardiovaskuläres Erkrankungsrisiko

Lambert CR, Coy K, Imperi G, Pepine CJ (1989) Influence of beta-adrenergic blockade by time series analysis on circadian variation of heart rate and ambulatory myocardial ischaemia. Am J Cardiol 64:835–839

Mayer J (1991) Störungen des zirkadianen Blutdruckverhaltens. Internist (Berl)

Mayer J, Peter JH, Wichert P von (1991) Arterielle Hypertonie bei Schlaf-Apnoe – Effekt einer nasalen kontinuierlichen Überdruckatmung (nCPAP). Nieren- und Hochdruckkrht 10:531–533

Mengden HJ von (1991) Zirkadiane Rhythmik und koronare Herzerkrankung: chronopharmakologische Aspekte. Herz/Kreislauf 23:291–295

Meyer-Sabellek W, Schulte KL, Distler A, Gotzen R (1989) Methodological developments and problems of recorders for automatic indirect ambulatory 24 hour monitoring of blood pressure. In: Meyer-Sabellek W, Anlauf M, Gotzen R, Steinfeld L (eds) Blood pressure measurements. Steinkopff, Darmstadt, pp 127–140

Müller C (1921) Die Messung des Blutdrucks am Schlafenden als klinische Methode speziell bei der gutartigen (primären) Hypertonie und der Glomerulonephritis, I. und II. Acta Med Scand 55:381

Muller JE, Stone PH, Turi ZG et al. (1985) Milis-Studie – Circadian variation in the frequency of onset of acute myocardial infarction. N Engl J Med 313:1315–1322

O'Brien E, Sheridan J, O'Malley K (1988) Dippers and non-dippers. Lancet II, 397

Peter JH, Faust M (1991) Schlafbezogene Atmungsstörungen: Von den Syndromen zum Risikofaktor. Pneumologie 45:200–204

Peter JH, Faust M, Fett I, Podszus T, Schneider H, Weber K, Wiechert P von (1990) Die Schlafapnoe. Dtsch Med Wochenschr 115:182–186

Pickering TG, Harshfield GA, Devereux RB (1985) What is the role of ambulatory blood pressure monitoring in the management of hypertensive patients? Hypertension 7:171

Recklinghausen H von (1901) Über Blutdruckmessung beim Menschen. Arch Exp Path Pharmacol 46:78

Riva-Rocci S (1896) Un nuova sfigmomanometro. Gazz Med Torino 47:981

Schrader JG, Schoel G, Kandt M, Warneke G, Ruschizka F, Rath W, Scheler F (1991) Bedeutung der 24-Stunden-Blutdruckmessung bei sekundärer Hypertonie. Z Kardiol 80:21–27

Tofler GH, Brezinski D, Schafer AI et al. (1987) Concurrent morning increase in platelet aggregability and the risk of myocardial infarction and sudden cardiac death. N Engl J Med 316:1514–1518

Tuck ML, Stern N, Sowers J (1985) Enhanced 24-hour norepinephrine and renin secretion in young patients with essential hypertension: Relation with the circadian pattern of arterial blood pressure. Am J Cardiol 55:112–115

Verdecchia P, Schillaci G, Guerrieri M et al. (1990) Circadian blood pressure changes and left ventricular hypertrophy in essential hypertension. Circulation 81:528–536

Willich SN, Levy D, Rocco MB, Tofler GH, Stone PH, Muller JE (1987) Circadian variation in the incidence of sudden cardiac death in the Framingham Heart Study population. Am J Cardiol 60:801–806

Willich SN, Linderer T, Wegscheider K, Leizorovicz A, Alamercery II, Schröder R, ISAM Study Group (1989) Increased morning incidence of myocardial infarction in the ISAM Study: Absence with prior β-adrenergic blockade. Circulation 80:853–858

Schnarchen, Schlafapnoe und Bluthochdruck in der Allgemeinpraxis

J.H. Peter, L. Grote, W. Althaus, T. Ploch, K. Uffelmann, F. Uffelmann, D. Bocker

Zahlreiche epidemiologische Untersuchungen zeigen die hohe Prävalenz der Schlafbezogenen Atmungsstörungen (SBAS) (s. auch Beitrag Brandenburg). Gleichzeitig mit der Entwicklung tragbarer Systeme (z. B. Mesam 4, Vitalog) kann die Frühdiagnostik von SBAS und die Therapiekontrolle im ambulanten Bereich durchgeführt werden (Peter u. Penzel 1992). Da der bekannt hohen Prävalenz und der ebenfalls untersuchten hohen Mortalität die guten Therapiemöglichkeiten der SBAS gegenüberstehen, muß ein Vorgehen gefunden werden, den Risikofaktor SBAS flächendeckend im Rahmen der ärztlichen Versorgung im niedergelassenen Bereich zu erkennen. Mit Einführung der Ziffern zur ambulanten Langzeitregistrierung von nächtlicher Atmung ist in der ambulanten Diagnostik der SBAS von den Kostenträgern der wirtschaftliche Rahmen dafür gegeben.

Von der Kreislaufregulation ist der Blutdruckabfall in der Nacht seit dem Anfang des Jahrhunderts bekannt (Brooks u. Carroll 1912; MacWilliam 1923). Durch die tragbaren, nichtinvasiven 24-h-Langzeitblutdruckmeßgeräte (ABDM) ist man in der Lage, die Blutdruckveränderungen von Tag und Nacht an großen Patientenkollektiven in methodisch einfacher Art zu verfolgen (Anlauf et al. 1991; s. auch Beitrag Krönig). Mit zunehmendem Einsatz dieser Methode wurde die nächtliche Hypertonie als ein bedeutsamer Risikofaktor für Herzinfarkt und Schlaganfall bekannt (Verdeccia et al. 1990; Douheil et al. 1992). Dieser prognostisch ungünstige Faktor stellt gleichzeitig eine neue Herausforderung an Diagnostik und Therapie kardiovaskulärer Erkrankungen dar.

Ebenfalls seit vielen Jahren ist der Zusammenhang von SBAS und nächtlichen Blutdruckanstiegen in zahlreichen Untersuchungen und Veröffentlichungen dokumentiert (Mayer et al. 1989). Gleichzeitig sind in einem Stufenkonzept (Peter u. Faust 1990) bis hin zur nasalen Ventilation suffiziente Therapieformen mit erwiesener Mortalitätssenkung (He et al. 1988) bekannt und klinisch etabliert (Peter 1992).

Um die Verbindung zwischen den Untersuchungen und Erfahrungen einer Spezialabteilung in einer Universitätsklinik und der flächendeckenden Patientenversorgung im niedergelassenen Bereich herzustellen, untersuchten wir die Männer in einer Landarztpraxis hinsichtlich des Auftretens von SBAS und des Langzeitblutdruckverhaltens während des Wachzustandes und im Schlaf.

Ziel der Untersuchung ist die Beantwortung folgender Fragen:

- Wie häufig findet sich ein alteriertes zirkadianes Blutdruckprofil bei diesen Patienten?
- Welche Praxisrelevanz besitzen die SBAS im niedergelassenen Bereich in einer Landarztpraxis?
- Wie treten die Risikofaktoren SBAS und nächtliche Hypertonie miteinander in Beziehung?

Methode

Zielgruppe der Untersuchung sind die Männer mittleren Alters in einer Landarztpraxis. Die Untersuchung beginnt mit dem Verschicken eines Symptomfragebogens an alle männlichen Patienten im Alter von 30–65 Jahren. In diesem Fragebogen werden neben den anthropometrischen Daten die Leitsymptome der SBAS abgefragt (Kemeny et al., 1993): lautes und unregelmäßiges Schnarchen, fremdanamnestisch festgestellte Atemstillstände, Zeichen erhöhter Tagesmüdigkeit und -schläfrigkeit (bis zum Einschlafen am Steuer). Als häufige Begleiterkrankung wird die arterielle Hypertonie erfragt. Die Antworten werden zu einem Punktescore verrechnet. Gleichzeitig wird nach Verhalten und Beschwerden gesucht, die erfahrungsgemäß gegen das Vorliegen einer SBAS sprechen und mit einem negativen Wert in den Punktescore eingehen. Hierbei handelt es sich um gehäufte Ein- und Durchschlafstörungen und die regelmäßige Einnahme von „Schlafmitteln".

Die Bewertung der Fragebögen erfolgt über einen Summenscore, der zwischen + 5 Punkten (sehr große Wahrscheinlichkeit für das Vorliegen einer SBAS) und – 5 Punkten (SBAS eher unwahrscheinlich) liegt. Aus eigenen Untersuchungen über den Einsatz dieses Fragebogens ist bekannt, daß bei einem Punktescore ≥ 2 Punkte mit einer therapiebedürftigen SBAS in mehr als 60 % der Fälle zu rechnen ist (Kemeny et al., 1993).

Vorgehen

Zunächst wurden die Fragebögen an alle 30- bis 65jährigen männlichen Patienten der Landarztpraxis einer 2500-Einwohner-Gemeinde verschickt. Die zurückgesandten Fragebögen wurden nach den oben genannten Kriterien ausgewertet.

In einer nächsten Stufe wurden die Männer mit einem Punktescore ≥ 1 Punkt in die Praxis einbestellt. Es wurden ambulante Langzeitregistrierungen von nächtlicher Atmung und Blutdruck an 2 aufeinanderfolgenden Nächten mit den tragbaren Diagnosegeräten Mesam IV und Spacelabs 90 207 durchgeführt (s. auch Registrierbeispiele in Abb. 1 und 2).

Beim Mesam IV handelt es sich um eine tragbare 4-Kanal-Meßeinheit zum Screening von SBAS mit Registrierung der Herzfrequenz, transkutaner O_2-Sättigung, Schnarchgeräusche und der Körperlage (Penzel et al. 1991). Bei dem ebenfalls tragbaren Langzeitblutdruckmeßgerät Spacelabs 90 207 wird der Blut-

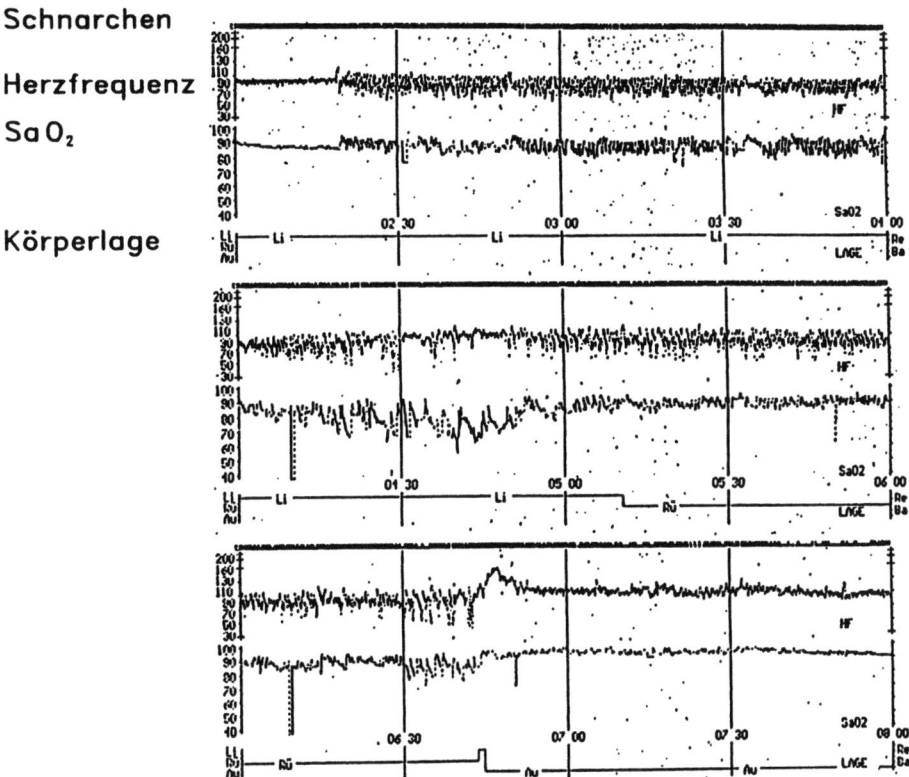

Abb. 1. Mesam-IV-Registrierbeispiel von Patient 24: komprimierte Darstellungsform zyklischer Variation der Herzfrequenz und korrespondierende O_2-Sättigungsabfälle als Zeichen ausgeprägter obstruktiver Schlafapnoe

druck über eine Armmanschette indirekt und diskontinuierlich über Zeitintervalle von 20 min (am Tage) oder 60 min (in der Nacht) gemessen.

Zusätzlich wurde ein Langzeit-EKG (Oxford Medilog 4000) zur Erfassung von Rhythmusstörungen und ein Bewegungsmesser (Aktigraph) zur zusätzlichen Information über Wach- und Schlafphasen während der Aufzeichnungen registriert. Alle 4 Geräte wurden dem Patienten gleichzeitig um 18.00 Uhr am Abend angelegt, die Untersuchung umfaßte die Zeit bis ca. 8.00 Uhr des folgenden Tages. Die Meßergebnisse wurden computergestützt ausgeschrieben und als Papierausschriebe handausgewertet.

Wegen eines notwendigen Adaptationsvorgangs an die Meßinstrumente war eine zweimalige Messung mit der Auswertung der 2. Nacht notwendig.

In der Analyse der Blutdruckwerte werden der Mittelwert für den Wachzeitraum zur Erkennung einer Hypertonie am Tage herangezogen, der Mittelwert für die Zeit im Schlaf (indirekt ermittelt über Patientenangabe, Mesam IV und Aktigraph) dient der Erkennung der nächtlichen Hypertonie, indem er zum Wert am Tage in Beziehung gesetzt wird (prozentuale Absenkung) (Baumgart 1992).

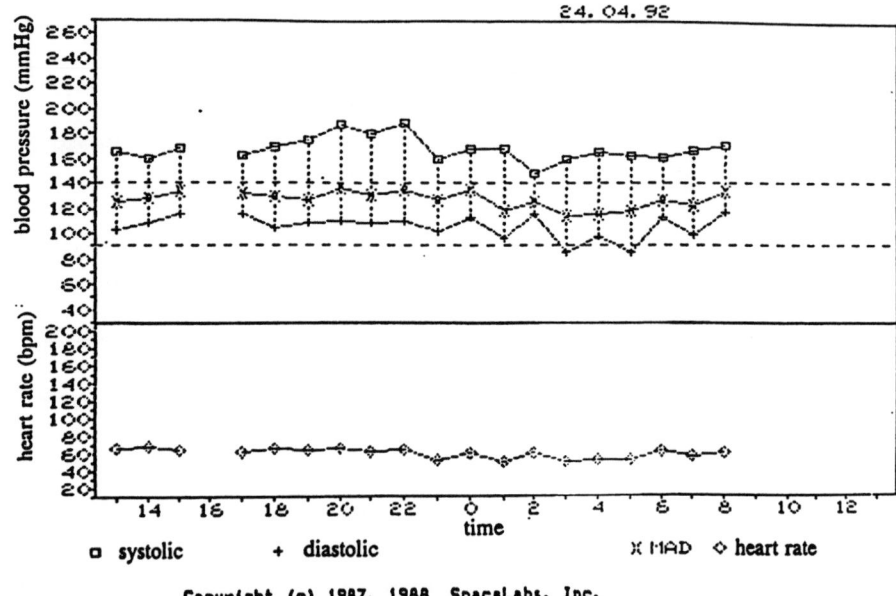

Abb. 2. Darstellung der Blutdruckwerte von Patient 24 zeitgleich zur Mesam-IV-Aufzeichnung: Hypertonie im Wachzustand, am Nachmittag Unterbrechung der Registrierung wegen Behinderung von Tätigkeiten, im weiteren Verlauf fehlende physiologische Blutdruckabsenkung in der Nacht mit Anstieg der Blutdruckwerte in der zweiten Nachthälfte

Der Ausschrieb der Mesam-IV-Registrierung dient zur Bestimmung des „respiratory disturbance index" (RDI) als Summe aus dem Apnoe- und Hypopnoeindex. Dieser Parameter dient zur Bestimmung des Ausmaßes einer SBAS.

Das Langzeit-EKG wird nach maximaler, minimaler, mittlerer Herzfrequenz, ventrikulären und supraventrikulären Herzrhythmusstörungen ausgewertet.

Die Daten aus dem Aktigraphen werden als mittlerer Aktivitätsindex für Wachzustand und Schlaf angegeben.

Aufgrund dieser Auswertungsschritte des Fragebogenscores und der ambulanten Messungen kann für jeden Patienten eine Risikoabschätzung bezüglich SBAS und des Blutdruckverhaltens im Wach-/Schlafprofil durchgeführt werden.

Ergebnisse

409 Patienten schickten einen auswertbaren Fragebogen zurück. Die Auswertung des Symptomfragebogens (s. auch Abb. 3) ergab: 2 Patienten mit + 5 Punkten, 12 Patienten mit + 4 Punkten, 21 Patienten mit + 3 Punkten und 41 Patienten mit + 2 Punkten. Die Gesamtzahl der Patienten mit einem Punktescore ≥ 2 Punkte betrug n = 76. Mit + 1 Punkt wurden 87 Fragebögen bewertet.

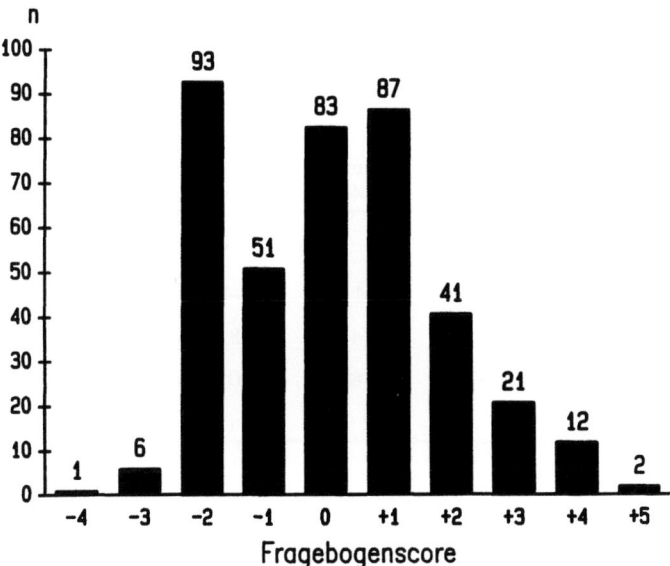

Abb. 3. Auswertung der Summenscores des Symptombewertungsbogens: Im 1. Schritt wurden die 68 Patienten mit einem Score ≥ + 2 Punkte untersucht, im 2. Schritt konnten 44 der 87 Patienten mit einem Punktescore von + 1 Punkt gemessen werden; die Gesamtzahl ambulant gemessener Patienten beträgt 112

Von den 76 Patienten mit + 2 Punkten willigten 68 zur Teilnahme an den ambulanten Langzeitmessungen von Schlaf und Atmung ein. Von den Patienten mit einem Punkt wurden bislang 44 Messungen durchgeführt. Die anthropometrischen Daten der 112 Patienten sind Tabelle 1 zu entnehmen.

Tabelle 1. Anthropometrische Daten

Patientengruppe Anzahl	≥ + 2 Punkte n = 68	+ 1 Punkt n = 44	≥ + 1 Punkt n = 112
Alter [Jahre]	48,9 33–62	47,5 34–62	48,4 33–62
Größe [cm]	177 159–196	178 160–189	177 159–196
Gewicht [kg]	93 65–167	86 64–140	90 64–167
BMI [kg/m^2] („body mass index")	29,6 21–45	27,1 22–40	28,6 21–45

Die Auswertung der Mesam-IV-Ausschriebe ergab folgende Ergebnisse (Tabelle 2):

Tabelle 2. Mesam-IV-Auswertung

Patientengruppe Anzahl	≥ 2 Punkte n = 68	1 Punkt n = 44	Gesamt n = 112
mittlerer RDI („respiratory disturbance index")	12,8 0–88	8,7 0–41	11,0 0–88
RDI ≥ 10 [n (%)]	20 (29 %)	18 (41 %)	38 (34 %)
RDI ≥ 20 [n (%)]	12 (18 %)	8 (18 %)	20 (18 %)
RDI ≥ 40 [n (%)]	5 (7 %)	1 (2 %)	6 (5 %)

Die Auswertung der *Blutdruckwerte* ergab die in Tabelle 3 aufgeführten Ergebnisse. Hierbei wurden die verschiedenen Angaben aus dem Fragebogen, der Praxiskartei und während einer Messung des Blutdrucks nach dem Anlegen der Langzeitmeßgeräte (Gelegenheitsblutdruckmessung) verwertet.

Tabelle 3. Blutdruckwert nach Riva Rocci

Patientengruppe Anzahl	≥ 2 Punkte n = 68	1 Punkt n = 44
Gelegenheitsblutdruck [mm/Hg]	142/93 (110–189/80–120)	134/88 (100–170/70–110)
Praxiskarteiblutdruck [mm/Hg]	144/89 (120–180/70–120)	132/88 (110–160/74–104)
Patientenangabe [mm/Hg]	143/91 (110–220/70–120)	134/86 (115–145/60–96)

Bei der Auswertung der Langzeitblutdruckmessung (Tabelle 4) wurden die Mittelwerte für den gesamten Untersuchungszeitraum (Mittelwert „Wach" und „Schlaf") und getrennt für die Zeiträume „Wach" und „Schlaf" ermittelt.

Tabelle 4. Ergebnisse der Langzeitblutdruckmessung (Spacelabsmessung)

Patientengruppe Anzahl	≥ 2 Punkte n = 68	1 Punkt n = 44
Mittelwert Gesamtmeßzeit Wach und Schlaf [mm/Hg]	129/79 (103–162/54–102)	124/76 (106–151/60–95)
Mittelwert Wach [mm/Hg]	139/87 (111–182/59–117)	131/82 (114–155/62–109)
Mittelwert Schlaf [mm/Hg]	121/73 (100–157/53–93)	115/70 (81–148/55–89)

Ergebnisse der Blutdruckprofilbewertung

- 63 untersuchte Patienten (56,3 %) haben eine Hypertonie am Tage (Mittelwert Tag ≥ 135/85 mm/Hg), 49 Patienten (43,7 %) haben normotone Blutdruckwerte.
- 40 Patienten (35,7 % von 112) zeigen ein alteriertes zirkadianes Blutdruckprofil (systolischer oder diastolischer Druckabfall in der Nacht um ≥ 10 % gegenüber Tagesmittelwert), darunter 22 Patienten (44,9 % der Normotoniker) mit normotonen Blutdruckwerten im Wachzustand. Von den 63 Hypertonikern haben 18 Patienten (28,6 % der Hypertoniker) ein alteriertes Profil.
- Insgesamt 5 Patienten zeigen ein inverses Blutdruckprofil, d. h. nachts gegenüber dem Tag erhöhte Blutdruckwerte (3 Hypertoniker, 2 Normotoniker, 3 Patienten mit einem RDI ≥ 20).

Blutdruck und Schlafapnoe (s. auch Abb. 4 und 5)

- Von den 38 Patienten mit einem RDI ≥ 10 haben 24 eine Hypertonie am Tage (63,2 %).
- Von den 38 Patienten mit einem RDI ≥ 10 haben 18 ein alteriertes Blutdruckprofil (47,4 %).
- von den 74 Patienten mit einem RDI ≤ 10 haben 39 einen Hypertonie im Wachzustand (52,7 %).
- Von den 74 Patienten mit einem RDI ≤ 10 haben 22 ein alteriertes Blutdruckprofil (29,7 %).

In der Gruppe der Patienten mit einem Punktescore ≥ + 2 Punkte (n = 68) haben 16 der 20 Patienten mit einem RDI ≥ 10 eine Tageshypertonie; der Zusammenhang von Tageshypertonie und SBAS ist in dieser Gruppe statistisch signifikant (p > 0,05).

Für die Gesamtgruppe der Männer mit einem Punktescore ≥ + 1 Punkt bestätigt sich der überzufällig häufige Zusammenhang

- von RDI ≥ 10 und Tageshypertonie und
- zwischen RDI ≥ 10 und alteriertem Blutdruckprofil.

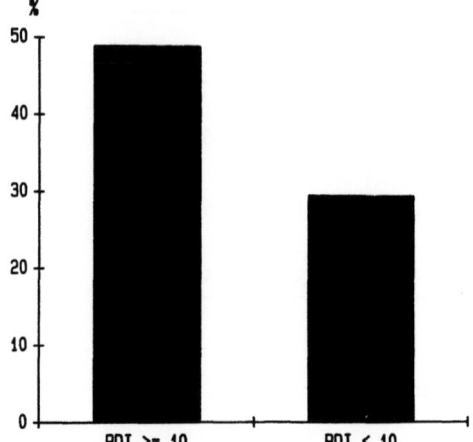

Abb. 4. Säulendiagramm zum Zusammenhang von SBAS und alteriertem Blutdruckprofil: Von den Patienten mit SBAS (RDI ≥ 10) haben 47 % ein alteriertes Blutdruckprofil *(linke Säule)*, von den Patienten ohne SBAS (RDI ≤ 10) zeigen 29 % eine fehlende physiologische Absenkung des Blutdruckes in der Nacht *(rechte Säule)*.

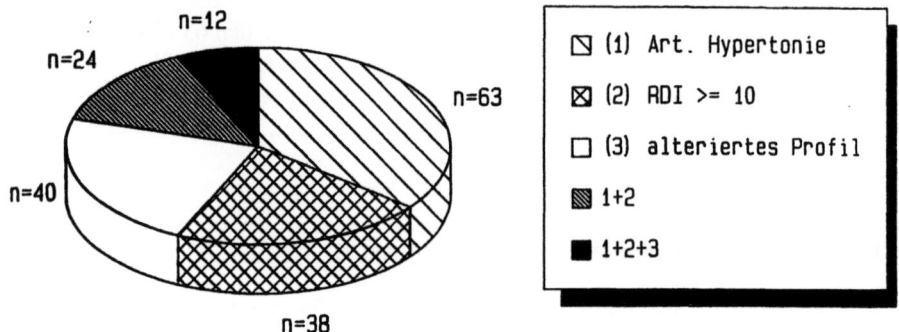

Abb. 5. Verteilungsdiagramm der Befunde arterielle Hypertonie *(1)*, RDI ≥ 10 *(2)* und alteriertes Blutdruckprofil *(3)*: Neben der hohen Anzahl der einzelnen Befunde findet sich eine Häufung der Kombination von *1* und *2* bzw. *1*, *2* und *3*.

Diskussion

Von den abgeschickten 628 Fragebögen wurden 409 in auswertbarer Form (65 %) wieder zurückgesandt. Bezüglich der Patienten, die trotz zweimaliger Aufforderung den Fragebogen nicht zurücksandten, gehen wir davon aus, daß sie

Tabelle 5. Prävalenzdaten

Patientengruppe Anzahl	Zurückgegebene Fragebögen n = 409	Abgeschickte Fragebögen n = 628	Gemessene Patienten n = 112
Arterielle Hypertonie (n = 63)	15,4 %	10,0 %	56,3 %
SBAS mit einem RDI ≥ 10 (n = 38)	9,3 %	6,05 %	33,9 %
Alteriertes zirkadianes Profil (n = 40)	9,8 %	6,4 %	35,7 %

keine SBAS-assoziierten Probleme haben und wahrscheinlich einen Normalbefund bei einer Untersuchung zeigen würden. Daher ist die Zahl 628 der Ausgangswert in den Berechnungen der Prävalenzdaten, um von einer absoluten Mindestprävalenz sprechen zu können (vgl. Tabelle 5). Das übrige Drittel der Patienten wird nicht weiter untersucht.

Die größte Anzahl von Patienten hat einen Punktescore zwischen + 2 und – 2 (s. Abb. 3). An den Enden der Verteilungskurve sind jeweils zunehmend weniger Patienten mit den besonders hohen bzw. besonders niedrigen Punktescores bezüglich des Verdachts auf das Vorliegen einer SBAS anzutreffen.

Da gemäß Voruntersuchungen bekannt ist, daß in ca. 60 % der Fälle bei einem Punktescore ≥ 2 Punkte mit dem Auftreten einer SBAS zu rechnen ist, wurden diese Patienten zuerst mit dem ambulanten Langzeitmonitoring von Atmung und Kreislauf untersucht.

Aufgrund des Studiendesigns (ambulant, Patienten im Arbeitsleben stehend) konnte keine komplette 24-h-Messung durchgeführt werden. Die Patienten mußten motiviert werden, trotz z. T. fehlender Beschwerden an dieser Untersuchung teilzunehmen. Dies ließ sich nur unter der Bedingung durchführen, den Arbeitstag (bei den meisten Patienten zwischen 8.00 und 18.00 Uhr) in häufigen Fällen aus der Untersuchung auszuklammern. Daher entschied man sich, die Messung von abends 18.00 bis zum nächsten Morgen 8.00 Uhr (Untersuchungszeitraum über durchschnittlich 14 h) vorzunehmen. Dadurch erhält man besondere Aussagekraft über das Tag-Nacht-Blutdruckverhalten, die Aussage bezüglich der Zirkadianität des Blutdrucks im chronobiologischen Verständnis (24-h-Rhythmus) ist dadurch limitiert.

Für eine Aussage über das Blutdruckverhalten während Tag und Nacht wurden die Mittelwerte für den Wachzustand und den Schlaf gebildet. Hierbei konnte der Schlafzeitraum durch die simultanen Mesam-IV-Ausschriebe, die Patientenangaben aus einem Schlafprotokoll und die Aktigraphie wesentlich genauer beschrieben werden, als es üblicherweise vorgenommen wird, wenn der Zeitraum von 20.00 Uhr abends bis morgens 7.00 Uhr als Schlafzeitraum festgelegt wird. Somit reduziert sich die Anzahl von Wachwerten, die fälschlicherweise dem Schlafblutdruck zugerechnet würden, dieser also zu hoch angegeben würde. Demgegenüber fehlen in der Blutdruckaufzeichnung zwischen 18.00 und 8.00

Uhr morgens die Blutdruckspitzen infolge der Belastungen des Tages und der Arbeit. Die Patienten befinden sich am Feierabend eher in körperlicher Ruhe. Insofern ist davon auszugehen, daß die Angaben über das Auftreten der Tageshypertonie eher zu niedrig sind und einige Patienten, gerade diejenigen mit dem Bild der sog. Belastungshypertonie, in dieser Untersuchungsanordnung übersehen werden. Da aber beide Veränderungen in eine Richtung verlaufen (geringere Wachblutdruckwerte und geringere Schlafblutdruckwerte), sehen wir die Berechtigung, die gültigen Kriterien für die Klassifizierung eines gestörten zirkadianen Blutdruckprofils anzuwenden: Fehlen der systolischen und/oder diastolischen Blutdruckabsenkung während der Nacht um mindestens 10 % (Baumgart 1992).

Die Mesam-IV-Auswertung aus Herfrequenz, O_2-Sättigung und dem Schnarchsignal läßt die nächtliche Atmung anhand von Mustern klassifizieren: Normoventilation, primäres Schnarchen, obstruktives Schnarchen (Schnarchen mit Arousal) und Hypopnoen/Apnoen. Allein die Hypopnoen/Apnoen werden als pathologische Atmungsereignisse gezählt und gehen als Bewertungsindex RDI („respiratory disturbance index") in die Auswertung ein. Als internationales Kriterium für das Vorliegen einer SBAS gilt ein RDI ≥ 10, welches auch in dieser Untersuchung zur Anwendung kam (Guilleminault et al. 1978). Die Höhe des RDI allein dient aber nicht als Marker für eine klinisch-therapeutische Entscheidung, da sie nicht eine Grenze zwischen physiologischen und pathologischen Atmungsveränderungen im Schlaf darstellt. Eine Aussage über das Vorliegen von im Einzelfall klinisch relevanten SBAS ist dann möglich, wenn diejenigen Patienten mit Musterauffälligkeiten im Mesam-IV-Ausschrieb (typische Herzfrequenz und O_2-Sättigungsschwankungen, Schnarchen als Marker der oropharyngealen Obstruktion) im Schlaflabor untersucht worden sind. Es muß eingeräumt werden, daß hämodynamisch relevante Phasen wie primäres Schnarchen oder repetitive Arousals in der Nacht im RDI nicht erfaßt werden und damit bezüglich der Korrelation zum Blutdruckverhalten ein pathogenetischer Faktor unberücksichtigt bleiben muß (Podszus et al. 1991).

Zunächst wurde die Gruppe der Patienten mit einem Punktescore $\geq + 2$ Punkte, in einem weiteren Schritt 44 Patienten mit + 1 Punkt untersucht. Bei der Analyse der beiden Patientenkollektive fällt auf, daß die Patienten mit einem höheren Punktescore einen höheren BMI, einen höheren RDI und höhere Blutdruckwerte sowohl in den Messungen nach Riva-Rocci als auch in den Spacelabsuntersuchungen bieten. Neben dem durchschnittlich höheren RDI sind in dieser Gruppe auch die Patienten mit einer ausgeprägten obstruktiven Schlafapnoe (RDI ≥ 40) vertreten. Durch die Beschwerden (Tagesmüdigkeit, -schläfrigkeit) werden in Kombination mit anamnestisch bekannter Hypertonie die hohen Punktescores des Symptombewertungsbogens erreicht. So zeigt sich auch in dieser Untersuchung, daß der Symptomfragebogen in Verbindung mit ambulanten Langzeitregistrierungen ein hilfreiches diagnostisches Instrument zur Erfassung der ausgeprägten Fälle von SBAS darstellt.

Wie die bisherigen Ergebnisse zeigen, sind die zahlreichen epidemiologischen Untersuchungen auf dem Gebiet der Prävalenz der SBAS in vollem Umfange bestätigt worden. Das Besondere an diesem Vorgehen liegt an dem Untersuchungsfeld in einer Landarztpraxis, also fernab universitärer Spezialabteilungen mit einem stark vorselektierten Krankheitsgut. Hier wurde ein gestuftes Vorgehen (Fragebogen, Langzeitmessung von Atmung und Kreislaufparametern, EKG) gewählt, welches auf der Basis der Arbeit im niedergelassenen Bereich Aussagen zur Praxisrelevanz der SBAS und des nächtlichen Blutdruckverhaltens erlaubt. Und es zeigt sich, daß aufgrund der vorsichtigsten Minimalschätzung 6 % der männlichen Klientel einer Landarztpraxis durch SBAS und nochmals 6,4 % durch ein alteriertes Blutdruckprofil ein erhöhtes kardiovaskuläres Risiko aufweisen, dessen Therapiebedürftigkeit und Therapiechancen nach international gültigen und anerkannten Richtlinien beurteilbar sind (Anlauf et al. 1991; Peter 1992).

Diese Angaben zur Prävalenz sind eine überaus vorsichtige Schätzung, die davon ausgeht, daß unter den 514 Patienten, die nicht gemessen wurden, kein einziger Patient mit SBAS und/oder nächtlicher Hypertonie gefunden würde.

Wenn auf der Basis der gemessenen Patienten (n = 122) ausgewertet wird, so findet man bei 33,9 % einen RDI ≥ 10, bei 56,3 % eine arterielle Hypertonie am Tage und in 35,7 % der Fälle ein alteriertes Blutdruckprofil (s. auch Abb. 5). Darunter werden Patienten gefunden, die gleichzeitig SBAS und eine arterielle Hypertonie mit alteriertem Profil zeigen, andererseits fällt auch der normotone Patient ohne SBAS auf, der ein gestörtes zirkadianes Profil bei primärem Schnarchen bietet.

Ein an Symptomen und den klinischen Beschwerden orientiertes Vorgehen hat sich als Arbeitsweise in der Spezialambulanz für SBAS innerhalb eines Schlafzentrums als praktikabel erwiesen. Die Vorselektion über den Symptomfragebogen stellt eine Filterung bei eingeschränkten Kapazitäten dar. Die Ergebnisse der Praxisstudie belegen eindeutig, daß ein analoges Vorgehen im ambulanten Bereich eine hohe diagnostische Trefferquote mit sich bringt, d. h. allein die Vorfilterung über den Fragebogen zeigt bei ca. 50 % der darauf folgenden Untersuchungen einen auffälligen Befund, der nächste Behandlungsschritte für den niedergelassenen Arzt nach sich ziehen kann:

- Erkennung der SBAS als Risikofaktor,
- neue Einschätzung des persönlichen Risikoprofils,
- ggf. Überweisung zur erweiterten Diagnostik erforderlich (Fachkollegen, assoziiertes Schlaflabor),
- ambulant durchführbare Schritte der Stufentherapie (Verhaltensberatung, konsequente Therapie von Begleiterkrankungen, ggf. medikamentöse Therapie),
- Umsetzung bisheriger Therapien (z. B. antihypertensive Therapie mit erwiesener 24-h-Wirksamkeit),
- Verlaufsbeobachtung und Therapiekontrolle.

Als ein in dieser Höhe nicht erwartetes Ergebnis der Blutdruckauswertung zeigt sich eine Häufung von Patienten mit alteriertem zirkadianem Profil. Insgesamt 40 Blutdruckprofile zeigen eine fehlende 10%ige systolische und/oder diastolische Absenkung der Wachblutdruckwerte gegenüber den Werten in der

Nacht. Dies wird häufiger im systolischen wie im diastolischen Bereich angetroffen. Inwiefern dies von prognostischer Bedeutung – ähnlich der Bedeutung diastolisch erhöhter Werte am Tage – ist, kann zu diesem Zeitpunkt nicht abgeschätzt werden, da diesbezüglich noch keine Untersuchungsergebnisse an ausreichend großen Kollektiven bekannt sind. Allein eine fehlende Blutdruckabsenkung ist als gesicherter erhöhter kardiovaskulärer Morbiditätsfaktor für das Auftreten von Komplikationen wie linksventrikuläre Hypertrophie, Koronarinsuffizienz und zerebrale Perfusionsstörungen bekannt (Douheil et al. 1992; Verdecchia et al. 1990; s. auch Beitrag Krönig).

Das Wissen um diese Störung mündete in diagnostische Konzepte der Hypertonie mit Einbeziehung der Langzeitblutdruckmessung (Baumgart 1992; Anlauf et al. 1991).

Im Untersuchungskollektiv finden sich insgesamt 5 Patienten, welche ein inverses Blutdruckprofil zeigen – mit nächtlich gegenüber dem Tag erhöhten Werten. Hier bedarf es einer erweiterten Hypertoniediagnostik zum Ausschluß einer sekundären Hypertonieform und einer Feinanalyse des Schlafes und der autonomen Regulation von Atmung und Blutdruck.

Der Zusammenhang von Schlafapnoe und Tageshypertonie ist seit vielen epidemiologischen Studien bekannt (Kales et al. 1984) und bestätigt sich auch in dieser Untersuchung. Ein zusätzlicher Gesichtspunkt stellt die Beurteilung des Zusammenhanges der SBAS und einem alterierten zirkadianen Blutdruckprofil dar (s. auch Abb. 4 und 5). In der Gruppe der Patienten mit einem RDI ≥ 10 haben 47 % der Patienten ein alteriertes Blutdruckprofil, in der Gruppe mit einem RDI ≤ 10 hingegen 29 %. Dieses Ergebnis zeigt die gegenseitige Beeinflussung von nächtlich gestörter Atmung und pathologischem Blutdruckverhalten. Die Notwendigkeit von Diagnostik und Therapie dieser Veränderungen im Schlaf wird mit diesen Zahlen untermauert. Andere Studien zur Erfassung der nächtlichen Blutdruckveränderungen bei SBAS mit nichtinvasiven Methoden wie dem Spacelabs zeigen vergleichbare und ergänzende Ergebnisse. Bei Betrachtung des Gesamtkollektivs wird deutlich gezeigt, daß die SBAS sowohl auf die Höhe als auch den Tag-Nacht-Verlauf des Blutdrucks einen Einfluß nehmen. Demgegenüber muß der Zusammenhang der phasischen Blutdruckveränderungen bei SBAS (Blutdruckanstiege während Apnoen und bei Arousal) und der durchschnittlichen Blutdruckhöhe über den ganzen Tag weiterhin als nicht abschließend geklärt gelten. So findet man neben Patienten mit ausgeprägter SBAS, Hypertonie und Störung des zirkadianen Profils auch solche, die normoton am Tage sind und (noch?) eine vorhandene Druckabsenkung im Blutdruckprofil zeigen. Dies stellt eine Aufgabe dar, den physiologischen und pathophysiologischen Veränderungen mit den Methoden der kardiorespiratorischen Polysomnographie nachzugehen.

Auf der anderen Seite wird deutlich, daß bisherige Untersuchungen zur Prävalenz und kardiovaskulären Morbidität der SBAS auch im Umfeld der praktisch klinischen Anwendung im niedergelassenen Bereich bestätigt werden. Die Zusammenhänge gestörter autonomer Regulation von Atmung und Kreislauf im Schlaf müssen in der modernen Medizin für eine effektive Therapie berücksichtigt werden. Es muß bekannt sein, daß Therapeutika während der physiologischen Rahmenbedingung „Schlaf" die gestellte Aufgabe erfüllen (z. B. Blutdrucksenkung im REM-Schlaf). Dies gilt für die Wirksamkeit im gesunden Schlaf wie auch insbesondere beim gestörten Schlaf im Rahmen von Atmungsstörungen. Auf der anderen Seite muß sichergestellt sein, daß Therapeutika die autonome Regulation im Schlaf nicht zusätzlich beeinträchtigen (z. B. Verstärkung von Apnoen; s. auch Beitrag Grote in diesem Buch).

Zusammenfassung

Selbst unter Zugrundelegung der Mindesprävalenz bestätigen sich die hohen Zahlen von Patienten mit SBAS mit mindestens 6 % der männlichen Patienten im Alter von 30–65 Jahren einer Landarztpraxis.

Ein gestörtes zirkadianes Blutdruckverhalten findet sich bei mindestens 6,5 % der männlichen Patienten im Alter von 30–65 Jahren einer Landarztpraxis.

Bei den Patienten mit einem RDI ≥ 10 findet sich in 47 % der Fälle ein alteriertes Blutdruckprofil, bei den Patienten mit einem RDI ≤ 10 hingegen zu 29 %. Dieses Ergebnis unterstreicht das hohe kardiovaskuläre Risiko der SBAS.

Der Zusammenhang von gestörter Atmung im Schlaf und pathologischer Blutdruckregulation bedarf weiterer Klärung. So sollen alle Patienten mit einem pathologischen Befund im Schlaflabor untersucht werden.

Ein gestuftes diagnostisches Vorgehen im ambulanten Bereich (Fragebogen, ambulante Langzeigregistrierungen), welches sich nach Beschwerden und Risiko des Patienten richtet, hat sich in dieser Untersuchung bewährt.

Literatur

Anlauf M, Baumgart P, Krönig B, Meyer Sabellek W, Middeke M, Schrader J (1991) Statement zur 24-Stunden-Blutdruckmessung. Z Kardiol 80 [Suppl I]:53–55
Baumgart P (1992) Die ambulante 24-Stunden-Blutdruckmessung. Nieren-/Hochdruckkrankheiten 21/6:223–228
Brooks K, Carrol JH (1912) A clinical study of the effects of sleep and rest on blood pressure. Arch Intern Med: 97–102
Doutheil A, Holzgraefe M, Schrader J, et al. (1992) Blutdruckregulation bei Patienten nach zerebralen Insulten. Nieren-/Hochdruckkrankheiten 21:35
Fletcher EC, De Behnke RD, Lovoi MS, Gorin A (1985) Undiagnosed sleep apnea in patients with essential hypertension. Ann Intern Med 103:190–195
Guilleminault C, Hoed J van den, Mitler MM (1978) Clinical review of the sleep apnea syndromes. In: Guilleminault C, Dement WC (eds) (1978) Sleep apnea syndromes. Liss, New York, pp 1–12
He J, Kryger MH, Horick FJ, Conway W, Roth T (1988) Mortality and apnea index in obstructive sleep apneas. Chest 94:9–14
Kales A, Bixler EO, Cadieux RJ Sleep apnea in a hypertensive population. Lancet 108/II: 1005–1008

Kemeny C, Ploch T, Gilbert G, Cassel W, Peter JH (1993) Bedeutung eines Sceening-Fragebogens zur Diagnostik von Schlafapnoe. In: Praxis und Klinik der Pneumonologie 47:108–111. Thieme, Stuttgart.

Lavie P, Beu-Josef R, Rubin A (1984) Prevalence of sleep apnea syndrome among patients with essential hypertension. Am Heart J 108:373–376

MacWilliams J (1923) Blood pressure and heart action in sleep and dreams. Br Med J (Dec.): 1196–1200

Mayer J, Weichler U, Becker H, Penzel T, Peter JH, Wichert P von (1989) Sleep apnea induced changes in blood pressure and heart rate. In: Horne J (ed) Sleep 1988. Fischer, Stuttgart New York, pp 270–272

Penzel T, Althaus W, Meinzer K, Peter JH, Wichert P von (1991) A device for ambulatory heart rate, oxygen saturation and snoring recording. Annual International Conference of the IEEE Enginering in Medicine and Biological Society, Vol. 13, No. 4

Peter JH (1992) Störungen der Atmungsregulation. In: Hornbostel H, Kaufmann W, Siegenthaler W (Hrsg) Innere Medizin in Praxis und Klinik, Bd 3. Thieme, Stuttgart

Peter JH, Faust M (1990) Therapie der Schlafapnoe. Atemwege/Lungenkrankh 16 6:231–236

Peter JH, Penzel T (1992) (im Druck) Portable monitoring of sleep and breathing. In: Sullivan CE, Saunders NA (eds) Sleep and breathing, vol 21, 2. ed. Dekker, New York Basel

Podszus T, Feddersen O, Peter JH, Wichert P von (1991) Cardiovascular risk in sleep-related breathing disorders. In: Gaultier C, Escourrou P, Curzi-Dascalova L (eds) Sleep and cardiovascular control. Colloque INSERM 217:177–186

Verdecchia P, Schillaci G, Guerrieri M, et al. (1990) Circadian blood pressure changes and left ventricular hypertrophy in essential hypertension. Circulation 81:528–536

Weichler U, Herres-Mayer B, Hoffmann R, Marx U (1991) Blood pressure behavior in patients with sleep apnea under cilazapril versus metoprolol. In: Peter JH, Penzel T, Podszus T, Wichert P von (eds) Sleep and health risk. Springer, Berlin Heidelberg New York Tokyo

II. Pathophysiologische Grundlagen

Schlaf und Atmung

F. Raschke

Ein besonderes Kennzeichen der Atmungsregulation ist ihre Fähigkeit, einerseits als autonom geregeltes, unbewußtes System basale Mechanismen der O_2-Versorgung, CO_2-Elimination und des Säure-Basen-Haushalts stabil zu halten und andererseits eine bewußte Steuerung durchzuführen, die dem vegetativen Ablauf überlagert ist. Hierdurch werden Funktionen wie Sprechen, Schlucken, Husten, Lachen, Singen u. v. a. m. geregelt. Ein Funktionswechsel zwischen diesen beiden Grundfunktionen kann sich innerhalb von Bruchteilen einer Sekunde vollziehen. Der schnelle Wechsel wird nur möglich, weil sowohl die intrathorakale Atemmuskulatur, aber besonders auch die extrathorakale Atemwegsmuskulatur im Pharynx- und Larynxbereich einer autonom-vegetativen, einer Reflex- und einer Willkürinnervation unterliegen, was für die Zwerchfell- und Interkostalmuskulatur in Form einer Doppelinnervation gut belegt ist (Mitchell u. Berger 1975).

Diese Besonderheiten der Atmungsregulation zeigen, daß es sich um ein besonders hoch integriertes System handelt, das daher für Störungen an verschiedenen Stellen und auf verschiedenen Ebenen besonders anfällig ist.

Weiterhin können verschiedene Komponenten der Atmungsregulation Interaktionen zu anderen, atemunspezifischen Systemen (kardiovaskuläre Regulationen, Hormonaktivität, zentrale Aktiviertheit, Sensomotorik) aufweisen, wobei im Wachzustand neben der chemosensiblen, metabolischen Atmungsregulation die verhaltensmäßige Regulation (Stützmotorik, Lokomotion, Arbeitsmotorik, Nahrungsaufnahme, Sprache u. a. m.) tritt. Auch sie kann phasisch alternierend oder auch synchron zur autonom-metabolischen Regulation erfolgen und die Rhythmogenese je nach funktioneller Anforderung partiell oder vollständig überlagern (Raschke 1991 a). Neben der rückgekoppelten Struktur mit Homöostatenfunktion als basalem Mechanismus (Schlaefke et al. 1991) kann daher ein Feed forward treten. Die Regelkreisgrundstruktur, die diese Charakteristika der Atmungsregulation wiedergibt, ist in Abb. 1 mit rückgekoppelten (Feedback) und steuernden (Feedforward) Einflüssen wiedergegeben.

Bei Funktionszustandsänderungen (wach/Schlaf) lassen sich in allen Gliedern und auch auf unterschiedlichen Ebenen der Regelkreisstruktur Änderungen z. B. in Form von Volumen-, Fluß- und Druckwerten, neuromuskulärer Aktiviertheit, Atemzeitwerten, Blutgas- oder Atemgaswerten nachweisen. Solche Meßgrößen, äußerlich zwar leicht erkenn- und meßbar, müssen beim Menschen im geschlossenen Regelkreis erhoben werden, was ihre kausale Zuordnung zu Teilgliedern der Regelkreisstruktur erheblich erschwert – insbesondere dann, wenn es sich um Willkürfunktionen, wie z. B. die Innervation der Schlundmuskulatur, handelt.

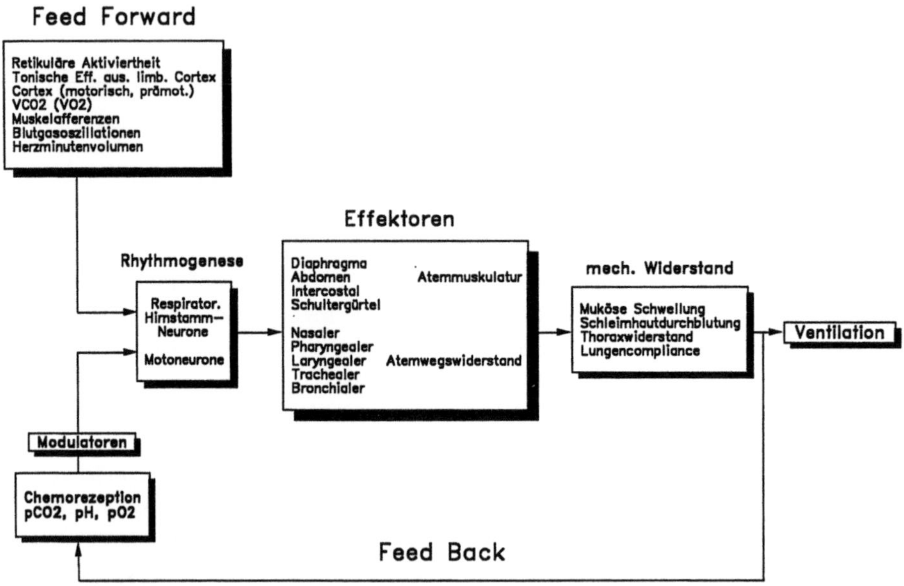

Abb. 1. Regelkreismodell der an der Atmungsregulation beteiligten Strukturen und Funktionen. Wesentliche Strukturelemente sind die gleichzeitig vorhandenen rückgekoppelten und vorwärtsgekoppelten (steuernden) Bahnen, die je nach Funktionszustand vorrangig genutzt werden

Beim Wechsel des Funktionszustands vom Wachzustand zum Schlaf können Änderungen an 3 bedeutsamen Schnittstellen dieser Struktur auftreten:

1. Feedforwardsteuerung,
2. Chemosensibilität für Sauerstoff und Kohlendioxid,
3. Effektoren und ihre Koordination.

Diese 3 Funktionsänderungen, die wesentlich zum Übergang von der spontanen Wachatmungsregulation zur spontanen Schlafatmungsregulation beitragen, werden im folgenden beschrieben.

Feedforwardsteuerung

Hierunter versteht man z. B. die der medullären Atemrhythmogenese überlagerte Willkürsteuerung aus höheren bulbären oder gar kortikalen Arealen, die vom jeweiligen Funktionszustand abhängen. Von regulationsphysiologischer Seite lassen sich Änderungen in der Feed-forward-Steuerung auch als Sollwertverstellung oder Führungsgrößenänderung über die Vernetzung mit anderen physiologischen Regelkreisen verstehen oder gar als adaptive Modifikationen beschreiben, die sich einem neuen Funktionszustand selbsttätig anpassen. Dabei haben neuere Untersuchungen unter EEG-Kontrolle gezeigt (Colrain et al. 1987), daß beim Übergang vom Wachzustand zum Non-REM-Schlaf genau zum Zeitpunkt der

Reduktion der α-Aktivität und dem Auftreten von Θ-Aktivitäten im EEG das Atemminutenvolumen durch Atemzugvolumenreduktion erheblich vermindert wird, während eine reduzierte O_2-Aufnahme nur verzögert auftritt. Dies wurde als Beleg für die seit langem bestehende These von Fink (1961) eines nichtmetabolisch induzierten verminderten Atemantriebs bei Schlafbeginn gewertet. Im Wachzustand hingegen wird gemäß dieser These eine neuronal induzierte „Wachheitsaktivierung", ausgehend von zerebralen Strukturen, dem retikulären Atemantrieb überlagert. Auch der verhaltensinduzierte Atemantrieb soll im Non-REM-Schlaf reduziert bzw. unterbrochen sein, so daß eine rein metabolisch geregelte Atmung resultieren soll (Phillipson u. Bowes 1986; White 1990). Diese Hypothese kann sich allerdings nur auf sensomotorische Afferenzen beziehen, die schlafbedingt unbeantwortet bleiben müssen, während Afferenzen aus dem sensorischen System die Rhythmogenese des zentralen Atemrhythmus weiterhin bekanntermaßen über eine Modifikation der Atemzeitintervalle oder der Atemtiefe z. B. über akustische Afferenzen (Badia et al. 1984) oder taktile Irritationen auf den Atemwegen (Sullivan et al. 1979) verändern können. Gut bekannt sind auch kardiovaskuläre (baro- und volumenrezeptive Afferenzen), die gerade im Non-REM-Schlaf zu besonders ausgeprägten Koordinationen mit dem Atemrhythmus führen können (Raschke 1986) und damit belegen, daß enterozeptive, atemunspezifische Signale bei der Atemregulation unabhängig vom Funktionszustand eine Rolle spielen. Unter den Bedingungen des Schlafes treten sie wegen des relativen Fehlens sensorischer Afferenzen stärker hervor.

Es bleibt zu prüfen, ob auch repetitive taktile, auditive, visuelle oder nozizeptive sensorische Afferenzen zu Entrainment oder Koordination des Atemrhythmus während des Non-REM-Schlafs führen, was weitere Hinweise auf die Beteiligung von atemunspezifischen Variablen bei der Atemregulation während dieser Schlafphase liefern würde. Eine Anhebung des Atemantriebs und der Effektorkoordination (s. unten) durch solche Stimuli dürfte auch erhebliche Konsequenzen für die Therapierbarkeit von schlafbezogenen Atemregulationsstörungen haben.

Im REM-Schlaf, der hinsichtlich der thorakalen Stützmotorik von Innervationsunterbrechungen begleitet ist (Orem 1984), können sich Zwerchfellaktivierungen während des phasischem REM-Schlafs als Hyperpnoen oder Hypopnoen auswirken, so daß die Atemmuster ein vielfältiges Bild darbieten, das Atonie und Hyperventilationen wie im Wachzustand, jedoch bei entkoppelter chemosensibler, vagal-afferenter oder thorakaler Rückführung einschließt. Da solche Entkoppelungen bereits beim Gesunden auftreten, bedürfen sie unter pathologischen Bedingungen (z. B. schlafbezogener verminderter Dilatatortonus der Pharynxmuskulatur) einer besonderen Aufmerksamkeit und können zu den bekannten und klinisch bedrohlichen REM-assoziierten Hypoxämien beitragen.

Die Muster der Atmung während des Schlafes sind in Abb. 2 mit typischen Zeitverläufen dargestellt, wobei insbesondere auch die Atemmuster bei obstruktiven Verlegungen, bei Schnarchatmung oder vollständiger Obstruktion, wie sie bei Schlafapnoesyndrom vorkommen können, berücksichtigt sind. Dabei

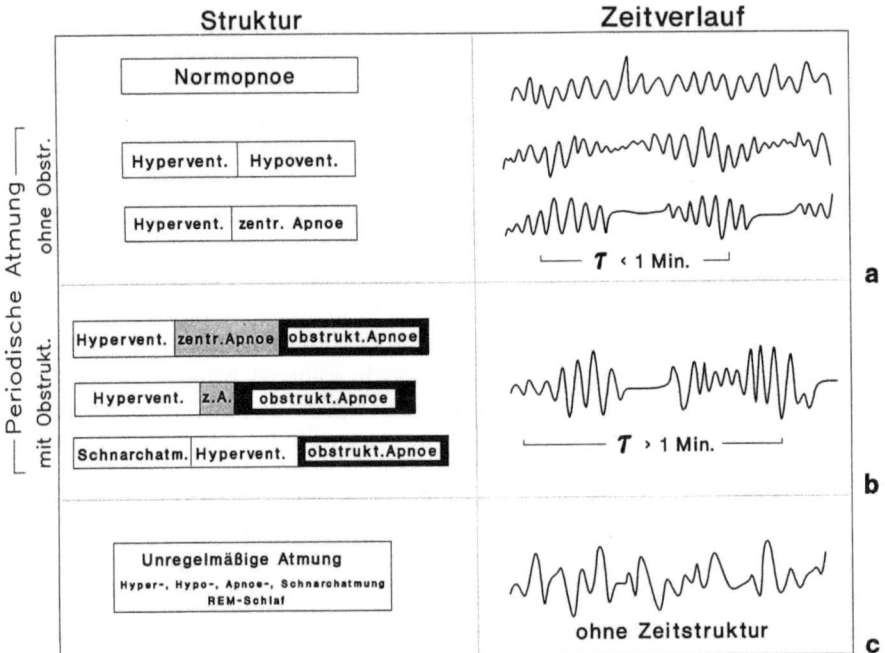

Abb. 2 a–c. Typische thorakale Atemmuster normaler, periodischer und obstruktiver Atmung während des Schlafs. **a** Normopone (Non-REM-Schlaf) und periodische Atmung (wogend und apneustisch), die in dieser Form auch beim Gesunden vorkommen (z. B. Schlaf bei Höhenaufenthalt). **b** Periodische Atmung mit zentraler (Nullinie) und obstruktiver Apnoe (konstante niedrige Amplitude) mit anschließender apnoeterminierender Hyperventilation. **c** Unregelmäßige Atmung (REM-Schlaf). Die Periodendauer in A) ist in der Regel kürzer oder gleich 60 s, bei B) dagegen durch zusätzliche obstruktive Apnoen eher größer als 60 s

spielen periodische Abläufe mit zyklischen Empfindlichkeitsschwankungen der Chemosensibilität eine wichtige Rolle, die unmittelbar mit Einschlafbeginn, also unter Wegfall der Feedforwardaktivierung, in Erscheinung treten können.

Chemosensibilität

Die Empfindlichkeit der autonomen Atemregulation für Hypoxie und Hyperkapnie unterliegt einem Tagesrhythmus (Raschke u. Möller 1989), der z. B. zu einer Links-rechts-Verschiebung der CO_2-Antwortkurven in Abhängigkeit von der Tageszeit führt. Zusätzlich zur tageszeitlichen Variation treten insbesondere schlafstadienabhängige Empfindlichkeitsschwankungen der Chemosensibilität auf, die für die CO_2-Empfindlichkeit als lineare Abhängigkeit von der alveolären CO_2-Konzentration gut gesichert sind (z. B. Bülow 1963; Douglas et al. 1982 c). Dabei zeigten die Untersuchungen, daß während des Non-REM-Schlafes insbesondere eine Abflachung der Steilheit der Atemantwortkurven auftrat (Douglas et al. 1982 c), die im REM-Schlaf minimale Werte annahm, woraus sich eine Entkopplung der basalen Chemosensibilität während dieser Schlafphase ablesen ließ. Für Hypoxiebelastungen während des Schlafs wurden Abflachungen der linearen Zunahme des Atemminutenvolumens mit fallender arterieller O_2-Sättigung prinzipiell ebenfalls nachgewiesen (z. B. Berthon-Jones u. Sullivan 1982; Douglas et al. 1982 b); ihre Mechanismen werden jedoch noch kontrovers diskutiert (White 1990). Diese Untersuchungen mit Rückatmung oder konstanter Atemgasbelastung bleiben nämlich nicht ohne Rückwirkung auf die Schlaftiefe und können zu entsprechenden Arousalmechanismen führen (Phillipson u. Sullivan 1978).

Die Untersuchungen, die unter metabolischen und klimatischen Standardbedingungen mit 2stündlichen Intervallen durchgeführt wurden (Raschke u. Möller 1989), haben gezeigt, daß die Chemosensibilität einem basalen Tagesrhythmus unterliegt, der unabhängig vom Schlaf ist, durch die schlafstadienabhängige Sensibilitätsänderung jedoch zusätzlich moduliert werden kann. Dieser superponierte Mechanismus ist in Abb. 3 hypothetisch dargestellt. Den Zahlenwerten von Tagesrhythmus (A) und Schlafstadienabhängigkeit (B, ultradianer Rhythmus) liegen dabei jeweils echte Meßwerte (Raschke u. Möller 1989; Douglas et al. 1989 c) zugrunde, die zeigen, daß die tagesrhythmische Amplitude nahezu doppelt so groß ist wie die schlafzyklischen Variationen. Ein zeitgleiches Auftreten von absoluten Minima aus beiden Zeitverläufen in den frühen Morgenstunden kann daher zu extremen Atemantriebsminderungen führen. Bei solchen

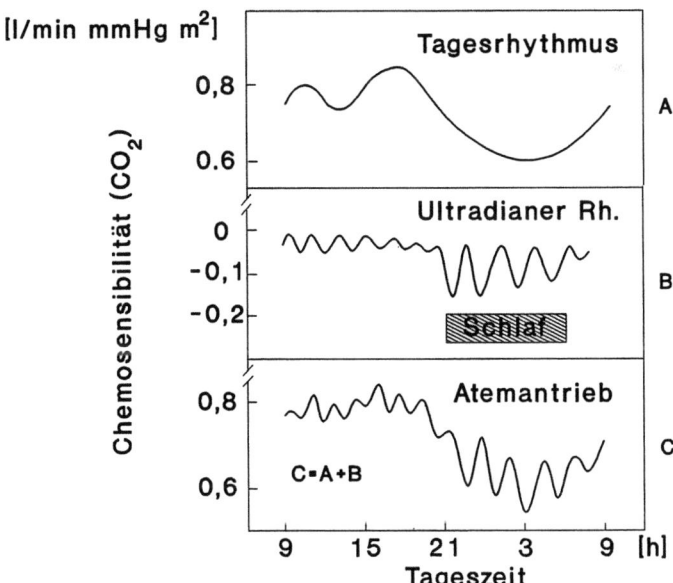

Abb. 3. Schematische Zusammenstellung der CO_2-Chemosensibilität in ihrem tagesrhythmischen *(A)* und schlafstadienabhängigen sowie hypothetischen ultradianen Verlauf *(B)* und deren superponierter Überlagerung *(C)*. (Nach Raschke u. Möller 1989)

Atemwegserkrankungen, die tageszeitlich- oder schlafstadienbedingte Zunahmen von extra- und intrathorakalen Atemwegswiderständen in den frühen Morgenstunden aufweisen, müssen daher bedrohliche Atemantriebsminderungen und Instabilitäten der Atmungsregulation erwartet werden.

Zur bedeutsamen Frage nach der Ursache der tageszeit- und schlafabhängigen Sensibilitätsschwankungen und Schwellenwertverschiebung gibt es derzeit lediglich hypothetische Erklärungsmöglichkeiten, die innerhalb der gegebenen Regelkreisglieder in Abb. 1 ihre Ursache haben können. Denkbar sind afferent wirksame Chemorezeptorsensitivitätsverstellungen bei den peripheren Rezeptoren, die aber bekanntermaßen in besonderer Weise auch einer efferenten Kontrolle unterliegen. Weiterhin können medulläre Aktiviertheit, Exzitation und Inhibition oder Toleranzschwellen (Regelfehler) respiratorisch tätiger Neuronenpopulationen variieren, was sich unschwer als zentraler Mechanismus auch im Sinne einer Modulation des Feedforward interpretieren läßt, wobei insbesondere phasengleiche Modulationen der Konzentration von biogenen Aminen als Vermittlersubstanzen in Frage kommen. Eine Schlüsselrolle zum Verständnis der Sensitivitätsverstellungen dürften weiterhin synergistische Änderungen der qualitativen und quantitativen Zusammensetzung des zerebrospinalen Liquors spielen.

Auf der Effektorseite kann eine unterschiedliche Aktivierung und Integration medullärer und spinaler Motoneurone sowie die zugehörige Hirnnervenaktivität eine Rolle spielen, die zu unterschiedlicher neuromuskulärer Aktivierung führt. Selbst lokale Änderungen von Schleimhautdurchblutung, Konsistenz und Schichtdicke von Sol- und Gelphase in den Atemwegen, sowie Effekte über den tageszeitlich wechselnden Besatz mit immunkompetenten Zellen und deren Releasinghormonen lassen sich nicht ausschließen.

Eine Aufspaltung bzw. Wertung nach Kausalfaktoren erscheint derzeit nicht möglich, zumal die Zuordnung zu chemosensitiven Substraten sich nicht von den bereits beschriebenen Feed-forward-Mechanismen lösen läßt. Andererseits sind aber auch die Effektoraktivitäten ebenfalls eng an chemosensitive Mechanismen gebunden (s. unten), was eine Aufgliederung zusätzlich erschwert.

Effektoren und ihre Koordination

Mit Beginn des Non-REM-Schlafs ändern sich nicht nur die Atemzeitwerte und Atemvolumina (z. B. Douglas et al. 1982 a), sondern auch die Atemwegswiderstände mit einer drastischen Zunahme (z. B. Lopes et al. 1983), die funktionelle Residualkapazität (Ballard et al. 1990) oder der abdominelle Anteil (Stradling 1990) der Atemmechanik mit einer deutlichen Reduktion. In Abb. 4 sind die Atemwegswiderstandsänderungen, die auch bei Gesunden beim Übergang vom Wach- zum Schlafzustand auftreten können, dargestellt. Abbildung 4 macht in eindrucksvoller Weise deutlich, welch hohe Werte während des Non-REM-Schlafs auftreten, die sich im REM-Schlaf aber wieder vermindern. An solchen Änderungen der Atemmechanik mit Schlafbeginn sind insbesondere die Effek-

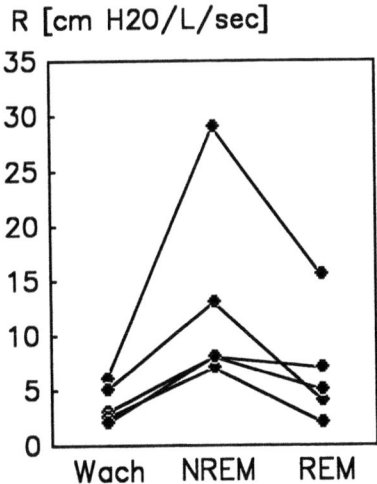

Abb. 4. Atemwegswiderstände *(R)* bei 5 verschiedenen Probanden beim Übergang von wach zu Non-REM- und REM-Schlaf, gemessen über das Induktionsrespirogramm. (Nach Lopes et al. 1983)

toraktivitäten von Atem- und Atemwegsmuskulatur sowie die Stützmuskulatur von Thorax und Abdomen beteiligt, wobei sich z. B. die phasische Aktivität des von der Interkostalmuskulatur abgeleiteten EMG im Non-REM-Schlaf erhöhen kann (z. B. Phillipson u. Bowes 1986), im REM-Schlaf dagegen reduziert wird und mit dem REM-Onset zusätzlich in der tonischen Aktivität verschwindet (Gothe et al. 1984).

Eine Übersicht über diese verschiedenen Atemkenngrößen und ihre Änderungsrichtung gibt Abb. 5, in der die Übergänge von Wach zum Non-REM-Schlaf und vom Non-REM- zum REM-Schlaf dargestellt sind. Die Zusammenstellung erfolgte aus Untersuchungsergebnissen der jeweils oben zitierten Literatur. Die Pfeile geben Zu- oder Abnahme an; fehlende Pfeileinträge bedeuten, daß dieser Übergang bisher nicht beschrieben wurde. Es wird deutlich, daß eine Reihe von Änderungen auftreten, die sowohl atemmechanische als auch neuromuskuläre Funktionsänderungen beinhalten, die in vielfältiger Weise auch zu pathologischen Veränderungen beitragen können und damit die Komplexität von schlafbezogenen Atemregulationsstörungen aufzeigen.

Daß es sich bei der Schlafatmung um gänzlich andere Regulationsprinzipien handelt, wird z. B. daran deutlich, daß mechanische Widerstandsbelastungen über eine gestufte Stenoseatmung im Non-REM-Schlaf gegenüber dem Wachzustand unkompensiert (z. B. White 1990) bleiben, was einerseits für eine erhöhte Toleranz gegenüber chemosensiblen Auslenkungen (Regelfehler) spricht, andererseits aber auch als unvollständige Effektoraktivierung interpretiert werden kann. Dabei dürften die Verteilung (Topologie) und Intensität (phasische und tonische Muskelaktivierung) neuromuskulärer Innervationen eine entscheidende

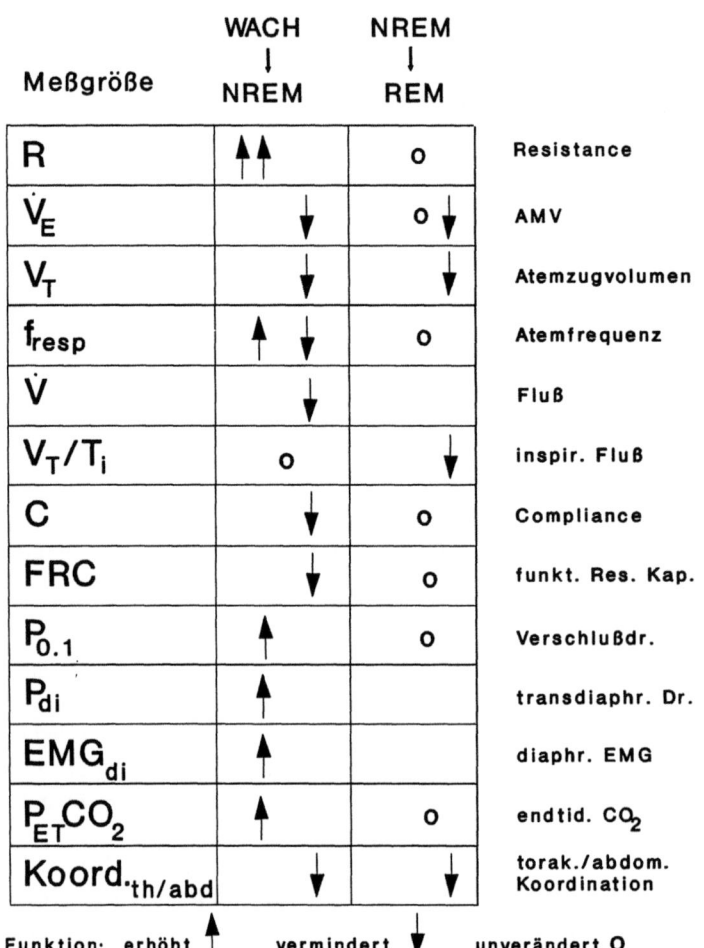

Abb. 5. Schematische Zusammenstellung verschiedener Atemkenngrößen und deren Änderungsrichtung beim Übergang vom Wach- zum Non-REM- und REM-Schlaf. Literaturbefunde (vgl. Text)

Rolle spielen, wobei auch ihre zeitliche Koordination zur Atemwegsapertur beiträgt. Synchron zur jeweiligen Atemphase auftretende, neuromuskuläre Dilator- oder Kontraktionsfunktionen wurden nämlich für das nasale (z. B. Eccles u. Lee 1981; Strohl et al. 1982), pharyngeale (z. B. Mathew u. Remmers 1984), laryngeale (z. B. Bartlett 1986) und tracheobronchiale (z. B. Mitchell et al. 1985) Segment der Atemwege getrennt beschrieben. Solche Leistungen setzen aber eine zeitliche Koordination (phasenrichtige Aktivierung) zu Zwerchfell und Interkostalmuskulaturaktivität voraus, die bislang wenig untersucht, im Prinzip aber für den Menschen nachgewiesen wurde. Es eilt nämlich z. B. die Nasenflügelerweiterung im Inspirationsbeginn dem nasalen Strömungsbeginn um 92 ms voraus (Strohl et al. 1980). Auch die M.-genioglossus-Aktivierung eilt der Zwerchfell-

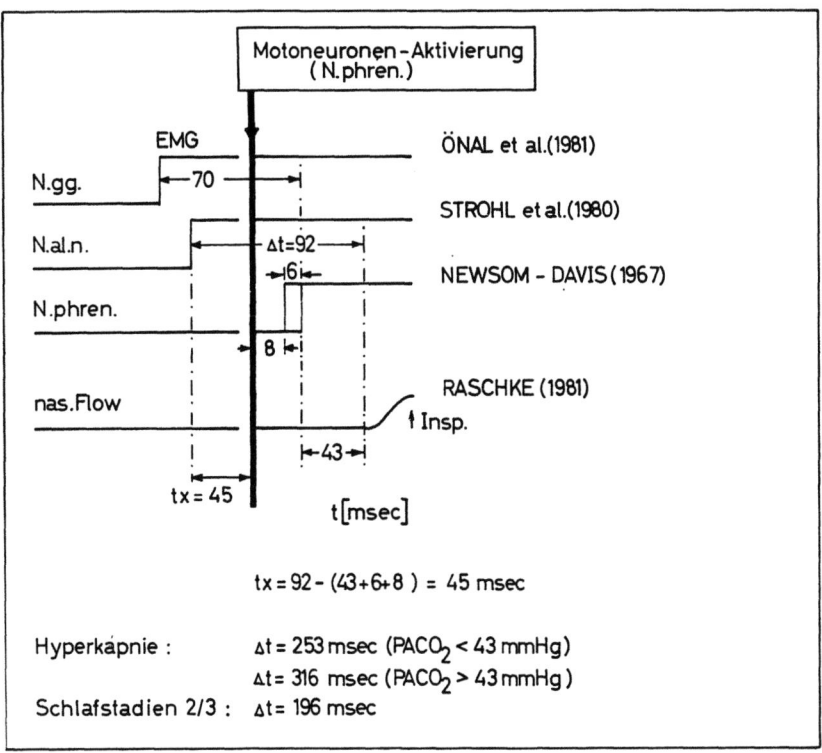

Abb. 6. Modellvorstellung zum Mechanismus der Koordination nach experimentellen Befunden von M.-genioglossus *(M. gg.)*, N.-alae-nasi-Aktivierung *(N. al. n.)*, Zwerchfellkontraktion *(N. phren.)* und nasalem Flow im Inspirationsbeginn. Alle Zahlenangaben in ms Δt-Angaben nach Strohl et al. (1982), tx-Angaben errechnet. Die Abbildung macht die zeitliche Sequenz deutlich, nach der M. genioglossus und Nasenflügelaktivierung (deren Motoneuronaktivierung aus unterschiedlichen Kerngebieten des medullären Hirnstamm stammen) der Diaphragmaaktivierung über den N. phrenicus vorauseilen

aktivierung um 70 ms (Önal et al. 1981) voraus. Dabei beträgt die Laufzeitdifferenz zwischen der alveolären Entfaltung und der nasalen Strömungsänderung ca. 43 ms (Raschke 1991 b), weswegen die weitaus kürzeren Nervenleitungszeiten (Newsom-Davies 1967) von 8–14 ms beim N. phrenicus für dieses Phänomen als Erklärung ausscheiden.

Zur Veranschaulichung der zeitlichen Beziehungen ist in Abb. 6 die Sequenz zusammengestellt, die als neuromuskuläre Aktivierung im Inspirationsbeginn entlang des Atemweges stattfinden kann und sich in ihrer Entstehung über das Phänomen der „relativen Koordination" (v. Holst 1992) beschreiben läßt. Schlaf- oder hyperkapniebedingte Änderungen der zeitlichen Beziehungen sind in der Abbildung angegeben (Strohl et al. 1980), die entsprechenden Vorverlegungen oder Verzögerungen, einem Auseinanderlaufen oder einer Straffung der Koordination entsprechen und einer weiteren Klärung bedürfen.

Insgesamt zeigt sich, daß bei der Beschreibung der Mechanismen zur Offenhaltung der Luftwege aktive Leistungen beteiligt sind, die einen wesentlichen Bestandteil der Atmungsregulation darstellen, sich bei der vorgenommenen Gliederung jedoch nicht immer eindeutig zuordnen lassen, da sie auch vom chemosensiblen Antrieb abhängen können. Sie wurden in ihrer Gesamtfunktion bislang weder berücksichtigt noch über umfassende polygraphische Myogrammableitungen beschrieben. Geschickte rückwirkungsfreie experimentelle Anordnungen scheinen zur Separierung und weiteren Klärung erforderlich.

Die Darstellung der Mechanismen der Atmungsregulation im Schlaf mit der vorgenommenen Dreigliederung macht deutlich, daß es sich hierbei einerseits um ein vielschichtiges System, andererseits aber auch um Funktionsleistungen handelt, die sich wegen der hohen Beteiligung von Willkürmotorik derzeit einer ätiopathogenetisch ausgerichteten Behandlung bei schlafassoziierten Störungen entziehen müssen. Wegen der großen Bedeutung von Folgeerkrankungen (Peter 1991) und auch im Hinblick auf sozialmedizinische Aspekte mit vorzeitiger Erwerbsunfähigkeit (Fischer 1992) sind weiterführende Grundlagenuntersuchungen zur Atmungsregulation dringend erforderlich und haben eine erhebliche praktische Bedeutung für Diagnose und Therapie von Atemregulationsstörungen im Schlaf.

Literatur

Badia P, Harsch J, Balkin T, Cantrell P, Klempert A, O'Rourke D, Schoen I (1984) Behavioral control of respiration in sleep. Psychophysiology 21:494–500

Ballard RD, Irvin CG, Martin RJ, Pak J, Pandey R, White DP (1990) Influence of sleep on lung volume in asthmatic patients and normal subjects. J Appl Physiol 68: 2034–2041

Bartlett D (1986) Upper airway motor system. In: American handbook of Physiology, sect 3: The respiratory system, vol III: Mechanics of breathing. Am Physiol Soc, Bethesda, pp 223–244

Berthon-Jones M, Sullivan CE (1982) Ventilatory and arousal response to hypoxia in sleeping humans. Am Rev Respir Dis 125:623–639

Bülow K (1973) Respiration and wakefulness in man. Acta Physiol Scand 59 [suppl] 209:1–110

Colrain IM, Trinder J, Frase G, Wilson GV (1987) Ventilation during sleep onset. J Appl Physiol 63:2067–2074

Douglas NJ, White DP, Pickett CK, Weil JV, Zwilich CW (1982 a) Respiration during sleep in normal man. Thorax 37:840–844

Douglas NJ, White DP, Weil JV, Pickett CK, Martin RJ, Hudgel DW, Zwilich CW (1982 b) Hypoxic ventilatory response decreases during sleep in normal men. Am Rev Respir Dis 125:286–289

Douglas NJ, White DP, Weil JV, Pickett CK, Zwilich CW (1982 c) Hypercapnic ventilatory response in sleeping adults. Am Rev Respir Dis 126:758–762

Eccles R, Lee RJ (1981) Nasal vasomotor oscillations in the cat associated with respiratory rhythm. Acta Otolaryngol (Stockh) 9:257–361

Fischer J (1992) Schlafbezogene Atmungsstörungen (Apnoe-Syndrom). In: Nolte D (Hrsg) Manuale pneumologicum. Dustri, München, S 1–14, 1–19

Fink BR (1961) Influence of cerebral activity in wakefulness on regulation of breathing. J Appl Physiol 16:15–20

Gothe B, Bruce NE, Goldman MD (1984) Influence of sleep state on respiratory muscle function. In: Saunders NA, Sullivan CE (eds) Sleep and breathing, Dekker, New York, pp 241–282

Holst E von (1939) Die relative Koordination als Phänomen und als Methode zentralnervöser Funktionsanalyse. Ergeb Physiol 42:228–306

Lopes JM, Tabachnik E, Muller NL, Levison H, Bryan AC (1983) Total airway resistance and respiratory muscle activity during sleep. J Appl Physiol 54:773–777

Mathew OP, Remmers JE (1984) Respiratory functions of upper airway. In: Saunders NA, Sullivan CE (eds) Sleep and breathing. Dekker, New York Basel, pp 163–200

Mitchell RA, Berger AJ (1975) Neural regulation of respiration I. Am Rev Respir Dis 111:206–224

Mitchell RA, Herbert DA, Baker DG (1985) Inspiratory rhythm in airway smooth muscle tone. J Appl Physiol 58:911–920

Newsom-Davis J (1967) Phrenic nerve conduction in man. J Neurol Neurosurg Psychiatry 30:420–426

Önal E, Lopata M, O'Connor TD (1981) Diaphragmatic and genioglossal electromyogram responses to CO2 rebreathing in humans. J Appl Physiol 50:1052–1055

Orem JM (1984) Central neural interactions between sleep and breathing. In: Saunders NA, Sullivan CE (eds) Sleep and breathing. Dekker, New York, pp 91–136

Peter JH (1991) Chronobiologie und Schlaf. Internist Berl 32:363–379

Phillipson EA, Sullivan CE (1978) Arousal: the forgotten response to respiratory stimuli. Am Rev Respir Diss 118:907–909

Phillipson EA, Bowes G (1986) Control of breathing during sleep. In: American handbook of physiology, sect 3: The respiratory system, vol II. Am Physiol Soc, Bethesda, pp 649–689

Raschke F (1986) The hierarchical order of cardiovascular-respiratory coupling. In. Grossman P, Janssen KHL, Vaitl D (eds) Cardiorespiratory and cardiosomatic psychophysiology. Plenum Press, New York, pp 207–217

Raschke F (1991 a) The respiratory system – features of modulation and coordination. In: Haken H, Koepchen HP (eds) Synergetics of rhythms in biological systems. Springer, Berlin Heidelberg New York Tokyo, pp 155–164

Raschke F (1991 b) Mechanismen der Atmungsregulation im Schlaf. In: Schlaefke ME, Gehlen W, Schäfer T (Hrsg) Schlaf und schlafbezogene autonome Störungen. Brockmeyer, Bochum, S 25–34

Raschke F, Möller KH (1989) Untersuchungen zur Tagesrhythmik der Chemosensitivität und deren Beitrag zu nächtlichen Atmungsregulationsstörungen. Pneumologie 43:568–571

Schlaefke ME, Schäfer T, Nebel B, Schäfer D, Schäfer C (1991) Development, disturbances, and training of respiratory regulation in infants. In: Peter JH, Penzel T, Podszus T, Wichert P von (eds) Sleep and health risk. Springer, Berlin Heidelberg New York Tokyo, pp 476–496

Stradling JR (1990) control of breathing. In: Brewis RAL, Gibson GJ, Geddes DM (eds) Respiratory medicine. Bailliere Tindall, London, pp 167–175

Strohl KP, Hensley MJ, Hallett M, Saunders NA, Ingram RH (1980) Activation of upper airway muscles before onset of inspiration in normal humans. J Appl Physiol 49:638–642

Strohl KP, O'Cain CF, Slutsky AS (1982) Alae nasi activation and nasal resistance in healthy subjects. J Appl Physiol 52:1432–1437

Sullivan CE, Kozar LF, Murphy E, Phillipson EA (1979) Arousal, ventilatory, and airway response to bronchopulmonary stimulation in sleeping dogs. J Appl Physiol 47:17–25

White DP (1990) Ventilation and the control of respiration during sleep: normal mechanisms, pathologic nocturnal hypoventilation, and central sleep apnea. In: Martin RJ (ed) Cardiorespiratory disorders during sleep. Futura Publishing Comp., Mount Kisko, pp 53–108

Schlaf und Kreislauf

T. Podszus

Herz-Kreislauf-Funktionen im ungestörten Schlaf

Historisches

Das kardiovaskuläre System zeigt, ebenso wie alle Körperfunktionen, zirkadiane und ultradiane Rhythmen. Diese sind bisher jedoch nur in Ansätzen untersucht und beschrieben bzw. in ihren physiologischen Grundlagen geklärt. Methodologische Probleme haben bis heute dazu beigetragen, daß hämodynamische Untersuchungen einerseits im Schlaf, aber auch im 24-h-Verlauf relativ selten durchgeführt werden, insbesondere wegen ihres hohen technischen und personellen Aufwandes.

Im 19. und auch im Anfang des 20. Jahrhunderts waren Langzeituntersuchungen von Kreislaufparametern nur durch die persönliche ärztliche Untersuchung über die Zeit hinweg möglich. Schon im letzten Jahrhundert wurde auf diese Weise beschrieben, daß die Herzfrequenz im Schlaf abnimmt [49]. Untersuchungen des Blutdrucks im Schlaf zu Beginn dieses Jahrhunderts zeigten auf, daß gravierende Störungen der Kreislaufregulation insbesondere im Schlaf auftreten können [40]. Es dauerte jedoch noch einige Jahrzehnte, bis in systematischen Untersuchungen versucht wurde, die Herz- und Kreislauffunktionen im Schlaf/Wach-Rhythmus zu erforschen. Eine wichtige Rolle spielte hierbei der technische Fortschritt, durch den es möglich wurde, Langzeituntersuchungen einzelner Kreislaufsignale (Herzfrequenz, Blutdruck) mit geringem Aufwand durchzuführen. Weiterhin wurde es durch die Untersuchung des Schlafes per se und durch die Klassifizierung der Schlafstadien [57] möglich, Kreislaufparameter in verschiedenen Vigilanzzuständen zu untersuchen.

Systemisch-arterieller Blutdruck, linksventrikuläre Nachlast

Erste Untersuchungen vor 3 Jahrzehnten zeigten übereinstimmend auf, daß der systolische und diastolische arterielle Blutdruck eine zirkadiane Rhythmik aufweisen [9, 44, 48, 66, 67]. So werden in den Vormittagsstunden die höchsten Werte, am frühen Nachmittag eine geringe Senke, abends ein Absinken des Blutdrucks und ein erneuter Anstieg in den Morgenstunden als physiologisches 24-h-Blutdruckprofil angesehen. Der nächtliche Abfall des systolischen und diastolischen Blutdrucks sollte mindestens 10–15 % der tagsüber gemessenen Werte betragen. Dies konnte sowohl bei normotensiven Probanden wie auch bei Patien-

Schlaf und Kreislauf 71

ten mit Hypertonie gefunden werden. Frühzeitig konnte auch gezeigt werden, daß es neben der zirkadianen Rhythmik auch ultradiane Rhythmen gibt, so z. B. in den frühen Nachmittagsstunden sowie an die Schlafzyklen gekoppelt. Als physiologisch wird hierbei ein Absinken des Blutdrucks im Non-REM-Schlaf bis zum Schlafstadium 4 hin angesehen, während es im REM-Schlaf wieder zu einem Anstieg des Blutdrucks kommt bis hin zu Werten, die vergleichbar im Schlafstadium 2 gemessen werden [9].

Die klinische Bedeutung der zirkadianen Blutdruckrhythmen ist heutzutage generell anerkannt. Es hat sich insbesondere gezeigt, daß bei hypertensiven Patienten nicht ausschließlich die Höhe des Blutdrucks von Bedeutung ist, sondern ebenso die Variabilität der Blutdruckwerte sowie das Vorhandensein bzw. ein aufgehobenes 24-h-Blutdruckprofil prognostische Bedeutung hat. Gerade Patienten mit mäßiggradiger Hypertonie, aber fehlendem nächtlichem Blutdruckabfall scheinen ein erhöhtes Risiko für die Entwicklung einer Linksherzhypertrophie zu haben [7]. Bezüglich der schlafzyklengekoppelten ultradianen Rhythmen existieren derzeit noch wenig Informationen im Hinblick auf mögliche pathologische Störungen und ihre klinische Relevanz. Erste Therapiestudien zeigten jedoch, daß eine antihypertensive Therapie nicht gleichwertig in verschiedenen Vigilanzstadien wirkt (Wach, Non-REM-Schlaf, REM-Schlaf [73]). bezüglich der Therapie wird daher in Zukunft zu fordern sein, daß neben der Blutdrucksenkung und Normalisierung des zirkadianen Profils auch eine ausreichende Wirksamkeit in allen Vigilanzstadien vorhanden ist.

Linksventrikuläres Schlagvolumen

Änderungen des Herzzeitvolumens (HZV) werden durch die Interaktion zwischen Herzfunktion und venösem Blutrückfluß zum Herzen bedingt. Änderungen dieser Parameter im Rahmen tagesrhythmischer Schwankungen, unterschiedlicher Vigilanzstadien oder Änderungen der Atmung können daher das HZV beeinflussen. In der Literatur gibt es derzeit nur wenige Berichte über Änderungen des HZV im normalen, ungestörten Schlaf. Verschiedene Untersucher [32, 45] fanden übereinstimmend einen Abfall des HZV vom Wachzustand bis zum REM-Schlaf, erklärten diesen jedoch in unterschiedlicher Form. Während Khatri u. Freis [32] einen Abfall der Herzfrequenz als hauptsächliche Ursache diskutierten, interpretierten Miller u. Horvath [45] den HZV-Abfall primär als Folge eines abfallenden Schlagvolumens im Schlaf. Im Gegensatz hierzu fanden Bristow et al. [5] keine signifikanten Veränderungen des HZV im Schlaf. Coote et al. [11], die ebenso wie Khatri u. Freis [32] normotensive Patienten untersuchten, fanden ebenso wie diese abfallende HZV-Werte im Schlaf. Bei hypertensiven Patienten fanden Khatri u. Freis [32] einen ausgeprägten Abfall des totalen peripheren Widerstandes im Schlaf, insbesondere in den Schlafstadien 3 und 4. Dies läßt vermuten, daß die Blutdruckregulation im Schlaf Unterschiede zwischen Normotensiven und Hypertensiven aufweist. Takagi [68] bestätigte die Befunde eines im Schlaf absinkenden Blutdrucks und HZV bei Hypertensiven und führte dies ebenso auf einen reduzierten totalen peripheren Widerstand zurück.

Nur wenige Untersuchungen existieren in der Literatur, die sich mit den schlafstadienbezogenen Veränderungen des HZV befassen. Übereinstimmend fanden einige Autoren, daß das HZV die niedrigsten Werte im REM-Schlaf erreicht. Legt man zugrunde, daß die Herzfrequenz physiologischerweise im Schlaf ebenfalls absinkt, läßt sich vermuten, daß dieses Absinken des HZV im REM-Schlaf durch beides, sowohl durch den Abfall der Herzfrequenz als auch durch den Abfall des Schlagvolumens bedingt ist. Miller u. Horvath [45] fanden einen stetigen Abfall des HZV mit zunehmender Schlafzeit und in tiefsten Werte im letzten REM-Schlafzyklus. Hier wurden Werte gemessen, die um 26 % niedriger lagen als die, die im Wachzustand gemessen wurden. Bei Patienten mit chronisch-obstruktiver Lungenerkrankung [20] fanden sich keine signifikanten HZV-Unterschiede zwischen Non-REM- und REM-Schlaf.

Linksventrikuläre Vorlast

Nahezu keine Informationen finden sich in der Literatur über Änderungen der linksventrikulären Vorlast im ungestörten Schlaf. Figueras et al. [18] fanden bei Patienten mit koronarer Herzerkrankung (KHK) in den Nachtstunden absinkende pulmonalkapilläre Verschlußdruckwerte und einen, verglichen mit dem Wachzustand, niedrigeren Herzindex. Diese Befunde waren jedoch nicht einzelnen Schlafstadien zugeordnet. Bei Patienten mit KHK ist einerseits der Schlaf in typischer Weise verändert (Anstieg des Anteiles Leichtschlaf an der Gesamtschlafzeit, Zunahme nächtlicher Aufwachreaktionen [31]), zudem kann die Hämodynamik durch die kardiale Grunderkrankung erheblich beeinflußt sein, so daß diese Ergebnisse sicher nicht als repräsentativ angesehen werden können.

Pulmonalarterieller Blutdruck und rechtsventrikuläre Hämodynamik

Bezüglich des pulmonalarteriellen Blutdrucks und der rechtsventrikulären Hämodynamik im normalen Schlaf liegen ebenso fast keine Untersuchungen vor. Lugaresi [38] berichtete, daß bei 3 gesunden Probanden der pulmonalarterielle Druck im Schlaf über die Schlafstadien bis hin zum REM-Schlaf leicht anstieg. Dieser Anstieg war jedoch klinisch nicht ausgeprägt mit Veränderungen zwischen 2 bis 4 mm/Hg. Weitere Untersuchungen über den pulmonalarteriellen Druck im Schlaf bei Normalpersonen existieren derzeit nicht. Figueras [18] fand in der oben angeführten Untersuchung, daß der diastolische pulmonalarterielle Blutdruck in den Nachtstunden signifikant absank. Inwieweit dies Ausdruck eines möglichen zirkadianen Blutdruckprofils in der Lungenstrombahn ist, kann jedoch derzeit nicht beantwortet werden. Untersuchungen zu Änderungen des venösen Blutrückstroms zum rechten Herzen und zu der Compliance und Kontraktilität der Ventrikel im 24-h-Verlauf oder auch in verschiedenen Schlafstadien existieren derzeit nicht.

Hämodynamische Auswirkungen der schlafbezogenen oberen Atemwegsobstruktion

Schnarchen

Robin [59] definierte erstmals Schnarchen als „sounds made by vibrations in the soft palate and posterior faucial pillars during sleep". Hierbei stützte er sich primär auf die eigen- und fremdanamnestischen Angaben, da die Möglichkeiten eines Schlaflabors noch nicht zur Verfügung standen. Es ist daher erklärlich, daß die Definition primär auf den Geräuschcharakter des Schnarchens einging. Aufgrund eigener Untersuchungen kam Lugaresi [39] zu dem Schluß: „Snoring is due to an hypnogenic stenosis of the upper airway." Hier wird erstmals der Pathomechanismus der extrathorakalen Atemwegsobstruktion mit in den Vordergrund gestellt. Eine im Schlaf auftretende Atemwegsobstruktion führt zu einer veränderten Atemmechanik mit vermehrter diaphragmaler Atemaktivität und kann, bei vermindertem Atemzugvolumen, Blutgasveränderungen induzieren. Es ergeben sich insofern 2 Mechanismen, die als Folge des Schnarchens die Hämodynamik von Herz und Kreislauf beeinflussen können. Ausgeprägte negative intrathorakale Druckschwankungen bei vermehrter Atmungsaktivität beeinflussen rechts- und linksventrikuläre Vor- und Nachlast [8, 12, 14, 60, 61] sowie das Kontraktionsverhalten der Ventrikel. Hypoxie, Hyperkapnie und Azidose können den arteriellen und pulmonalarteriellen Blutdruck über eine Vasodilatation bzw. Vasokonstriktion im Lungenkreislauf verändern [13].

Während des Schnarchens finden sich inspiratorisch ausgeprägtere negative intrathorakale Druckschwankungen, verglichen mit normaler Atmung. Ein Registrierbeispiel zeigt Abb. 1. Ein negativer intrathorakaler Druck bzw. ein Anstieg des transdiaphragmalen Drucks führt jedoch zu einem Anstieg des venösen Blutrückflusses zum rechten Herzen. Dieser Effekt ist jedoch begrenzt, da die V. cava inferior im Bereich des Diaphragmas einem Starling-Resistor vergleichbar ist [61]. Dies bedeutet, daß mit zunehmendem negativem intrathorakalem Druck der Fluß in die V. cava inferior nicht linear ansteigt, sondern durch einen Kollaps der V. cava inferior begrenzt wird. Dieser partielle Kollaps ist Ausdruck eines Zone-II-Abdomens [69] und bedingt, daß der venöse Blutfluß in den Thorax nicht weiter zunehmen kann. Erste Untersuchungen der Vorlast des rechten Ventrikels während des Schnarchens zeigen einen linearen Anstieg des transmuralen rechtsatrialen Blutdrucks (P_{RAtm}) mit zunehmenden negativem intrathorakalem Druck [55]. Dieser lineare Anstieg der rechtsventrikulären Vorlast legt die Vermutung nahe, daß es zu keiner Flußbegrenzung im Rahmen der gemessenen Druckverhältnisse kommt. Die rechtsventrikuläre Nachlast konnte in dieser Untersuchung ebenfalls deutlich erhöht gemessen werden, wobei die Patienten den ausgeprägtesten Anstieg des transmuralen pulmonalarteriellen Blutdrucks (P_{PAtm}) zeigten [56], die zusätzlich zu den mechanischen Veränderungen während des Schnarchens eine Hypoxie entwickelten. Untersuchungen zu Änderungen des rechts- und linksventrikulären Schlagvolumens sowie der linksventrikulären Vorlast während des Schnarchens existieren derzeit nicht. Die linksventrikuläre

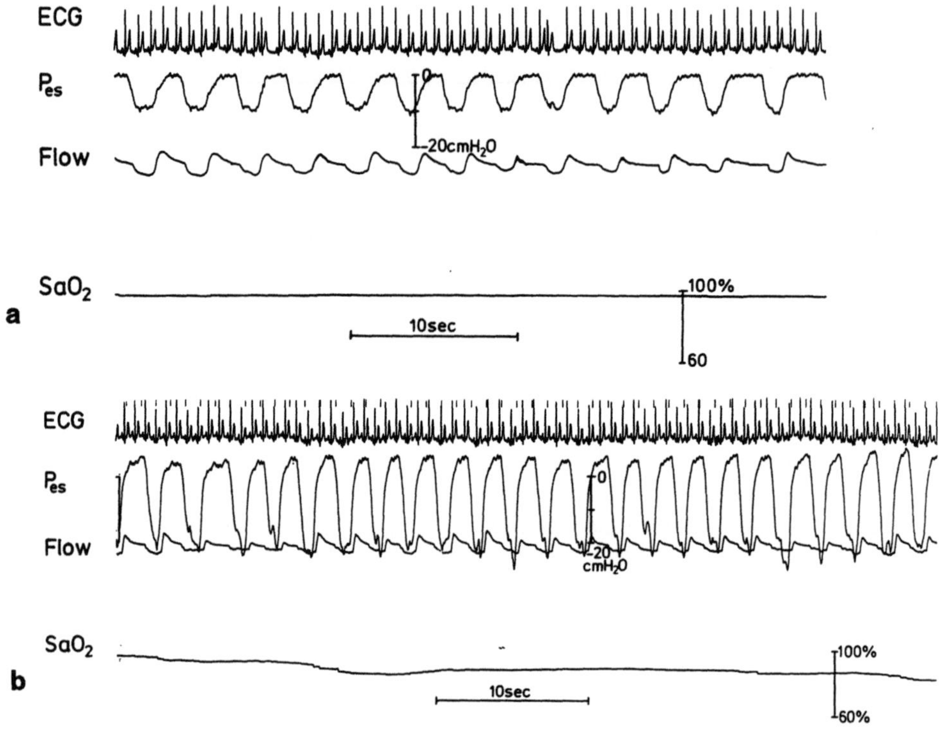

Abb. 1 a, b. Registrierbeispiel unbehinderter Atmung im Wachzustand **a** sowie obstruktiver Atmung während Schnarchens **b**. Dargestellt sind *EKG*, Ösophagusdruck *(P_{es})* als Ausdruck der Atmungsaktivität, Atemfluß *(Flow)* mittels Pneumotachograph gemessen und arterielle O_2-Sättigung *(S_aO_2)*. Während unbehinderter Atmung finden sich inspiratorische negative intrathorakale Drücke bis $-10\,cmH_2O$; während des Schnarchens sind die intrathorakalen Druckschwankungen um über das doppelte ausgeprägter. Parallel findet sich eine Atemflußbegrenzung, hier als Ausdruck eines verminderten Atemzugvolumens mit nachfolgendem Abfall der Arteriellen O_2-Sättigung

Nachlast, ausgedrückt durch den diastolischen transmuralen arteriellen Blutdruck ($P_{a\,dtm}$), steigt während des Schnarchens ebenfalls an, die systolischen arteriellen Blutdruckwerte zeigen, daß es während des Schnarchens zum Auftreten eines Pulsus paradoxus kommen kann. Der arterielle Blutdruck zeigt beim Schnarchen nicht den typischen, zirkadianen nächtlichen Blutdruckabfall. Da dieser Effekt nicht unbedingt an begleitende Blutgasveränderungen (Hypoxie) gekoppelt sein muß, ist der fehlende Blutdruckabfall in der Nacht beim Schnarchen möglicherweise auf eine Aktivierung des sympathischen Nervensystems zurückzuführen [42].

Neben den akut beobachtbaren hämodynamischen Veränderungen existiert derzeit eine Reihe von Untersuchungen, die sich mit der Frage beschäftigen, inwieweit das Schnarchen ein Risikofaktor für Herz-Kreislauf-Erkrankungen auch im Wachzustand ist. Insbesondere fanden diese Untersuchungen einen Zusammenhang zwischen Schnarchen, koronarer Herzkrankheit, essentieller Hypertonie und zerebraler Ischämie [24, 34, 50, 52, 72]. Nachteil der meisten Untersuchungen ist, daß keine Trennung zwischen Schnarchen und obstruktiver Schlafapnoe vorgenommen wurde, so daß einerseits diskutiert wird, daß möglicherweise die oben genannten kardiovaskuläre Folgen Konsequenz der obstruktiven Apnoe sind und nicht des „puren" Schnarchens. Auch die Pathophysiologie dieser in den Tag hinein reichenden Veränderungen ist im wesentlich derzeit noch unklar. Aufgrund der großen epidemiologischen Untersuchungen muß jedoch derzeit davon ausgegangen werden, daß auch das Schnarchen an sich nicht nur einen störenden nächtlichen Geräuschfaktor darstellt, sondern daß regelmäßige Schnarcher ein erhöhtes Risiko für Herz-Kreislauf-Erkrankungen haben.

Zentrale und obstruktive Schlafapnoe

Zentrale Apnoen sind in der Regel kürzer als obstruktive Apnoen, geringer in der Anzahl und primär dadurch gekennzeichnet, daß bei geöffneten Atemwegen keinerlei Atmungsaktivität stattfindet. Patienten mit reiner zentraler Apnoe sind ausgesprochen selten. Eine Sonderstellung nimmt die zentrale Apnoe im Rahmen der Cheyne-Stokes-Atmung ein, da hier die Apnoe über das Atmungsmuster mitdefiniert ist und nicht isoliert betrachtet werden kann [15, 19, 26]. Während zentraler Apnoen lassen sich nur relativ geringe hämodynamische Veränderungen beobachten [54], die klinisch nicht signifikant sind. Unabhängig hiervon führen natürlich auch diese zentralen Apnoen zu Hypoxie, Hyperkapnie und Azidose. Interessanterweise konnte gefunden werden, daß diese durch die Apnoe bedingten Blutgasveränderungen nicht begleitet werden von entsprechenden Änderungen der Blutdrücke im kleinen und großen Kreislauf. Dies bedeutet, daß die Blutdruckänderungen im Gefolge der Apnoe, die über viele Jahre überwiegend als Folge der Hypoxie gesehen wurden [48, 64, 70), sicher multifaktorieller Genese sind und nicht ausschließlich als Folge veränderter Blutgase angesehen werden können.

Während einer obstruktiven Apnoe kommen verschiedene Faktoren zusammen, die für die gravierenden hämodynamischen Veränderungen verantwortlich gemacht werden können. Zum einen sind die obstruktiven Apnoen in der Regel länger als die zentralen, bei gemischten Apnoen überwiegt zumeist der obstruktive Anteil. Zusätzlich zu den Blutgasveränderungen ist während der obstruktiven Apnoe der Atemantrieb erhalten, so daß inspiratorisch ausgeprägte negative intrathorakale Drücke im Sinne rezidivierender Müller-Manöver gemessen werden.

Während der obstruktiven Apnoe sind die inspiratorischen intrathorakalen Drücke ausgeprägt niedriger als während normaler Atmung. Hierbei zeigt sich im Non-REM-Schlaf ein für die meisten Patienten recht typisches Bild zunehmender inspiratorischer Atmungsaktivität im Verlauf der Apnoe. Im REM-Schlaf sind diese Atmungsanstrengungen einerseits nicht derart ausgeprägt, zum anderen ist die Intensität der Atmungsanstrengungen im Verlauf der einzelnen Apnoe unregelmäßiger. Ein Registrierbeispiel zeigt Abb. 2. Da während der Müller-Manöver das Lungenvolumen konstant bleibt und kein signifikanter An-

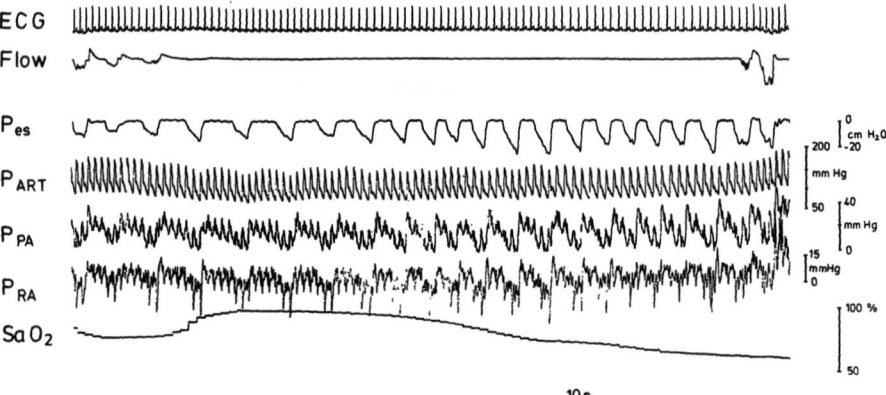

Abb. 2. Obstruktive Apnoephase im REM-Schlaf. Dargestellt sind *EKG*, Atemfluß *(Flow)*, Ösophagusdruck (P_{es}), arterieller, pulmonalarterieller und rechtsatrialer Blutdruck (P_a, P_{PA}, P_{RA}) und arterielle O_2-Sättigung. (S_aO_2), Trotz erheblichem Abfall der arteriellen O_2-Sättigung im Verlauf der Apnoe verbleiben die Drücke im kleinen und großen Kreislauf stabil. Verglichen mit den Werten im Wachzustand bei diesem Patienten sind jedoch arterieller wie auch pulmonalarterieller Blutdruck deutlich erhöht

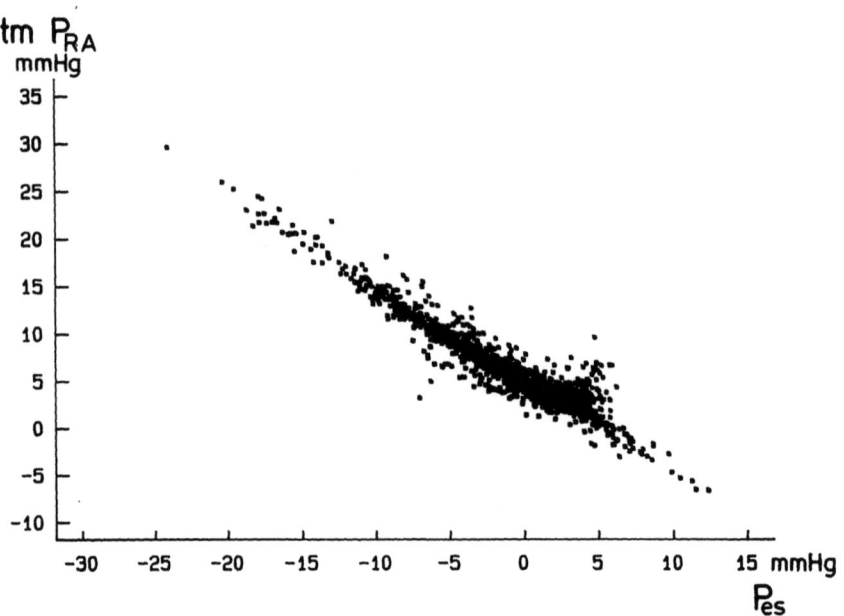

Abb. 3. Darstellung aller während obstruktiver Apnoen in- und exspiratorisch gemessenen transmuralen rechtsatrialen Blutdruckwerte (P_{RAtm}) gegen den Ösophagusdruck (P_{es}) bei einem Patienten. Es zeigt sich ein linearer Anstieg der rechtsventrikulären Vorlast mit zunehmendem inspiratorischem negativem Druck

stieg des abdominellen Drucks erfolgt, steigt der für den venösen Rückstrom verantwortliche transdiaphragmale Druck um das Maß des Abfalls des intrathorakalen Drucks. Parallel hierzu läßt sich im rechten Herzen ein Abfall des Drucks (gemessen relativ zum Atmosphärendruck) im rechten Atrium messen. Die Kalkulation des transmuralen rechtsatrialen Drucks resultiert in einem inspiratorischen Anstieg als Ausdruck des Anstiegs der rechtsventrikulären Vorlast. Ein Beispiel hierfür zeigt Abb. 3. Konsekutiv zum Anstieg der rechtsventrikulären (RV-)Vorlast durch einen erhöhten venösen Rückstrom muß ein Anstieg des HZV erwartet werden. Dieser Anstieg des inspiratorischen Schlagvolumens während der obstruktiven Apnoe konnte in einer Pilotuntersuchung von Mahlo [41] gezeigt werden. Ebenso kongruent verhält sich hierzu, daß von mehreren Autoren während der Apnoe erhöhte Spiegel des atrialen natriuretischen Peptides gemessen wurden [35, 16]. Schon zu Beginn der 70er Jahre wurden erhöhte pulmonalarterielle Blutdrücke während einer obstruktiven Apnoe beschrieben [10, 64, 70]. Diese Veränderungen wurden primär auf den v.-Euler-Liljestrand-Mechanismus im Sinne einer präkapillären hypoxischen Vasokonstriktion zurückgeführt. Der Beweis hierfür steht jedoch bis heute aus. Vielmehr wurde zusätzlich gezeigt, daß die linksventrikuläre (LV-) Vorlast im Verlauf der Apnoen ansteigt [6] bei parallelem Abfall des LV-Schlagvolumens [25, 71]. Diese LV-

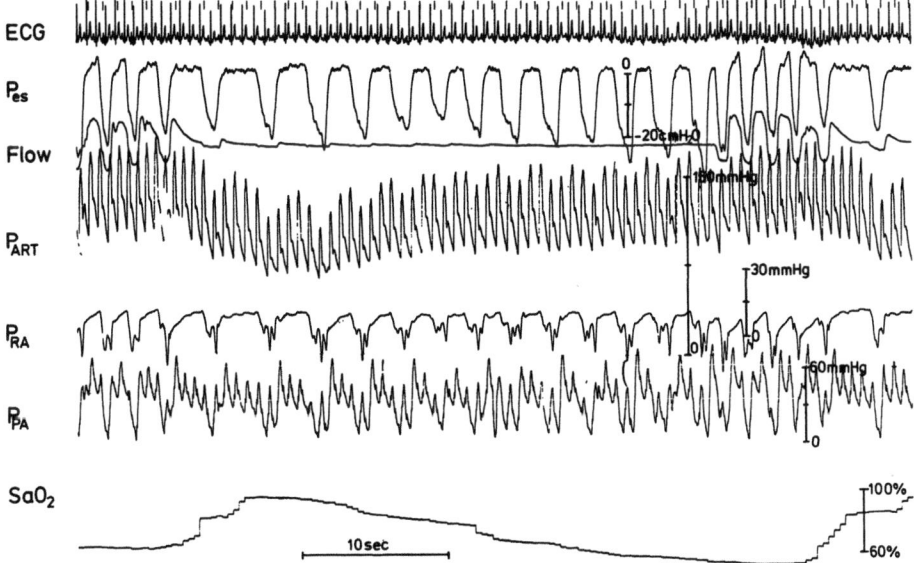

Abb. 4. Obstruktive Apnoephase im Non-REM-Schlaf. Dargestellt sind EKG, Ösophagusdruck *(P_{es})*, Atemfluß *(Flow)*, arterieller, pulmonalarterieller und rechtsatrialer Blutdruck *(P_a, P_{PA}, P_{RA})* sowie die arterielle O_2-Sättigung *(S_aO_2)*. Während der Apnoe findet sich ein kontinuierlicher Anstieg des arteriellen Blutdrucks, der pulmonalarterielle Blutdruck ist, verglichen mit den Werten im Wachzustand, erhöht, steigt jedoch nicht im Schlaf der Apnoe. Als typisch für obstruktive Apnoen im Non-REM-Schlaf findet sich eine zunehmende Atmungsaktivität im Verlauf der Apnoe

Funktionseinschränkung kann retrograd ebenfalls mit zu einem Anstieg des pulmonalarteriellen Blutdrucks beitragen. Die Ursache einer linksventrikulären Einschränkung der Schlagarbeit kann während obstruktiver Apnoen aus zweierlei Ursachen herrühren. Die durch die Apnoe bedingte Hypoxie kann zu einer Abnahme der myokardialen Compliance beitragen [27, 47]. Zusätzlich führt die zunehmende inspiratorische Füllung des rechten Ventrikels zu einer Verschiebung des interventrikulären Septums nach links und somit zu einer Behinderung der Füllung und Schlagarbeit des linken Ventrikels [2, 4, 17, 28]. Ein Beispiel für das Verhalten des pulmonalarteriellen Blutdrucks zeigt die Abb. 4. Ebenso wie für den kleinen Kreislauf ist von mehreren Autoren übereinstimmend beschrieben, daß der diastolische arterielle Blutdruck im Verlauf obstruktiver Apnoen ansteigt. Ein typisches Registrierbeispiel hierfür zeigt ebenfalls Abb. 4. Der systolische Blutdruck zeigt atemsynchrone Schwankungen und häufig einen Pulsus paradoxus, der einerseits durch die ausgeprägten negativen Druckschwankungen, zusätzlich aber am ehesten durch die ventrikuläre Interaktion bei obstruktiver Atmung bedingt ist [1, 29, 62, 63]. Hypoxie bedingt im ateriellen Gefäßbett primär eine Vasodilatation und kann somit nicht direkt verantwortlich für diese Anstiege sein. Derzeit mehren sich die Befunde, die darauf hindeuten, daß die Aktivierung des sympathischen Nervensytems [22, 23] während der obstruktiven Apnoe einen größeren vasokonstriktorischen Reiz ausübt als der hypoxische Reiz zur Vasodilatation darstellt. Der Anstieg des arteriellen Blutdrucks stellt auch einen Anstieg der LV-Nachlast dar, ein Befund, der auch zu dem Abfall des LV-Schlagvolumens während der Apnoe beitragen kann.

Kardiovaskuläre Folgen schlafbezogener Atmungsstörungen

In mehreren Studien wurde der Zusammenhang zwischen Schlafapnoe und essentieller Hypertonie untersucht. In 4 Studien fand sich für die essentielle Hypertonie eine Prävalenz von 58 % bei Schlafapnoepatienten [46, 52, 65]. Andererseits findet sich bei Hypertonikern in 30–50 % der Fälle eine klinisch relevante Schlafapnoe [21, 30, 37, 75]. In einigen dieser Untersuchungen konnte gezeigt werden, daß das Auftreten der Hypertonie nicht nur an bisher bekannte Risikofaktoren wie Alter, Geschlecht und Übergewicht gekoppelt war, so daß zu vermuten steht, daß die Schlafapnoe per se ein Risikofaktor für die Entstehung einer essentiellen Hypertonie ist.

Neben der systemisch-arteriellen Hypertonie kann die Schlafapnoe auch im kleinen Kreislauf zu dauerhaften, in den Tag anhaltenden Komplikationen führen. Die Prävalenz der manifesten pulmonalen Hypertonie wird bei Schlafapnoepatienten auf 20 % geschätzt [36, 53, 74]. Bradley [3] fand bei 12 % der Patienten mit Schlafapnoe die klinischen Zeichen eines Cor pulmonale. Für die Entstehung der pulmonalen Hypertonie wird vorwiegend eine hypoxische Vasokonstriktion als verantwortlich angesehen, interessanterweise finden sich jedoch auch Hinweise darauf, daß Patienten mit ausgeglichener Blutgassituation eine pulmonale Hypertonie im Gefolge der Schlafapnoe entwickeln können [36]. Insbesondere bei Patienten mit latenter pulmonaler Hypertonie wurde ein Anstieg des linksventrikulären Füllungsdrucks beschrieben [54, 74] als Hinweis auf eine mögliche postkapilläre pulmonale Hypertonie.

Nichthämorrhagische zerebrale Infarkte treten häufiger im Schlaf als im Wachzustand auf. In mehreren Studien wurde auf ein höheres Risiko zerebrovaskulärer Erkrankungen bei Schnarchern berichtet [34, 51]. Bei Patienten mit Schlafapnoe können hierfür mehrere Mechanismen verantwortlich gemacht werden. Tachykarde oder bradykarde Herzrhythmusstörungen könne des HZV senken und die zerebrale Perfusion reduzieren. Die essentielle Hypertonie stellt zusätzlich einen eigenständigen Risikofaktor für zerebrovaskuläre Ereignisse dar. Kürzlich berichteten McGinty et al. [43] über ältere Patienten mit schlafbezogenen Atmungsstörungen, die, im Wachzustand normotensiv, im Schlaf teils ausgedehnte hypotone Kreislaufzustände ausbildeten. Gleichzeitig fand sich eine erniedrigte arterielle O_2-Sättigung und ein erhöhter nasopharyngealer Widerstand. Die Autoren diskutierten die Möglichkeit eines Defekts im Bereich der sympathischen Vasomotorenantwort, der ein Dominieren des hypoxischen vasodilatorischen Effekts zuließ.

Literatur

1. Blaustein AS, Risser TA, Weiss JW, Parker JA, Holman BL, McFadden ER (1986) Mechanisms of pulsus paradoxus during resistive respiratory loading and asthma. J Am Coll Cardiol 8:529–536
2. Bove AA, Santamore WP (1981) Ventricular interdependence. Progr Cardiovasc Disc 23:365–388
3. Bradley D, Rutherford R, Grossman R, Lue F, Zamel N, Moldofsky H, Phillipson E (1985) Role of daytime hypoxemia in the pathogenesis of right heart failure in the obstructive sleep apnea syndrome. Am Rev Respir Dis 131:835–839
4. Brinker JA, Weiss JL, Lappe DL, Rabson JL, Summer WR, Permutt S, Weisfeldt ML (1980) Leftward septal displacement during right ventricular loading in man. Circulation 61:626–633
5. Bristow JD, Honour AJ, Pickering TG, Sleight P (1969) Cardiovascular and respiratory changes during sleep in normal and hypertensive subjects. Cardiovasc Res 3: 476–485
6. Buda AJ, Schroeder JS, Guilleminault C (1981) Abnormalities of pulmonary artery wedge pressure in sleep-induced apnea. Int J Cardiol 1:67–74
7. Cerasola G, D'Ignoto G, Cottone S, Nardi E, Grasso L, Zingone F, Volpe V (1991) Blood pressure pattern importance in the development of left ventricular hypertrophy in hypertension. G Ital Cardiol 21:389–394
8. Charlier AA (1967) Beat to beat hemodynamic effects of lung inflation and normal respiration in anesthetized and conscious dogs. Monograph. Editions Arscia, Brüssel
9. Coccagna G, Mantovani M, Brignani F, Manzini A, Lugaresi E (1971) Arterial pressure changes during spontaneous sleep in man. Electroencephalogr Clin Neurophysiol 31:277–281
10. Coccagna G, Mantovani M, Brignani F, Parchi C, Lugaresi E (1972) Continuous recording of the pulmonary and systemic arterial pressure during sleep in syndromes of hypersomnia with periodic breathing. Bull Physiopathol Respir 8:1159–1172
11. Coote JH (1982) Respiratory and circulatory control during sleep. J Exp Biol 100: 1223

12. Crowden GP, Harris HA (1929) The effect of obstructed respiration on heart and lungs. Brit Med J 1:439–441
13. Daly M deB, Scott M (1962) The cardiovascular effects of hypoxia in the dog with special reference to the contribution of the carotid body chemoreceptors. J Physiol (Lond) 173:201–214
14. Daly M deB (1986) Interactions between respiration and circulation. In: Cherniak N, Fishman AP (eds) Handbook of Physiology, vol II, part II, chapter 16. Williams & Wilkins, Bethesda, pp 529–594
15. Dark DS, Pingleton SK, Kerby GR, Crabb JE, Gollub SB, Glattner TR, Dunn MI (1987) Breathing pattern abnormalities and arterial oxygen saturation during sleep in the congestive heart failure syndrome. Chest 91:833–836
16. Ehlenz K, Schmidt P, Pecker A, Podszus T, Peter JH, Kaffarnik H, Wichert P von (1989) Does determination of atrial naturetic factor have significance in the assessment of cardiac stress in sleep apnea patients? Pneumologie 43 [Suppl 1]:580–583
17. Elzinga G, Piene JH, deJons JP (1980) Left and right ventricular pump function and consequences of having two pumps in one heart. Circulat Res 46:564–574
18. Figueras J, Singh BN, Ganz W, Charuzi Y, Swan HJC (1979) Mechanism of rest and nocturnal angina: observations during continuous hemodynamic and electrocardiographic monitoring. Circulation 59:955–968
19. Findley LJ, Zwillich CW, Ancoli-Israel S, Kripe D, Tisi G, Moser KM (1985) Cheyne-Stokes breathing during sleep in patients with left ventricular heart failure. South Med J 78:11–15
20. Fletcher EC, Gray BA, Levin DC (1983) Nonapneic mechanisms of arterial oxygen desaturation during rapid-eye-movement sleep. J Appl Physiol 54:632–639
21. Fletcher EC, DeBehnke RD, Lovoi MS, Gorin AB (1985) Undiagnosed sleep apnea in patients with essential hypertension. Ann Intern Med 103:190–195
22. Fletcher EC, Schaaf JW, Miller J, Fletcher JG (1987) Long-term cardiopulmonary sequelae in patients with sleep apnea and chronic lung disease. Am Rev Respir Dis 135:525–533
23. Fletcher EC, Miller J, Schaaf JW, Fletcher JG (1987) Urinary catecholamines before and after tracheostomy in patients with obstructive sleep apnea and hypertension. Sleep 10:35–44
24. Gislason T, Aberg H, Taube A (1987) Snoring and systemic hypertension. An epidemoilogical study. Acta Med Scand 222:415–421
25. Guilleminault C, Motta J, Mihm F, Melvin K (1986) Obstructive sleep apnea and cardiac index. Chest 89:331–334
26. Hanly PJ, Mitlar TW, Steljes DG, Baert R, Frais MA, Kryger MH (1989) Respiration and abnormal sleep in patients with congestive heart failure. Chest 96:480–488
27. Heistad DD, Abboud FM (1980) Circulatory adjustments to hypoxia. Circulation 61:463–469
28. Janicki JS, Weber KT (1980) The pericardium and ventricular interaction, distensibility and function. Am J Physiol 238:H494–H503
29. Jardin F, Farcot JC, Boisante L, Prost JF, Pascal G, Bourdarias JP (1982) Mechanism of paradoxic pulse in bronchial asthma. Circulation 66:887–894
30. Kales A, Bixler EO, Cadieux RJ, Schneck DW, Shaw LC, Locke TW, Vela-Bueno A, Soldatos CR (1984) Sleep apnea in a hypertensive population. Lancet 2:1005–1008
31. Karacan I, Williams RL, Taylor WJ (1969) Sleep characteristics of patients with angina pectoris. Psychosomatics 10:280–284
32. Khatri IM, Freis ED (1967) Hemodynamic changes during sleep. J Appl Physiol 22:867–873
33. Khatri IM, Freis ED (1976) Hemodynamics of sleep in hypertensive patients. Clin Res 15:451
34. Koskenvuo M, Kapnio J, Talakivi T, Partinen M, Heikkila K, Sarna S (1987) Snoring as a risk factor for stroke in men. Br Med J 294:16–19

35. Krieger J, Laks L, Wilcox I, Grunsteen R, Costal L, McDougal J, Sullivan C (1988) Atrial naturetic factor release during sleep in obstructive sleep apnea before and during nasal CPAP. Am Rev Respir Dis 137 (abstract):57
36. Laks L, Krieger J, Podszus T (1992) Pulmonary hypertension in obstructive sleep apnea. PHISA study group. Am Rev Respir Dis 145:A865
37. Lavie P, Ben-Yosef R, Rubin AE (1984) Prevalence of sleep apnea syndrome among patients with essential hypertension. Am Heart J 108:373–376
38. Lugaresi E, Coccagna G, Mantovani M, Lebrun R (1978) Some periodic phenomena arising during drowsiness and sleep in man. Electroencephalogr Clin Neurophysiol 32:701–705
39. Lugaresi E et al. (1978) Snoring and its clinical implications. In: Guilleminault C, Dement WC (eds) Sleep apnea syndrome. Liss, New York, p 13
40. MacWilliam JA (1923) Blood pressure and heart action in sleep and dreams. Br Med J 22:1196–1200
41. Mahlo HR, Podszus T, Pemzel T, Peter JH, Wichert P von (1990) Right ventricular stroke volume and the end of obstructive sleep apnea. Sleep Res 19:270
42. Mateika JH, Mateika S, Slutsky AS, Hoffstein V (1992) The effect of snoring on mean arterial blood pressure during non-REM sleep. Am Rev Respir Dis 145:141–146
43. McGinty D, Beahm E, Stern N, Littner M, Savers J, Reige W (1988) Nocturnal hypotension in older men with sleep-related breathing disorders. Chest 94:305–311
44. Millar-Craig MW, Bishop CN, Raftery EB (1978) Circadian variation of blood pressure. Lancet 1:795–797
45. Miller JC, Horvath SM (1976) Cardiac output during human sleep. Aviat Space Environ Med 47:1046–1051
46. Millman RP, Redline S, Randall C, Carlisle CC, Levison P, Braman SS (1991) The relationship between nocturnal sleep events and daytime hypertension in a population of patients with obstructive sleep apnea. Chest 99:861–866
47. Monroe RG, French G, Whittenberger JL (1960) Effects of hypocapnia and hypercapnia on myocardial contractility. Am J Physiol 199:1121–1124
48. Motta J, Guilleminault C, Schroeder JS, Dement WC (1978) Tracheostomy and hemodynamic changes in sleep-induced apnea. Ann Intern Med 89:454–458
49. Mueller J (1840) Handbuch der Physiologie des Menschen. Hölscher, Koblenz
50. Norton PG, Dunn EV (1985) Snoring as a risk factor for disease: an epidemiological survey. Br Med J 291:630–632
51. Partinen M, Palomaki H (1985) Snoring and cerebral infarction. Lancet 2:1325–1326
52. Partinen M, Jamieson A, Guilleminault C (1988) Long-term outcome for obstructive sleep apnea syndrome patients (Mortality). Chest 94:1200–1204
53. Podszus T, Bauer W, Mayer J, Penzel T, Peter JH, Wichert P von (1986) Sleep apnea and pulmonary hypertension. Klin Wochensch 6413:131–134
54. Podszus T (1988) Pulmonale Hypertonie bei Atemregulationsstörungen. Internist (Berl) 29:681–687
55. Podszus T, Peter JH, Schwartz AR, Smith P, Schneider H, Wichert P von (1991) Pulmonary and systemic arterial blood pressure during snoring. Am Rev Respir Dis 143:A609
56. Podszus T, Peter JH, Ploch T, Schneider H, Wichert P von (1991) Pulmonalarterieller Blutdruck und Schnarchen. Praxis Klinik Pneumologie 45:233–238
57. Rechtschaffen A, Kales A (1968) A manual of standardized terminology, techniques and scoring system for sleep stages of human subjects. Public Health Service Publication 204, U.S. Government Printing Office, Washington/DC
58. Richardson DW, Honour AJ, Fenton GW, Stott FH, Pickering GW (1964) Variation in arterial pressure throughout the day and night. Clin Sci 26:445–460
59. Robin JH (1948) Snoring. Electroencephalogr Clin Neurophysiol 39:59–64

60. Scharf SM, Brown R, Saunders N, Green LH (1979) Effects of normal and loaded spontaneous inspiration on cardiovascular function. J Appl Physiol 47:582–590
61. Scharf SM, Brown R, Tow DE, Paris AF (1979) Cardiac effects of increased lung volume and decreased pleural pressure. J Appl Physiol 47:257–262
62. Scharf SM, Brown R, Warner KG, Khuri S (1989) Intrathoracic pressures and left ventricular configuration with respiratory maneuvers. J Appl Physiol 66:481–491
63. Scharf SM (1989) Effects of normal and stressed inspiration on cardiovascular function. In: Scharf SM, Cassidy SS (eds) Heart-Lung Interactions in Health and Disease. Dekker, New York, Basel, pp 427–460
64. Schroeder JS, Motta J, Guilleminault C (1978) Hemodynamic studies in sleep apnea. In: Guilleminault C, Demont WC (eds) Sleep apnea syndromes. Liss, New York, pp 177–196
65. Shepard JW Jr (1985) Gas exchange and hemodynamics during sleep. Med Clin North Am 69:1243–1263
66. Snyder F, Hobson A, Goldfrank F (1963) Blood pressure changes during human sleep. Science 142:1313–1314
67. Snyder F, Hobson A, Morrison DF, Goldfrank F (1964) Changes in respiration, heart rate and systolic blood pressure in human sleep. J Appl Physiol 19:417–422
68. Takagi N (1986) Variability of direct arterial blood pressure in essential hypertension – relationships between the fall of blood pressure during sleep and awake resting hemodynamic parameters. Jpn Circ J 50:587–594
69. Takata M, Wise RA, Robotham JL (1990) Effects of abdominal pressure on venous return: abdominal vascular zone conditions. J Appl Physiol 69:1961–1972
70. Tilkian AG, Guilleminault C, Schroeder JS, Lehrmar KL, Simmons FB, Dement WC (1976) Hemodynamics in sleep induced apnea. Ann Intern Med 85:714–719
71. Tolle FA, Judy WV, Pao-Lo Y, Markand ON (1983) Reduced stroke volume related to pleural pressure in obstructive sleep apnea. J Appl Physiol 55:1718–1724
72. Waller PC, Bhopal RS (1989) Is snoring a cause of vascular disease? An epidemiologic review. Lancet 1:143–146
73. Weichler U, Herres-Mayer B, Mayer J, Weber K, Hoffmann R, Peter JH (1991) Influence of antihypertensive drug therapy on sleep pattern and sleep apnea activity. Cardiology 78:124–130
74. Weitzemblum E, Krieger J, Apprell M, Vallell E, Ebort M. Rotomahoio J, Oswald M, Kurtz D (1988) Daytime pulmonary hypertension in patients with obstructive sleep apnea. Am Rev Respir Dis 138:345—349
75. Williams AJ, Houston D, Finberg S, Lam C, Kinney JL, Santiago S (1985) Sleep apnea syndrome and essential hypertension. Am J Cardiol 55:1019–1022

Regelmäßig intermittierende Hypoxie als eine Ursache der chronischen Erhöhung des Tagesblutdrucks

E.C. Fletcher, J. Leßke

Eine akute Erhöhung der systolischen Druckwerte und des arteriellen Mitteldrucks wurde in der Vergangenheit bei Menschen mit obstruktiver Schlafapnoe vielfach nachgewiesen; so bei Messungen der arteriellen O_2-Sättigung, des systemischen Blutdrucks und der obstruktiven Atmung im Schlaflabor. Der chronische Bluthochdruck, den man häufig bei Patienten mit obstruktiver Schlafapnoe findet, konnte durch effektive Behandlung der Apnoe gesenkt werden [3, 4, 9, 10].

In einigen Untersuchungen aus neuerer Zeit, bei denen Männer mittleren Alters mit essentieller Hypertonie und Normotensive gleichen Alters und Gewicht miteinander verglichen wurden, fand man bei den Hypertonikern eine erhöhte Zahl an Apnoen pro Stunde Schlaf und postulierte einen Zusammenhang zwischen beiden Krankheiten. Dies wurde wiederum von anderen Studien angezweifelt, die den Grund für die Beziehung in der Adipositas sahen, und diese ist ja sowohl bei Patienten mit Schlafapnoe als auch bei solchen mit essentieller Hypertonie häufig zu sehen [5, 11, 12, 18, 19].

Eine Anzahl von Mechanismen für die Entstehung einer chronischen Hypertonie bei Schlafapnoe wird diskutiert. Aufgrund der folgenden Punkte glauben wir, daß die sich regelmäßig wiederholende Hypoxie eine entscheidende Rolle spielt:

Erstens: Die akute Erhöhung des systolischen Blutdrucks während der Apnoe korreliert mit dem Grad der O_2-Sättigung [14]. Diese und andere Veröffentlichungen zeigen Zusammenhänge zwischen Blutdruckänderung und arterieller O_2-Sättigung während einer Apnoephase. Auch verringert eine O_2-Zufuhr während der Apnoe die akute Blutdruckerhöhung [1].

Zweitens steigert die Hypoxie die postganglionäre sympathische Aktivität. Die zusätzliche Hyperkapnie (wie bei der Apnoe) verstärkt diesen Effekt weiter [2, 15].

Drittens zeigen die sympathischen Anteile der Skelettmuskelnerven einen zunehmenden Aktivitätsanstieg über die Zeit der Apnoe, gefolgt von einem abrupten Aktivitätsverlust am Ende der Apnoe [11].

Viertens verursacht die hypoxische Stimulation während der Asphyxie einen Anstieg des Gefäßwiderstands und bei den meisten Tieren auch des Blutdrucks [13, 17, 18].

Schließlich erhöht die Hypoxie die Plasmakatecholaminkonzentration; auch kann eine Tracheostomie bei Patienten mit schwerer obstruktiver Schlafapnoe die Urinkatecholaminkonzentration zum Sinken bringen [6]. Solche Hinweise führten bei uns zu der Annahme, daß die Blutdruckerhöhung bei Patienten mit

Schlafapnoe am Tage zu einem großen Teil durch Aktivierung des sympathischen Nervensystems über Chemorezeptoren vermittelt wird. Wie es auch sein mag, die Verbindung zwischen der regelmäßig intermittierenden Hypoxie und der systemischen Hypertonie bleibt unbewiesen.

Es ist schwierig beim Menschen prospektische Faktoren zu untersuchen, die eine chronische Erhöhung des Tagesblutdrucks verursachen. Dies ist insbesondere hier der Fall, da solche Veränderungen angesichts der allmählich fortschreitenden Schwere der obstruktiven Schlafapnoe vielleicht viele Jahre brauchen, um sich zu manifestieren. Unser Ansatz war, ein Tiermodell mit einer ausreichend kurzen Lebensspanne zu entwickeln, in dem die hypoxischen Effekte auf den Blutdruck untersucht werden können. Wir wählten die Ratte als geeignetes Tier, da hier auch bisher der systemische Hochdruck ausgiebig untersucht wurde. Viele der Mechanismen, die bei der Ratte beschrieben wurden, konnten auch beim Menschen gezeigt werden.

Während der täglichen episodischen Hypoxie verbleiben die Tiere in zylindrischen Plexiglaskammern (Abb. 1, links). Über ein magnetspulengesteuertes Ventil wird Stickstoff in jede Kammer eingeleitet, gefolgt von Preßluft über 18 s. Der N_2-Strom wird so eingestellt, daß in der Kammer der O_2-Gehalt im Gasgemisch auf 2–5 % für 3–6 s abfiel. Der Zyklus wird 2mal/min für 6–8 h pro Tag wiederholt, so daß eine zyklische episodische Hypoxie ähnlich der Apnoe beim Menschen resultiert (Abb. 1, rechts). Eine Dämpfungsvorrichtung am Einstromende verteilt den Luftstrom, so daß keine direkten Gasströmungen das Tier stören. Die in den Käfigen unter nur vorgetäuschten Versuchsbedingungen eingeleitete Preßluft produziert denselben Lärm und dieselben Luftturbulenzen. Wenn man dieses System bei Ratten anwendet, bekommt man ein Hypoxiemuster, das dem beim Menschen ähnlich ist. Darüber hinaus gleichen sich auch Mitteldruck und Herzfrequenz, wie bei dieser Aufzeichnung an der Ratte über 15 min zu sehen ist. Es gibt jedoch einige augenscheinliche Unterschiede zwischen einer richtigen obstruktiven Apnoe beim Menschen und diesem System hier. Die Atmung der Ratte wird nicht angehalten, und der pCO_2-Wert ist im Gegensatz zum Menschen wahrscheinlich während einer Hypoxieperiode niedriger. Unabhängig davon sind wir im Augenblick nur an einem Effekt, an dem der episodischen Hypoxie, interessiert. Dieses System gibt uns für die Zukunft weitere Manipulationsmöglichkeiten wie z. B. die Kombination von Hypoxie und Hyperkapnie.

In einer vorhergegangenen Studie haben wir gezeigt, daß eine intermittierende Hypoxie über 35 Tage einen fortschreitenden Anstieg des systolischen Blutdrucks, gemessen durch Schwanzlethysmographie, von 3,5 mm/Hg pro Woche oder 21 mm/Hg im Ganzen verursacht [7] (Abb. 2). Es gab keinen Anstieg bei 6 Kontrolltieren, die in denselben Käfigen waren, aber in dieser Zeit nur mit Preßluft beatmet wurden. Ebenso gab es keinen Anstieg bei 4 Ratten, die über die ganze Zeit in normalen Labortierkäfigen verblieben.

In einer ähnlichen Studie [7] haben wir eine auf die Expositionsdauer bezogene Erhöhung des intraarteriellen Mitteldrucks gegenüber den Ausgangswerten bei männlichen Wistar-Ratten beschrieben (Abb. 3). Die Ratten waren 20, 30

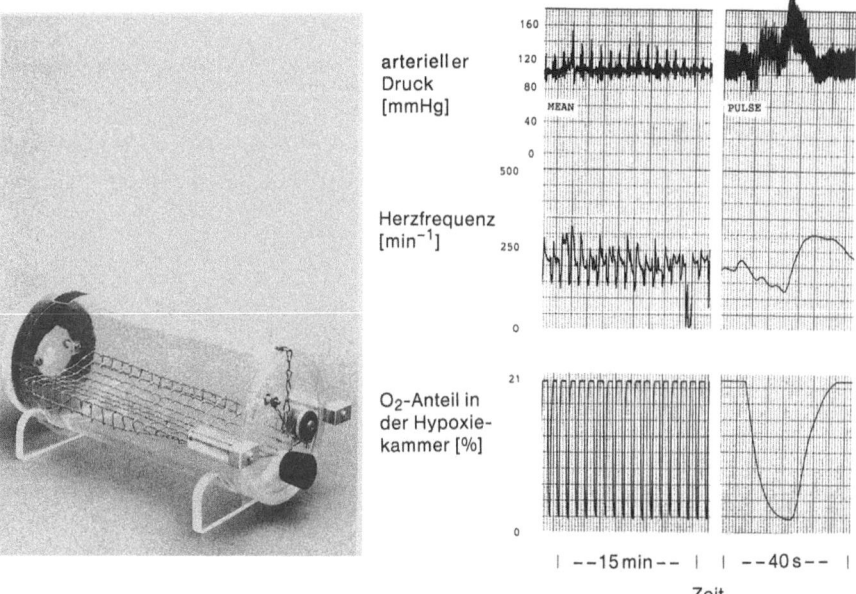

Abb. 1. *Links* Plexiglaskammer (Länge 28 cm, Durchmesser 10 cm, Volumen 2,4 l) zur Behandlung mit intermittierender Hypoxie beziehungsweise mit Preßluft (s. Text). Verschiedene Serien mit Blutgasmessungen bei 3 Tieren, die in keines der beschriebenen Protokolle aufgenommen waren, zeigten, daß durch die Hypoxiebehandlung die niedrigste O_2-Sättigung im Blut durchschnittlich auf 70 % des Normalwertes fiel. *Rechts* daneben ist anhand eines Beispieles der Verlauf von Blutdruck und Herzfrequenz im zeitlichen Zusammenhang mit dem O_2-Gehalt in der Kammer zu sehen

und 35 Tage einer episodischen Hypoxie ausgesetzt und wurden mit unbehandelten Kontrolltieren verglichen.

Der Gedanke einer weiteren Studie war, zu untersuchen, welche Effekte eine intermittierende Hypoxie auf den Tagesblutdruck bei Tieren mit denervierten Chemorezeptoren hat [8]. Unsere Hypothese war, daß es bei solchen Tieren nicht zu einem Blutdruckanstieg kommen würde, da die Hypoxie ja entweder durch das Wegfallen der Chemoafferenzen zu den kardiovaskulären Zentren oder durch den geringeren Streß in einem geringeren Maße erlebt werden mußte.

52 männliche Wistar-Ratten mit einem Gewicht von 250–375 g wurden für die folgenden Experimente verwendet [8]. Die bilaterale Karotiskörperdenervation wurde über einen ventralen Einschnitt in der Mittellinie des Halses durch Durchtrennung des Karotissinusnerven ausgeführt. Bei allen Kontrolltieren wurde am Hals nur eine Scheinoperation ausgeführt. Nach Verschließen dieser Wunde wurden bei allen Ratten Femoralarterien- und Venenkatheter gelegt und am Nacken herausgeführt. Bei der arteriellen Blutdruckmessung waren die Ratten bei vollem Bewußtsein; Blutdruck und Herzfrequenz wurden bis zu 3 h lang aufgezeichnet, wobei die ersten 30 min als Akklimatisationszeit verworfen wurden. Der niedrigste, über 10 min stabile Blutdruck wurde als Blutdruck für die

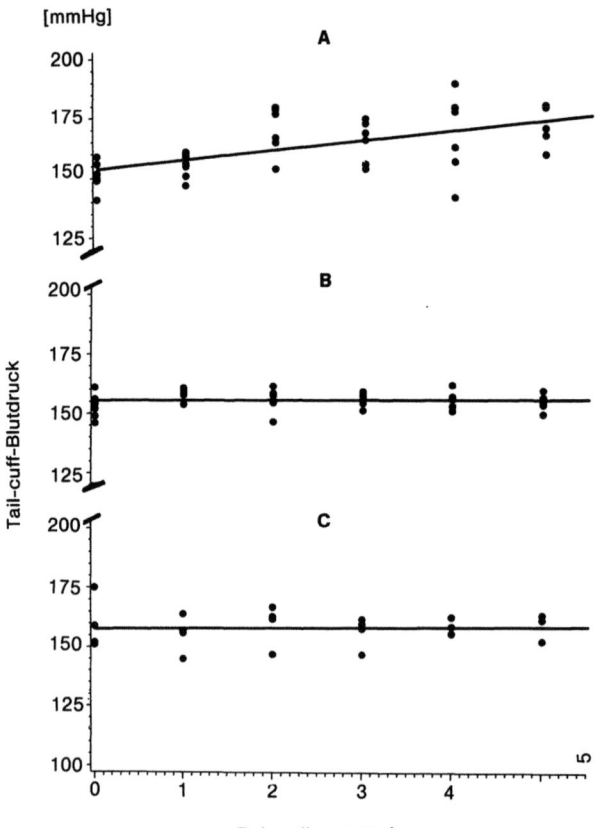

Abb. 2. Vergleich des wöchentlich gemessenen systolischen Blutdrucks (Tail-cuff-Messung) bei den einzelnen Sprague-Dawley-Ratten. *A* Gruppe mit intermittierender Hypoxie (n = 6); *B* Gruppe in der Hypoxiekammer, aber mit Preßluft anstatt Stickstoff (n = 6); *C* im Tierstall verbliebene Kontrollgruppe (n = 4). Die Regressionsgeraden zeigen den Trend innerhalb der Gruppen. Die Gruppe mit intermittierender Hypoxie unterscheidet sich signifikant von den mit Preßluft behandelten (p < 0,001) und den unbehandelten Kontrollen (p < 0,03)

Beobachtungszeit gewertet. Zusätzlich wurden die arteriellen Blutgase bei 13 von 19 denervierten Tieren am Anfang und am Ende des Versuchs gemessen.

2 oder 3 Tage nach der ersten Operation untersuchten wir die vagale Komponente des Barorezeptorreflexes. Wir wählten dazu eine kurze Infusion von 28 µg Methoxarin und eine kurze Infusion von 10 µg Nitroprussidnatrium. Diese Dosen änderten den Blutdruck ungefähr um jeweils 50 mm/Hg bei unseren Tieren. Der Pulsdruck wurde durch einen Analog-Digital-Konverter auf einem IBM-PC mit 200 Hz aufgezeichnet und die Daten später analysiert. Bei diesen Kurven ist die vagale Komponente der Methoxaminkurve die Steigung des RR-Intervalls über den korrespondierenden Mitteldruckwerten für alle Punkte des aufsteigenden Teils der Kurve und der Nitroprussidnatriumkurve die Steigung über alle Punkte des absteigenden Teils der Hystereseschleife (Abb. 4).

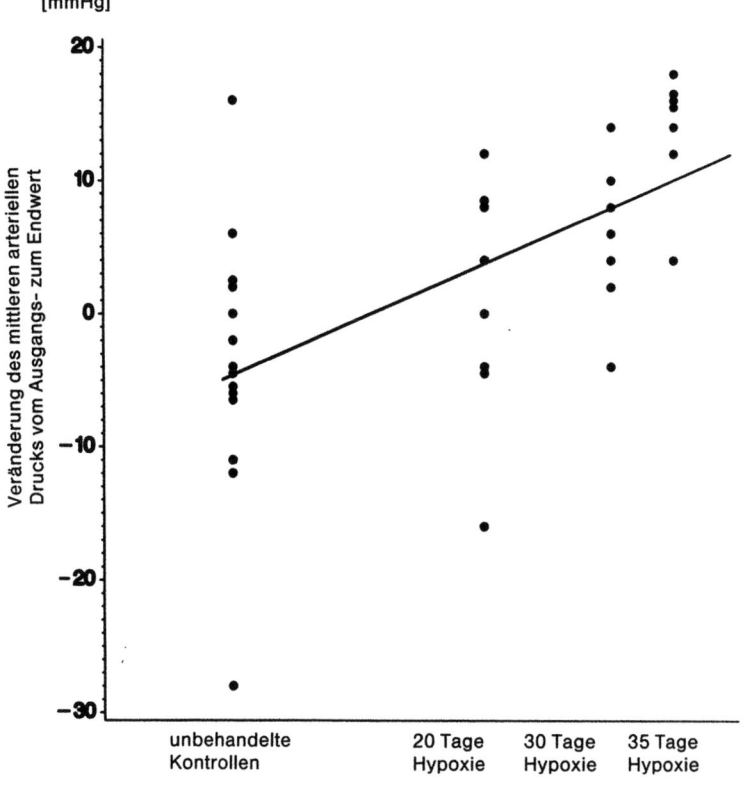

Abb. 3. Änderung des mittleren arteriellen Blutdrucks von Beginn bis zu Ende der Hypoxiebehandlung für unbehandelte Kontrolltiere (Abstand zwischen beiden Messungen 35 Tage, Expositionszeit mit 0 Tagen gewertet) und für Ratten mit 20, 30 und 35 Tagen intermittierender Hypoxie (alle Wistar-Thomae-Ratten). Die Regressionsgerade mit einer Steigerung von 0,42 mm/Hg/Tag zeigt eine von der Expositionszeit abhängige Antwort auf eine intermittierende Hypoxie. Die Gruppen mit 30 und 35 Tagen intermittierender Hypoxie liegen signifikant höher als die unbehandelten Tiere

Die Steigungen der Regressionsgeraden zwischen Interbeatintervall und arteriellen Mitteldruck waren für den vagalen Anteil bei den karotisdenervierten und bei den nichtdenervierten Ratten für Methoxamin und Nitroprussidnatrium nicht unterschiedlich.

13 scheinoperierte Wistar-Ratten blieben für 35 Tage als unbehandelte Kontrolltiere in normalen Laborkäfigen. 12 weitere scheinoperierte Ratten blieben in Kammern, identisch mit denen der hypoxischen Ratten. Sie wurden als Scheinhypoxiekontrollen nur mit Preßluft beatmet. 8 scheinoperierte Ratten wurden täglich 7 h der Hypoxie, wie oben beschrieben, ausgesetzt. 8 karotisdenervierte Ratten wurden mit derselben Hypoxiestärke wie die nichtdenervierten Ratten auch für 35 Tage beatmet. 11 karotisdenervierte Ratten verblieben in normalen Laborkäfigen als unbehandelte denervierte Kontrolltiere.

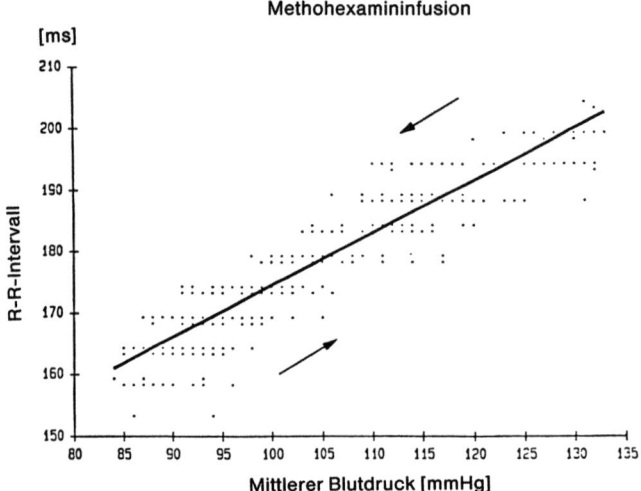

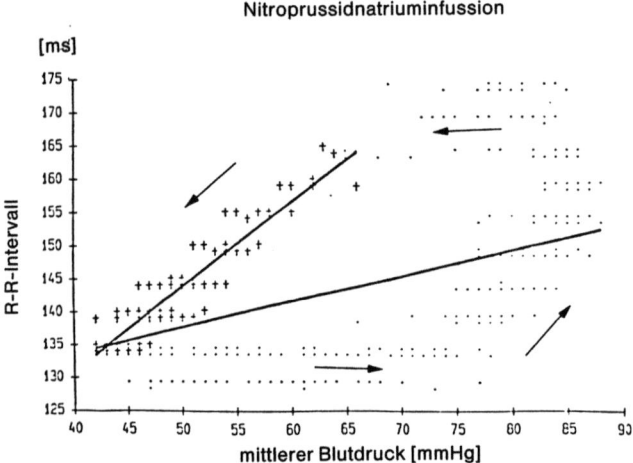

Abb. 4. Messung des Barorezeptorenreflexes anhand von 2 ausgewählten Kurven. Für jeden Abstand zwischen 2 R-Zacken (Herzaktionen) von Beginn der Reflexantwort bis zur Rückkehr zum Ausgangswert wird der dazugehörige mittlere arterielle Druck bestimmt. Die *Pfeile* geben den zeitlichen Ablauf des Reflexes an (Beginn für Methoxamin *links unten* und für Nitroprossudnatrium *rechts oben*). Es lassen sich anhand dieser Kurven unterschiedliche Messungen vornehmen; der mit + markierte Teil der Nitroprussidnatriumkurve wird so hauptsächlich durch vagale Aktivität beeinflußt

Es gab keine signifikanten Unterschiede zwischen den Anfangswerten von Hämoglobin, Ruheherzfrequenz oder systolischen, diastolischen und Mitteldruck in den 5 Gruppen. In Abb. 5 sieht man die Gewichtsveränderung als schraffierte

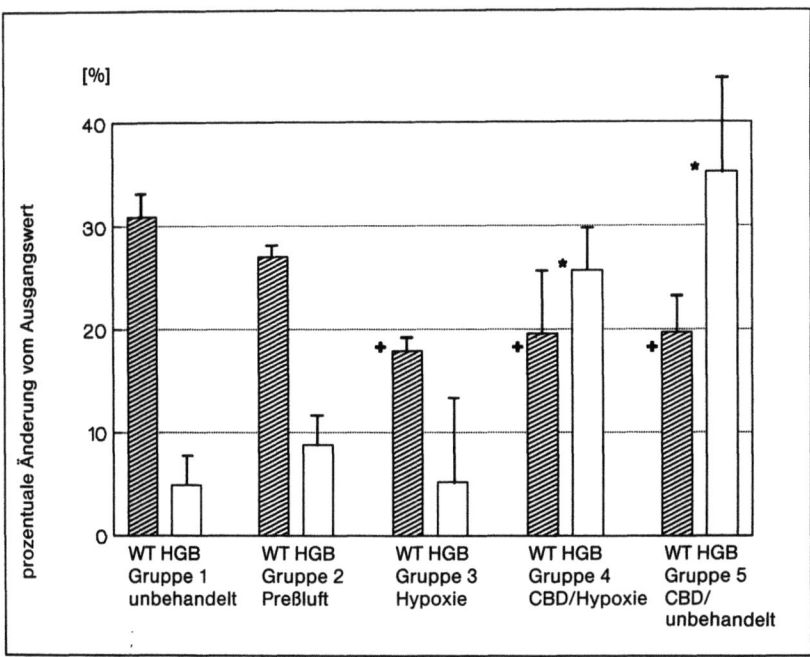

Abb. 5. Vergleich der Änderungen des Körpergewichtes *(schraffierte Säulen)* und des Hämoglobins *(weiße Säulen)* vom Ausgangswert zum Wert nach Beendigung der Hypoxiebehandlung (*HGB* Hämoglobin, *WT* Gewicht, *CBD* karotiskörperdenervierte Tiere). + Werte dieser Gruppen sind signifikant gegen Gruppe 1 und 2. * Diese Veränderungen der Hämoglobinwerte sind für alle CBD-Ratten signifikant größer als diejenigen der nicht denervierten Tiere. *Gruppe 1:* unbehandelte Kontrollen; *Gruppe 2:* mit Preßluft beatmete Tiere; *Gruppe 3:* Behandlung mit intermittierender Hypoxie; *Gruppe 4:* Behandlung mit CBD und intermittierender Hypoxie; *Gruppe 5:* Tiere mit CBD und unbehandelt

Säulen und die Hämoglobinveränderung als helle Säulen. Während die unbehandelten Kontrollratten einen Gewichtsanstieg von 30 % über den Verlauf der Studie hatten, fanden wir bei den karotisdenervierten Gruppen und der nicht denervierten Hypoxiegruppe nur einen Anstieg von 19 %. Es gab einen signifikanten Anstieg des Hämoglobins in beiden karotisdenervierten Gruppen sowohl in bezug auf den Ausgangswert als auch in bezug zu den unbehandelten Kontrolltieren der Gruppe 1.

In Abb. 6 ist das Gewichtsverhältnis rechter Ventrikel zu Gesamtkörper schraffiert und linker Ventrikel zu Gesamtkörper hell gezeichnet. Das Gewichtsverhältnis zwischen rechtem Ventrikel und Gesamtkörper war bei den denervierten Ratten, die der Hypoxie ausgesetzt waren, signifikant höher. Das Verhältnis zwischen linksventrikulärem Gewicht und Körpergewicht war bei den Scheinoperierten, die für 35 Tage der Hypoxie ausgesetzt waren, und den denervierten, hypoxisch behandelten Ratten signifikant höher als beim Rest.

Die nicht denervierten Ratten mit 35 Tagen intermittierender Hypoxie zeigten einen signifikanten Anstieg des arteriellen Mitteldrucks von 14 mm/Hg am Ende

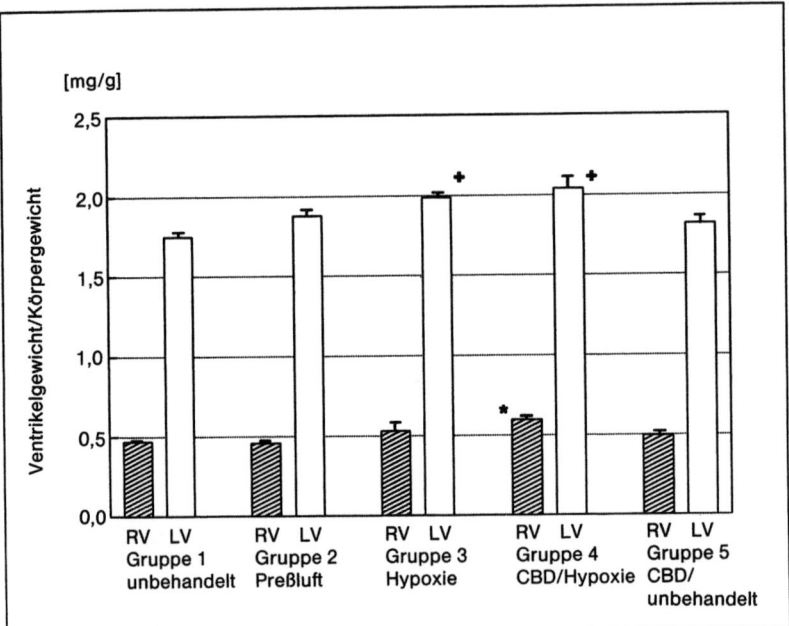

Abb. 6. Herzventrikelgewicht geteilt durch das Körpergewicht am Ende des Experimentes für die 5 Gruppen. + Das Gewichtsverhältnis linker Ventrikel *(LV)* zu Körpergewicht ist bei den Gruppen 3 und 4 signifikant größer als bei den unbehandelten Kontrollen (Gruppe 1). * Bei Gruppe 4 (CBD mit Hypoxie) ist das Verhältnis rechter Ventrikel *(RV)* zu Körpergewicht größer als bei Gruppe 1 (Abkürzungen und Gruppenbezeichnung s. Abb. 5)

der Hypoxieperiode (Abb. 7). Keine andere Gruppe zeigte einen signifikanten Anstieg der Blutdruckparameter.

Die Vollständigkeit der Chemorezeptorendenervation haben wir über die alveolare Hypoventillation der denervierten Ratten nachgewiesen (Tabelle 1). Die Ratten waren dabei bei Bewußtsein. Arterielle Werte des pCO_2-Werts über 50 mm/Hg und des pO_2-Werts unter 60 mm/Hg bei den denervierten Ratten im Vergleich mit den normalen Werten der anderen Gruppen waren Zeichen der erfolgreichen Denervation zu Beginn des Experiments. Die späteren Blutgase zeigten bei 6 von 8 karotisdenervierten Ratten mit 35 Tagen Hypoxie und bei 7 von 11 unbehandelten karotisdenervierten Ratten keine signifikante Verbesserung der arteriellen pCO_2-Werte am Ende der 35 Tage. Es gab eine signifikante Verbesserung der pO_2-Werte am Ende mit 67 mm/Hg im Schnitt bei den denervierten unbehandelten Ratten. Aber alles in allem blieb die alveoläre Hypoventilation und folglich die Unterdrückung der peripheren Chemorezeptoren über die Zeit der Studie bestehen.

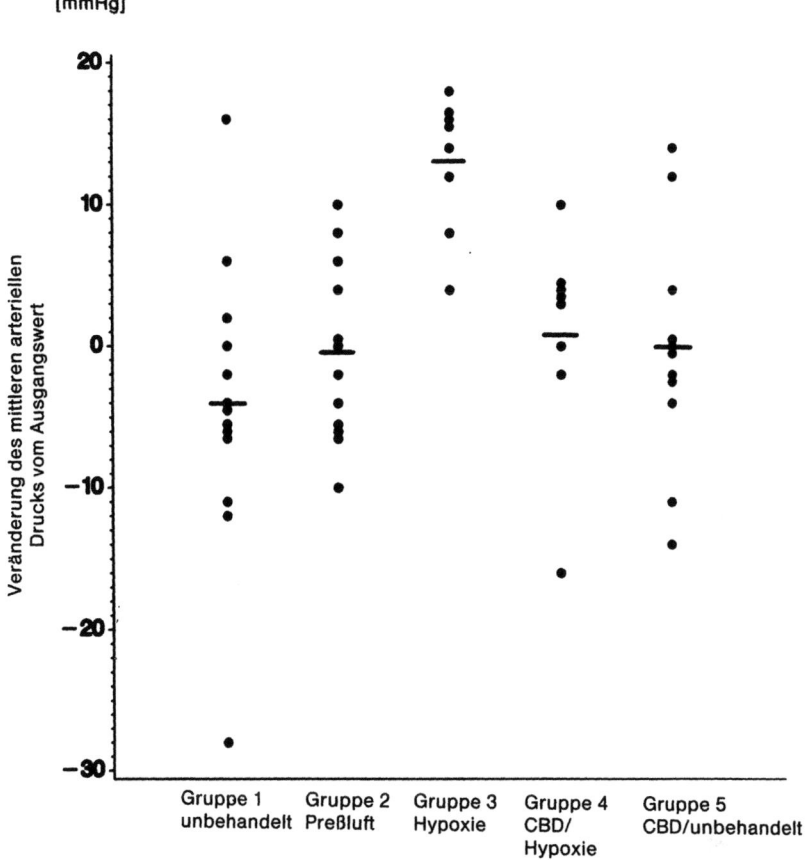

Abb. 7. Veränderungen des mittleren arteriellen Blutdrucks im Vergleich zum Ausgangswert für die 5 Gruppen des Experimentes. Gruppe 3 zeigte einen signifikanten Anstieg des Blutdrucks (13 mm/HG) verglichen mit Gruppe 1. Keine andere Gruppe zeigte einen signifikanten Anstieg der Blutdruckparameter

Tabelle 1. Arterielle Blutgase (*CBD* karotiskörperdenerviert)

a) Zu Beginn, Vergleich von CBD- und Nicht-CBD-Tieren. Die Werte sind Mittelwerte ± SE

	Gruppe 1 Unbehandelt (n = 13)	Gruppe 2 Preßluft (n = 12)	Gruppe 3 Hypoxie (n = 8)	Gruppe 4 CBD/ Hypoxie (n = 8)	Gruppe 5 CBD/unbehandelt (n = 11)	p
pH-Wert	7,44 (0,01)	7,46 (0,01)	7,45 (0,01)	7,41 (0,01)	7,41 (0,01)	n. s.
pCO_2 [mm/Hg]	36,2 (1,3)	35,6 (0,5)	37,7 (1,2)	53,5 (1,7)[a]	49,3 (0,6)[a]	< 0,05
pO_2 [mm/Hg]	79,0 (1,8)	85,5 (1,2)	85,2 (2,8)	58,3 (3,8)[a]	56,7 (2,5)[a]	< 0,05

b) Zu Beginn, verglichen mit den Entwerten nach 35 Tagen von CBD-Ratten. Die Werte sind Mittelwerte ± SE

	Gruppe 4 (n = 6)			Gruppe 5		
	CBD-Hypoxie Beginn	CBD-Hypoxie 35 Tage später	p	CBD-unbehandelt Beginn	CBD-unbehandelt 35 Tage später	p
pH-Wert	7,40 (0,004)	7,39 (0,01)	n. s.	7,39 (0,004)	7,42 (0,008)	n. s.
pCO_2 [mm/Hg]	50,8 (2,0)	47,4 (1,9)	n. s.	48,9 (0,7)	45,8 (1,3)	n. s.
pO_2 [mm/Hg]	61,8 (5,8)	67,2 (2,0)	n. s.	56,1 (2,2)	66,9 (4,2)	n. s.

[a] Gruppe 4 und 5 unterscheiden sich von Gruppe 1, 2 und 3 durch p < 0,05.

Zusammenfassung

Wir haben vorher gezeigt, daß eine 35 Tage dauernde episodische Hypoxie nach dem Muster der Schlafapnoe einen Anstieg des arteriellen Mitteldrucks bei männlichen Wistar-Ratten verursachen kann. Dieser Mechanismus kann die neuronale Fortleitung der Information für systemische Hypoxämie zum Zentralnervensystem über periphere Chemorezeptoren in Anspruch nehmen. In der gegenwärtigen Studie haben wir beide Gruppen, nichtdenervierte und chemorezeptordenervierte Ratten, der intermittierenden Hypoxie unterzogen. Die wichtigen neuen Entdeckungen dieser Studie sind:

1. Denervierte Ratten mit episodischer Hypoxie während 35 Tage entwickeln keine Blutdruckerhöhung, wie es bei nicht denervierten Ratten mit intermittierender Hypoxie der Fall ist.
2. Beide Gruppen der mit intermittierender Hypoxie behandelten Ratten zeigten einen signifikanten Anstieg des Linksherzgewichts. Bei den nicht denervierten Ratten geht dies auch mit einer chronischen Erhöhung des Blutdrucks einher. Bei den denervierten Ratten mag dies vom direkten hypoxischen Streß für das Myokard verursacht sein.

3. Alle CBD-Ratten entwickelten signifikante Anstiege des Hämatokrits und des Hämoglobins. Die Nicht-CBD-Ratten mit Hypoxie taten dies nicht und zeigten, daß eine konstante Hypoxie, wie sie durch die Hypoventilation bei Chemodenervation entsteht, nötig ist, um eine Polyzytämie zu erzeugen.
4. Die Chemodenervation hält, wie durch die Blutgase bei wachen, ruhigen Tieren gezeigt wird, über die Dauer des Experiments an.
5. Die chirurgischen Manipulationen am Nacken und die Durchtrennung des Karotissinusnerven scheinen die Funktion des Baroreflexes nicht wesentlich zu beeinflussen.

Die Ergebnisse dieser Studie zeigen, daß intakte Chemorezeptoren für die Antwort des chronischen systemischen Blutdrucks auf eine episodische Hypoxie nötig sind. Dies ist ein Hinweis dagegen, daß eine intermittierende Hypoxämie hauptsächlich über lokal im Endothel produzierte Faktoren Veränderungen an den arteriellen Gefäßen hervorruft.

Literatur

1. Aardweg JG van den, Karemaker JM (1992) Repetitive apneas induce periodic hypertension in normal subjects through hypoxia. J Appl Physiol 72/3:871–877
2. Blumberg H, Oberle J (1985) Effects of systemic hypoxia and hypercapnia on skin and muscle sympathetic activity in humans. Pflügers Arch 403 [Suppl]:R51
3. Burack B, Pollack C, Borowiecki B, Weitzmann E (1977) The hypersomnia-sleep apnea syndrome: a reversible cardiovascular hazard. Circulation 56/11:177
4. Coccagna C, Mantovani M, Brignani F, et al. (1972) Tracheostomy in hypersomnia with periodic breathing. Bull Physiopath Resp 8:1217–1227
5. Fletcher EC, DeBehnke RD, Lovoi MS, Gorin AB (1985) Undiagnosed sleep apnea in patients with essential hypertension. Ann Intern Med 103:190–195
6. Fletcher EC, Miller J, Schaaf JW, Fletcher JG (1987) Urinary catecholamines before and after tracheostomy in patients with obstructive sleep apnea and hypertension. Sleep 10:35–44
7. Fletcher EC, Lesske J, Quian W, Miller CC, Unger T (1992) Repetitive, episodic hypoxia causes diurnal elevation of systemic blood pressure in rats. Hypertension 19:555–561
8. Fletcher EC, Lesske J, Behm R, Miller CC, Unger T. Carotid body chemoreceptors, systemic blood pressure, and chronic episodic hypoxia mimicking sleep apnea. Appl Physiol 72:1978–1984
9. Guilleminault C, Eldridge FL, Simmons FB, Dement WC (1975) Sleep apnea syndrome: Can it induce hemodynamic changes? West J Med 123:7–16
10. Guilleminault C, Simmons FB, Motta J, et al. (1981) Obstructive sleep apnea syndrome and tracheostomy. Arch Intern Med 141:985–988
11. Hedner JA, Ejnell H, Sellegren J, Hedner T, Wallin G (1988) Is high and fluctuating muscle sympathetic nerve activity in the sleep apnea syndrome of pathogenetic importance for the development of hypertension? J Hypertension 6:S529–S531
12. Kales A, Cadieux RJ, Shaw LC, Vela-Bueno A, Bixler EO, Schneck DW, Locke TW, Soldatos CR (1984) Sleep apnea in a hypertensive population. Lancet 2:1005–1008
13. Przybylski J, Trzebski A, Czyzewski T, Jodkowski J (1982) Response to hyperoxia, hypoxia, hypercapnia, and almitrine in spontaneously hypertensive rats. Bull Eur Physiopathol Resp 18 [Suppl 4]:145–154

14. Shepard JW Jr (1985) Gas exchange and hemodynamics during sleep. Med Clin North Am 69:1243–1269
15. Somers V, Zavala DC, Mark AL, Aboud FM (1987) Sympathetic nerve response to hypoxia during breathing and apnea in normal humans. Circulation 76:IV–48
16. Somers VK, Mark AL, Abboud FM (1988) Synergistic sympathetic activation by hypercapnic hypoxia – Implications for sleep apnea. Proceedings of the 12th Scientific Meeting of the International Society of Hypertension 1182 (Abstr)
17. Somers VK, Mark AL, Abound FM (1988) Potentiation of sympathetic nerve responses to hypoxia in bordeline hypertensive subjects. Hypertension 11:608–612
18. Trzebski A, Tafil M, Zoltowski M, Przybylski J (1982) Increased sensitivity of the arterial chemoreceptor drive in young men with mild hypertension. Cardiovasc Res 16:163–172
19. Williams AJ, Houston D, Finberg S, Lam C, Kinney JL, Santiago S (1985) Sleep apnea syndromes and essential hypertension. Am Cardiol 55:1019–1022

Chronobiologische Aspekte des OSAS

M. Vogel, R. Moog, G. Hildebrandt, J.H. Peter

Unter dem Begriff „zirkadianes System" faßt man alle biologischen Funktionen zusammen, die tagesrhythmische Schwankungen aufweisen. Für die geregelten Veränderungen der Körperfunktionen werden endogene Faktoren verantwortlich gemacht, die jedoch im normalen Alltag von exogenen Faktoren (Zeitgebern) beeinflußt werden (Wever 1979). Das tagesrhythmische Verhalten der Körperfunktionen ist eine wesentliche Voraussetzung für die psychische und physische Leistungsfähigkeit des Organismus (Hildebrandt 1976).

Der tägliche Wechsel von Wachen und Schlafen ist der uns am besten vertraute Parameter mit zirkadianem Verhalten. Als Repräsentant und Schrittmacher des zirkadianen Systems gilt allerdings die Körperkerntemperatur. Zwischen ihr und zahlreichen anderen physiologischen Variablen einschließlich des Schlaf-/Wachverhaltens sind feste Phasenbeziehungen bekannt.

Wiederholte Atemstillstände im Schlaf können jeweils kritische Veränderungen der Blutgaswerte auslösen, die nur mit einer zentralnervösen Weckreaktion und damit mit dem Anheben des Vigilanzniveaus korrigiert werden können. Diese wiederholten „Arousalreaktionen" können ihrerseits gravierende Störungen der Schlafstruktur zur Folge haben und zu schwerwiegender Tagesmüdigkeit führen.

Obwohl enge Wechselwirkungen zwischen dem Schlaf, seinen Störungen und verschiedenen Variablen mit zirkadianrhythmischem Verhalten bekannt sind, fand das zirkadiane System in der Untersuchung und Therapie von obstruktiven Schlafapnoesyndromen bisher wenig Beachtung.

Diese Studie befaßt sich deshalb – am Beispiel der Vigilanz- und Körperkerntemperaturperiodik – mit der Untersuchung der zirkadianen Spontanrhythmen bei Patienten mit obstruktivem Schlafapnoesyndrom (OSAS) sowie mit der Wirkung einer nächtlichen nasalen kontinuierlichen Überdruckbeatmung mittels nCPAP-Therapie.

Methoden

An der Studie nahmen 15 männliche Patienten im Alter von 38–69 Jahren (Durchschnittsalter 51,6 ± 7,8 Jahre) teil, die vor der Therapie einen Apnoebefund von im Mittel 40 (Bereich 18–68,7) Atemstillständen pro Schlafstunde aufwiesen (Tabelle 1). Vier Versuchspersonen nahmen nur an den Erstuntersuchungen vor der Therapie teil; die Daten dieser Probanden wurden weder in die statistische Auswertung noch in die graphische Darstellung der Ergebnisse einbezogen.

Tabelle 1. Daten der Versuchspersonen *(VP)*

VP	Alter (Jahre)	Apnoe-index (n/h)	Hypopnoe-index (n/h)
1	42	28	17,6
2	54	26	7
3	54	31	38
4	38	25	8
5	41	18	56
6	55	19,7	20,1
7	69	51,4	6,6
8	52	40	29
9	50	42,1	27
10	51	47,5	4,1
11	57	58	8
12	61	50,8	19
13	52	68,7	
14	47	36	2
15	51	52,9	10

Es wurde jeweils ab 15 Uhr eine 24stündige Langzeituntersuchung in Form einer sog. „constant routine" durchgeführt, wie sie von chronobiologischen Untersuchungen bekannt ist. Bei dieser Untersuchung wurden störende Einflüsse möglichst gering gehalten. Zur Reduktion der Aktivität hatten die Patienten strenge Bettruhe einzuhalten. In 3stündigen Abständen wurde eine proteinarme Diät gereicht, und die Patienten beantworteten zur subjektiven Beurteilung der Vigilanz eine deutsche Übersetzung der „Thayer-Liste" (Thayer 1967). Obwohl eine maskierende Wirkung des Schlafes auf das Spontanverhalten diskutiert wird (vgl. Minors u. Waterhouse 1989), durften die Patienten in der restlichen Zeit nach Belieben schlafen, da in dieser Untersuchung die Wechselwirkungen der Schlafapnoe und der daraus entstehenden Schlaffragmentierung mit dem zirkadianen System eine zentrale Position einnahm.

Neben weiteren Variablen wurden kontinuierlich EEG, EOG, EMG und Körperkerntemperatur abgeleitet. Nach 3 Nächten unter nCPAP-Therapie wurde die Untersuchung wiederholt, wobei auch während der Nacht der 24-h-Untersuchung die nCPAP-Behandlung fortgesetzt wurde. In der Nacht vor jeder „constant routine" wurde routinemäßig eine Polysomnographie mit EEG durchgeführt.

Ergebnisse

Die Auswertung des Schlaf-EEG erfolgte gemäß den Richtlinien von Rechtschaffen u. Kales (1968). Die Anteile der einzelnen Schlafstadien wurden einerseits über die gesamte Untersuchungsdauer in Minuten berechnet (Tabelle 2), andererseits wurde der prozentuale Anteil der verschiedenen Schlafstadien am Gesamtschlaf ausgewertet (Tabelle 3). Zusätzlich wurde die Menge der Stadienwechsel bestimmt (Tabelle 2). Außerdem wurde der prozentuale Anteil der 20-s-Schlafabschnitte an der Gesamtschlafdauer bestimmt, in denen kurzzeitige Störungen des Schlafes auftraten, die nicht zu einem Wechsel des Schlafstadiums führten (sog. Mikroarousals, Tabelle 3).

Die Patienten wiesen vor der Therapie eine extreme Schlafdauer von im Mittel mehr als 12 h auf (Abb. 1). Diese, selbst unter den relativ monotonen Randbedingungen der Untersuchung lange Schlafzeit verkürzte sich unter nCPAP-Therapie signifikant. Gemittelt über alle Patienten ist unter nCPAP-Therapie im Vergleich zu den Messungen vor der Therapie v. a. eine Reduktion der Dauer der Leichtschlafstadien 1 und 2 zu erkennen, während keine Unterschiede in der Gesamtdauer des Tiefschlafes festzustellen sind.

Bezieht man die Anteile der einzelnen Schlafstadien auf die Gesamtschlafdauer (Abb. 2), so zeigt sich, daß der Tiefschlafanteil am Gesamtschlaf unter Therapie signifikant größer wird. Demgegenüber änderte sich der Anteil des REM-Schlafes am Gesamtschlaf nicht signifikant. Auch in den leichten Schlafstadien sind keine signifikanten Unterschiede der prozentualen Anteile am Gesamtschlaf festzustellen, hier zeigt sich lediglich eine Tendenz zugunsten des Stadiums 2.

Tabelle 2. Quantitative Verteilung der Schlafstadien während der 24-h-Untersuchung unter maskierungsarmen Bedingungen sowie Anzahl der Stadienwechsel. *VP* Versuchspersonen, *SE* „standard error", *S* statistischer Vergleich von Kontroll- und Therapieuntersuchung (Wilcoxon-Test für 2 korrelierende Stichproben, *n. s.* nicht signifikant, * $p < 0{,}05$, ** $p < 0{,}01$)

VP	Gesamtschlaf [min] vor Therapie	nach Therapie	Stadium 1 [min] vor Therapie	nach Therapie	Stadium 2 [min] vor Therapie	nach Therapie	Stadien 3 und 4 [min] vor Therapie	nach Therapie	REM-Schlaf [min] vor Therapie	nach Therapie	Stadienwechsel (Anzahl) vor Therapie	nach Therapie
1	820	529	186	98	271	210	196	110	167	110	813	327
2	571	447	96	110	278	237	67	37	131	62	409	535
3	815	326	247	108	417	155	8	30	143	33	1413	230
4	976	597	313	127	448	314	70	54	144	102	901	372
5	444	299	58	16	218	158	110	91	58	33	232	110
6	962	784	240	126	496	438	91	113	135	107	416	310
7	569	533	319	151	148	187	32	110	70	86	1051	258
8	896	578	213	138	352	241	136	109	195	91	650	338
9	772	540	385	121	263	173	3	110	120	137	1515	306
10	634	505	134	62	242	177	127	120	131	146	648	183
11	725	385	295	159	232	106	132	58	66	61	781	354
12	661		179		412		20		50		1157	
13	522		106		200		85		131		468	
14	705		127		308		128		142		425	
15	907		180		413		121		193		731	
X	732	502	205	111	313	218	88	86	125	88	801	303
± SE	165	137	94	41	104	91	55	34	46	38	443	110
S	**		**		**		n. s.		*		**	

Tabelle 3. Prozentualer Anteil der Schlafstadien und Mikroarousals am Gesamtschlaf. *VP* Versuchspersonen, *SE* „standard error", *S* statistischer Vergleich von Kontroll- und Therapieuntersuchung (Wilkoxon-Test für 2 korrelierende Stichproben, *n. s.* nicht signifikant, * p < 0,05, ** p < 0,01)

VP	Gesamtschlaf (%/24 h) vor Therapie	Gesamtschlaf (%/24 h) nach Therapie	Prozentualer Anteil der Stadien am Gesamtschlaf:										
			Stadium 1 vor Therapie	Stadium 1 nach Therapie	Stadium 2 vor Therapie	Stadium 2 nach Therapie	Stadien 3+4 vor Therapie	Stadien 3+4 nach Therapie	REM-Schlaf vor Therapie	REM-Schlaf nach Therapie	Mikro-arousals vor Therapie	Mikro-arousals nach Therapie
1	57	36,7	22,7	18,6	33,1	39,7	23,8	20,8	20,3	20,9	11,7	3,3
2	39,6	31	16,8	24,6	48,7	53,1	11,6	8,4	23	13,9	4,6	13
3	56,6	22,6	30,3	33,2	51,2	47,5	1	9,3	17,6	10	24	2,9
4	67,8	41,4	32,1	21,3	45,9	52,6	7,2	9	14,8	17,1	8,9	5,3
5	30,8	20,8	13,1	5,5	49,2	53	24,7	30,4	13	11,1	8,6	2,6
6	66,8	54,4	24,9	16	51,5	55,9	9,5	14,4	14,1	13,7	3,8	2,2
7	39,5	37	56	28,3	26,1	35,1	5,7	20,6	12,3	16,1	22,6	3,6
8	62,2	40,1	23,7	23,8	39,3	41,6	15,2	18,7	21,7	15,8	8,7	8,3
9	53,6	37,5	49,9	22,3	34,1	32	0,4	20,3	15,5	25,4	35,9	4,6
10	44,0	35	21,1	12,3	38,1	35,1	20,1	23,7	20,7	28,9	15	2,4
11	50,3	26,7	40,7	41,4	32	27,6	18,2	15,2	9,1	15,9	17	10,7
12	45,9		27		62,4		3		7,6		22	
13	36,3		20,4		38,3		16,3		25,1		12,9	
14	48,3		18		43,7		18,2		2,1		5,2	
15	63		19,8		45,6		13,3		21,2		6	
x̄	50,8	34,9	27,8	22,5	42,6	43,0	12,5	17,3	5,9	17,2	13,8	5,4
±SE	11,5	9,5	12,3	9,8	9,4	9,9	7,9	6,9	6,4	5,8	9	3,7
S	**		n. s.		n. s.		*		n. s.		**	

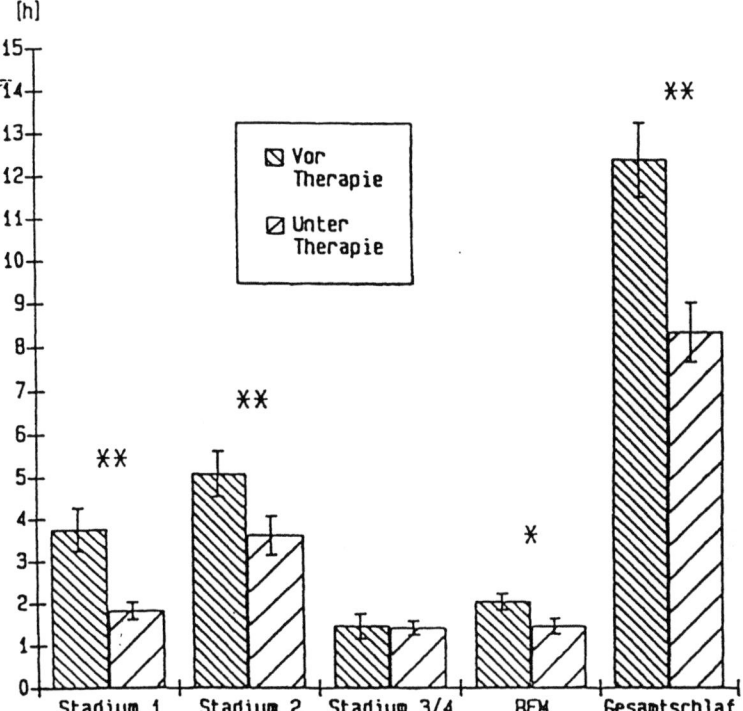

Abb. 1. Verteilung der Schlafstadien während der 24-h-Untersuchung unter maskierungsarmen Bedingungen. Mittelwerte und Standardfehler (Wilcoxon-Test für 2 korrelierende Stichproben; * $p < 0{,}05$, ** $p < 0{,}01$)

Während der gesamten 24stündigen Untersuchung ohne Behandlung war die Tiefschlafdauer mit der vergleichbar, die mit Behandlung allein im Nachtschlaf erreicht wurde (Abb. 1). Individuell fanden sich allerdings beachtliche Unterschiede (Tabellen 2 und 3). Ein Patient (Versuchsperson 9) mit massivem Apnoebefund erreichte z. B. vor der Therapie während der gesamten 24stündigen „constant routine" nur für 3 min Stadium 3. Stadium 4 erreichte dieser Patient überhaupt nicht, obwohl er nur wenige Stunden wach war. Sein Schlaf bestand – abgesehen von den relativ wenig betroffenen REM-Episoden – fast ausschließlich aus den Stadien 1 und 2 und war durch Mikroarousals und häufige Stadienwechsel gekennzeichnet. Unter nCPAP-Therapie normalisierte sich die Schlafdauer und Schlafstruktur, der Patient entwickelte 5 – z. T. langdauernde – Tiefschlafphasen.

Zur Beurteilung der zirkadianen Ordnung des Schlafs wurde dessen prozentualer Anteil an den ca. 3stündigen vom Versuchsdesign ungestörten Intervallen bestimmt (Abb. 3). Die Werte beziehen sich nicht auf die Echtzeit, sondern – zum Ausgleich der individuellen Phasenunterschiede – jeweils auf die zeitliche Lage des Körperkerntemperaturminimums (s. unten). Die Patienten wiesen die längsten Schlafzeiten um das Temperaturminimum auf. Der Schlafanteil an den

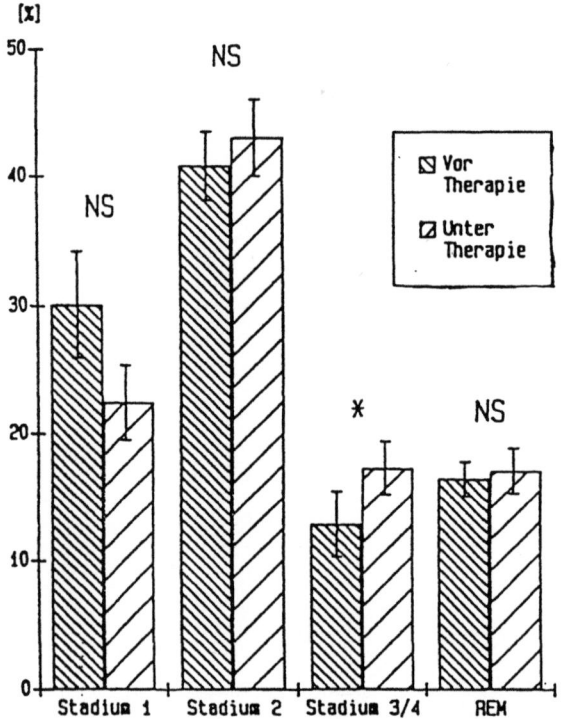

Abb. 2. Prozentualer Anteil der einzelnen Schlafstadien an der Gesamtschlafdauer der 24-h-Untersuchung unter maskierungsarmen Bedingungen; Mittelwerte und Standardfehler (Wilcoxon-Test für 2 korrelierende Stichproben; * $p \leq 0{,}05$)

3-h-Intervallen liegt vor der Therapie während des gesamten Tages ca. 10–20 % über dem unter nCPAP-Therapie zu beobachtenden Anteil. Unter Therapie konzentrierte sich der Schlaf auf die Nachtstunden. Zur Zeit des sog. „Mittagstiefs" trat außerdem eine zweite, kürzere Schlafphase hervor.

Aus den in 10-s-Abständen gespeicherten Temperaturwerten wurden 15minütige Mittelwerte gebildet. Nach Maßgabe der subjektiv bestimmten Minima wurden die individuellen Phasen durch entsprechende Verschiebungen zur Deckung gebracht und über die Patienten gemittelt (Abb. 4). Vor der Therapie fanden sich nur kleine Amplituden, die durch einen geringen nächtlichen Abfall der Temperatur zum Minimum hervorgerufen wurden. Unter nCPAP-Therapie ist demgegenüber ein deutlich größerer Abfall der Temperatur während der trophotropen Phase und eine größere zirkadiane Amplitude zu erkennen. Bei einzelnen Patienten wurde außerdem eine Überlagerung der zirkadianen Periode mit 12stündigen und kürzeren ultradianen Perioden beobachtet (z. B. in Abb. 5), wie sie bei Patienten mit Schlafstörungen zuerst von Menzel (1955) beschrieben wurden.

Chronobiologische Aspekte des OSAS

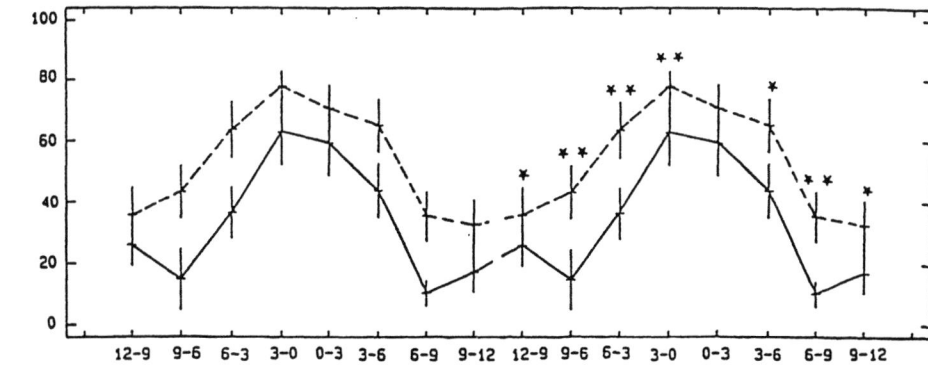

Abb. 3. Verlauf des Schlafverhaltens in Abhängigkeit von der individuellen Phasenlage; Mittelwerte aller Versuchspersonen und Standardfehler. Die Ordinate zeigt den prozentualen Anteil des Schlafs an den 3-h-Invervallen zwischen den Störungen; diese Intervalle sind auf der Abszisse – bezogen auf die Differenz vom Temperaturminimum – aufgetragen. Zur besseren Verdeutlichung wurden die Tagesgänge doppelt abgebildet (Wilcoxon-Test für 2 korrelierende Stichproben; * signifikant $p < 0,05$, ** hoch signifikant, $p < 0,01$)

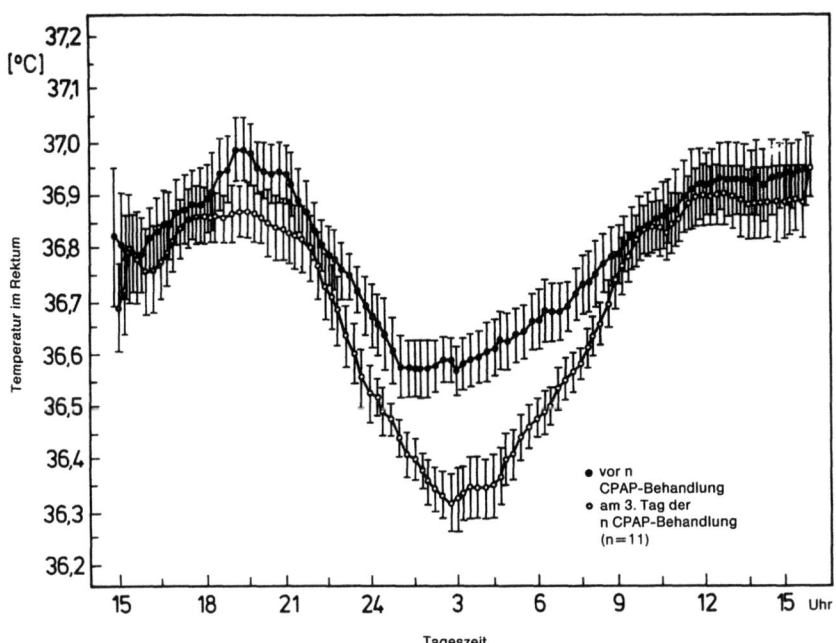

Abb. 4. Konstante Aufzeichnung des Körperkerntemperaturverlaufs während der 24-h-Untersuchung unter maskierungsarmen Bedingungen (Mittelwerte und Standardfehler)

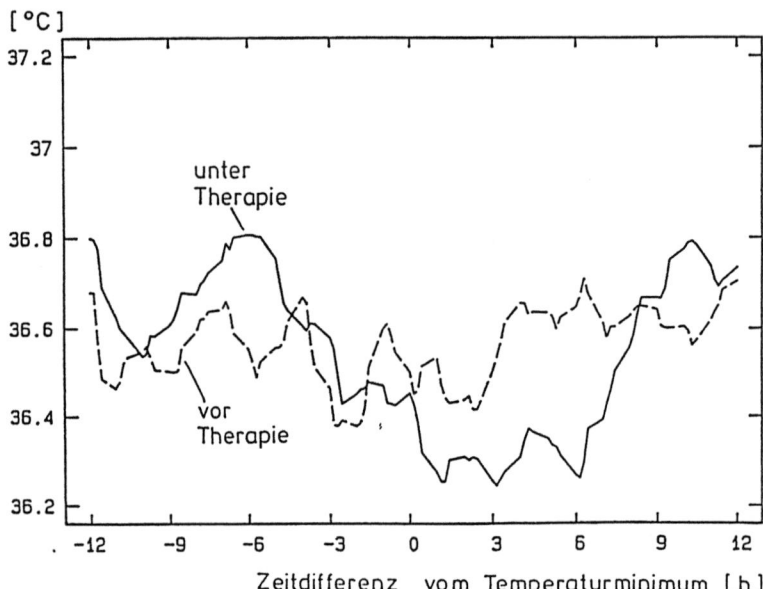

Abb. 5. Beispiel eines individuellen Körperkerntemperaturverlaufs

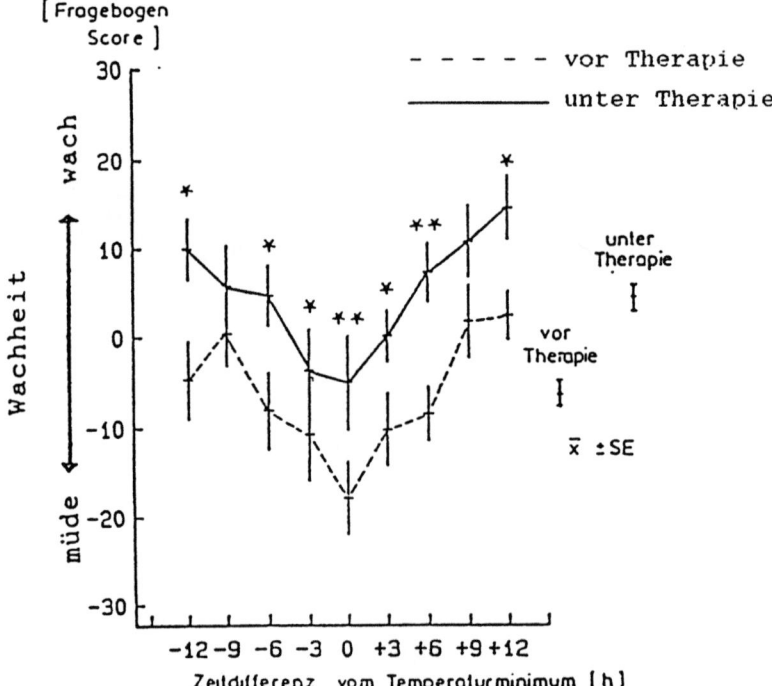

Abb. 6. Subjektive Beurteilung des Wachheitsgrades gemäß einer deutschen Übersetzung der Thayer-Liste; Mittelwerte und Standardfehler (Wilcoxon-Test für 2 korrelierende Stichproben; * $p < 0{,}05$, ** $p < 0{,}01$)

Die Auswertung der deutschen Übersetzung der „Thayer-Liste" ist für die Skalierung des Wachheitsgrades in Abb. 6 dargestellt. Die subjektive Beurteilung der Wachheit zeigt vor und unter Therapie den bekannten zirkadianen Verlauf; der Tiefpunkt der Vigilanz entspricht zeitlich dem Minimum der Körperkerntemperatur. Die Wirkung der Therapie äußert sich in einer über den gesamten Tag signifikant größeren subjektiven Wachheit.

Diskussion

Die Vigilanzklassifizierung des EEG bestätigt die in der Literatur (z. B. Issa u. Sulivan 1985) für das OSAS und dessen Therapie mit nCPAP mitgeteilten Befunde. Die nCPAP-Therapie bewirkt eine signifikante Steigerung des zuvor verminderten Tiefschlafanteils in der Nacht (Guillminault et al. 1977), eine signifikante Minderung der zuvor erhöhten Leichtschlafdauer und damit eine entscheidende Verbesserung der Schlafstruktur sowie der Effizienz des Schlafes. Patienten mit OSAS, bei denen der Tiefschlaf nicht vollkommen durch wiederholte Mikroarousal verhindert wird, verlängern die Gesamttiefschlafdauer durch Tagesschlaf, wenn sich ihnen die Möglichkeit bietet. Dieser Befund ist im Einklang mit der exzessiv gesteigerten Tagesschläfrigkeit dieser Patienten, die häufig im Vordergrund des klinischen Bildes steht (Dement et al. 1978). Der REM-Schlaf zeigt bei den hier untersuchten Schlafapnoepatienten – vergleichbar mit Untersuchungen von Gastaut et al. (1966) und Sullivan et al. (1981) – einen normalen Verlauf und bekräftigt die These von Issa u. Sullivan (1985), daß der den REM-Schlaf triggernde Mechanismus durch die Schlafapnoe nicht beeinflußt wird.

Eine nCPAP-Therapie bewirkt eine engere Konzentration des Schlafs auf die Nachtstunden und führt zu einer Normalisierung der Schlafstruktur und der zirkadianen Schlafordnung.

Die Störungen der Patienten mit OSAS bleiben dabei nicht auf den Schlaf beschränkt, sondern betreffen das gesamte zirkadiane System. Dementsprechend fanden sich – gegenüber Gesunden und im Vergleich zu den Messungen unter Therapie – im Mittel verminderte Abfälle der Körperkerntemperatur in der trophotropen Phase und eine verkleinerte zirkadiane Amplitude bei unbehandelten Patienten mit OSAS. Unter nCPAP-Therapie normalisieren sich auch die Körperkerntemperaturverläufe. Dem entspricht auch eine Verbesserung des Vigilanzniveaus zu allen Tageszeiten unter dieser Behandlung. In Einzelfällen traten neben der Amplitudenabflachung („flattening") weitere Störungsarten wie die „Frequenzmultiplikation" auf (Hildebrandt 1980; Kerkhof 1985; Wever 1979). Solche Störungen des zirkadianen Systems werden durch Änderungen des Zeitgebersystems, etwa durch Nacht- und Schichttätigkeit (Übersicht bei Folkard u. Monk 1985; Moog u. Hildebrandt 1989), Zeitzonensprünge (Übersicht bei Wegemann u. Klein 1985), aber auch durch chronisch zu schwache Zeitgeberwirkungen wie bei Blinden beobachtet (z. B. Moog u. Hildebrandt 1992).

In welchem Umfang die Befunde vor der Therapie durch Schlafdefizite maskiert waren, muß allerdings noch geklärt werden. Unsere Ergebnisse bestätigen jedoch, daß durch Einbeziehung spontanryhthmischer Vorgänge sich neue diagnostische Möglichkeiten ergeben können. Inwieweit sich weitere durch gezielte chronohygienische Maßnahmen die spontanrhythmische Situation des zirkadianen Systems normalisieren läßt und sich dabei auch weitere therapeutische Zugänge eröffnen, muß gesondert geprüft werden.

Zusammenfassung

Obwohl bekannt ist, daß Störungen des Schlafes und der Schlaferholung Auswirkungen auf andere Funktionsbereiche des zirkadianen Systems haben und obwohl gravierende Störungen des Schlafs beim obstruktiven Schlafapnoesyndrom (OSAS) bekannt sind, fand das spontanrhythmische Verhalten des zirkandianen Systems von Patienten mit OSAS bisher nur wenig Beachtung.

Ziel dieser Untersuchung war es, erstmals das Spontanverhalten zirkadianer Leitvariablen einschließlich des Schlafs von Patienten mit OSAS über einen ganzen zirkadianen Zyklus zu beobachten und mit den entsprechenden Befunden am 3. Tag nach Beginn einer nCPAP-Therapie zu vergleichen. Um tatsächlich spontanrhythmisches Verhalten beobachten zu können, wurden alle Messungen unter maskierungsarmen Bedingungen durchgeführt (an sog. „constant routines").

Unsere Befunde bestätigen bereits bekannte Anomalien des Schlafs von OSAS-Patienten, wie gesteigerte Tagesschläfrigkeit, mangelhafte Tiefschlafdauer im Nachtschlaf, Störungen der Schlafstruktur usw. Unter einer Therapie konzentrierte sich der Schlaf auf die Nachtstunden und normalisierte sich bedeutsam. Dem entspricht eine signifikante Verbesserung der subjektiven Wachheit. Die Körperkerntemperatur als Markerrhythmus des zirkadianen Systems zeigte vor der Therapie eine erhebliche zirkadiane Amplitudenabflachung, die sich schon am 3. Tag der nCPAP-Therapie signifikant normalisierte.

Der Umfang der spontanrhythmischen zirkadianen Störungen und deren Normalisierung unter Therapie lassen diagnostische und möglicherweise sogar therapeutische Entwicklungen bei der Behandlung des OSAS erwarten.

Literatur

Dement WC, Cardaskon MA, Richardson G (1978) Excessiv daytime sleepiness in the sleep apnea syndrome. In: Guillminault C, Dement WC (eds) Sleep apnea syndromes. AR Liss, New York, pp 23–46
Folkard S, Monk TH (1985) Hours of work. Wiley, Chichester New York Toronto Singapore
Gastaut H, Tassinari CA, Duron B (1966) Polygraphic study of the episodic diurnal and nocturnal (hypopnoic and respiratory) manifestions of the Pickwick syndrome. Brain Res 2:167–186
Guillminault C, Tilkian A, Lehrman K, Forno L, Dement WC (1977) Sleep apnea syndrome: states of sleep and autonomic dysfunctions. J Neurol Neurosurg Psychiatry 40:718–725

Hildebrandt G (1976) Chronobiologische Grundlagen der Leistungsfähigkeit und Chronohygiene. In: Hildebrandt G (Hrsg) Biologische Rhythmen und Arbeit. Springer, Wien, S 1-19

Hildebrandt G (1980) Survey of current concepts relative to rhythms and shift work. In: Scheving LE, Halberg F (eds) Chronobiology: principles of applications to shifts in schedules. Sijthoff & Noordhoff, Alphen a. d. Rijn, pp 261-292

Issa FG, Sullivan CE (1985) The immediate effects of nasal continuous positive airpressure treatment on sleep pattern in patients with obstructive sleep apnea syndrome. Electroencephalogr Cliny Neurophysiol 63:10-17

Kerkhof GA (1985) Interindividual differences in the human circadian system: a review. Biol Psychol 20:83-112

Menzl W (1955) Spontane Leistungsschwankungen im menschlichen Organismus. Verh Dtsch Ges Arbeitsschutz 3:232-240

Minors DS, Waterhouse JM (1989) Masking in humans: the problem and some attempts to solve it. Chronobiol Int 6/1:29-53

Moog R, Hildebrandt G (1989) Adaptation to shift work – experimental approaches with reduced masking effects. Chronobiol Int 6:65-75

Moog R, Hildebrandt G (1992) Improvement of sleep quality by phase adjustment of circadian rhythms in blind persons. In: Diez-Norguera A, Cambras T (eds) Chronobiology / Chronomedicine. Peter Lang, Frankfurt am Main Berlin New York Paris, pp 357-364

Rechtschaffen A, Kales A (eds) (1968) A manual of standardized terminology, techniques and scoring system for sleep stages of human subjects. Publ. Health Service, US Government Printing Office, Washington/DC

Sullivan CE, Issa FG, Berthon-Jones M, Eves L (1981) Reversal of obstructive sleep apnea by continous positive airway pressure applied through the nares. Lancet I:862-865

Thayer RE (1967) Measurement of activation through self-report. Psychol Lancet Rep 20:663-678

Wegemann HM, Klein KE (1985) Jet-lag and aircrew scheduling. In: Folkard S, Monk T (eds) Hours of work. Wiley, New York Chichester, pp 263-276

Wever RA (1979) The circadian system of man: results of experiments under temporal isolation. Springer, New York

OSAS und Herzfrequenzvariabilität

I. Fietze, R. Warmuth, M. Vogel

Schlafbezogene Atmungsstörungen, speziell das Schlafapnoesyndrom, stellen ein Krankheitsbild dar, welches heute ausführlich beschrieben ist [5]. Einzig die Ätiologie ist noch unerforscht. Charakteristische Symptome sind das Schnarchen und Atemstillstände im Schlaf, Tagesmüdigkeit sowie Herz-Kreislauf-Beschwerden. Das Ausmaß des Schlafapnoesyndroms wird durch die Konstitution des Patienten (Alter, Gewicht, HNO-Status, Lebensweise) und die Ausprägung der Atemstillstände (Apnoen) bestimmt. Die Dauer der einzelnen Apnoephasen und die Anzahl der Apnoe/Nonapnoe-Zyklen sind für die nächtliche Herz-Kreislauf-Belastung und für die Schlafstörung verursachenden Arousal entscheidend.

Die Fragmentierung des Schlafs verursacht einen periodischen pathologischen Wechsel der vegetativen Reaktionslage des Organismus im Schlaf. Dies deutet auf ein bisher wenig beschriebenes Merkmal hin: die Periodizität der Ereignisse im Schlaf bei Patienten mit einem obstruktiven Schlafapnoesyndrom (OSAS, Abb. 1). Der Apnoe/Nonapnoe-Zyklus ist ein periodisches Phänomen im Periodenbereich der Zirkaminutenrhythmen. Biologische Rhythmen sind heute in fast allen Spektralbereichen zu finden:

- Zirkamillisekunden: Aktionspotential;
- 2 – 10 – 50 Hz: EEG;
- Zirkasekunden: Atmung, Puls, Pupillenunruhe;
- Zirkaminuten: Blutdruck, Darmtätigkeit;
- zirkahoran: Schlafstadien, BRAC, Drüsenfunktion;
- zirkadian: Schlaf-Wach-Zyklus, KKT, Hormone;
- zirkaseptan: Schlafqualität, AD, 17-Ketosteroide;
- zirkatrigintran: Ovarialzyklus.

Im Schlaf dominieren der zirkadiane Schlaf/Wach-Zyklus und der ultradiane Non-REM/REM-Zyklus. Im Mikrorhythmenbereich sind im physiologischen Schlaf nur Rhythmen im EEG während der Non-REM-Perioden (CAP = „cyclic alternating pattern") beschrieben worden [15]. Die vorwiegend am Tage (Wachzustand) untersuchten Zirkaminutenrhythmen sind:

- EEG   (10–180 s),
- Blutdruck   (5–120 s),
- Herzfrequenz   (1–100 s),
- Mikrozirkulation (10– 60 s),
- Atemfrequenz   (4–180 s),

- CO_2 in Exspirationsluft,
- Hirntemperatur,
- Reaktionszeit, Latenzzeit von Eigenreflexen,
- Hautimpedanz,
- Muskelpotential,
- Verdauung, Resorption, Speicherung.

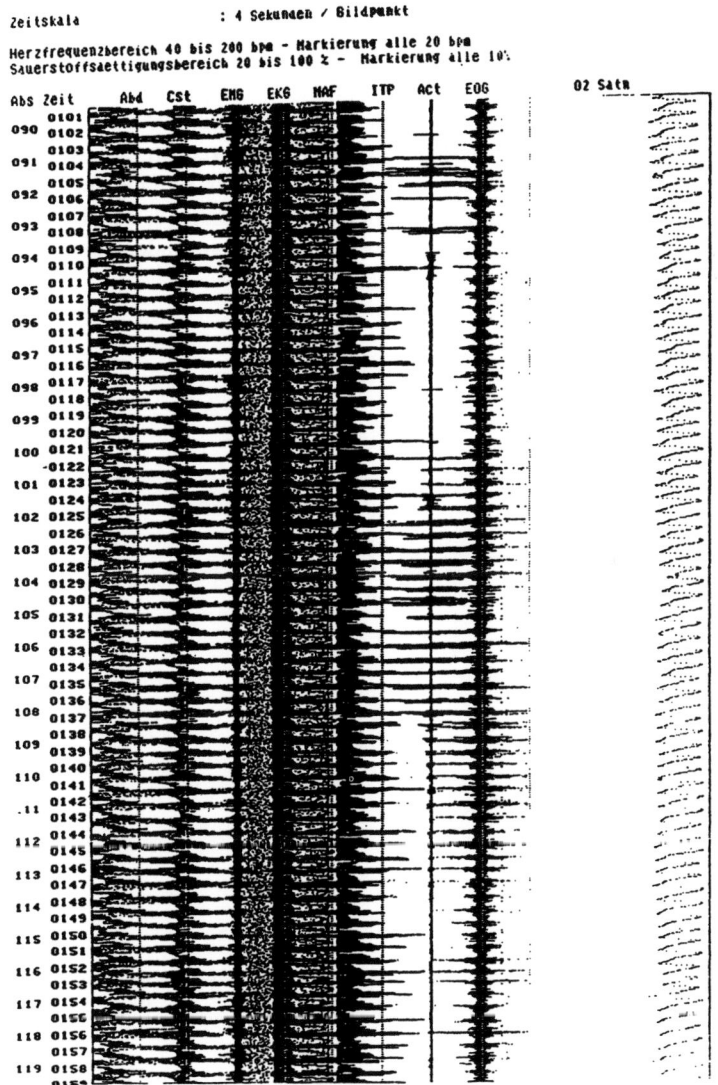

Abb. 1. Ausschnitt einer nächtlichen kardiorespiratorischen Aufzeichnung eines Patienten mit obstruktivem Schlafapnoesyndrom [Bauchatmung *(Abd)*, Brustatmung *(Cst)*, EMG, EKG, nasaler Airflow *(NAF)*, intrathorakaler Druck *(ITP)*, Aktograph *(Act)*, EOG, Pulsoxymetrie *(02 Satn)*]

Es wird angenommen, daß die Mikrorhythmen in metabolischen, nichtgekoppelten Multienzymsystemen generiert werden und endogenen Ursprungs sind [14].

Über die Herz-Kreislauf-Parameter Herzfrequenz und Blutdruck ist bekannt, daß im Schlaf der Blutdruck und die Herzfrequenz absinken und ihre Minimalwerte in der Zeit von 2.00 bis 4.00 Uhr erreichen. Dieses Absinken entspricht dem zirkadianen Rhythmus von Puls und Blutdruck und geht mit einem Absinken von Atemfrequenz, Körpertemperatur und Stoffwechselaktivität einher. Ultradiane Modulationen in Herzfrequenz und Blutdruck entsprechen dem Wechsel der Schlafphasen NREM und REM, also dem Wechsel von vegetativer trophotroper und ergotroper Reaktionslage. Rhythmen im Sekunden-Minuten-Bereich von Parametern des Herz-Kreislauf-Systems sind ebenfalls beschrieben. Es gibt Blutdruckwellen 1. Ordnung, die dem Druckpuls entsprechen, 2. Ordnung, abhängig von der Atmung, und 3. Ordnung, die sog. Mayer-Wellen, mit Perioden von 6 bis 20 s und Korrelation zum peripheren Gefäßtonus [7, 16]. Die Mikrorhythmen in der Herzfrequenz manifestieren sich beim gesunden Menschen in folgenden 3 Frequenzbereichen (s. auch Abb. 2):

25- bis 30-s-Bereich (0,03–0,04 Hz),
8- bis 10-s-Bereich (0,12–0,10 Hz),
    4-s-Bereich (0,25 Hz).

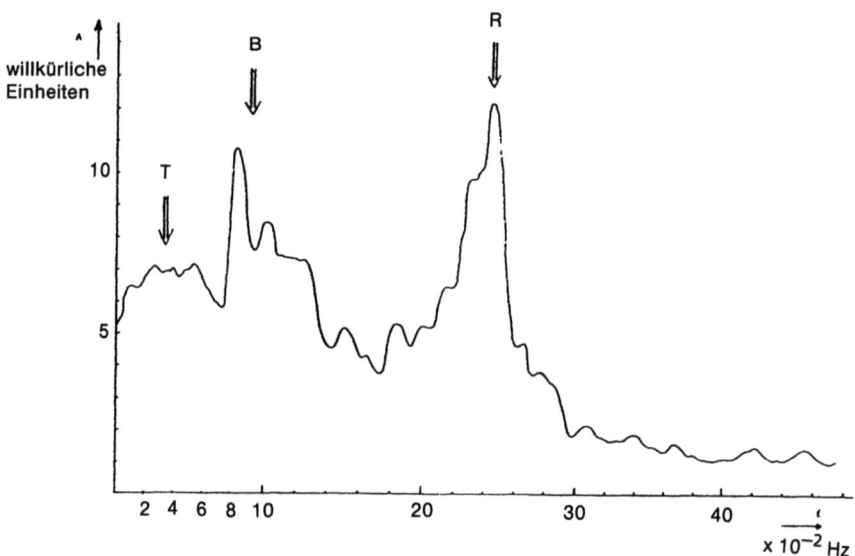

Abb. 2. Amplitudenspektrum der Herzfrequenz (T Thermoregulation, B Blutdruck, R Atmung). (Nach Rompelmann u. Kitney [12])

Die 25- bis 30-s-Rhythmen korrellieren mit dem peripheren Vasomotorentonus in Abhängigkeit von der Thermoregulation. Die 8- bis 10-s-Rhythmen korrellieren mit dem den Blutdruck kontrollierenden zentralnervösen System, speziell dem Barorezeptorreflex. Die 4-s-Rhythmen korrelieren mit Schwankungen in der Atmung. Die respiratorische Sinusarrhythmie resultiert aus dem inspiratorischen Anstieg und dem exspiratorischen Abfall der Herzfrequenz [1, 10, 12, 17].

Die Ausprägung der jeweiligen Rhythmen ist abhängig von der sympathischen bzw. parasympathischen Reaktionslage. Bei ersterer dominiert der 30-s-, bei letzterer der 4-s-Rhythmus. Das erklärt auch die Ausprägung der respiratorischen Sinusarrhythmie im physiologisch gesunden Schlaf, aufgrund der Altersabhängigkeit vorwiegend bei jungen Leuten [13]. Während diese Sinusarrhythmie dem gesunden Schlaf zugeordnet wird, sind die Sinustachykardie, paroxysmale Sinustachykardie und Sinusbradykardie pathologische Arrhythmien.

Beim Schlafapnoesyndrom kommt es zur Verringerung der Ausprägung der respiratorischen Sinusarrhythmie aufgrund der sog. zyklischen Variation der Herzfrequenz („cyclic variation of heart rate", CVHR) [4]. Diese zyklische Variation entspricht in ihrer Periode dem Apnoe-Nonapnoe-Zyklus. Während der Apnoephase ist eine Abnahme und nach ihrem Ende (Hyperventilation) eine Zunahme der Herzfrequenz zu beobachten.

Neben Herzfrequenzvariationen treten bei OSAS-Patienten häufig auch Herzrhythmusstörungen im Sinne pathologischer Arrhythmien auf. Während im physiologischen Schlaf die Wahrscheinlichkeit für Extrasystolien und Tachykardien aufgrund des verringerten Symphatikotonus äußerst gering ist, belasten gestörter REM-Schlaf und nächtliche Atmungsstörungen das Herz-Kreislauf-System beträchtlich [5, 8]. Guilleminault [5] gibt an, daß bei 48 % der untersuchten Schlafapnoepatienten Rhythmusstörungen nachgewiesen werden konnten. 11 % hatten Sinuspausen, 7 % eine Sinusbradykardie und 1–7 % einen AV-Block, Sinus- bzw. ventrikuläre Tachykardien oder Vorhofflattern.

Ziel unserer Untersuchungen war es, schlafapnoebedingte Herzfrequenzschwankungen (CVHR) näher zu quantifizieren und die Änderung der Dynamik der Zirkaminutenrhythmen im Langzeitversuch, insbesondere unter nCPAP-Therapie, zu untersuchen.

Die Zeitreihenanalyse wurde mit einem neuen biorhythmologischen Auswerteverfahren erstellt. Zur besseren Bewertung der bei Schlafapnoepatienten im Schlaf ermittelten Zirkaminutenrhythmen der Herzfrequenz wurden die Untersuchungen auch am Tage durchgeführt. Unter den Bedingungen eines sich normalisierenden Schlafprofils durch die nCPAP-Therapie wiederholten wir die Untersuchung der Zirkaminutenrhythmen in der Herzfrequenz während der 3. Therapienacht.

Methode

Es wurden 4 männliche Patienten im Alter von 50 bis 57 Jahren (53, 2 ± 2,9 Jahre) untersucht. Eine ambulante Stufendiagnostik (Anamnese, Herz-Kreislauf- und Lungenfunktion, Laborbefunde, ambulantes Apnoemonitoring) und eine anschließende stationäre Polysomnographie ergaben bei den untersuchten Patienten einen ausgeprägten Apnoebefund mit einem Apnoe/Hypopnoe-Index (AI/HI) von mehr als 25 (AI: 19,7–58,0, 41,8 ± 13,9; HI: 4,1–27,0, 14,8 ± 9,2). Die Dauer der längsten Apnoen betrug 25–40 (38,8 ± 8,9) s und der minimale SaO_2 in der Nacht betrug 50–83 (70 ± 12) %. Die Polysomnographie der diagnostizierten Schlafapnoepatienten fand in einem geräuscharmen, belüfteten, von äußeren Zeitgebern isolierten Raum statt; die Patienten hatten absolute Bettruhe, freies Lichtregime und als Abwechslung die Möglichkeit zum Lesen. Die Untersuchung dauere jeweils 24 h von 15.00–15.00 Uhr. Die letzte eiweißarme Mahlzeit nahmen die Patienten um 12.00 Uhr vor der Untersuchung ein. Während der Untersuchung gab es nur alle 3 h eine proteinarme Diät. Jede Stunde im Wachzustand und jede 3. Stunde im Schlaf wurde vom Patienten ein Befindlichkeitsfragebogen ausgefüllt. Alle 3 h wurde Urin gesammelt. Nach dieser Untersuchung erfolgte in 3 Nächten die stationäre nCPAP-Therapie. Nach Therapieerfolg bei allen Patienten wurde nach der 3. Therapienacht die Langzeitpolysomnographie in der Isolierkammer wiederholt, und zwar unter denselben standardisierten Bedingungen wie oben beschrieben. Die Patienten hatten Instruktionen, vor dem Einschlafen die CPAP-Maske anzulegen.

Folgende Meßwerte wurden polysomnographisch abgeleitet: 2 EEG (bipolar), EOG, EMG (Kinn, Bein), Rektaltemperatur, thorakale und abdominale Atemexkursionen (Induktionsplethysomographie), nasaler Luftfluß, O_2-Sättigung im Blut und Herzfrequenz (transkutan, pulsoxymetrisch), Schnarchgeräusche (laryngeales Mikrophon), Lichtregime. Die Daten wurden analog ausgeschrieben und on-line im Großrechner digitalisiert (alle 10 s).

Der Schlaf wurde visuell in 20-s-Epochen nach den Kriterien von Rechtschaffen u. Kales [11] beurteilt und in Form von Hypnogrammen dargestellt. Bei der Beurteilung der Schlafstruktur, aber auch der biologischen Zeitreihen, sind die 3stündigen nächtlichen Störungen zu berücksichtigen. Die Herzfrequenzzeitreihen wurden für die Rhythmenanalyse ebenfalls in 20-s-Epochen gemittelt. Die biorhythmologische Auswertung der biologischen Zeitreihen erfolgte in mehreren Programmschritten:

OSAS und Herzfrequenzvariabilität

Zeitreihe

↓

Dynamische Fensterung

↓

Autokorrelationsfunktion (AKF) :

$$C_k = \frac{1}{c_o N} \sum_{t=1}^{N-k} (y_{t+k} - \bar{y}) \cdot (y_t - \bar{y}) \quad \begin{matrix} C_o = 1 \\ -1 <= C_k <= 1 \\ k = 1, 2 \ldots N \end{matrix}$$

Leistungsdichtespektrum (LDS) aus der AKF
(Wiener-Chintchin-Theorem mit Tukey-Hanning-Fenster):

$$p(f) = \omega_o c_o + \sum_{k=1}^{M} \left(1 + \cos\left(\frac{\pi k}{M}\right) c_k \cos(2\pi f k)\right)$$

$f = 1 \ldots$

➡ Maximum der AKF
Maximum des LDS

Die Autokorrelationsfunktion (AKF) und das Leistungsdichtespektrum (LDS) wurden berechnet. Grundlage für die Berechnung der Änderung der Rhythmen über die Zeit war die Erstellung eines Dynamogramms:

Modellfunktion für ⟨ Maximum von ACF
Maximum von LDS

↓ $C(i, j) = M + A\cos(\omega t + 0)$

Vergleich von Modellfunktion und biologischer
Zeitreihe mit der Methode der kleinsten Quadrate.

↓ $\sum_{i=1}^{} (y(z_i) - m(z_i))^2 = \text{Minimum}$

Dynamogramm

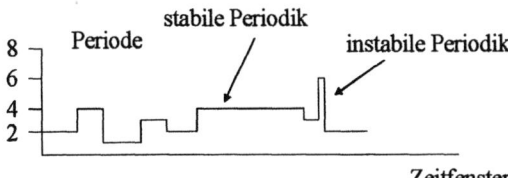

Es repräsentiert die chronologische Darstellung der Maxima von ACF oder LDS, berechnet in jeweils 40-Daten-Fenstern, die immer um einen Wert entlang der Zeitreihe verschoben werden. Von Stabilität der Rhythmik sprechen wir bei mindestens 2 aufeinanderfolgenden gleichen Perioden, von Instabilität bei wechselnden Perioden. Es wurde die Herzfrequenz von 3 8-h-Zeitreihen (à 1440 Daten), die den folgenden Uhrzeiten entsprechen: 15.00–23.00, 23.00–7.00, 7.00–15.00 Uhr, vor und nach nCPAP-Therapie untersucht.

Ergebnisse

Grundvoraussetzung für die Quantifizierung von Mikrorhythmen im Zirkaminutenbereich und für deren intra- und interindividuellen Vergleich war die strikte Einhaltung der standardisierten Versuchsbedingungen. Nur so sind vergleichende Aussagen über Rhythmen und deren Änderung möglich.

Die Analyse der Zirkaminutenrhythmen in der Herzfrequenz ergab, daß periodische Schwankungen der Pulsrate im 20-s- bis 240-s-Periodenbereich verifiziert werden konnten. Es wurden auch Rhythmen mit größerer Periodenlänge nachgewiesen; sie wurden aufgrund des seltenen Auftretens jedoch in den folgenden Betrachtungen als Rhythmen größer als 240 s zusammengefaßt.

Im Wachzustand vor und nach Therapie überwiegen die instabilen Rhythmen. Das heißt, es gibt kaum längere Perioden mit einem stabilen Zirkaminuten-

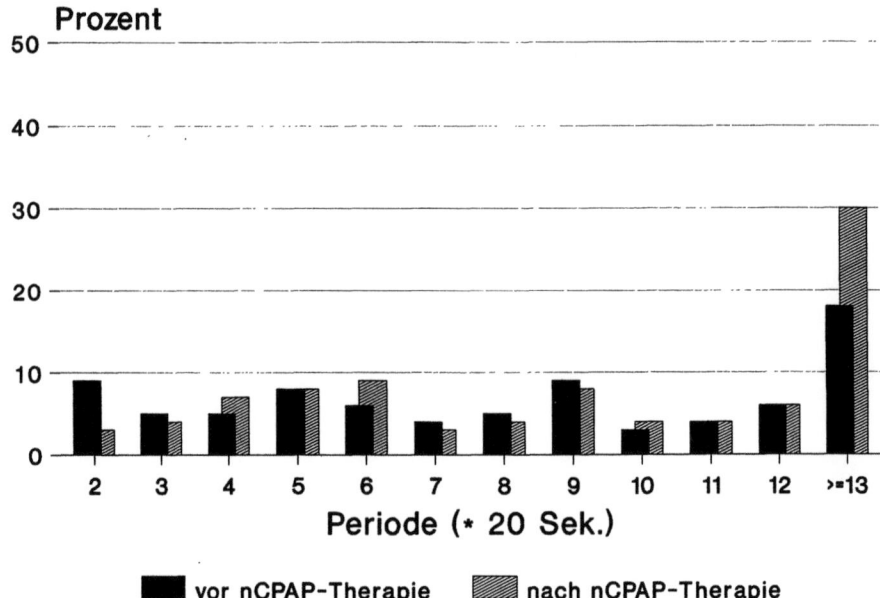

Abb. 3. Periodenverteilung der Herzfrequenz bei obstruktivem Schlafapnoesyndrom vor und am 3. Tag mit nCPAP-Therapie in der Zeit von 15.00 bis 23.00 Uhr

rhythmus. Es konnte keine dominierende Periodenlänge im Rhythmusverhalten festgestellt werden (Abb. 3 und 4, 15.00–23.00, 7.00–15.00 Uhr).

Abbildung 5 und 6 zeigen das 24-h-Schlaf-Wach-Profil bei einem der 4 Patienten vor und nach Therapie und Abb. 7 und 8 die Herzfrequenz und deren Dynamogramm im Schlaf (23.00–7.00 Uhr) dieses Patienten. Im Schlaf vor Therapie konnten stabile Rhythmen in der Herzfrequenz über einen längeren Zeitraum verifiziert werden. Die stabilen Perioden lagen in diesen Zeitabschnitten im 40-s- bis 80-s-Bereich. Die stabilen Rhythmen in der Herzfrequenz in der Nacht korrelierten zeitlich mit den Schlafapnoeepisoden. Im Hypnogramm (Abb. 5) ist die Schlaffragmentierung an der hohen Anzahl von Schlafapnoe-bedingten „movement arousals" zu erkennen. Nach nCPAP-Therapie verschwinden die stabilen Rhythmen auch im Schlaf, und das Periodenspektrum ist im Vergleich vor Therapie gleichmäßiger verteilt (Abb. 9).

Die therapierten Patienten wiesen ein dem physiologischen Schlaf ähnliches Profil auf. Die Wiederherstellung einer normalen Schlafstruktur bei den untersuchten Patienten ist am Beispiel in Abb. 6 (Mitte) dargestellt. Die Apnoe-bedingten „movement arousals" haben signifikant abgenommen; die Schlafstadienanteile von oberflächlichem (Stadium 1 und 2) und tiefem Schlaf (Stadium 3 und 4) haben sich zugunsten des tiefen Schlafes verschoben. Der Therapieeffekt ist somit anhand des Schlafes und anhand der Auflösung von stabilen, pathologischen Rhythmen in der Herzfrequenz nachweisbar.

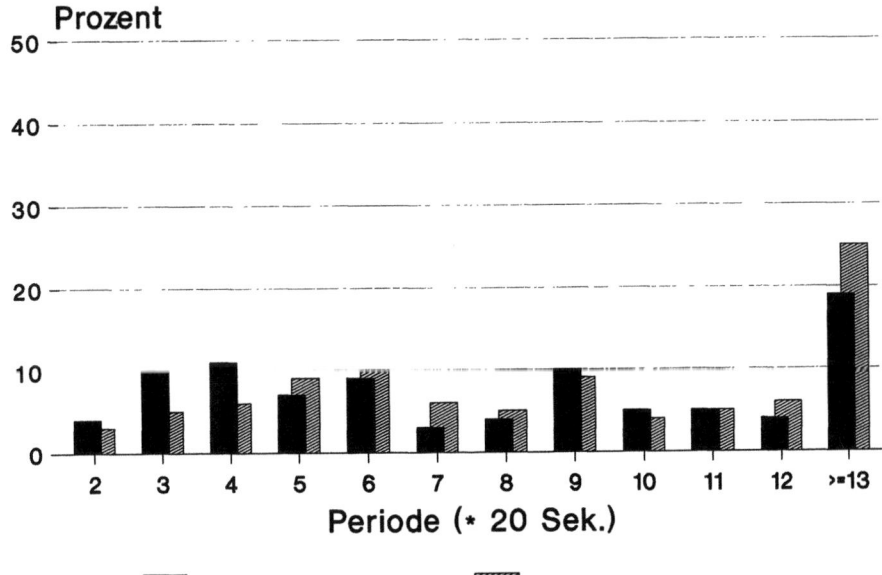

Abb. 4. Periodenverteilung der Herzfrequenz bei obstruktivem Schlafapnoesyndrom vor und am 3. Tag mit nCPAP-Therapie in der Zeit von 07.00 bis 15.00 Uhr

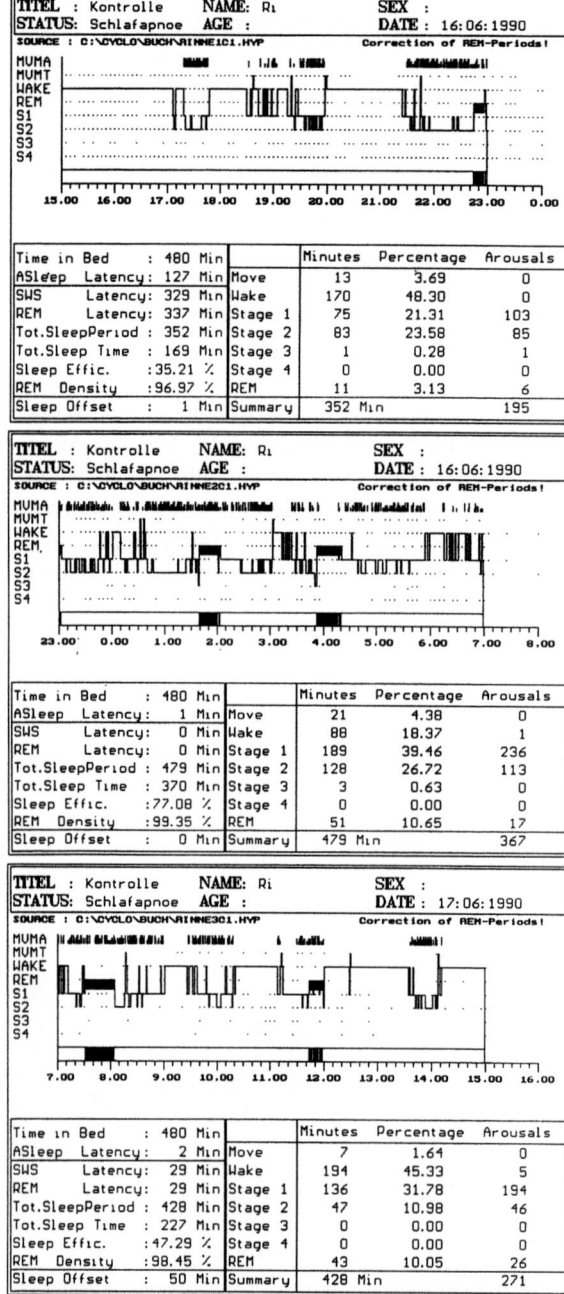

Abb. 5. Hypnogramm eines Patienten mit obstruktivem Schlafapnoesyndrom über 24 h (*oben* 15.00–23.00 Uhr, *Mitte* 23.00–07.00 Uhr, *unten* 07.00–15.00 Uhr) vor nCPAP-Therapie

OSAS und Herzfrequenzvariabilität

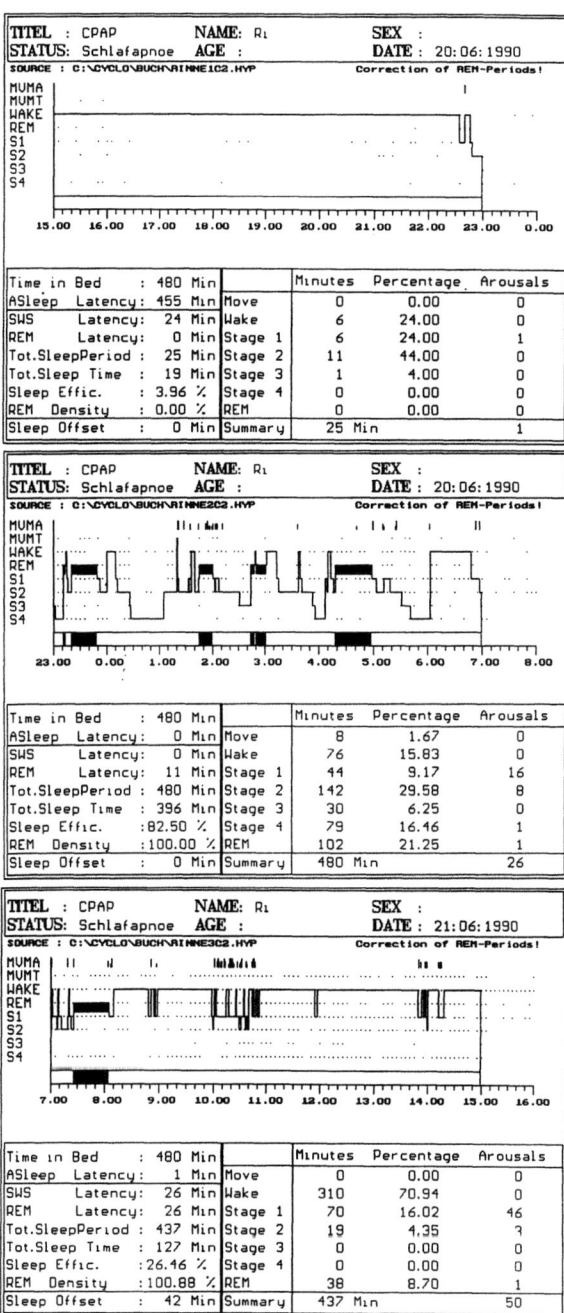

Abb. 6. Hypnogramm eines Patienten mit obstruktivem Schlafapnoesyndrom über 24 h (*oben* 15.00–23.00 Uhr, *Mitte* 23.00–07.00 Uhr, *unten* 07.00–15.00 Uhr) am 3. Tag mit nCPAP-Therapie

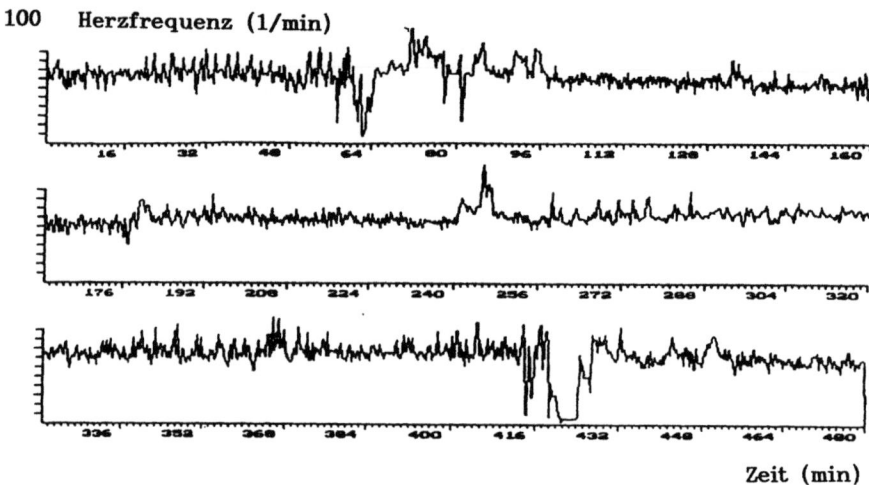

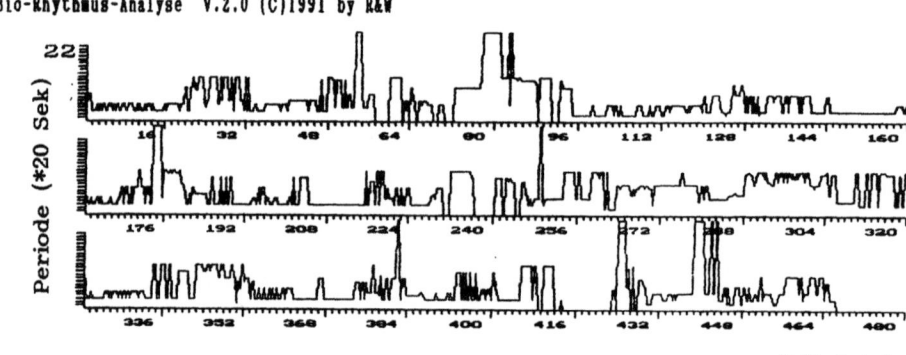

Abb. 7. Herzfrequenzverhalten *(oben)* und daraus berechnetes Dynamogramm *(unten)* bei einem Patienten mit obstruktivem Schlafapnoesyndrom in der Zeit von 23.00 bis 07.00 Uhr vor nCPAP-Therapie

OSAS und Herzfrequenzvariabilität 117

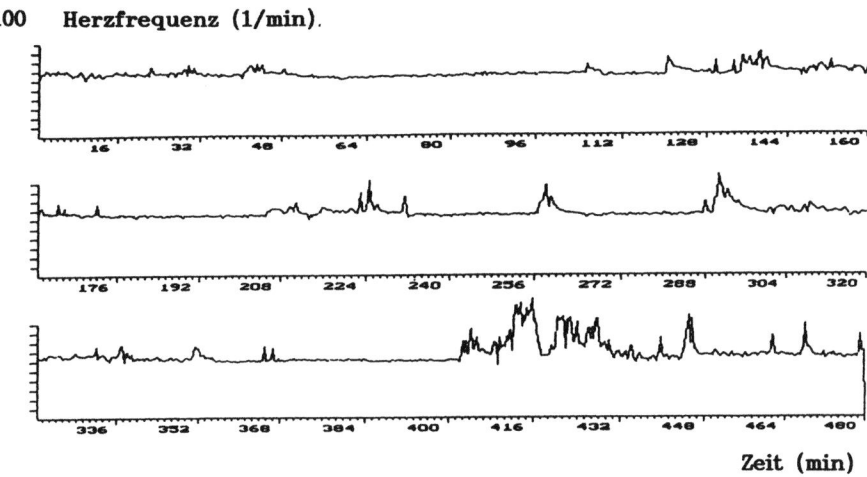

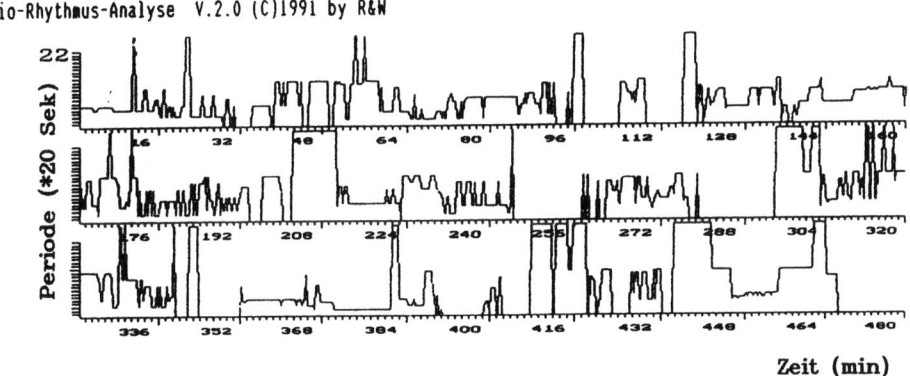

Abb. 8. Herzfrequenzverhalten *(oben)* und daraus berechnetes Dynamogramm *(unten)* bei einem Patienten mit obstruktivem Schlafapnoesyndrom in der Zeit von 23.00 bis 07.00 Uhr nach nCPAP-Therapie

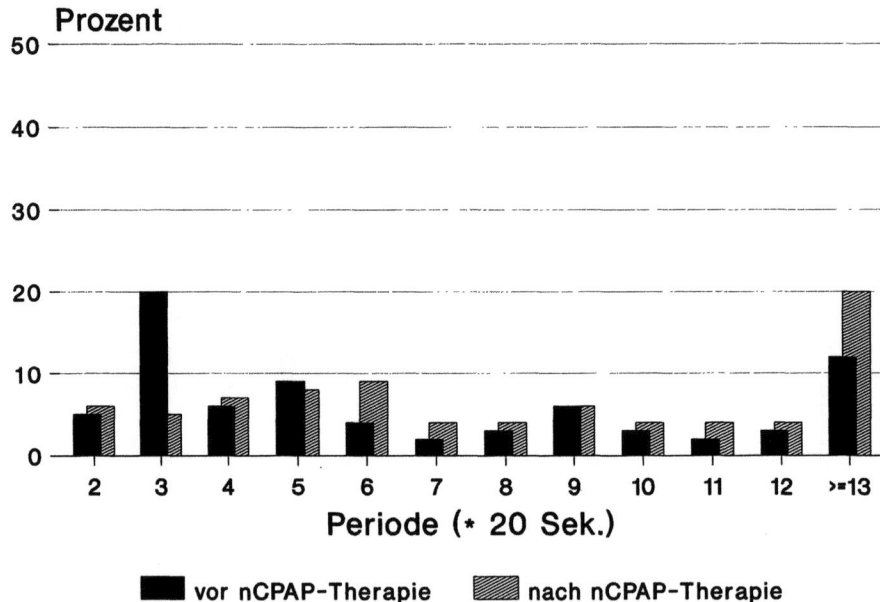

Abb. 9. Periodenverteilung der Herzfrequenz bei obstruktivem Schlafapnoesyndrom vor und am 3. Tag mit nCPAP-Therapie in der Zeit von 23.00 bis 07.00 Uhr

Diskussion

Die schon visuell (Abb. 1) gut zu erkennende Periodizität in den polysomnographisch registrierten Parametern konnte mit dem hier angewandten mathematisch-biorhythmologischen Ansatz anhand der Herzfrequenz nachgewiesen werden. Die quantifizierten Perioden liegen im 40-s- bis 240-s-Bereich und dominieren beim Schlafapnoiker in der Nacht im 40-s- bis 80-s-Bereich. Im Wachzustand und im Schlaf unter nasaler CPAP-Therapie glättete sich das Rhythmusspektrum. Die 40- bis 80-s-Rhythmen dominierten nicht mehr im Vergleich zu den Rhythmen größer 80 s. Nachgewiesen wurde diese Rhythmusänderung auch von anderen Autoren. Fett et al. [3] fanden 2- bis 130-s- (0,5- bis 0,007-Hz-)Rhythmen mit hoher periodischer Herzfrequenzstabilität. Hamm u. Mahoney [6] verifizierten Herzfrequenzrhythmen bei OSAS-Patienten im 20-s- bis 30-s-Bereich. Nach nCPAP-Therapie dominierte in beiden Untersuchungen die respiratorische Sinusarrhythmie. Sie ist unabhängig von Alter, Gewicht und Schläfrigkeit und nur z. T. abhängig von der O_2-Sättigung [4].

Die verifizierten Perioden sind immer auch abhängig von der Abtastrate der Originaldaten bzw. ihrer Mittelung (bei unseren Untersuchungen 20 s entsprechend der Schlafstadienanalyse). Es kann jedoch annähernd postuliert werden, daß die verifizierten 40-s- bis 80-s-Perioden der Apnoedauer entsprechen und praktisch ein Maß für die Apnoelänge, periodisch auftretend, darstellen. Eine größere Zeitauflösung der Daten ermöglicht eine exaktere Korrelation zur Apnoe/Nonapnoe-Zykluslänge.

Während einer längeren Apnoephase im Schlaf ändert sich die ihr eigene Periodik (Apnoe/Nonapnoe-Länge) nicht oder kaum, was sich in unseren Untersuchungen auch in Form von stabilen Rhythmen der Herzfrequenzvariation widerspiegelt. Verschiedene Autoren [2, 4] beschreiben eine hohe Variation der Herzfrequenz von Apnoe zu Apnoe, besonders im REM. Die Apnoelänge der einzelnen Apnoephasen und damit auch die Herzfrequenz im Apnoe- bzw. Nonapnoeintervall bleibt in unseren Untersuchungen relativ konstant. Dies ist im Dynamogramm der Herzfrequenz an den stabilen Rhythmusphasen zu erkennen. Hierin besteht das Besondere der Schlafapnoe, nämlich die stabilen Rhythmen in den vegetativen Parametern, z. B. in der Herzfrequenz. Diese Rhythmen sind pathologisch. Sie unterscheiden sich von den nach Therapie beschriebenen Rhythmuszuständen.

Pathologische Rhythmen sind bisher wenig beschrieben worden. Lorenz [9] beschreibt eine pathologische rhythmische Verlangsamung der Herzfrequenz im neurologischen Krankengut im Frequenzbereich von 5 bis 6 min^{-1}, für den Blutdruck im Bereich von 3 bis 4 min^{-1}. Er nimmt an, daß je höher, anatomisch gesehen, die zentralnervöse Störung ist, desto kürzer werden die Perioden der Zirkaminutenrhythmen. Infratentorielle Störungen induzieren größere Perioden im Zirkaminutenbereich in Atmungs- und Herz-Kreislauf-Parametern, supratentorielle Störungen kürzere Perioden. Die Atemaussetzer bei der Cheyne-Stokes-Atmung sind z. B. abhängig vom Ausmaß und Lage der Störung im bulbären Atmungszentrum. Zentralnervöse Störungen, hervorgerufen durch pathologische Prozesse im verlängerten Rückenmark, induzieren eine Änderung der Rhythmen der Herzfrequenz von 5–6 min^{-1} zu Schwankungen von 1–2 min^{-1}. Die Periodenlänge wird größer (10–12 s bis > 30–60 s). Dabei scheint die Rhythmik von 1–2 min^{-1} sehr stabil zu sein. Ob sie spinaler Natur ist, bleibt noch ungeklärt [9].

Während der Schlafapnoe manifestieren sich ebenfalls diese 30- bis 60-s-(40- bis 80-s-)Rhythmen. Mit Hilfe der Rhythmusanalyse und der Analyse der zeitlichen Periodenänderung der Rhythmen der Herzfrequenz bei OSAS-Patienten vor und nach nCPAP-Therapie kann sich der Therapieerfolg anhand des Verschwindens stabiler Rhythmen, die ein typisches Merkmal für Apnoephasen zu sein scheinen, erkennen und nachweisen lassen. Die Verifizierung und Quantifizierung der Periodendauer der Zirkaminutenrhythmen in der Herzfrequenz und zusätzlich der Atemfrequenz könnte neue Ansatzpunkte für die Diskussion um die Pathogenese der Schlafapnoe liefern, speziell um den Einfluß zentralnervöser Strukturen. Interessant dürfte der Zusammenhang von zentralnervösen Erkrankungen und dem Ausmaß gleichzeitig auftretender Schlafapnoe sein.

Um die Pathophysiologie der Herzfrequenz bei schlafbezogenen Atmungsstörungen näher aufzuklären, sollten auch die unterschiedlichen Arten von Apnoen – obstruktive, zentrale und gemischte Apnoen – biorhythmologisch untersucht werden. Die rhythmische Struktur der Schlafapnoe, unter Berücksichtigung kardiorespiratorischer Parameter, sollte auch in Zusammenhang mit anderen Rhythmen gebracht werden. Dazu zählt der Wochentagvergleich unter Berücksichtigung zirkaseptaner Rhythmen, der Mittagsschlaf/Nachtschlaf-Vergleich zur

Verifizierung des Einflusses zirkasemidianer Rhythmen und der Non-REM/ REM-Vergleich als ultradianer Rhythmus.

Literatur

1. Akselrod S, Gordon D, Uebel FA, Stramon DC, Borger AC, Cohen RJ (1981) Power spektrum analyse of heart rate fluctuation: a quantitative probe of beat-to-beat cardiovascular control. Science 213 (4504):220–222
2. Coccagna G, Cirignotta F, Lugaresi E (1991) Changes in general circulation in sleep apnea syndrome. In: Peter JH, Penzel T, Podszus T, von Wichert P (eds) Sleep and health risk. Springer, Berlin Heidelberg New York Tokyo, pp 237–245
3. Fett I, Amend G, Penzel T, Stephan S, Klingenberg R, Peter JH (1991) Cyclicyl variation of heart rate in sleep apnea before and under nasal continuous positive airway pressure therapy. In: Peter JH, Penzel T, Podszus T, von Wichert P (eds) Sleep and health risk. Springer, Berlin Heidelberg New York Tokyo, pp 237–245
4. Guilleminault C, Conolly S, Winkle R, Melvin K, Tilikan A (1984) Cyclical variation of the heart rate in sleep apnea syndrome. Lancet 21:126–131
5. Guilleminault C (1989) Clinical features and evaluation of obstructive sleep apnea. In: Kryger MH, Roth R, Dement WC (eds) Principles and practice of sleep medicine. Saunders, Philadelphia, pp 552–559
6. Hamm CK, Mahoney S (1990) Spectral analysis of heart rate in patients with obstructive sleep apnoe. Sleep Research, p 232
7. Koepchen U-R (1962) Die Blutdruckrhythmik. Kreislauf-Bücherei, Bd 19. Steinkopff, Darmstadt
8. Koskenvuo O (1987) Cardiovascular stress and sleep. Ann Clin Res 19:110–113
9. Lorenz R (1977) Blutdruckwellen bei Läsionen des ZNS. In: Lassmann G, Seitelberger F (Hrsg) Rhythmische Funktionen in biologischen Systemen, 2. Teil, Facultas-Verlag, Wien, S 16–24
10. Pallas-Areny R, Colominas-Balague J, Javier Rosell F (1989) The effect of respiration induced heart movements on the ECG. IEEE Trans Biomed Eng 36/6:585–589
11. Rechtschaffen A, Kales A (1968) A manuell of standardized terminology, techniques and scoring system for sleep stages of human subjects. UCLA Brain Information Service/Brain Research Institute, Los Angeles
12. Rompelmann O, Kitney RI (1977) The study of heart rate variability related to neurophysiological rhythms in cardiovascular control. In: Lassmann G, Seitelberger F (Hrsg) Rhythmische Funktionen in biologischen Systemen, 2. Teil. Facultas-Verlag, Wien, S 98–104
13. Siegenthaler W (1987) Klinische Pathophysiologie. Thieme, Stuttgart, S 664–665
14. Sinz R (1978) Zeitstrukturen und organismische Regulation. Akademie-Verlag, Berlin
15. Terzano MG, Mancia D, Salati MR, Costani G, Decembrino A, Parrino L (1985) The Cyclic alternating pattern as a physiological component of normal NREM sleep. Sleep 8/2:137–145
16. Witzleb E (1990) Funktionen des Gefäßsystems. In: Schmidt RF, Thews G (Hrsg) Physiologie des Menschen, 24. korr. Aufl., Springer, Berlin Heidelberg New York Tokyo, S 505ff.
17. Zbilut JP, Mayer-Kress G, Geist KH (1988) Dimensional analysis of heart rate variability in heart transplant recipients. Mathematical Biosciences 90/1 and 2:49–70

Bestimmung der Atemantworten im Schlaf

H. Schneider

Die Schlafapnoe (SA) ist charakterisiert durch das phasenhafte Auftreten von repetitiven Atemstillständen im Schlaf, die einerseits zu Störungen der Schlafstruktur und andererseits zu kardiorespiratorischen Funktionsstörungen führen [6, 7]. Infolge dieser zunächst auf den Schlaf beschränkten Veränderungen entstehen auch Beeinträchtigungen der Vigilanz und der kardiorespiratorischen Funktionen am Tage, so daß Patienten mit Schlafapnoe an einer Vielzahl von psychischen Symptomen, aber auch an kardiorespiratorischen Folgeschäden leiden [8]. Für die Entwicklung der Befunde und Symptome von Patienten mit obstruktiver Schlafapnoe konnten als wesentliche pathogenetische Faktoren die während der Apnoe erhöhten respiratorischen intrathorakalen Druckschwankungen und die infolge der Apnoe resultierende Schlaffragmentierung sowie die arterielle Hypoxie und Hyperkapnie herausgearbeitet werden [6]. Die apnoeabhängigen Blutgasveränderungen werden in der Regel durch kurzdauernde intermittierende Hyperventilationen komplett ausgeglichen, weswegen die Mehrzahl der Patienten trotz langer Phasen mit obstruktiven Apnoen während dieser Zeit keine andauernde alveoläre Hypoventilation zeigt [12].

Bei zusätzlichen Erkrankungen wie z. B. bei Kyphoskoliose, Adipositas permagna, Muskeldystrophien, Lungenfibrose oder fortgeschrittener chronisch-obstruktiver Lungenerkrankung mit Veränderungen der Lungenfunktion kann es jedoch zu länger anhaltenden Veränderungen der Blutgase kommen, da die zum Ausgleich der apnoeinduzierten Hypoxie und Hyperkapnie erforderliche Atemarbeit nicht aufgebracht werden kann. Demgegenüber konnte in jüngster Zeit nachgewiesen werden, daß auch bei lungengesunden Patienten mit Schlafapnoephasen langandauernde Hypoxämiephasen im Schlaf auftreten [1].

Untersuchungen zur Atmungsregulation bei Schlafapnoepatienten beschränken sich überwiegend auf eine Analyse der Atmungsmuster, z. B. auf die Dauer und Anzahl der Apnoen und deren Veränderungen in den unterschiedlichen Schlafstadien, sie beziehen sich jedoch nicht auf eine quantitative Bestimmung der respiratorischen Aktivität mit hoher zeitlicher Auflösung sowie deren Veränderungen durch Hypoxie und oder Hyperkapnie im Schlaf. Mit den heute zur Verfügung stehenden Untersuchungsmethoden ist nicht nur eine kontinuierliche Registrierung der unterschiedlichen an der Atmung beteiligten Größen wie z. B. die diaphragmale respiratorische Aktivität und die pulsoxymetrische Messung der O_2-Sättigung möglich, sondern es kann auch mit Hilfe computerunterstützenden Auswertealgorithmen eine zeitliche Analyse der dynamischen Veränderung der Atmung in den einzelnen Schlafstadien, wie auch eine Bestimmung der Atemantworten auf Hypoxie und Hyperkapnie am Schlafenden durchgeführt werden.

Die vorliegende Arbeit stellt die Bestimmung der Atemantworten auf Hypoxie und Hyperkapnie und Methoden zur Feinanalyse der Atmungsregulation im Schlaf dar. Anhand von Registrierbeispielen von Patienten mit obstruktiver Schlafapnoe und obstruktivem Schnarchen wird der klinische Nutzen einer differenzierten Messung der Atmung im Schlaf demonstriert.

Methode

Physiologische Betrachtung

Abbildung 1 zeigt ein vereinfachtes Schema der wichtigsten Regel- und Stellgrößen der an einem Atemzug beteiligten physiologischen Atmungsvariablen sowie die meßtechnischen Möglichkeiten, um die unterschiedlichen Variablen der Atmung zu bestimmen. Wenn auch ein diskretes Atmungszentrum nicht sicher im Stammhirn lokalisierbar ist, so wurden doch in der Medulla oblongata und der Pons verschiedene neuronale Gruppen nachgewiesen, die sowohl inspiratorische als auch exspiratorische Neuronen enthalten und unterschiedlich Einfluß auf die Atemfrequenz und Atemtiefe ausüben. Durch Vernetzung mit afferenten Bahnen aus kortikalen, pontinen und vagalen Zentren, pulmonalen Dehnungsrezeptoren sowie zentralen und peripheren Chemorezeptoren kann die neuronale in- und exspiratorische Aktivität modifiziert werden. Die Summe der in- und exspiratorischen Aktivität der medullären und pontinen Neuronen wird als die zentrale respiratorische Aktivität bezeichnet [4] und führt über Stimulierung der Nn. phrenici zur elektromechanischen Aktivierung des Diaphragmas, das in Abhängigkeit von der Vordehnung und des spinalen Ruhetonus einen negativen intrapleuralen Druck generiert. Dieser überträgt sich über die Alveolen, Bronchioli und Bronchien auf die Trachea und oberen Luftwege und erzeugt so einen inspiratorischen Atemfluß. Da die über die Nn. phrenici übertragene Impulsrate und die elektromechanische Übertragung der zentralen inspiratorischen Aktivität mit 8 ms bzw. 25 ms intraindivididuell konstant sind, kann als Maß für die zentrale inspiratorische Aktivität die Dauer vom Beginn des negativen pleuralen Drucks bis zum Wendepunkt der Druckkurve genommen werden [2]. Demgegenüber dauert die gesamte inspiratorische Aktivierung des Diaphragmas so lange, wie die Aktivität der zentralen inspiratorischen Neuronen die der exspiratorischen Neuronen überwiegt (T_I), so daß bei bereits eingeleiteter zentraler Exspiration (Abnahme der zentralen neuralen respiratorischen Aktivität, T_E) das Diaphragma weiter inspiratorisch aktiviert wird. Diese über die zentrale Inspiration hinausgehende Aktivierung des Diaphragmas wird als postinspiratorische diaphragmale Aktivität bezeichnet und macht deutlich, daß die gesamte diaphragmale inspiratorische Aktivität länger ist als die zentrale inspiratorische Aktivität. Die Zeit von der diaphragmalen Kontraktion bzw. Entstehung eines negativen intrapleuralen Drucks bis zur Erzeugung eines Atemflusses wird als respiratorische Zeitkonstante (τ_{RS}) bezeichnet und hängt im wesentlichen von der Dehnungsfähigkeit der Lunge, aber auch vom Tonus und der Koordination der extrathoraka-

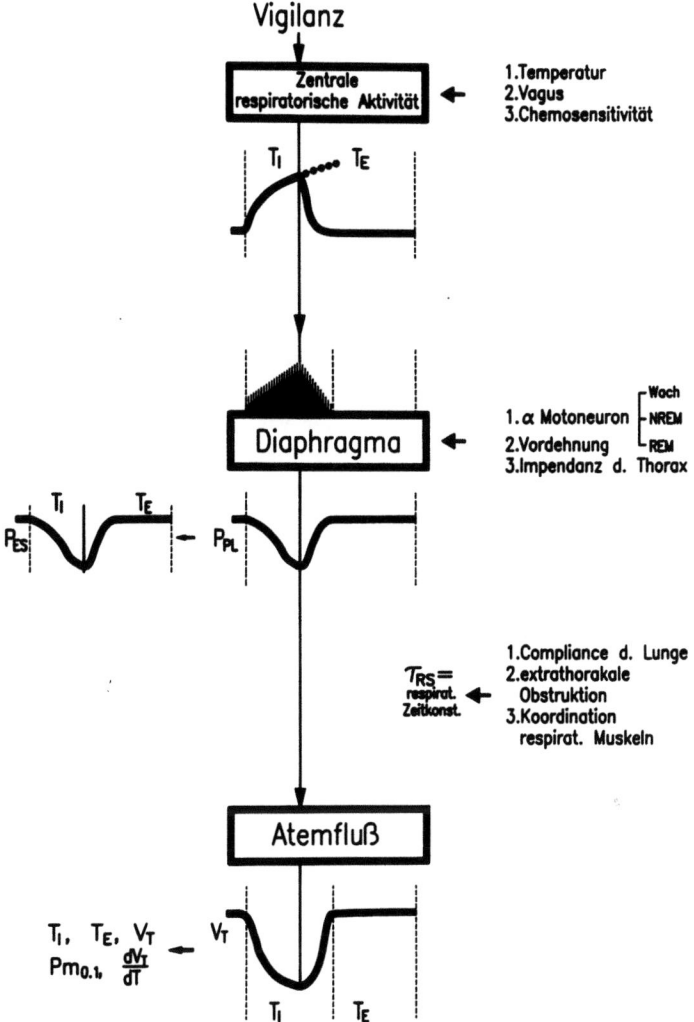

Abb. 1. Vereinfachtes Schema zu den wichtigsten Regel- und Stellgrößen der an einem Atemzug beteiligten physiologischen Atmungsvariablen *(Mitte)* sowie die meßtechnischen Möglichkeiten, die unterschiedlichen Variablen der Atmung zu bestimmen *(links)* und die modifizierenden Faktoren *(rechts)*. V_T Atemzugvolumen, T_I Dauer der Inspiration, T_E Dauer der Exspiration. P_{OES} Ösophagusdruck, P_{PL} intrapleuraler Druck, $P_{m\,0.1}$ Atemwegsdruck bei einer externen Okklusion von 0,1 s Dauer

len – oropharyngealen – Muskulatur ab. Am Beispiel der obstruktiven Schlafapnoe wird jedoch deutlich, daß es sich bei dieser Atmungsvariablen keineswegs um eine Konstante handelt, sondern um eine u. a. in Abhängigkeit von der oropharyngealen Obstruktion veränderlichen Größe mit im Extremfall (bei kompletter obstruktiver Apnoe) unendlicher Dauer. Weder die Messung des Atemflusses allein noch die Bestimmung der inspiratorischen Zeiten und des Atemantriebs aus der Stärke und Dauer der Flußkurve (V_T, T_I, T_E, $P_{0,1}$) geben die zentrale respiratorische Aktivität exakt wieder. Die Flußkurve zeigt lediglich die Summe der unterschiedlich an der Atmung beteiligten Variablen. Eine Beeinflussung der Atmung auf unterschiedlichen Ebenen einzeln oder gleichzeitig ist während des Schlafs in den unterschiedlichen Schlafstadien wahrscheinlich; z. B. nimmt im REM-Schlaf sowohl die zentrale cholinerge Impulsrate zu [3], gleichzeitig kommt es zu einer Abnahme der Chemosensitivität und der α-Motoneuronaktivität des Diaphragmas und auch der extrathorakalen Atemmuskulatur. Es ist daher notwendig, neben der Atemflußkurve auch die thorakale und abdominale respiratorische Druckkurve abzuleiten und beide Veränderungen in Abhängigkeit von der Zeit und den Blutgasen zu analysieren. Zusätzlich ist neben der Registrierung der einzelnen an der Atmung beteiligten Größen die Erfassung möglicher Modifikatoren notwendig, wie z. B. die Bestimmung der kortikalen Aktivität mittels EEG zur Differenzierung unterschiedlicher Vigilanzniveaus. Im folgenden wird detailliert der Versuchsaufbau beschrieben und anhand von Registrierbeispielen die o. g. Veränderungen der Atmungsvariablen bei der obstruktiven Apnoe und beim Schnarchen demonstriert.

Polysomnographischer Versuchsaufbau

In Abb. 2 ist in der oberen Bildhälfte schematisch der Versuchsaufbau und die Plazierung der Meßfühler zur Registrierung der unterschiedlichen Atmungsvariablen dargestellt. Das mechanische Modell (modifiziert nach Macklem [13]) in der unteren Bildhälfte zeigt anhand in Reihe geschalteter Federn, daß die thorakalen und abdominalen Drücke die Summe aus den Einzelspannungen der an der Atmung beteiligten Muskeln sowie der Eigendehnung von Lunge, Thorax und Abdomen darstellen. Mittels transdiaphragmaler Einzelmessung des Ösophagusdrucks (p_{Oes}) und des Abdominaldrucks (p_{Abd}) kann der abdominale Druck separat von dem pulmonalen und thorakalen Druck registriert werden. In der hier gewählten Meßanordnung werden zusätzlich zu den in der Abbildung dargestellten Ableitungen eine komplette polysomnographische Registrierung nach den Richtlinien von Rechtschaffen u. Kales [11] einschließlich EKG (Standard-II-Extremitätenableitung) und kontinuierlicher arterieller Blutdruckmessung durch Kanülierung der A brachialis sowie pulsoxymetrischer Messung der O_2-Sättigung (BIOX 3700) am Ohr durchgeführt. Die thorakalen und abdominalen respiratorischen Druckschwankungen wurden mittels einer transnasal gelegenen doppellumigen Ösophagussonde (Gaeltec Oesophagussonden, Fa. Novometrics) gemessen, der Luftfluß und die Atemvolumina wurden pneumotachographisch (Fleisch Pneumotachograph, Fa. Siemens) am inspiratorischen Schenkel einer Nasen-Mund-Maske (Speak-easy-Maske, Fa. Stimotron) gemessen. Die Trennung des Atemflusses in einen in- und einen exspiratorischen Schenkel erfolgt im wesentlichen aus 2 Gründen: 1) wird eine zur Maske (120 ml) zusätzliche Totraumvergrößerung durch den Pneumotachographen vermieden und 2) können über den inspiratorischen Schenkel unterschiedliche

Gasgemische eingeatmet werden, ohne daß es zu einer unkontrollierten und dadurch u. U. gefährlichen Rückatmung von Kohlendioxid kommt.

Während des Non-REM-Schlafs und des REM-Schlafs wurden unterschiedliche Einatmungsgase angeboten und die Veränderung der Atmungsparameter gemessen. Folgende Einatmungsgase wurden während der Schlafstadien angeboten:

1. Raumluft,
2. 40 % Sauerstoff (60 % Stickstoff) für 10 min im Wachzustand und im Non-REM- und REM-Schlaf,
3. 4 % Kohlendioxid (40 % Sauerstoff, 56 % Stickstoff) bis zu einem Anstieg der alveolären CO_2-Konzentration auf 60 mm Hg.

Die Aufzeichnung aller Parameter erfolgte auf einen 24-Kanal-Schreiber (24 ED, Fa. Picker). Zusätzlich wurden die in Abb. 2 gezeigten Atmungsparameter auf einem 8-Kanal-Schreiber (UD 210, Fa. Picker) mit einer Papiergeschwindigkeit von 2 mm/s aufgezeichnet.

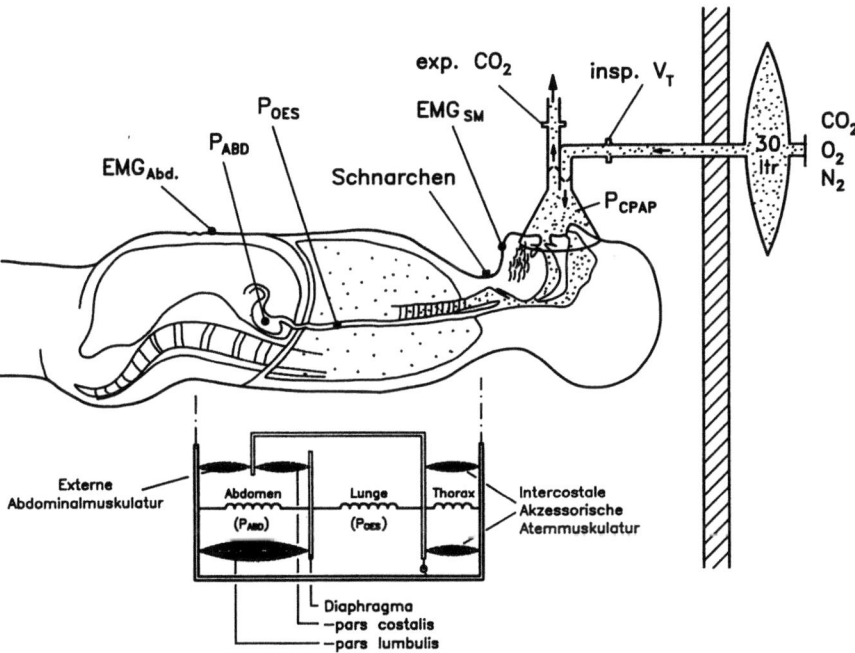

Abb. 2. *Obere Bildhälfte:* Schematische Darstellung des Versuchsaufbaus und Plazierung der Meßfühler zur Registrierung der unterschiedlichen Atmungsvariablen. Das mechanische Modell (mod. nach Macklem [13] in der *unteren Bildhälfte* zeigt anhand in Reihe geschalteter Federn, daß die thorakalen und abdominalen Drücke die Summe aus den Einzelspannungen der an der Atmung beteiligten Muskeln sowie der Eigendehnung der Lunge, des Thorax und des Abdomens darstellen. V_T Atemzugvolumen, P_{oes} Ösophagusdruck, P_{ABD} intraabdominaler Druck, EMG_{ABD} Elektromyogramm der externen Bauchmuskulatur (M. rectus abdominis), EMG_{SM} Elektromyogramm der submentalen Muskulatur (M. genioglossus)

Ergebnisse

Im folgenden werden anhand von Registrierbeispielen eines 59jährigen Patienten mit ausgeprägter Schlafapnoe (AI = 46), Adipositas (BMI = 29,6 kg/m^2), arterieller Hypertonie (145 mm Hg/100 mm Hg) und respiratorischer Partialinsuffizienz (pO$_2$ = 58 mm Hg und pCO$_2$ = 42 mm/HG) die Veränderungen der oben beschriebenen Atmungsvariablen im Non-REM- und REM-Schlaf unter Inhalation unterschiedlicher Einatmungsgase gezeigt. Abbildung 3 zeigt ein repräsentatives Beispiel der Atmung bei obstruktiven Apnoen im Non-REM- (Abb. 3a) und REM-Schlaf (Abb. 3b) unter Inhalation von Raumluft, Abb. 4 die Veränderung der Atmung unter hyperoxischer Hyperkapnie (4 % CO$_2$, 40 % O$_2$ und 56 % N$_2$) im Non-Rem (Abb. 4a) und REM-Schlaf (Abb. 4b), unter Hyperoxie Abb. 5 (100 % O$_2$) im Non-REM- (Abb. 5a) und REM-Schlaf (Abb. 5b).

1. Inhalation von Raumluft

Wie in Abb. 3 ersichtlich, handelt es sich um obstruktive Apnoen mit einer Dauer von 40–50 s und einer O$_2$-Entsättigung von 10–20 % im Non-REM-Schlaf und 60–90 s Dauer und O$_2$-Entsättigung von 40–50 % im REM-Schlaf. Die Registrierung der transdiaphragmalen Druckschwankungen zeigt im Non-REM-Schlaf stetig zunehmende inspiratorische Druckschwankungen bis auf Werte von – 20 bis – 25 mm Hg und jeweils am Ende der Apnoen auch positive intrathorakale Drücke während der Exspiration von + 5 bis + 7 mm Hg, die durch eine Aktivierung der externen Abdominalmuskulatur mit gesteigerter abdominalen Drücken bis auf 10–15 mm Hg einhergehen. Demgegenüber zeigt die Registrierung der transdiaphragmalen Druckschwankungen im REM-Schlaf während der Apnoen geringere und unregelhaft gesteigerte inspiratorische Druckschwankungen mit Werten von – 10 bis – 15 mm Hg endapnoisch. Eine exspiratorische Aktivierung der Abdominalmuskulatur mit konsekutiven positiven Drücken intraabdominal und intrathorakal tritt trotz längerer Dauer der Apnoen und stärkerer O$_2$-Entsättigung im REM-Schlaf nicht auf.

2. Inhalation von Kohlendioxid

Abbildung 4 zeigt die Veränderung der Atmung bzw. der obstruktiven Apnoen unter hyperoxischer Hyperkapnie im Non-REM- und REM-Schlaf. Im Non-REM-Schlaf (Abb. 4 a) verkürzt sich unter Inhalation von 4 % Kohlendioxid, 40 % Sauerstoff und 56 % Stickstoff die Dauer der obstruktiven Apnoen auf 15–30 s. Die Registrierung der transdiaphragmalen Druckschwankungen zeigt im Non-REM-Schlaf wie unter Inhalation von Raumluft stetig zunehmende inspiratorische Druckschwankungen bis auf Werte von – 10 bis – 20 mm Hg und bereits von Beginn der Apnoe an positive intrathorakale Drücke. Während der Exspiration treten unter gleichzeitiger Zunahme der Aktivierung der externen Abdominalmuskultatur gesteigerte abdominale Drücke von + 5 bis + 7 mm Hg intraabdominal und + 3 bis + 5 mm Hg intrathorakal auf. Im REM-Schlaf (Abb. 4 b) kommt es durch Inhalation von 4 % Kohlendioxid, 40 % Sauerstoff und 56 % Stickstoff zu einer Beseitigung der Apnoen ohne gesteigerte transdiaphragmale Druckschwankungen. Während der Inspiration treten pro Atemzug thorakale Drücke von – 5 bis – 7 mm Hg auf; während der Exspiration kommt es nicht zu einer Aktivierung der Abdominalmuskulatur mit positiven intraabdominalen und intrathorakalen Drücken.

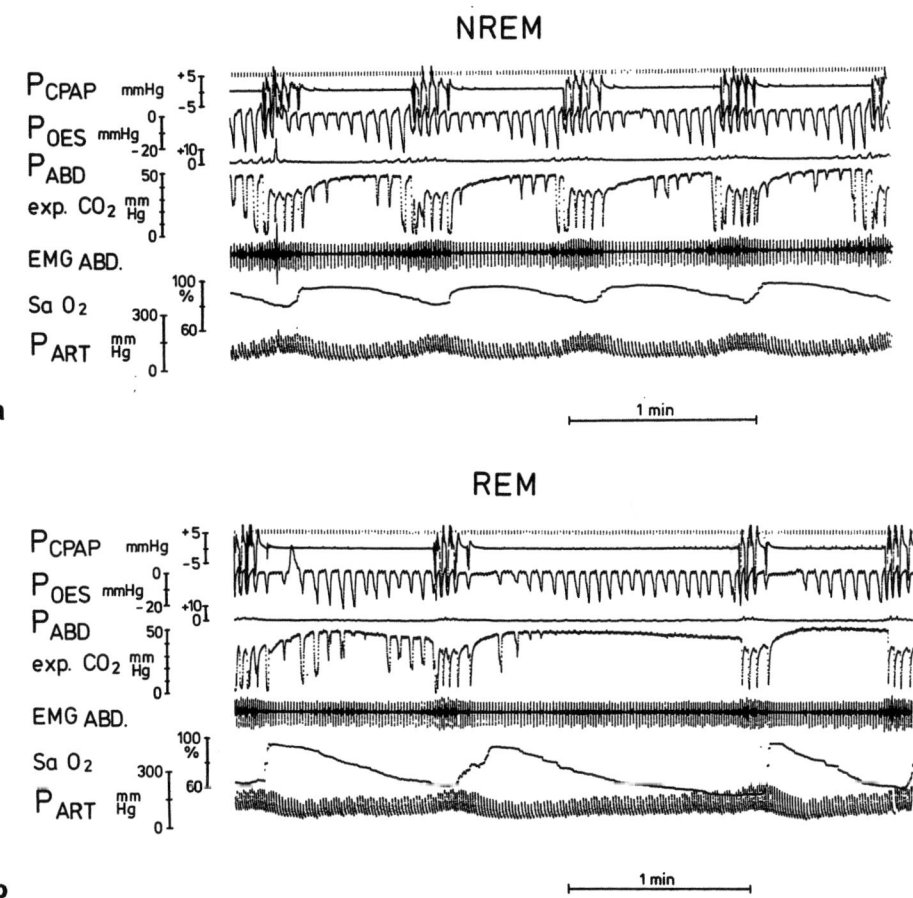

Abb. 3 a, b. Registrierung der Atmung unter Inhalation von Raumluft während Non-REM- (a) und REM-Schlaf (b) eines 69jährigen Patienten mit ausgeprägter Schlafapnoe (AI = 46), Adipositas (BMI = 29,6 kg/m^2), arterieller Hypertonie (145 mm Hg/ 110 mm Hg) und respiratorischer Partialinsuffizienz (pO$_2$ = 58 mm Hg, pCO$_2$ = 42 mm Hg). p_{CPAP} Druckkurve der Nasen-Mund-Maske (Speak-easy-Maske), p_{OES} Ösophagusdruck, p_{ABD} intraabdominaler Druck, *exp. CO$_2$* kapnographisch gemessene endexspiratorische CO$_2$-Konzentration, *EMG$_{ABD}$* Elektromyogramm der externen Bauchmuskulatur, *SaO$_2$* arterielle O$_2$-Sättigung, p_a arterieller Blutdruck

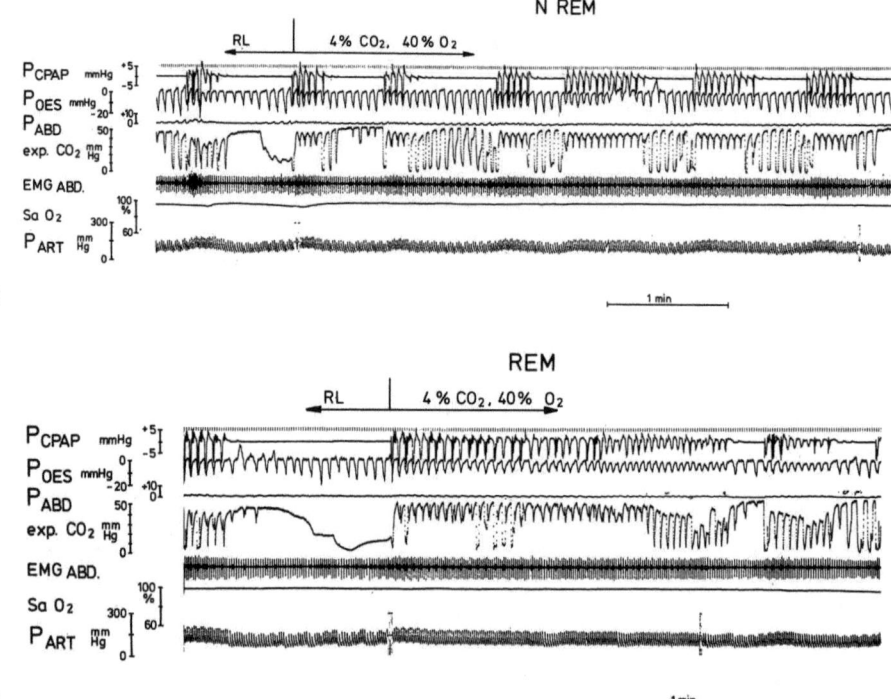

Abb. 4 a, b. Registrierung der Atmung unter Inhalation von Raumluft *(links)* und 4 % Kohlendioxid *(rechts)* während Non-REM- (**a**) und REM-Schlaf (**b**) eines 59jährigen Patienten mit ausgeprägter Schlafapnoe (AI = 46), Adipositas (BMI = 29,6 kg/m^2), arterieller Hypertonie (145 mm Hg/110 mm Hg) und respiratorischer Partialinsuffizienz (pO$_2$ = 58 mm Hg, pCO$_2$ = 42 mm Hg). p_{CPAP} Druckkurve der Nasen-Mund-Maske (Speakeasy-Maske), p_{OES} Ösophagusdruck, p_{ABD} intraabdominaler Druck, *exp.* CO$_2$ kapnographisch gemessene endexspiratorische CO$_2$-Konzentration, EMG_{ABD} Elektromyogramm der externen Bauchmuskulatur, SaO_2 arterielle O$_2$-Sättigung, p_a arterieller Blutdruck

3. Inhalation von Sauerstoff

Abbildung 5 zeigt die Veränderung der Atmung bzw. der obstruktiven Apnoen unter Hyperoxie im Non-REM- und REM-Schlaf. Im Non-REM-Schlaf (Abb. 5 a) kommt es unter Inhalation von 100 % Sauerstoff zu einer Verlängerung der obstruktiven Apnoen auf 60–90 s Dauer ohne begleitende O$_2$-Entsättigungen. Die Registrierung der transdiaphragmalen Druckschwankungen zeigt im Non-REM-Schlaf sowie unter Inhalation von Raumluft stetig zunehmende inspiratorische Druckschwankungen mit Werten von – 20 bis – 30 mm Hg gegen Ende der Apnoen. Jeweils am Ende der Apnoen treten positive intrathorakale Drücke während der Exspiration von + 5 bis + 7 mm Hg auf, die durch eine Aktivierung der externen Abdominalmuskulatur mit gesteigerten abdominalen Drücken bis auf 5–7 mm Hg einhergehen. Demgegenüber führt die Inhalation von Sauerstoff im REM-Schlaf zu einer erheblichen Verlängerung der obstrukti-

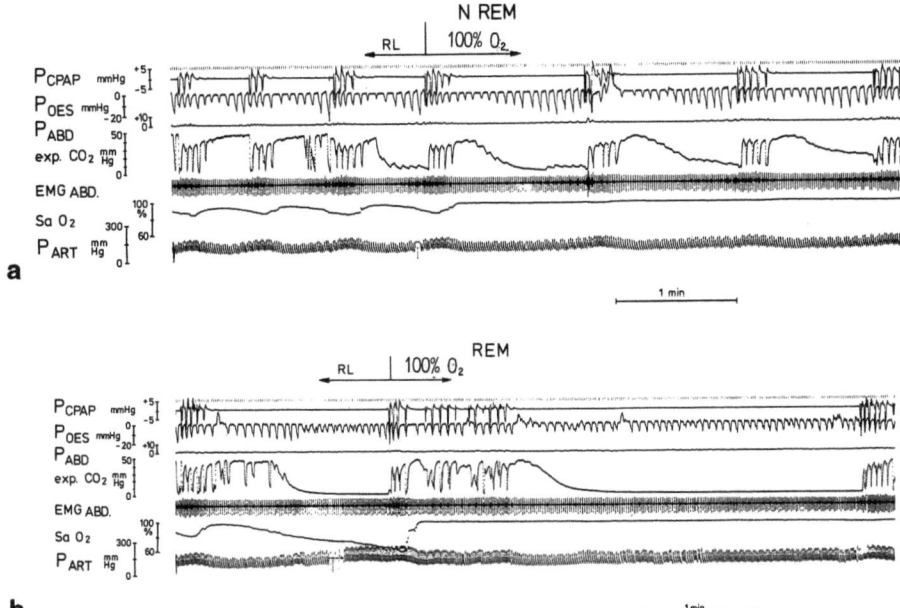

Abb. 5 a, b. Registrierung der Atmung unter Inhalation von Raumluft *(links)* und 100 % Sauerstoff *(rechts)* während Non-REM- (a) und REM-Schlaf (b) eines 59jährigen Patienten mit ausgeprägter Schlafapnoe (AI = 46), Adipositas (BMI = 29,6 kg/m^2), arterieller Hypertonie (145 mm Hg/110 mm Hg) und respiratorischer Partialinsuffizienz (pO$_2$ = 58 mm Hg, pCO$_2$ = 42 mm Hg). p_{CPAP} Druckkurve der Nasen-Mund-Maske (Speakeasy-Maske), p_{OES} Ösophagusdruck, p_{ABD} intraabdominaler Druck, *exp. CO$_2$* kapnographisch gemessene endexspiratorische CO$_2$-Konzentration, *EMG$_{ABD}$* Elektromyogramm der externen Bauchmuskulatur, *SaO$_2$* arterielle O$_2$-Sättigung, p_a arterieller Blutdruck

ven Apnoen mit einer Dauer von 190 s, ohne daß es zu einer O$_2$-Entsättigung gegen Ende der Apnoe kommt. Die Registrierung der transdiaphragmalen Druckschwankungen zeigt während der Apnoen wie unter Inhalation von Raumluft unregelmäßig gesteigerte inspiratorische Druckschwankungen mit Werten von – 10 bis – 15 mm Hg. Eine exspiratorische Aktivierung der Abdominalmuskulatur mit konsekutiv positiven Drücken intraabdominal und intrathorakal tritt trotz der langen Dauer der Apnoen im REM-Schlaf nicht auf.

Diskussion

Ziel dieser Arbeit war die Demonstrierung, daß es mit den heute zur Verfügung stehenden Methoden möglich ist, am schlafenden Patienten eine Feinanalyse der Atmung in Abhängigkeit von der Zeit und der autonomen Funktionen durchzuführen. Die Homöostase der Blutgase wird, wie eingangs gezeigt, auf unterschiedlichen neuronalen und muskulären Ebenen reguliert. Das Zusammenspiel der zentralen und peripheren Regel- und Meßgrößen ergibt ein feinabgestimmtes rhythmisches Muster der Atmung, welches am wachen Menschen durch nichtrespiratorische Funktionen wie z. B. Husten und Sprechen unterbrochen wird [10]. Die Untersuchung der Atmungsregulation am Schlafenden hat gegenüber Untersuchungen am Wachenden aus physiologischer, pharmakologischer und auch klinischer Sicht erhebliche Vorteile, da zum einen die nichtrespiratorischen vigilanzbedingten Einflüsse am Schlafenden nicht vorliegen, zum anderen in den letzten Jahren zunehmend autonome Funktionsstörungen im Schlaf als Ursache schwerer klinischer Krankheitsbilder erkannt worden sind. Aus pathophysiologischer Sicht ergibt sich durch die Anwendung des beschriebenen Versuchsaufbaus die Möglichkeit, die autonome Regulation der Atmung in Abhängigkeit von unterschiedlichen Faktoren zu analysieren. Durch die kontinuierliche Aufzeichnung der transdiaphragmalen respiratorischen Druckschwankungen, der EMG-Aktivitäten der submentalen akzessorischen Atemmuskulatur und des M. rectus abdominis und gleichzeitiger Registrierung der Atemstromkurve im geschlossenen System kann einerseits die zentrale respiratorische Aktivität, das respiratorische Timing und der zentrale Atemantrieb in unterschiedlichen Zeitfenstern analysiert werden, andererseits kann auch die respiratorische Zeitkonstante (τ_{RS}) in Abhängigkeit von der Vigilanz und der Blutgase analysiert werden. Zusätzlich ermöglicht die Inhalation unterschiedlicher Gasgemische eine separate Stimulierung und Inhibierung der peripheren und zentralen Chemorezeptoren. Die hieraus bedingten Atemantworten können durch den beschriebenen Versuchsaufbau ebenfalls zeitreihengemäß untersucht und in Beziehung zu den Schlafstadien gebracht werden. Aus pharmakologischer Sicht besteht die Möglichkeit, bekannte Substanzen mit zentralen Angriffspunkten bezüglich ihrer Beeinflussung der respiratorischen und autonomen Funktionen zu untersuchen und damit einerseits mögliche Risiken durch eine pharmakologisch bedingte Störung der Atmungsregulation zu vermeiden, andererseits den Effekt von Pharmaka zur Therapie autonomer Funktionsstörungen nachzuweisen. Der Nachweis einer gestörten Interaktion zwischen der Atmungs-, Schlaf- und Kreislaufregulation hat daher nicht nur aus pathophysiologischer und pharmakologischer Sicht zentrale Bedeutung, sondern auch eine erhebliche klinische Relevanz, da häufig Pharmaka eingesetzt werden, ohne daß deren Effekt auf die Atmungsregulation im einzelnen bekannt ist. Aus klinischer Sicht muß der behandelnde Arzt an die Möglichkeit denken, daß durch den Einsatz pharmakologischer Substanzen die schlafbedingten Veränderungen der Atmungsregulation pathologische Abweichungen erfahren, die den Patienten zusätzlich gefährden. In den gezeigten Registrierbeispielen wird deutlich, daß die Gabe von Sauerstoff bei einem Patienten mit respiratorischer Partialinsuffizienz und obstruktiver Schlafapnoe sowohl im Non-REM- als auch im REM-Schlaf zu einer Verlängerung der Apnoen führt. Gerade im REM-Schlaf scheint die Hemmung der peripheren (O_2-)Chemorezeptoren durch Sauerstoff bei gleichzeitig zentral bedingter verminderter Ansprechbarkeit der medullären (CO_2-)Rezeptoren zu einer bedrohlichen Verlängerung der Apnoen zu führen. Die Gabe von 100 % Sauerstoff bei Patienten mit pulmonalen und kardialen Erkrankungen kann durch die beschriebenen Effekte auf die Atmungsregulation entgegengesetzte Wirkung zeigen und den Patienten gefährden, insbesondere wenn der Patient gleichzeitig zentraldämpfende Substanzen wie Benzodiazepine, β-Blocker oder Alkohol zu sich nimmt. Demgegenüber führt eine Hyperkapnie zu einer Verkürzung der Apnoen im Non-REM-Schlaf (Abb. 4 a) und bei Zunahme der Hyperkapnie im REM-Schlaf (Abb. 4 b) zur Aufhebung der Apnoen. Unter Inhalation von Raumluft kommt es im Non-REM-Schlaf am Ende der Apnoen durch den apnoebedingten Anstieg des arteriellen CO_2-Gehalts zu einer aktiven Exspiration mit positiven endexspiratorischen Drücken intraabdominal und intrathorakal (Abb. 3 a), wie sie sonst nur bei forcierter Exspiration im Wachzustand oder bei Patienten mit akuter oder chronischer bronchialer Obstruktion beobachtet wird [13]. Im REM-Schlaf dagegen tritt trotz längerer Apnoedauer und Zunahme der Hyperkapnie endapnoisch (Abb. 3 b) keine aktive Exspiration auf. Unter Inhalation von Kohlendioxid mit konsekutiver Zunahme der Hyperkapnie werden die beobachteten Effekte deutlicher: Im Non-REM-Schlaf (Abb. 4 a) kommt es bereits von Beginn der Apnoe an zu einer gesteigerten exspiratorischen Aktivität, im REM-Schlaf (Abb. 4 b) tritt selbst bei Zunahme der Hyperkapnie keine exspiratorische Aktivierung auf. Die Rolle der aktiven Exspiration bei Hyperkapnie ist noch nicht ganz geklärt. Zum einen wird angenommen, daß durch die Kontraktion der exspiratorischen Muskulatur mit konsekutivem Anstieg der intraabdominalen Drücke das Diaphragma in eine günstigere Vordehnung gebracht wird, damit die anschließende diaphragmale Kontraktion stärker vollzogen werden kann [13], zum anderen wird angenommen, daß durch die aktive Exspiration die erhöhte intraalveolare CO_2-Konzentration eliminiert werden soll [9]. Darüber hinaus ist bisher nicht untersucht worden, inwieweit durch die aktive Exspiration eine zentralnervöse Aktivierung mit nachfolgender Hyperventilation getriggert wird, was ebenfalls die erhöhte intraalveolare CO_2-Konzentration reduzieren würde, allerdings auf Kosten einer normalen Schlafstruktur. Für diese Annahme sprechen Registrierungen, die mit dem beschriebenen Versuchsaufbau bei Patienten durchgeführt wurden, die über eine ausgeprägte Hypersomnie und lautes regelmäßiges Schnarchen klagten, bei denen aber keine Schlafapnoe vorlag oder ein Hinweis für eine externe oder eine neurologisch/psychiatrisch bedingte Schlafstörung bestand. Während kontinuierlicher Schnarchphasen wird bei diesen Patienten bei konstanten O_2-Sättigungen eine Zunahme der exspiratorischen Aktivität beobachtet mit nachfolgender zentralnervöser Aktivierung und Hyperventilation. In Abb. 6 ist ein Registrierbeispiel eines leicht adipösen (BMI = 29,2 kg/m^2) 26jährigen Lokführers gezeigt, der aufgrund einer ausgeprägten Hypersomnie arbeitsunfähig war und im Schlaf in unregelhaften Abständen lediglich im Non-REM-Schlaf die beschriebenen Veränderungen während der Schnarchphasen zeigte. Unter Therapie mit nasalem CPAP konnte eine normale Ventilation ohne Störung der Schlafstruktur erzielt werden; auch objektiv konnte keine gesteigerte Schläfrigkeit am Tage nachgewiesen werden.

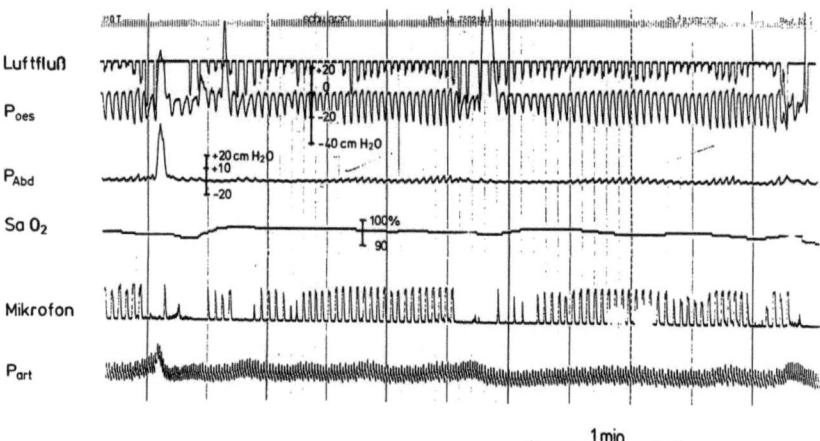

Abb. 6. Abschnitt einer Registrierung der Atmung eines leicht adipösen (BMI = 29,2 kg/m^2) 26jährigen Lokführers unter Inhalation von Raumluft während Non-REM-Schlaf. *Luftfluß* inspiratorischer Luftfluß, gemessen mit einem Thermistor an der Nase, *PABD* intraabdominaler Druck, *POES* Ösophagus-Druck, SaO_2 arterielle O_2-Sättigung sowie Schnarchlaute, gemessen mittels eines Mikrophons *(Mikrophon)*, positioniert über dem Larynx

Die gezeigten Registrierbeispiele demonstrieren, daß aus klinischer Sicht eine subtile Erfassung der an der Atmung beteiligten Systeme im Einzelfall notwendig ist, um eine gestörte Interaktion zwischen Schlaf, Atmung und Kreislauf nachzuweisen.

Literatur

1. Berthon-Jones M, Sullivan CE (1987) Time course of change in ventilatory response to CO_2 with long-term CPAP therapy for obstructive sleep apnea. Am Rev Respir Dis 135:144–147
2. Euler C von (1986) Brainstem mechanics for generation and control of breathing pattern. In: Cherniak NS, Widdicombe JG (eds) Handbook of phsyiology, section 3: The respiratory system; vol II: Control of breathing, part 1. American Physiological Society, Bethesda/MA, pp 11–68
3. Hobson JA (1990) Schlaf: Gehirnaktivität im Ruhezustand (aus dem Am. übersetzt von I. Horn). Verlag Spectrum der Wissenschaften, Heidelberg
4. Milic Emili J, Zin WA (1986) Relationship between neuromuscular respiratory drive and ventilatory output. In: Macklem AP, Mead J (eds) Handbook of physiology, section 3: The respiratory system, vol III: Mechanics of breathing, part 2. American Phsyiological Society, Bethesda/MA, pp 631–646
5. Peter JH (1992) Diagnostik des Schlafapnoesyndroms. In: Ferlinz R (Hrsg) Diagnostik in der Pneumologie. Thieme, Stuttgart, S 345–351
6. Peter JH (1992) Störungen der Atmungsregulation. In: Hornbostel H, Kaufmann W, Siegenthaler W (Hrsg) Innere Medizin in Praxis und Klinik, 4. Aufl. Thieme, Stuttgart, S 263–280

7. Peter JH, Amend G, Faust M, Meinzer K, Penzel T, Schneider H, Schultze B, Wichert P von (1989) Schnarchen und Schlafapnoesyndrome. Wien Med Wochenschr 11:264–273
8. Peter JH, Faust M, Fett I, Podszus T, Schneider H, Weber K, Wichert P von (1990) Die Schlafapnoe. Dtsch Med Wochenschr 115:182–186
9. Phillipson EA, Bowes G, Sullivan CE, Woolf GM (1980) The influence of sleep fragmentation on ventilatory and arousal responses of sleeping dogs to respiratory stimuli. Sleep 3:281–288
10. Raschke F (1987) Various components of respiratory control during sleep, rest, and strain. In: Peter JH, Podszus T, Wichert P von (eds) Sleep related breathing disorders and internal diseases. Springer, Berlin Heidelberg New York, pp 83–88
11. Rechtschaffen A, Kales A (1968) Amnual of standardized terminology, techniques and scoring systems for sleep stages of human subjects. National Institut of Health, Washington/DC, Publ No. 204
12. Sullivan CE, Grunstein RR, Marrone O, Berthon Jones M (1990) Sleep apnea pathophysiology: upper airway and control of breathing. In: Guilleminault C, Partinen M (eds) Obstructive sleep apnea syndromes. Raven Press, New York, pp 49–79
13. Troyer A De, Loring SH (1986) Action of respiratory muscles. In: Macklem AP, Mead J (eds) Handbook of physiology, section 3: The respiratory system, vol III: Mechanics of breathing, part 2. American Physiological Society, Bethesda/MA, pp 443–462

Volumenregulation und Hochdruckgenese beim OSAS

K. Ehlenz, J.H. Peter

Kardiovaskuläre Hormone und Nachthypertonie bei der Schlafapnoe

Kardiovaskuläre Komplikationen bestimmen wesentlich die Lebenserwartung des Patienten mit OSAS, was die klinische Bedeutung dieser Erkrankung unterstreicht [21]. Ein wesentlicher Punkt in der Therapie des OSAS ist somit die Vermeidung kardiovaskulärer Folgeerkrankungen. In mehrfacher Hinsicht ergeben sich pathogenetische Beziehungen zwischen der Schlafapnoe und der Hypertonie [17, 20, 22]. Die Klärung der pathophysiologischen Zusammenhänge soll dazu beitragen, kardiovaskuläre Komplikationen bei der Schlafapnoe besser in Griff zu bekommen oder sie sogar durch präventive Maßnahmen zu vermeiden helfen.

Der Blutdruck wird durch eine Vielzahl von Größen determiniert: Dazu zählen das Schlagvolumen, die Herzfrequenz, der periphere Widerstand, die Wandelastizität der Gefäße und der Volumenhaushalt. Unterschiedliche Regelsysteme können den Blutdruck über die genannten Stellgrößen beeinflussen. Neben neuronalen Strukturen sind humorale und lokale Systeme im Gefäßbett an der Regulation des Blutdrucks beteiligt. Diese Systeme arbeiten nicht unabhängig, sondern beeinflussen sich gegenseitig und gewährleisten damit eine stabilere Kontrolle des Blutdrucks. Das Bild wird dadurch kompliziert, daß die verschiedenen Regelkreise den Blutdruck unterschiedlich schnell beeinflussen und daß die Wirkung unterschiedlich lange anhält (Trägheitsmoment). Somit müssen die Regelsysteme im zeitlichen Kontext gesehen und chronobiologische Aspekte mitberücksichtigt werden. Störungen in der ultra- und zirkadianen Rhythmik dürften deswegen gerade beim Schlafapnoesyndrom von großer Bedeutung sein.

In den letzten Jahren konnten durch unsere Arbeitsgruppe Veränderungen mehrerer kardiovaskulär-endokriner Systeme bei der Schlafapnoe unter nCPAP-Therapie beobachtet werden [5, 6, 10]. In Abb. 1 sind schematisch die wesentlichen Befunde zusammengefaßt unter besonderer Berücksichtigung der zirkadianen Aspekte. Wir führten die Untersuchungen überwiegend im Schlaf durch, so daß über die Veränderungen am Tage teilweise nur spekuliert werden kann. Vor Therapie ist v. a. im Schlaf während der Apnoen eine erhöhte Sympathikusaktivität zu beobachten. Dies erklärt die fehlende Nachtabsenkung des Blutdrucks. Der erhöhte Sympathikotonus im Schlaf ist eine Folge apnoeassoziierter Ereignisse, insbesondere der Hypoxie und der Arousalreaktionen. Welche Mechanismen der Sympathikusaktivierung am Tage im Wachzustand zugrunde liegen, ist jedoch noch weitestgehend unklar. Hierfür dürfte ein Resetting von arteriellen

Volumenregulation und Hochdruckgenese beim OSAS 135

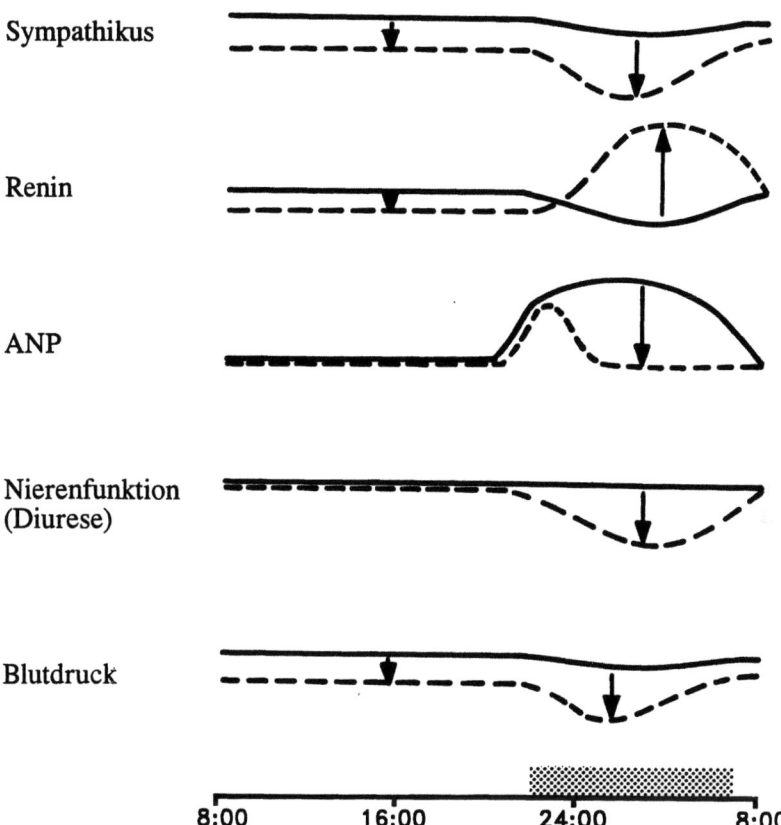

Abb. 1. Einfluß der nCPAP-Therapie auf die zirkadiane Rhythmik von Nierenfunktion, volumenregulierenden Hormonen, Sympathikusaktivität und Blutdruck beim OSAS (— vor Therapie, ---- unter nCPAP)

Barorezeptoren relevant sein. Insgesamt kann festgestellt werden, daß bei der Schlafapnoe eine Sympathikusaktivierung wesentlich zur Entwicklung der Nachthypertonie beiträgt. Dahingegen dürfte sich die Suppression der Reninsekretion und die Stimulation der ANP-Sekretion im Schlaf eher blutdrucksenkend auswirken.

Nach dem heutigen Kenntnisstand zeigen Apnoepatienten häufig eine aufgehobene Tagesrhythmik des Blutdrucks bzw. Blutdruckanstiege in der Nacht, also eine Nachthypertonie. Aufgrund mehrerer epidemiologischer Studien ist hinreichend bekannt, daß etwa 40 % der Apnoepatienten eine manifeste Hypertonie am Tage haben [17]. Die Ergebnisse werden dadurch kompliziert, daß bei vielen Patienten zwar eine Aufwachhypertonie zu beobachten ist, der Blutdruck im weiteren Verlauf des Tages jedoch normotensiv wird.

Wir stellten uns deswegen die Frage, welche anderen neurohumoralen Systeme neben dem Sympathikus von Bedeutung für Hochdruckgenese bei der Schlafapnoe sein könnten.

Die obstruktive Apnoe induziert eine „zentrale Hypervolämie"

Warley u. Stradling konnten erstmals zeigen, daß die Nykturie zu einer Aufhebung der physiologischen Tagesrhythmik der Nierenfunktion führt [24]. Wir fanden, daß dies mit einer Störung der Volumenregulation während der obstruktiven Apnoen zusammenhängt [8, 9]. Die Steigerung der nächtlichen Diurese und Natriurese korrelierte mit einer Aktivierung der ANP-Sekretion [3, 4] und einer Suppression des Renin-Angiotensin-Aldosteron-Systems (RAAS) [5, 8] (s. Abb. 1). Dies wird besonders deutlich, wenn man die Interaktion der beiden antagonistisch an der Volumenregulation beteiligten Hormone, ANP und Renin, betrachtet. Die obstruktive Apnoe imitiert das typische Reaktionsmuster einer Volumenexpansion; diese bleibt jedoch auf den Schlaf beschränkt. Unter nCPAP-Therapie kehren sich die Verhältnisse um; es stellt sich wieder ein physiologisches Sekretionsmuster ein. Das zirkadiane Muster der Nierenfunktion normalisiert sich wieder, und wir beobachten die typische Antidiurese im Schlaf.

Die Befunde wurden von uns als Ausdruck einer vermehrten Volumenbelastung durch einen gesteigerten venösen Rückstrom im Rahmen obstruktiver Apnoen gesehen. Wir prägten den Begriff der „zentralen Hypervolämie" [5, 6]. Es ist anzunehmen, daß die vermehrte kardiale Volumenbelastung während der Apnoe neben der Hypoxie eine wesentliche Rolle für die Entwicklung der kardiovaskulären Komplikationen des Apnoepatienten spielt, sowohl der arteriellen Hypertonie als auch der pulmonalen Hypertonie und schließlich und endlich der Herzinsuffizienz.

In Abb. 1 sind die Veränderungen der Nierenfunktion und korrespondierend dazu der volumenregulierenden Hormone unter nCPAP-Therapie dargestellt. Es zeigt sich, daß die zirkadianen Veränderungen der Nierenfunktion auf eine entsprechende Reaktion der volumenregulierenden Hormone zurückzuführen sind. Während wir über den akuten Einfluß der nCPAP-Therapie auf die volumenregulierenden Hormone im Schlaf schon sehr viel wissen, kann über das Verhalten am Tage nur spekuliert werden. Wir nehmen an, daß der RAAS am Tage eher leicht aktiviert ist über verschiedene Mechanismen. So könnte sich nach der ausgeprägten nächtlichen Suppression eine leicht überschießende Reninsekretion („overshooting") am Tage einstellen; vielleicht ist auch eine milde Hypovolämie am Tage nach der gesteigerten nächtlichen Diurese von Bedeutung.

Bedeutung der gestörten Volumenregulation für Langzeiteffekte der Schlafapnoe auf den Blutdruck und für die Entstehung einer fixierten Hypertonie

Für die Fixierung einer primär apnoeassoziierten Hypertonie in der Schlafperiode (Nachthypertonie) in eine manifeste Hypertonie am Tage müssen v. a. Mechanismen diskutiert werden, die mit einer gewissen Trägheit reagieren und damit wegen eines Überhangeffekts auch noch am Tage wirksam werden können. Längerfristig sind v. a. auch strukturelle Veränderungen an den Gefäßen und am Herzen von Bedeutung. Ein Resetting arterieller Barorezeptoren dürfte eine wichtige Rolle spielen und kann erklären, warum der Sympathikotonus bei Schlafapnoepatienten auch am Tage erhöht ist [16]. Wir stellten uns die Frage, ob die gravierende Störung des Volumenhaushaltes eine Rolle für die Entwicklung der Hypertonie spielen könnte.

Der Volumenhaushalt und die volumenregulierenden Hormone spielen eine herausragende Rolle für die Blutdruckregulation. Störungen des Volumenhaushalts wirken sich v. a. auch wegen der Trägheit dieses Regelkreises erheblich stärker auf die Langzeitkontrolle des Blutdrucks aus als andere Faktoren [13]. Die Interaktion von Volumen- und Blutdruckregulation wird auch dadurch klar, daß eine Reihe von kardiovaskulären Hormonen nicht nur direkt über eine Veränderung des Gefäßtonus, sondern auch über ihre Funktion in der Volumenregulation den Blutdruck, allerdings verzögert, beeinflussen.

Die Daten zu den volumenregulierenden Hormonen weisen auf eine komplexe Störung der Volumenhomöostase und Volumenregulation bei der Schlafapnoe hin [6, 8, 9], so daß sich die Frage anschließen muß, ob sich hieraus Konsequenzen für die Hochdruckentwicklung beim OSAS ergeben. Die Störung des Volumenhaushaltes beim OSAS könnte ein wesentlicher Faktor für die Fixierung der Hypertonie bei entsprechender Disposition sein.

Eine Untergruppe von „essentiellen" Hypertonikern fällt durch niedrige Reninwerte auf, weswegen der Begriff der „Low-renin-Hypertension" geprägt wurde. Hier scheint die Störung in einer inadäquaten renalen Natriumausscheidung zu liegen. Durch eine vermehrte Natriumretention v. a. unter Kochsalzbelastung entwickelt sich eine Volumenexpansion, die die Suppression der Reninsekretion erklärt. Man spricht deswegen auch von einer volumeninduzierten oder salzsensitiven Hochdruckform. Für die Entstehung des Hochdrucks in diesem Zusammenhang spielen offensichtlich hypertensinogene Faktoren eine Rolle, die ähnlich wie Digitalis die membranständige Na^+-K^+-ATPase hemmen [14, 19, 2]. Diese wurden deswegen auch digitalisähnliche Faktoren („digitalis like factors", DLF) genannt. Sie wirken zum einen an der Niere natriuretisch und kompensieren damit die Natriumretention. Auf der anderen Seite erhöhen sie den Gefäßtonus über eine Veränderung des intrazellulären Ionenmilieus nach einer von Blaustein formulierten Hypothese [1]. Bis jetzt konnte ein solcher Faktor jedoch noch nicht eindeutig charakterisiert werden, wenngleich kürzlich die Arbeitsgruppe um Hamlyn Ouabain als DLF aus Plasma isolierte [15]. Obwohl erhöhte DLF-

Spiegel bei Hypertonikern gefunden wurden, ist es dennoch strittig, ob DLF für eine bestimmte Gruppe von Hypertonikern in der Tat pathogenetisch bedeutsam ist.

In Analogie stellten wir uns die Frage, ob die Volumenexpansion während der obstruktiven Apnoe ("zentrale Hypervolämie") über ähnliche Mechanismen wie bei der Low-renin-Hypertension zur Hochdruckentstehung beim OSAS beitragen kann. Wir untersuchten digitalisähnliche Faktoren (DLF) bei Schlafapnoepatienten mit einem Radiorezeptorassay, mit dem die Verdrängung von ^{3}H-Quabain vom Digitalisrezeptor (Na^+-K^+-ATPase-Präparation aus Hundenieren) DLF quantifiziert werden kann [24]. Es fand sich eine signifikante Abnahme der DLF-Exkretion unter nCPAP-Therapie [7]. Es konnte ähnlich wie für das cGMP eine lineare Dosis-Wirkungs-Beziehung zwischen der Diurese bzw. Natriurese und der DLF-Exkretion beobachtet werden [7]. Die DLF-Plasmaspiegel waren in der Nacht unter nCPAP-Therapie niedriger und verhielten sich entgegengesetzt zu den Reninspiegeln [7]. Aufgrund dieser Ergebnisse wurde der Schluß gezogen, daß DLF eine Rolle in der Pathogenese der Hypertonie beim Schlafapnoesyndrom spielen, und zwar über einen ähnlichen Mechanismus wie bei der Low-Renin-Hypertonie. Hierüber ließe sich also die gestörte Volumenhomöostase mit der Hochdruckentstehung bei der Schlafapnoe verknüpfen.

Dennoch ist kritisch anzumerken, daß Unterschiede zwischen der Störung des Volumenhaushalts bei Patienten mit einer Low-renin-Hypertension und Patienten mit OSAS bestehen. Während beim OSAS das Plasmavolumen in der Tat nicht erhöht ist, sondern nur eine Volumenexpansion von zentralen Kreislaufabschnitten eintritt und dies auch nur in der Nacht während der obstruktiven Apnoen, findet bei der Low-renin-Hypertension eine tatsächliche Volumenexpansion statt. Ob die Volumenexpansion, die nur während der Schlafperiode gegeben ist, im Endeffekt zu ähnlichen Veränderungen führen kann wie bei der klassischen volumenexpandierten Hypertonie, ist noch zu beantworten. Es ist allerdings anzumerken, daß die biologische Wirkung von DLF offensichtlich länger anhält und damit eine Erhöhung der Spiegel in der Nacht sehr wohl Auswirkungen auch auf den Tag haben kann.

Über andere Mechanismen könnte die „zentrale Hypervolämie" zur Hochdruckentstehung beitragen. Kardiopulmonale Dehnungsrezeptoren, die das Volumen erfassen, beeinflussen nicht nur die Nierenfunktion und die Reninsekretion, sondern auch den Sympathikotonus, den peripheren Gefäßwiderstand und die Sensitivität arterieller Barorezeptoren. So führt eine Hypervolämie zu einer Hemmung der Sympathikusaktivität, verstärkt die Sensitivität der Barorezeptoren, hemmt die Reninsekretion und führt zu einer Natriurese; bei Volumenmangel beobachtet man eine entgegengesetzte Reaktion.

Grassi et al. konnten zeigen, daß die kardiopulmonalen Reflexmechanismen bei Hypertonikern mit einer Herzmuskelhypertrophie abgeschwächt sind im Vergleich zu Normalpersonen und Hypertonikern ohne Herzmuskelhypertrophie [12]. Offensichtlich liegt hier ein Resetting kardiopulmonaler Rezeptoren bei einer Untergruppe von Hypertonikern vor, das wahrscheinlich auf eine verminderte Compliance des Ventrikels zurückzuführen ist. Diese Veränderungen waren unter einer konsequenten, längerdauernden Hochdrucktherapie weitestgehend reversibel [12].

Hieran anknüpfend ist zu bemerken, daß eine Herzmuskelhypertrophie bei Schlafapnoepatienten häufig anzutreffen ist [18]. Diese scheint offensichtlich jedoch nicht mit dem Bestehen und dem Ausmaß einer Hypertonie assoziiert zu sein [11]. Eine Hypertrophie des rechten Herzens könnte sich infolge der rezidivierenden nächtlichen Volumenbelastungen während der obstruktiven Apnoen ergeben.

Inwieweit eine solche Herzmuskelhypertrophie beim Apnoepatienten in ähnlicher Weise zu einer gestörten Kreislaufregulation über kardiale Low-pressure-Rezeptoren führen kann, wie es Grassi bei Hypertonikern beobachtete, ist noch zu prüfen [12]. In Analogie zu arteriellen Barorezeptoren wäre neben einem chronischen Resetting im Rahmen struktureller Änderungen des Herzens (Hypertrophie) ein akutes Resetting infolge der erheblichen Fluktuationen des Volumens und Drucks im kleinen Kreislauf im Rahmen der obstruktiven Apnoen denkbar. Gehen wir von einem Resetting kardialer Low-pressure-Rezeptoren beim Apnoepatienten aus, so könnte dies zu einem gesteigerten Sympathikotonus, einer gesteigerten Aktivität des Renin-Angiotensin-Systems und einer vermehrten Natriumretention führen. Eine Natriumretention am Tage könnte im Endeffekt zu einer ähnlichen Situation führen, wie man sie von der volumeninduzierten Hypertonie kennt.

Somit kann die gestörte Volumenhomöostase über mehrere Mechanismen zur Entwicklung einer Hypertonie beim Schlafapnoesyndrom beitragen. Die relative Trägheit der Volumenregulation könnte erklären, warum eine apnoeassoziierte Störung zu einer manifesten Störung im Wachzustand führen kann. Dies wäre eine Erklärung dafür, wie sich auf dem Boden eines Schlafapnoesyndroms nicht nur eine Nachthypertonie, sondern auch eine Tageshypertonie entwickeln kann.

Zusammenfassung

Die pathogenetischen Zusammenhänge zwischen Schlafapnoe und Hypertonie sind komplex und betreffen wahrscheinlich mehrere kardiovaskuläre Regelsysteme. Es ist zwischen akuten, subakuten und chronischen Alterationen zu unterscheiden. Während die akuten apnoeassoziierten Veränderungen relativ gut verstanden sind, ist die Entstehung einer fixierten Tageshypertonie weitestgehend unklar. Die Trägheit von Regelsystemen kann in diesem Zusammenhang von großer Bedeutung sein. Dies betrifft insbesondere den Volumenhaushalt und die Volumenregulation, die für die Blutdruckregulation über längere Zeiträume eminent wichtig sind. Es kann gezeigt werden, daß der Volumenhaushalt beim OSAS während des Schlafs stark verändert ist. Die obstruktive Apnoe imitiert eine Hypervolämiereaktion („Pseudohypervolämie"). Diese ergibt sich aus einer vermehrten Volumenfüllung zentraler Kreislaufabschnitte durch einen gesteigerten venösen Rückstrom („zentrale Hypervolämie"). Es werden mögliche Zusammenhänge zwischen der gestörten Volumenregulation und der Entstehung der Hypertonie beim OSAS geknüpft. Es können Analogien zur volumenexpandierten Hypertonie aufgezeigt werden. Digitalisähnliche Faktoren (DLF) als hypertensinogene Substanzen dürften im Rahmen dessen von Bedeutung sein. Außerdem kann die zentrale Hypervolämie über ein Resetting kardialer Low-pressure-Rezeptoren (Volumenrezeptoren) in mehrfacher Hinsicht zur Fixierung des Hochdrucks beim OSAS beitragen und zu einer gesteigerten Reninsekretion, Natriumretention und einem erhöhten Sympathikotonus führen. Es muß davon ausgegangen werden, daß die Störung der Volumenhomöostase wesentlich für Langzeitveränderungen des Blutdrucks und für die Manifestation einer Tageshypertonie beim Schlafapnoesyndrom verantwortlich ist.

Literatur

1. Blaustein MP (1977) Sodium ions, calcium ions, blood pressure regulation, and hypertension: a reassessment and a hypothesis. Am J Physiol 232:C165–C173
2. Blaustein MP, Hamlyn JM (1991) Pathogenesis of essential hypertension – A link between dietary salt and high blood pressure. Hypertension 18:III-184–III-195
3. Ehlenz K, Schmidt P, Podszus T, Becker H, Peter H, Wichert P von, Kaffarnik H (1988) Plasma levels of atrial natriuretic factor in patients with sleep apnea syndrome. Acta Endocrinol [Suppl 287]:234–235
4. Ehlenz K, Schmidt P, Becker H, Podszus T, Peter JH, Kaffarnik H, Wichert P von (1989) Hat die Bestimmung des atrialen natriurestischen Faktors (ANF) eine Bedeutung in der Beurteilung der kardialen Belastung während der Apnoe bei Schlafapnoe-Patienten? Pneumologie 43(S1):580–583
5. Ehlenz K, Peter JH, Schneider H, Elle T, Scheele B, Wichert P von, Kaffarnik H (1990) Renin secretion is profoundly influenced by obstructive sleep apnea syndrome. In: Horne JA (ed) Sleep '90. Pontenagel, Bochum, pp 193–195
6. Ehlenz K, Peter JH, Dugi K et al. (1991) Changes in volume- and pressure-regulating hormones systems in patients with obstructive sleep apnea syndrome. In: Peter JH, Podszus T, Penzel T, Wichert P von (eds) Sleep and health risk. Springer, Berlin Heidelberg New York Tokyo, pp 518–531
7. Ehlenz K, Peter JH, Kaffarnik H, Wichert P von (1991) Disturbances in volume regulating hormone system – A key to the pathogenesis of hypertension in obstructive sleep apnea syndrome? Pneumologie 45(1):239–245
8. Ehlenz K, Peter JH, Schneider H, Elle T, Kaffarnik H, Wichert P von (1991) Changes in volume regulating hormones during treatment of obstructive sleep apnea (OSA) indicating disturbances in volume homeostasis. Sleep Res 20:94
9. Ehlenz K, Peter JH, Wichert P von, Kaffarnik H (1991) Einfluß der Schlafapnoe auf volumenregulierende Hormonsysteme – Hinweise für komplexe Störungen der Volumenregulation. Z Kardiol 80 [Suppl 8]:97–98
10. Ehlenz K, Herzog P, Schindler K, Wichert P von, Kaffarnik H, Peter JH (1992) Einfluß der nCPAP-Ventilation auf blutdruckwirksame Hormone beim obstruktiven Schlafapnoe-Syndrom (oSAS). Klin Wochenschr 69 [Suppl XXVIII]:69
11. Ejnell H, Hedner J, Caidahl K, Sellgren J, Wallin G (1991) Increased sympathetic activity as possible etiology of hypertension and left ventricular hypertrophy in patients with obstructive sleep apnea. In: Peter JH, Podszus T, Penzel T, Wichert P von (eds) Sleep and health risk. Springer, Berlin Heidelberg New York Tokyo, pp 341–347

12. Grassi G, Giannattasio C, Cleroux J, Cuspidi C, Sampieri L, Bolla GB, Mancia G (1988) Cardiopulmonary reflex before and after regression of left ventricular hypertrophy in essential hypertension. Hypertension 12:227–237
13. Guyton AC (1990) Long-term arterial pressure control: an analysis from animal experiments and computer and graphic models. Am J Physiol 259:R 865–R 877
14. Haddy FJ, Pamnani MB (1985) Evidence for a circulating endogenous NA^+-K^+ pump inhibitor in low-renin hypertension. Fed Proc 44:2789–2794
15. Hamlyn JM, Blaustein MP, Bova S (1991) Identification and characterization of a oubain-like compound from human plasma. Proc Natl Acad Sci USA 88:6259–6263
16. Hedner J, Ejnell H, Sellgren J, Hedner T, Wallin G (1988) Is high and fluctuating muscle nerve sympathetic activity in the sleep apnoea syndrome of pathogenetic importance for the development of hypertension. J Hypertension 6(S 4):S 529–S 532
17. Jeong DU, Dimsale JE (1989) Sleep apnea and essential hypertension: A critical review of the epidemiological evidence for co-morbidity. Clin Exp Hypertens [A]:1301–1323
18. Motz W, Bethge C, Klepzig M, Blanke H, Strauer BE (1987) Echocardiographic findings in sleep apnea. In: Peter JH, Podszus T, Wichert P von (eds) Sleep related disorders and internal diseases. Springer, Berlin Heidelberg New York Tokyo, pp 326–329
19. Pamnani MB, Bryant HJ, Haddy FJ (1987) Humoral sodium transport inhibitor in acute volume expansion and low renin hypertension. Hypertension 10(SI):I73–I75
20. Peter JH (1986) Hat jeder dritte Patient mit essentieller Hypertonie ein undiagnostiziertes Schlafapnoe-Syndrom? Dtsch Med Wochenschr 111:556–559
21. Peter JH (1989) Sleep apnea and cardiovascular risk. In: Guilleminault H, Partinen M (eds) The obstructive sleep apnea syndrome. Raven Press, New York, pp 91–102
22. Peter JH, Bolm-Audorff U, Becker E et al. (1983) Schlafapnoe und essentielle Hypertonie. Verh Dtsch Gesch Inn Med 89:1132–1135
23. Warley ARH, Stradling JH (1988) Abnormal diurnal variation in salt and water excretion in patients with obstructive sleep apnoea. Clin Sci 74:183–185
24. Young A, Giesbrecht F, Soldin SJ (1986) A study of lipid effects on the digoxin immunoassay and on the binding to and activity of Na^+/K^+-ATPase. Clin Biochem 19:195–200

Arterielle Baro- und Chemorezeptorenreflexe bei Schlafapnoepatienten

M. Tafil-Klawe, J. Klawe, R. Moog, H. Schneider, L. Grote, J. Janicki, F. Raschke, T. Penzel, J.H. Peter, G. Hildebrandt

Das vegetative Nervensystem regelt die Organfunktion des Körpers und kontrolliert sein inneres Milieu. Bei ihm lassen sich funktional afferente und efferente Schenkel der Reflexbögen unterscheiden. Afferente Fasern leiten z. B. die Reizungen der Mechano- und Chemorezeptoren aus Lunge und Gefäßsystem. Efferente Fasern versorgen die glatte Muskulatur der verschiedenen Organe wie das Gefäßsystem und die Herzfunktionen. An diesen Regelungen sind die Reflexe der Karotisbarorezeptoren sowie die der peripheren arteriellen Chemorezeptoren beteiligt. Sie gehören zu den am besten untersuchten autonomen Reflexen.

Karotisbaroreflex

Methoden zur Untersuchung des Karotisbaroreflexes

Der Karotisbaroreflex bildet ein interessantes Kapitel der Kreislaufforschung. Seine wissenschaftliche Untersuchung begann im Jahre 1920. Zwei italienische Forscher, Pagano und Siciliano, fanden damals bislang unbekannte Nervenstrukturen in der Gefäßwand des Karotissinus, die sie mit dem Anstieg des Blutdrucks bei Okklusion der A. carotis in Verbindung brachten. Weiterhin haben Herin u. Koch diese Strukturen als Endungen der glossopharyngealen Afferenzen identifiziert und auf die reflektorischen Effekte ihrer Aktivierung, nämlich Bradykardie und Abfall des Blutdrucks, hingewiesen [19, 21]. Obwohl der Karotissinusreflex bis zum heutigen Tag für die forschenden Physiologen und Kliniker seinen Reiz behalten hat, mußten weitere 30 Jahre vergehen, bis die Funktion der arteriellen Barorezeptoren beim Menschen geklärt war.

Schon der Volksmedizin war bekannt, daß es möglich ist, gesunde Menschen durch Karotissinusmassage das Bewußtsein zu nehmen [26]. Die Massage der beiden Karotissinus wurde auch als klinische Methode der Therapie bei plötzlichen Anfällen durch supraventrikuläre Tachykardie sowie bei Angina pectoris verwendet [24]. Der nächste Schritt der Erforschung des Baroreflexes am Menschen war die Implantation einer Elektrode zur Stimulation der Karotissinusnerven auch im Wachzustand [3, 9, 30]. Diese Methode hatte seinerzeit gewisse klinische Popularität in der Therapie der supraventrikulären Extrasystolen [7], der arteriellen Hypertonie [3, 4, 8, 37, 38, 46] sowie der Angina pectoris gewonnen [5, 6, 17, 36]. Für experimentelle Forschungszwecke erfüllte diese invasive und schmerzhafte Methode die in sie gesetzten Hoffnungen leider nicht [10]. Ihre praktische Anwendung erwies sich auch als nur kurzfristig wirksam und hat sich weder zur Kontrolle der Angina pectoris noch zur Blutdruckregulation durchsetzen können.

In den folgenden Jahren wurden die Karotisbarorezeptoren beim Menschen aus therapeutischen Gründen sowohl chirurgisch als auch pharmakologisch (unter lokaler Anästhesie) denerviert [1, 11, 18, 20, 46, 48]. Wegen des damit verbundenen Risikos spielte diese Methode für die wissenschaftliche Forschung kaum eine Rolle.

Demgegenüber setzte sich seit mehr als 30 Jahren die Aktivierung bzw. Inaktivierung der arteriellen Karotisbarorezeptoren mit Hilfe von Unterdruck- und Überdruckhalsmanschetten beim Menschen durch [2, 13, 16, 25, 43, 46]. Die Applikation von Unterdruck in einer Halsmanschette simuliert eine Karotissinusstimulation, entsprechend einem Blutdruckanstieg. Die Applikation von Überdruck entspricht einer Karotissinusentlastung wie bei einem Blutdruckabfall. Auch die gute Reproduzierbarkeit dieser nichtinvasiven Methode ist ein Grund für ihre Verbreitung [12]. In den letzten Jahren wurde diese Methode weiter verbessert, wobei der Unter- bzw. Überdruck durch 2 kleine Pelotten für den linken und rechten Karotisbereich getrennt appliziert wurde (Projekt und Konstruktion bei Raschke [41]). Diese Methode erlaubt tatsächlich eine selektive Aktivierung der arteriellen Karotisbarorezeptoren (Klawe et al. unveröffentlicht), während unter Verwendung einer ungeteilten Halsmanschette sich die zusätzliche Aktivierung der tracheolaryngealen Mechanorezeptoren nicht vermeiden läßt.

Da sich die meisten Publikationen über die Bedeutung des Baroreflexes für die Pathogenese von Kreislaufstörungen hauptsächlich mit der Rolle der Barorezeptoren bei der essentiellen Hypertonie befassen und epidemiologische Daten eine Koinzidenz der schlafbezogenen Atmungsstörungen mit der arteriellen Hypertonie zeigen, scheint es sinnvoll, die Funktion der arteriellen Karotisbarorezeptoren bei Schlafapnoepatienten näher zu untersuchen.

Untersuchungen zum Karotisbaroreflex bei Schlafapnoepatienten

Methoden

Bei 10 Patienten (Alter 53 ± 4 Jahre) mit einem diagnostizierten Schlafapnoesyndrom und bei 10 gesunden Probanden gleichen Alters wurde die Herzintervallreaktion auf Aktivierung und Inaktivierung des Karotisbaroreflexes untersucht. Die arteriellen Barorezeptoren wurden aktiviert und inaktiviert unter Verwendung von 4 kleinen Pelotten, von denen 2 zur Applikation von Unterdruck und 2 zur Applikation von Überdruck dienten (Abb. 1). Nach einem Monat nCPAP-Therapie wurde die Untersuchung wiederholt. Zur Beurteilung der Herzintervallreaktion wurde die maximale Änderung des R-R-Intervalls (Verlängerung/Verkürzung) gemessen, auf den applizierten Unterdruck-/Überdruckreiz bezogen und als Quotient („gain-GHR") berechnet.

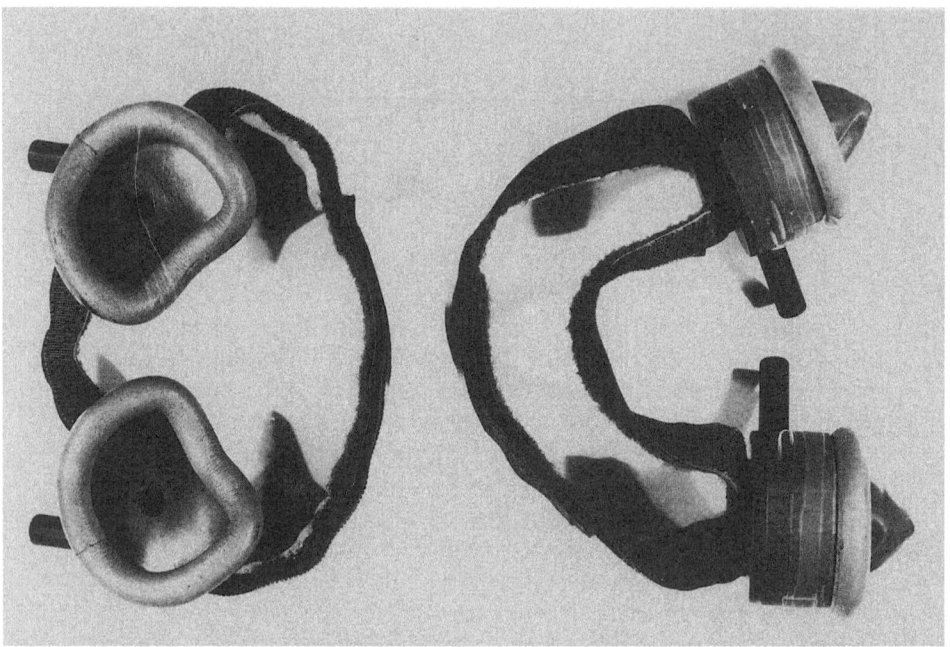

Abb. 1. 4 kleine Pelotten, 2 für Unterdruck- und 2 für Überdruckapplikation

Ergebnisse

Im Vergleich zu den Gesunden zeigte sich bei den Patienten eine geringe Herzintervallverlängerung während der Aktivierung (CBA) und eine geringe Herzintervallverkürzung während der Inaktivierung (CBI) der Karotisbarorezeptoren (Abb. 2). Nach einem Monat nCPAP-Therapie war die Reaktion des Herzens zwar signifikant verbessert, der Unterschied zwischen Patienten und Gesunden war aber immer noch deutlich vorhanden (Abb. 2).

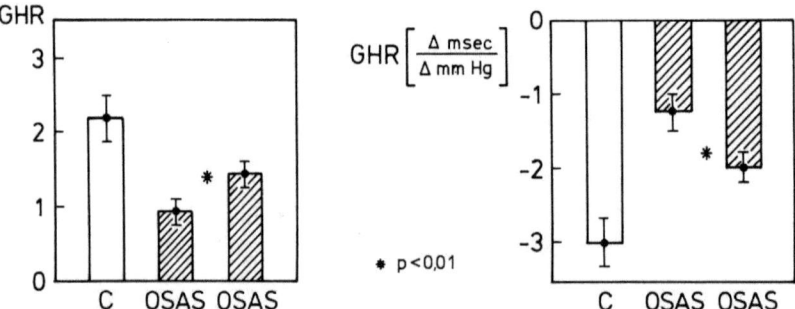

Abb. 2 a, b. Herzreaktion auf die Aktivierung (a) und Inaktivierung (b) der Karotisbarorezeptoren bei Schlafapnoepatienten *(OSAS)* vor und nach 1 Monat cPAP-Therapie im Vergleich zu gesunden Probanden *(C)* (vgl. Tafil-Klawe et al. [40]).

Diskussion

Unsere Ergebnisse zeigen, daß der Karotisbaroreflex bei den Schlafapnoepatienten vermindert ist. Teilweise verbessert er sich unter nCPAP-Therapie. Der Mechanismus der Verminderung der Baroreflexkontrolle des Herzrhythmus bleibt jedoch unklar. Eine wichtige Rolle könnten dabei die zur Schlafdeprivation führenden Schlafstörungen spielen, weil diese zu einer Störung des gesamten zirkadianen Systems führen [47], an welcher auch die autonome Kreislaufregulation beteiligt wird. Da Schlafapnoepatienten nachweislich Störungen des zirkadianen Systems haben, kann davon ausgegangen werden, daß auch die normalen spontanrhythmischen Modulationen gestört sind. Solche Störungen der spontanrhythmischen Verläufe fanden sich selbst bei vermeintlich so stabilen Variablen wie der Körperkerntemperatur nach einmaligem ca. 5stündigem Schlafentzug [28]. Aus diesem Grund ist auch zu erwarten, daß die nCPAP-Therapie, die das Schlafdefizit entsprechend reduziert, auch die regulatorischen Funktionen des autonomen Nervensystems günstig beeinflussen kann.

Kann Schlafdeprivation Störungen der autonomen Kreislaufregulation auslösen?

Methode

1. Bei 6 gesunden männlichen Probanden (Alter 20–30 Jahre) wurde die Baroreflexreaktivität systematisch über 24 h gemessen. Die Untersuchungen der Herzreaktion auf die Aktivierung der arteriellen Karotisbarorezeptoren wurden alle 2 h unter Verwendung einer ungeteilten Unterdruckhalsmanschette durch-

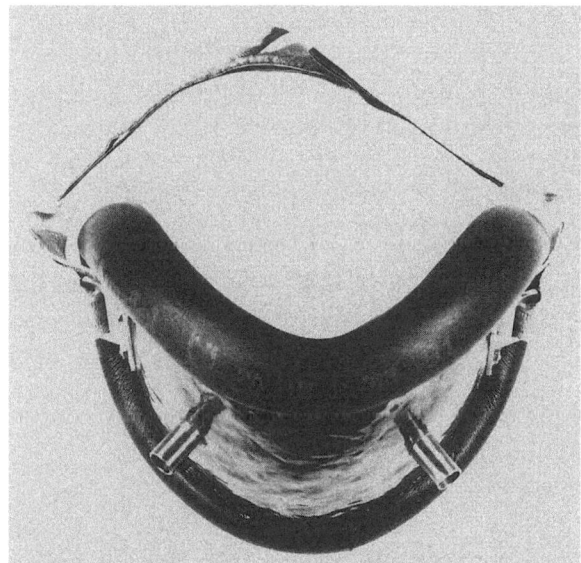

Abb. 3. Ungeteilte Unterdruckhalsmanschette

geführt (Abb. 3). Dabei wurde die maximale Änderung des R-R-Intervalls auf den applizierten Unterdruckreiz bezogen und als Quotient berechnet („gain-GHR"). Die Standardabweichungen der Einzelwerte der während 1 min gemessenen Herzperiodendauer (R-R-Intervallen) wurden als integrales Maß der Sinusarrhythmie und weiterhin des kardialen Vagustonus verwendet [14].
2. Die gleiche Messung wurde bei diesen Probanden nach 24 h Schlafdeprivation während der nächsten 24 h ohne Schlaf durchgeführt.
3. Bei weiteren 6 Probanden wurde die Herzreaktion auf die Aktivierung der arteriellen Barorezeptoren vor und nach einer selektiven REM-Deprivation während 2 Nächten gemessen. Die 1. Kontrollmessung wurde um 9.00 Uhr durchgeführt. Die nächsten 2 Nächte verbrachten die Probanden im Schlaflabor. Während jeder REM-Phase wurden sie geweckt, wobei immer ein kurzes Gespräch geführt wurde (29). Am 3. Tag wurde die Baroreflexreaktivität um 9.00 Uhr erneut kontrolliert. Jede Messung (sowohl vor als auch nach der selektiven REM-Deprivation) wurde während 1 h 5mal wiederholt, die Ergebnisse wurden jeweils gemittelt.

Ergebnisse

Abbildung 4 zeigt die tageszeitliche Abhängigkeit der Baroreflexreaktivität vor und nach der Schlafdeprivation. Der Baroreflex ist schon nach 1 Tag ohne Schlaf bedeutsam erniedrigt und wird darüber hinaus in Abhängigkeit von der Dauer der Schlafdeprivation noch weiter vermindert. Diesem Trend (vgl. Abb. 4) überlagert sich unter fortschreitender Schlafdeprivation auch der zirkadiane Rhythmus des Baroreflexes. Abbildung 5 zeigt weiterhin die Verminderung der Baroreflexreaktivität nach 2 Tagen nächtlicher selektiven REM-Deprivation.

Diskussion

Unsere Ergebnisse bestätigen die Hypothese, daß Schlafentzug bzw. selektive REM-Deprivation zur Verminderung der Effektivität der Baroreflexkontrolle der Herzperiodendauer (R-R-Intervalle) führt. Da die Spontanschwankungen der Herztätigkeit während der fortschreitenden Schlafdeprivation zunehmen (Abb. 4 oben), läßt sich ableiten, daß eine zunehmende vagale Aktivität die Effektivität des Baroreflexes vermindert.

Es scheint daher sinnvoll, die kumulierten Schlafdefizite bei Schlafapnoepatienten in die Diskussion über die begleitenden Störungen der Kreislaufregulation einzubeziehen.

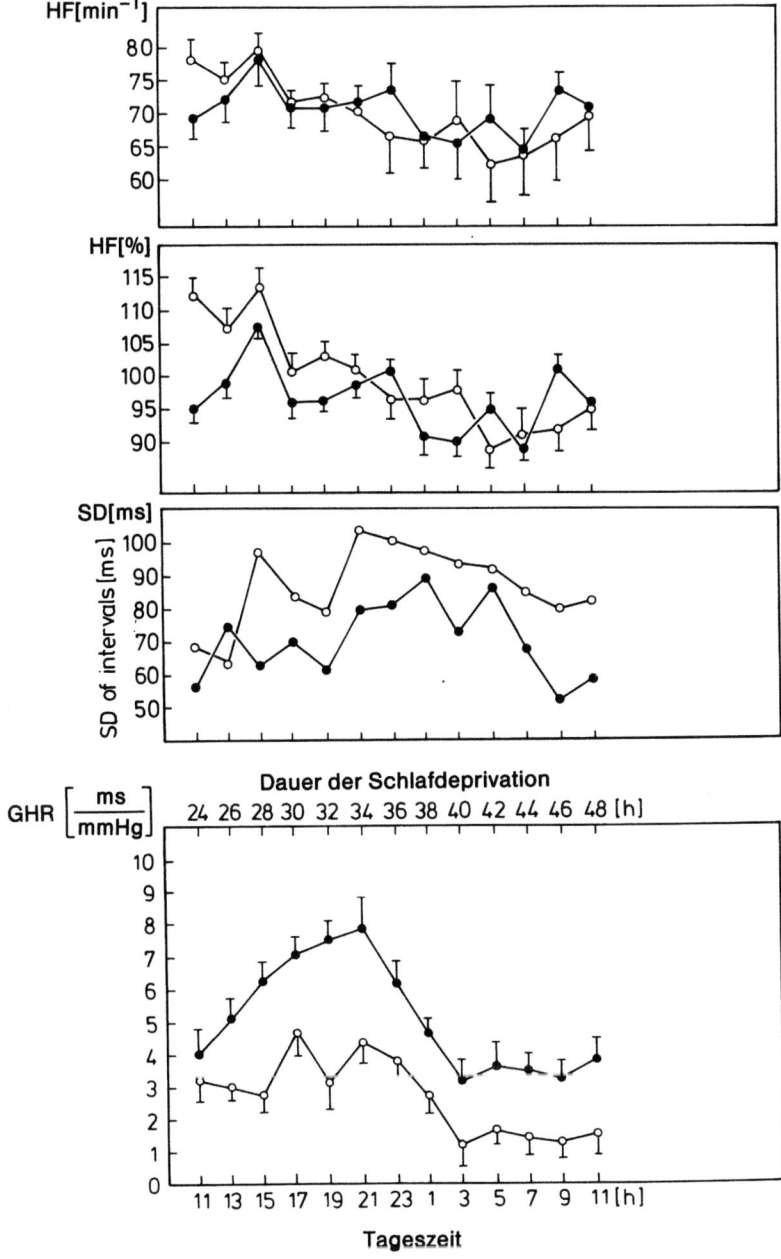

Abb. 4. Tagesverlauf der Baroreflexreaktivität vor (●) und nach Schlafdeprivation (○) bei 6 Patienten. Von *oben* nach *unten:* Herzfrequenz *(HF),* Herzfrequenz *(HF)* als Prozentwert vom 24-h-Mittelwert, Standardabweichung der Herzperiodendauer als Maß der vagalen Aktivität *(SD)* sowie Baroreflexreaktivität *(GHR)*

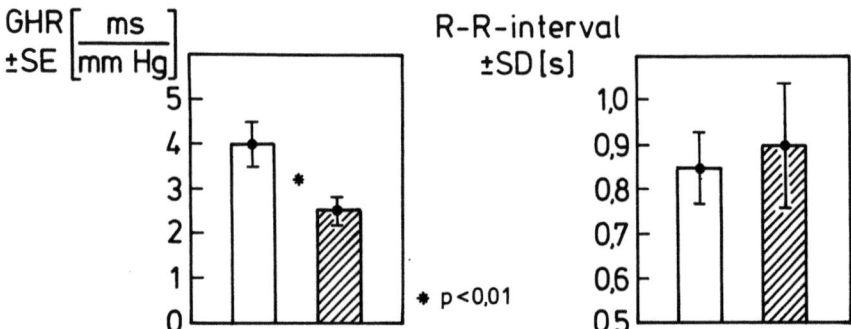

Abb. 5. Mittelwerte der Quotienten der Baroreflexreaktivität *(GHR)* und Mittelwerte der Herzperiodendauer *(R-R-Intervall)* mit Standardabweichung *(SD)* vor (□) und nach 2 Nächten selektiver REM-Schlafdeprivation (▨) von 6 Patienten

Reflexe der peripheren arteriellen Chemorezeptoren beim Schlafapnoesyndrom

Die Koordination und Interaktion zwischen Kreislauf- und Atmungsregulationsmechanismen hat sich auf verschiedenen physiologischen Ebenen entwickelt. Hierzu gehören z. B. die Interaktionen zwischen spezifischen Rezeptoren für Kreislauf- und Atmungsregulationsmechanismen und deren tonische Aktivitäten sowie Sensivitäten, weiterhin zentrale Prozesse zwischen Gehirnzentren für Kreislauf- und Atmungsregulation, schließlich Interaktionen auf der Ebene des Effektors, wobei speziell die sympathische Aktivität untersucht und analysiert werden sollte.

Das Krankheitsbild des obstruktiven Schlafapnoesyndroms stellt ein Beispiel für die Interaktion zwischen Kreislauf- und Atmungsregulation unter pathophysiologischen Bedingungen dar. Die Reflexe von arteriellen Chemorezeptoren, die den O_2-chemosensitiven Atemantrieb regulieren, nehmen auch an physiologischen Mechanismen der Atemströmungsregulation teil. Auf der anderen Seite beeinflussen periphere Chemorezeptoren die Herztätigkeit (Frequenz und Kontraktilität) sowie die Spannung der peripheren Widerstandsgefäße, d. h. sie nehmen auch aktiv an den Prozessen der Kreislaufregulation teil.

Beim Menschen wurden 2 Untersuchungsmethoden der arteriellen Karotischemorezeptoren verwendet:

1. Inaktivierung der Chemorezeptoren durch Hyperoxie,
2. Aktivierung der Chemorezeptoren durch progressive isokapnische Hypoxie.

Untersuchungen über die Bedeutung des Chemorezeptorenruheantriebs für die Pathogenese von Hypertonie und Schlafapnoesyndrom

Methode

Bei folgenden Personengruppen wurde spirographisch die Atemantwort auf Inaktivierung der peripheren Karotischemorezeptoren durch 1minütige reine O_2-Atmung in Blindanordnung untersucht (Dejours-Test 1953):

1. 25 normotensive Patienten mit obstruktivem Schlafapnoesyndrom (N-OSAS; Alter 52 ± 1,7 Jahre),
2. 15 hypertensive Schlafapnoepatienten (H-OSAS; Alter 53 ± 1,8 Jahre),
3. 20 gesunde Kontrollpersonen (C; Alter 46 ± 1,7 Jahre),
4. 15 Patienten mit essentieller Hypertonie ohne Schlafapnoesyndrom (H; Alter 50 ± 2,1 Jahre).

Bei einigen Patienten von jeder Personengruppe wurde der Blutdruck während der Hyperoxie invasiv (arterieller Katheter) gemessen (Abb. 6).

Ergebnisse

Bei allen untersuchten Versuchspersonen fand sich eine Abnahme der Ventilation, wobei die Abnahme bei den Gesunden (C) und den N-OSAS-Patienten wesentlich schwächer ausgeprägt war (– 16,1 %, – 16,8 %) als bei Patienten mit essentieller Hypertonie und H-OSAS-Patienten (– 36 %, – 27 %; Abb. 7).

Diskussion

Die gemittelten Ergebnisse zeigen, daß der Ruheantrieb der peripheren Karotischemorezeptoren bei Patienten mit hypertensivem Schlafapnoesyndrom (H-OSAS) im Gegensatz zu N-OSAS-Patienten erhöht ist. Er ist auch größer bei Patienten mit essentieller Hypertonie (H), was auch durch einen Blutdruckabfall bei Hypertonikern im Dejours-Test belegt werden konnte [39, 42]. Auch bei spontan hypertensiven Okamoto-Aoki-Ratten wurde ein verstärkter chemorezeptorischer Atemantrieb nachgewiesen [35]. Somit läßt sich ein Zusammenhang zwischen einem erhöhten peripheren Chemorezeptorantrieb und der Entstehung von arterieller Hypertonie bei H-OSAS-Patienten vermuten, wobei die zentrale Atemregulation mit Entwicklung von periodischer Atmung und nächtlichen Apnoephasen beeinflußt werden kann [23].

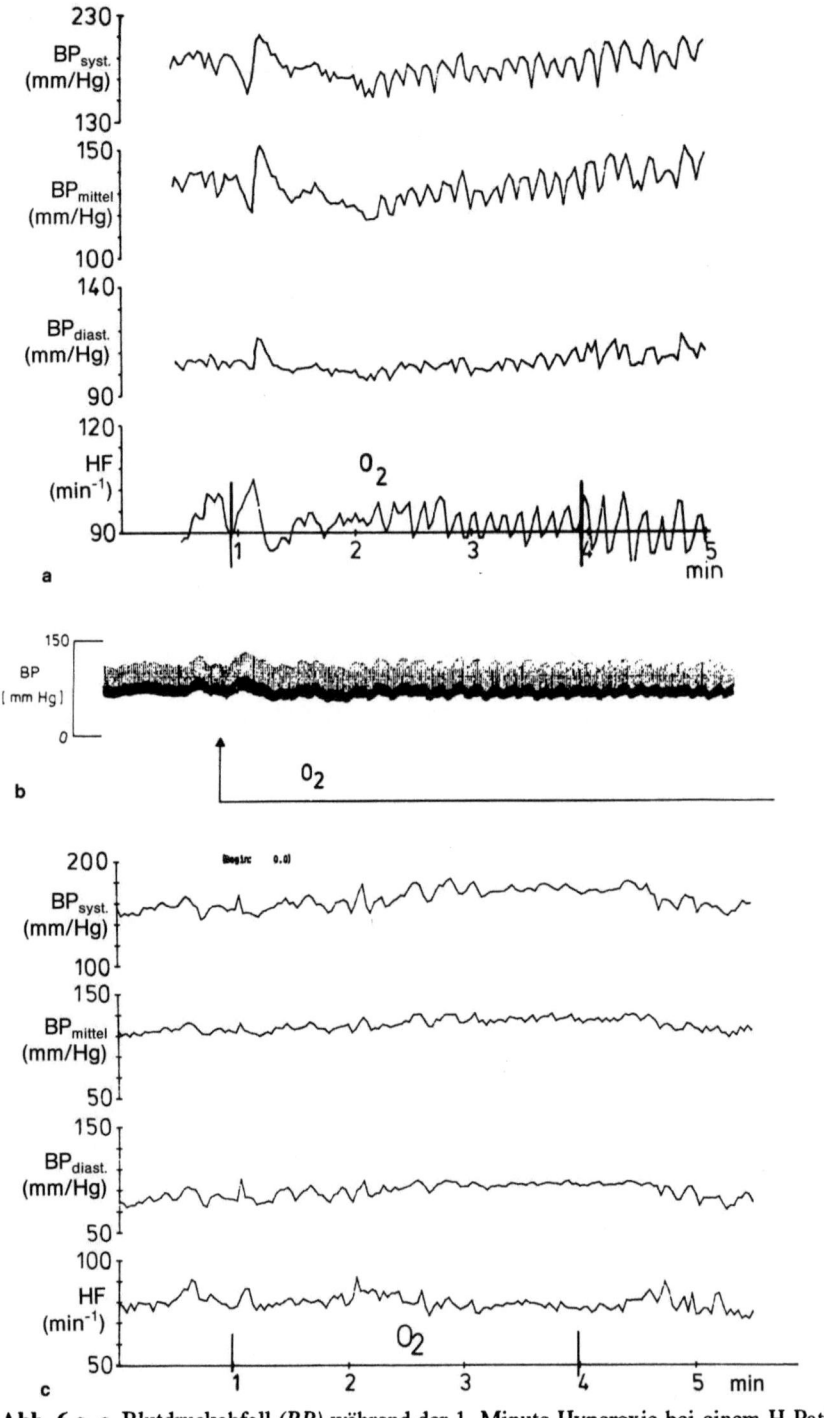

Abb. 6 a–c. Blutdruckabfall *(BP)* während der 1. Minute Hyperoxie bei einem H-Patient (**a**), H-OSAS-Patient (**b**) und N-OSAS-Patient (**c**) (vgl. Tafil-Klawe et al. [42])

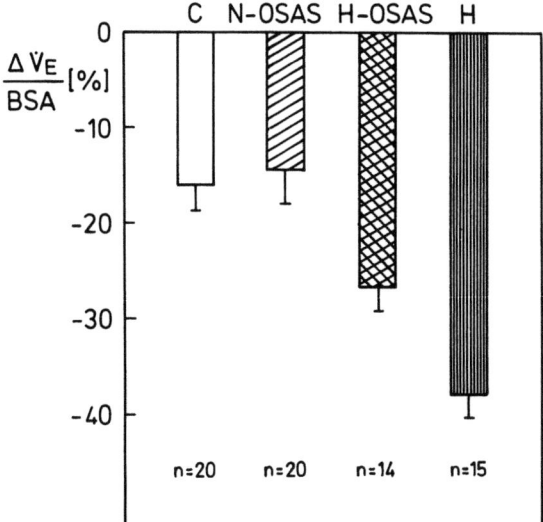

Abbb. 7. Abnahme des Atemminutenvolumens (ΔVE/BSA) während reiner O_2-Atmung bei Kontrollpersonen *(C)*, hypertonen Schlafapnoepatienten *(H-OSAS)*, normotonen Schlafapnoepatienten *(N-OSAS)* und Patienten mit essentieller Hypertonie *(H)*

Antwortverhalten der verschiedenen Atemwegsabschnitte auf die Aktivierung der arteriellen Chemorezeptoren während progressiver Hypoxie bei Gesunden und OSAS-Patienten

Untersuchungen bei Gesunden

Methode

Die Reaktion auf progressive Hypoxie wurde bei 6 gesunden Kontrollpersonen (Alter 49 ± 1,8 Jahre) untersucht. Dazu wurde eine progressive isokapnische Hypoxie, ausgehend von Raumluftatmung, mittels der Rückatmungsmethode hergestellt, wobei die exspiratorische O_2-Konzentration bis auf 35–40 mm/Hg aballen durfte und die exspiratorische CO_2-Konzentration konstant blieb. Diese exspiratorische CO_2-Konzentration wurde durch Ultrarotabsorbtionsmessung (URAS) bestimmt. Die endexspiratorischen Gasproben wurden weiterhin einer polarographischen P_aO_2-Messung zugeführt und die P_aO_2-Werte jeweils alle 10 s digital abgelesen (Gerät Eumatron 496, Sonde Kontron). Für den Zusammenhang zwischen hypoxischer und alveolärer O_2-Konzentration und Atemminutenvolumen wurde der A-Parameter nach der Well-Form [A = V_{min} · (P_aO_2)] ermittelt [50]. Die O_2-Sättigung wurde transkutan am Fingerendglied kontinuierlich während der progressiven Hypoxie gemessen (Pulsoxymeter Pulsox 7). Zusätzlich wurde kontinuierlich gemessen:

- Luftfluß mittels Pneumotachometer (Siregnost FD 10);
- Druck im Pharynx- und Thoraxbereich, Verwendung einer doppelläufigen nasal eingeführten Ösophagussonde;
- EMG-Aktivität im M. genioglossus (submental) mit 2 Oberflächenelektroden. Die gemessene Aktivität wurde fortlaufend integriert (Bandpassfrequenzen 10–300 Hz, Zeitkonstante 200 ms).

Die Strömungswiderstände der Atemwege (AR) und oberen Atemwege (UAR) wurden nach der Formel berechnet:

ARC (UAR) = $\text{Druck}_{\text{Thorax(Pharynx)}}/\text{Fluß}$.

In dieser Anordnung mit oraler Stromstärkemessung wurden also die gesamten Atemströmungswiderstände ausschließlich der Nase mit den Strömungswiderständen des Pharynxlarynxbereichs verglichen.

Ergebnisse

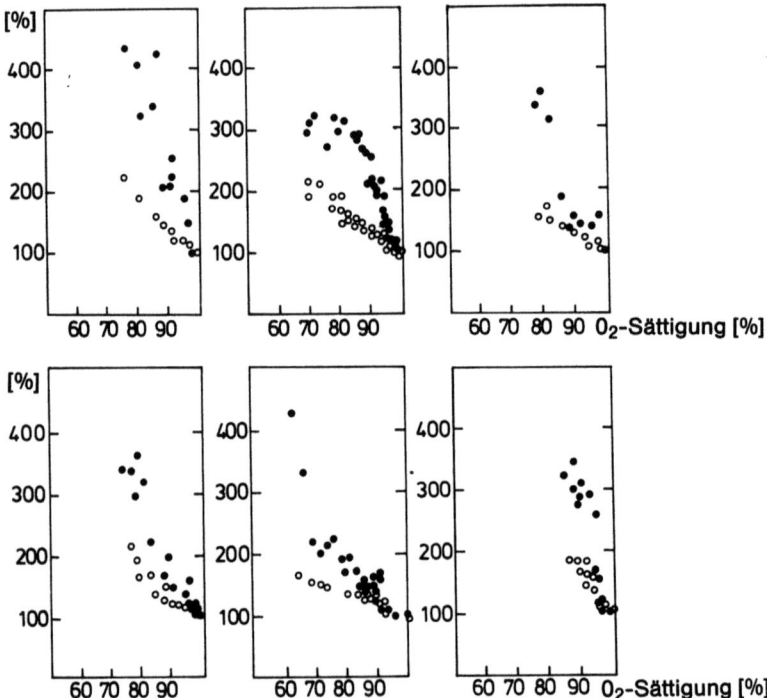

Abb. 8. Anstiege des Atemantriebs (V_T/T_I; ●) und der EMG-Aktivität im M.-genioglossus (GG_{EMGI} ○) mit dem Abfall der O_2-Sättigung bei 6 gesunden Kontrollpersonen

Arterielle Baro- und Chemorezeptorenreflexe bei Schlafapnoepatienten 153

In Ruhe zeigten die 6 Kontrollpersonen folgende Mittelwerte der Ventilationsparameter:

V_T/T_I 0,48 ± 0,07 (SEM);
$\dot{V}_{min}$ 10,81 ± 1,12 l/min;
AR   14,18 ± 1,55 cm/H_2O · l/min;
UAR   9,76 ± 1,13 cm/H_2O · l/min-

Bei der Genioglossus-EMG-Aktivität wurden phasische inspiratorische Anstiege beobachtet. Die Zunahme der phasischen Aktivität während des Hypoxietests wurde an der EMG-Antwort beurteilt.

Abbildung 8 zeigt etwa lineare Zusammenhänge von Anstieg des Atemantriebs (V_T/T_I) und Anstieg der EMG-Aktivität im M. genioglossus mit dem Abfall der O_2-Sättigung.

Während der progressiven Hypoxie wurde ein Abfall von AR und UAR beobachtet, wobei die Abnahme des gesamten Atemströmungswiderstandes und die des Pharynxlarynxbereiches parallel verliefen (Abb. 9 und 10).

Die Zunahme des Atemminutenvolumens, gemessen am A-Parameter, betrug im Mittel 275 ± 19 (SEM).

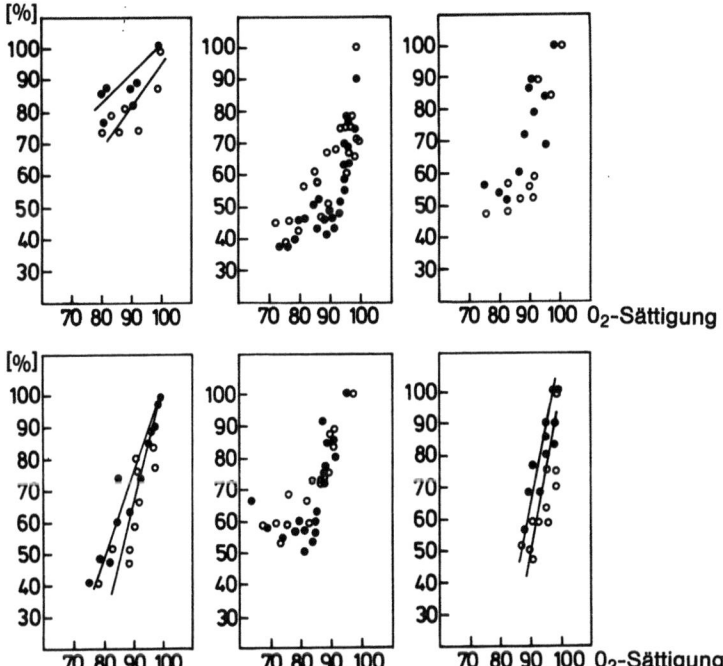

Abb. 9. Abnahme des oral gemessenen Atemströmungswiderstandes *(AR;* ●*)* und des Widerstandes im Pharynx-Larynx-Bereich *(UARD;* O) bei 6 gesunden Kontrollpersonen während der progressiven Hypoxie

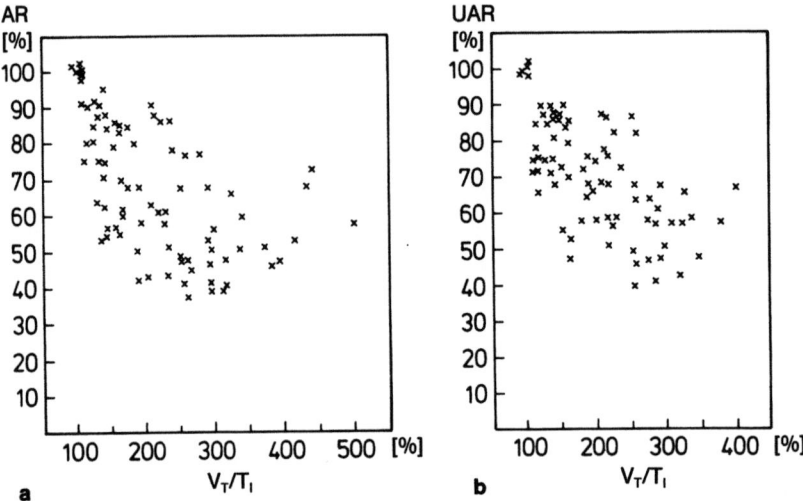

Abb. 10 a, b. Zusammenhang zwischen dem Anstieg des Atemantriebs (V_T/T_I) und der Abnahme des gesamten Atemwegwiderstandes *(AR,* **a***)* sowie der Abnahme des Pharynx-/Larynxwiderstandes *(UAR,* **b***)* bei gesunden Kontrollpersonen

Diskussion

Während der progressiven Hypoxie wurden die Zunahmen des Atemantriebs und der M.-genioglossus-EMG-Aktivität als Funktion der O_2-Sättigung verfolgt. Gesamtatemwege und oberer Atemwegsabschnitt zeigten dabei einen parallelen Abfall des Strömungswiderstandes, so daß bei Gesunden offensichtlich eine gemeinsame Abstimmung zwischen den reaktiven Veränderungen des gesamten Atemwegswiderstandes und der oberen Abschnitte der Luftwege besteht. Diese ist auch bei unterschiedlicher Größe des Atemantriebs gegeben.

Untersuchungen bei OSAS-Patienten

Methode

Wie auf S. 151 f beschrieben, wurden 6 OSAS-Patienten untersucht. Bei 5 der Patienten wurde außerdem eine arterielle Hypertonie festgestellt. Die Werte für den Apnoeindex lagen für 2 Patienten im Grenzbereich 6,0, bei den anderen waren sie zwischen 19,6 und 43,8 eindeutig pathologisch erhöht. Das Alter der Patienten war mit dem der Kontrollgruppe vergleichbar (51 ± 2,3 Jahre).

Ergebnisse

In Ruhe zeigten die Patienten folgende Mittelwerte der Ventilationsparameter:

V_T/T_I $0,45 \pm 0,04$;
$\dot V_{min}$ $11,12 \pm 1,9$ l/min;
AR $16,1 \pm 2,05$ cm/$H_2O \cdot$ l/min;
UAR $9,21 \pm 0,88$ cm/$H_2O \cdot$ l/min.

Die OSAS-Patienten unterschieden sich demnach in diesen Parametern nicht signifikant von den Kontrollpersonen. Sie zeigten aber eine signifikant verminderte Ventilationsreaktion während der progressiven Hypoxie im Vergleich zu den gesunden Probanden (Mittelwert der A-Parameter: $165,2 \pm 13,65$), wobei bei 2 der Patienten mit den geringsten Apnoeindizes die A-Parameter von den Werten der Gesunden kaum abwichen. Diese 2 Patienten zeigten auch eine Abnahme des Gesamtwiderstandes der Atemwege, obwohl im Pharynxlaranybereich der Abfall des Widerstandes wie bei anderen OSAS-Patienten nur sehr gering war. In der Gruppe der Patienten wurde ein verminderter oder gar fehlender Anstieg des Atemantriebs und der M.-genioglossus-Aktivität während der Hypoxie beobachtet (Abb. 11). Dabei waren die reflektorischen AR-Veränderungen stärker ausgeprägt als der Abfall der UAR-Werte (Abb. 12 und 13).

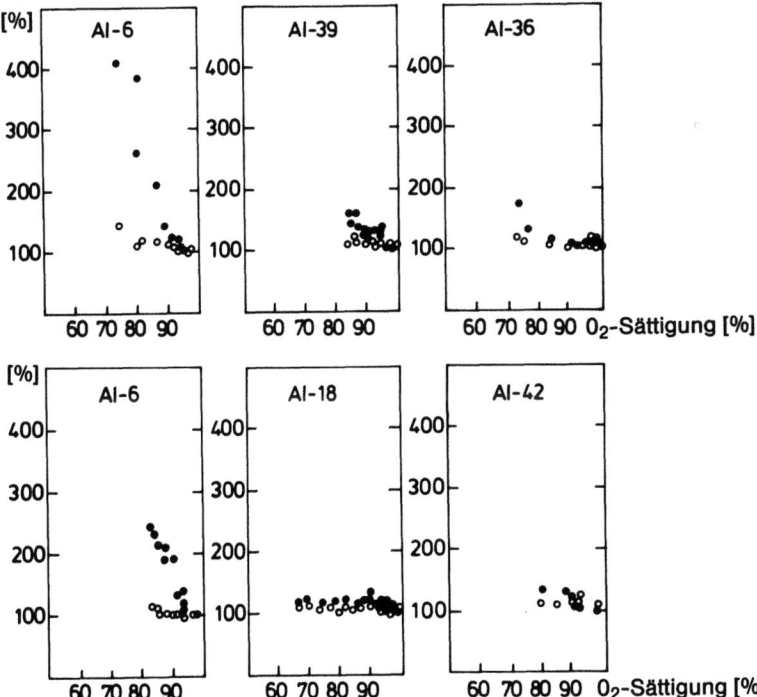

Abb. 11. Anstieg des Atemantriebs (V_T/T_I ●) und der EMG-Aktivität im M. genioglossus (GG_{EMGI} O) mit dem Abfall der O_2-Sättigung bei 6 OSAS-Patienten

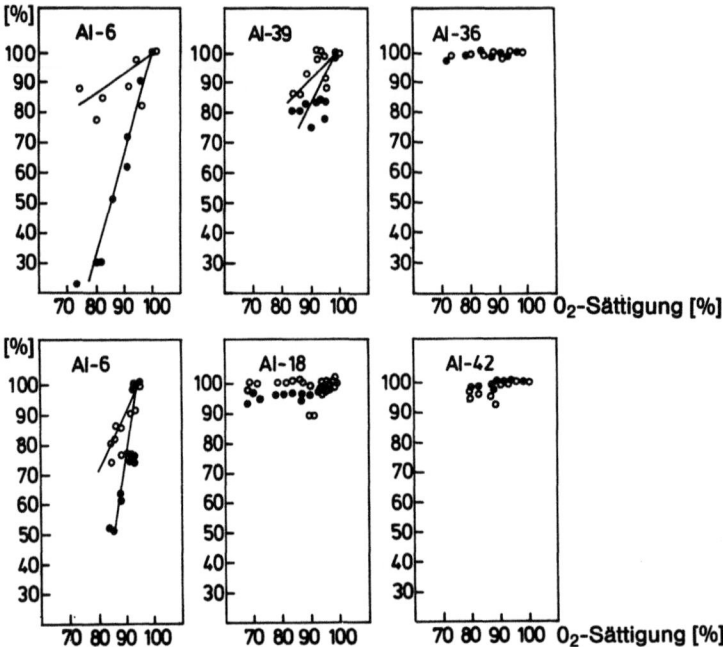

Abb. 12. Abnahme des oral gemessenen gesamten Atemströmungswiderstandes *(AR;* ●*)* und des Widerstandes im Pharynx-/Larynxbereich *(UAR;* O*)* bei 6 OSAS-Patienten während der progressiven Hypoxie

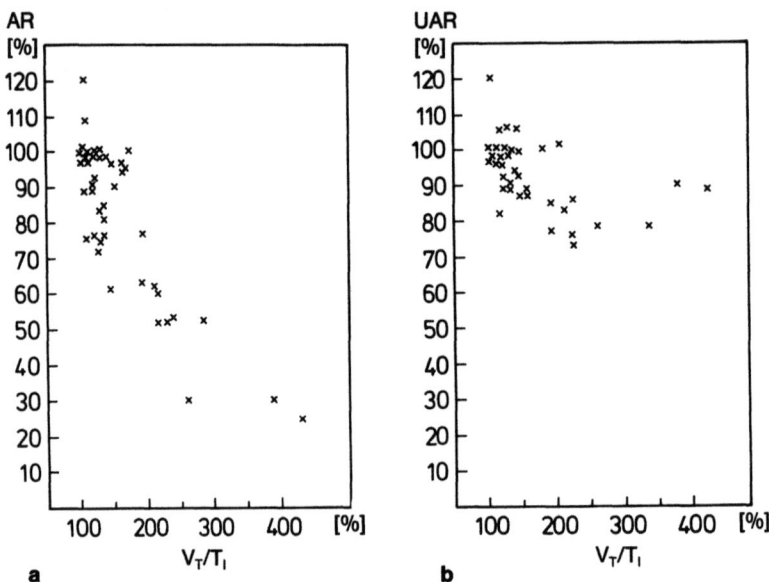

Abb. 13 a, b. Zusammenhang zwischen dem Anstieg des Atemantriebs (V_T/T_I) und der Abnahme des gesamten Atemwegswiderstandes (AR; **a**) sowie der Abnahme des Pharynx-/Larynxwiderstandes *(UAR;* **b***)* bei OSAS-Patienten

Diskussion

Die Verminderung der Hypoxieantwort bei OSAS-Patienten wurde schon früher beobachtet [22, 40]. Diese Verminderung scheint auf einer Adaptation der Chemorezeptoren an die nächtlichen Episoden der Hypoxie zu beruhen. Bei allen untersuchten Patienten haben wir im Vergleich zu den Gesunden eine geringere Abnahme des oberen Atemwegswiderstandes ($p < 0,01$) beobachtet, auch bei denen, die eine Abnahme des gesamten Atemwegswiderstandes zeigten. Dies läßt uns folgern, daß OSAS-Patienten während der Reaktion auf Hypoxie eine verminderte Dilatation der oberen Atemwege aufweisen. Wahrscheinlich ist daher, daß auch während der nächtlichen Hypoxieepisoden diese muskuläre Abwehrreaktion gegen Hypoxie geringer ausfällt.

Reaktion der M.-genioglossus-Aktivität auf Atemanhalten bei Gesunden und OSAS-Patienten

Methode

7 Gesunde und 6 OSAS-Patienten (beschrieben auf S. 154) wurden in dieser Versuchsreihe untersucht. Während eines willkürlichen Atemanhaltens wurde bei ihnen die Zunahme der M.-genioglossus-EMG-Aktivität gemessen. Zusätzlich wurde der Abfall der O_2-Sättigung transkutan am Fingerendglied registriert.

Ergebnisse

Die OSAS-Patienten zeigten eine geringere Zunahme der M.-genioglossus-Aktivität im Vergleich zu den Gesunden (Abb. 14), obwohl das Atemverhalten bei ihnen im Mittel länger dauerte und zu einem größeren Abfall der O_2-Sättigung führte (Tabelle 1).

Tabelle 1. Dauer des Atemanhaltens. Abfall der O_2-Sättigung und Anstieg der M.-genioglossus-EMG-Aktivität der Kontrollpersonen und OSAS-Patienten

	Kontrollpersonen (n = 7)	OSAS-Patienten (n = 6)
Dauer des Atemanhaltens (s)	47,7 ± 9,9	79,6 ± 19,6[a]
Abfall der O_2-Sättigung [%]	2,7 ± 0,86	4,2 ± 1,8[a]
Anstieg der M.-genioglossus-EM-Aktivität [%]	230,6 ± 30	43,7 ± 7,2[b]

[a] $p < 0,05$;
[b] $p < 0,01$.

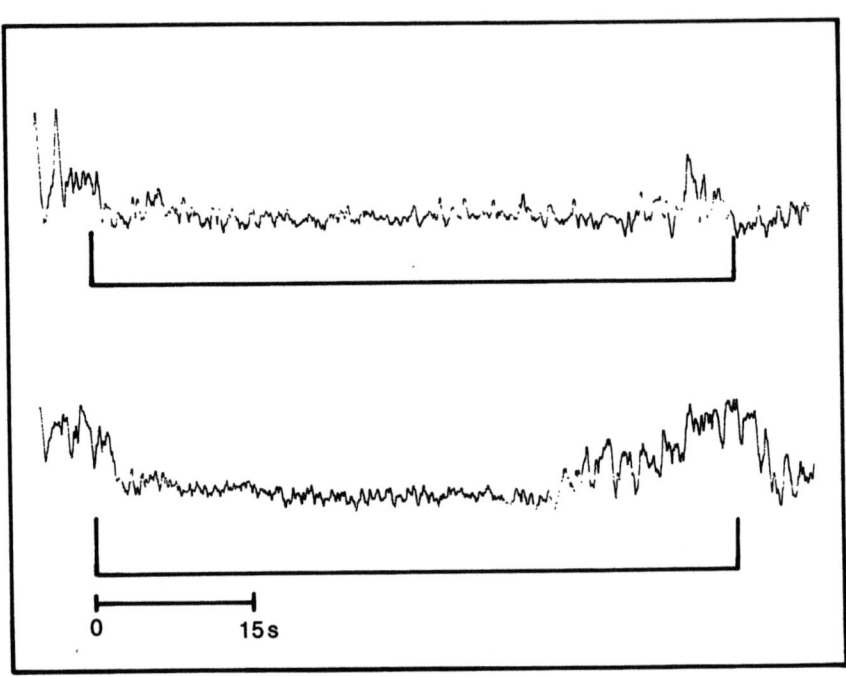

Atemanhalten

Abb. 14. Anstieg der M.-genioglossus-EMG-Aktivität während des willkürlichen Atemanhaltens bei einem OSAS-Patienten *(oben)* (Apnoexindex 39) im Vergleich zu einer gesunden Kontrollperson *(unten)*

Diskussion

Diese Ergebnisse stehen in Übereinstimmung mit den Schlußfolgerungen von S. 157, wonach die OSAS-Patienten geringere Möglichkeiten haben, auf Hypoxie mit einer Senkung des Atemwiderstandes der oberen Luftwegsabschnitte zu reagieren.

Antwortverhalten der verschiedenen Atemwegsabschnitte auf Inaktivierung der arteriellen Chemorezeptoren bei Gesunden und OSAS-Patienten

Methode

Bei 7 Gesunden und 6 oben beschriebenen OSAS-Patienten wurde die Reaktion der Atmung bzw. der Atemwegsströmungswiderstände auf Inaktivierung der peripheren Chemorezeptoren durch 1minütige reine O_2-Atmung untersucht. Folgende Parameter wurden dabei gemessen:

- Luftfluß oral;
- Druck im Pharynx- und Thoraxbereich unter Verwendung der Ösophagussonde;
- EMG-Aktivität des M. genioglossus (submental), abgeleitet mit 2 Oberflächenelektroden.

Die Strömungswiderstände der gesamten Atemwege (AR) und des Pharynx-Larynx-Abschnittes (UAR) wurden berechnet (vgl. S. 152).

Der maximale Abfall der Ventilation V_T/T_I der M.-genioglossus-EMG-Aktivität und der Anstieg von AR und UAR wurden während der 1minütigen O_2-Atmung gemessen bzw. berechnet und als Reaktion auf die Inaktivierung der arteriellen Chemorezeptoren gewertet.

Ergebnisse

Die mittleren Veränderungen aller Parameter während der O_2-Atmung sind in Tabelle 2 zusammengestellt:

Tabelle 2. Dejours-Test bei gesunden Kontrollpersonen und OSAS-Patienten

	Gesunde Kontrollpersonen (n = 7)	OSAS-Patienten (n = 6)
Abfall V_{min} [%]	− 15,8 ± 2,7	− 27,7 ± 3,3[b]
Abfall V_T/T_I [%]	− 15,5 ± 3,2	− 31,6 ± 6,0[a]
Abfall der M.-genioglossus-EMG-Aktivität [%]	− 13,7 ± 2,9	− 21,1 ± 1,5[b]
Anstieg AR [%]	12,0 ± 1,9	16,7 ± 3,5
Anstieg UAR [%]	10,6 ± 1,9	27,7 ± 4,2[a]

[a] $p < 0,05$;
[b] $p < 0,01$.

Diskussion

Diese Ergebnisse zeigen, daß bei OSAS-Patienten ein erhöhter Ruheantrieb der peripheren Chemorezeptoren als ein möglicher Mechanismus in Betracht gezogen werden muß, der die Ruheaktivität im Bereich der Dilatoren der oberen Atemwege steigert.

Schlußdiskussion

Die dargestellten Ergebnisse weisen auf einen Zusammenhang zwischen erhöhtem Antrieb der peripheren arteriellen Chemorezeptoren und Entwicklung des Schlafapnoesyndroms hin. In früheren Untersuchungen ist die Bedeutung der arteriellen Chemorezeptoren in der Pathogenese der essentiellen Hypertonie diskutiert worden [34, 39, 45]. Die Kreislauf- und Atmungsreflexe von peripheren Chemorezeptoren könnten daher teilweise die Koinzidenz zwischen der arteriellen Hypertonie und dem Schlafapnoesyndrom erklären. In Tierversuchen wurde nachgewiesen, daß langzeitige Hypoxie zu Bluthochdruck führt, dies allerdings nicht, wenn die Chemorezeptoren denerviert werden (Fletcher, mündliche Mitteilung). Der erhöhte Ruheantrieb der arteriellen Chemorezeptoren führt zu einem Anstieg der peripheren sympathischen Aktivität, wodurch der Blutdruckanstieg bewirkt werden könnte. Die Zunahme der sympathischen Aktivität kann aber zugleich auch die Sensitivität der arteriellen Chemorezeptoren verstärken [32], so daß man sich einen Circulus vitiosus vorstellen könnte:

Anstieg der sympathischen Aktivität ↔ erhöhter Antrieb der arteriellen Chemorezeptoren.

Beim Schlafapnoesyndrom wurde die Zunahme der peripheren sympathischen Aktivität bereits kürzlich beschrieben [15]. Es ist aber bislang nicht zu entscheiden, welche Veränderung in diesem pathologischen Kreis primär auftritt.

Es bleibt weiterhin unklar, ob die Erhöhung der Ruheaktivität der arteriellen Chemorezeptoren sich erst im Laufe des obstruktiven Schlafapnoesyndroms entwickelt und damit der Schwere des Krankheitsbildes entspricht. Zu überlegen wäre, ob die sich wiederholenden Episoden nächtlicher Hypoxie und Hyperkapnie zu einer Schwerpunktverlagerung der Atmungsregulation von den zentralen zu den peripheren Chemorezeptoren führen, wobei der periphere Ruheatemantrieb ansteigen könnte.

Man kann auch die Frage stellen, welche Bedeutung der erhöhte Ruheantrieb der arteriellen Chemorezeptoren für die Pathogenese des obstruktiven Schlafapnoesyndroms hat. Lahiri et al. [23] haben vermutet, daß ein Anstieg des Antriebs der peripheren Chemorezeptoren zu einer Destabilisierung der Atmungsregulation führt, die sich häufig in einem periodischen Atmungsmuster manifestiert. Periodische Atmung soll bekanntlich zur Obturation der oberen Atemwege prädisponieren [31,32, 49]. In der Hyperventilationsphase der periodischen Atmung kann sogar eine obstruktive Apnoe auftreten [27]. Auf der anderen Seite führt der erhöhte Antrieb der peripheren Chemorezeptoren zu einem Anstieg der peripheren sympathischen Aktivität und dadurch zur Blutdruckerhöhung sowie zur Zunahme der Ruhemuskelaktivität im Bereich der oberen Atemwege.

Unsere Ergebnisse weisen darauf hin, daß sich das Antwortverhalten der arteriellen Chemorezeptoren auf hypoxische Aktivierung bei OSAS-Patienten von dem bei Gesunden bekannten wesentlich unterscheidet. Die ventilatorischen Reaktionen auf progressive Hypoxie: Anstieg des Atemantriebs (V_T/T_I) sowie auch Zunahme der M.-genioglossus-Aktivität, die für das Offenhalten der oberen Luftwege verantwortlich ist, sind im Vergleich zu den Gesunden vermindert. Dieser Unterschied ist auch während eines willkürlichen Atemanhaltens zu beobachten: verminderte Antwort der Dilatatoren der oberen Atemwege auf zunehmende Hypoxiereaktion während des Atemanhaltens. Die Verminderung der Hypoxiereaktion beim obstruktiven Schlafapnoesyndrom kann als Folge eines

Adaptationsprozesses an die nächtlichen Hypoxieepisoden gedeutet werden, entsprechend einer Höhenadaptation [50]. Das dargestellte Beispiel von 2 Patienten mit grenzwertigem Apnoeindex und normaler Hypoxieventilationsreaktion entspricht dieser Interpretation. Bei diesen 2 Patienten war trotz normaler Ventilationsreaktion die dilatatorische Reaktion der oberen Atemwegswiderstände ebenso vermindert wie bei den Patienten mit höherem Apnoeindex. Dieses Ergebnis deutet darauf hin, daß OSAS-Patienten nicht in der Lage sind, auf hypoxische Reizung mit genügender Dilatation im Pharynx-/Larynxmuskelbereich zu antworten. Diese geringere Reaktion kann aber offenbar im Laufe der Krankheit durch weitere Adaptationsvorgänge gegenüber Hypoxie noch stärker vermindert werden.

Insgesamt lassen die durchgeführten Untersuchungen im Hinblick auf ihre klinische Bedeutung folgende Schlußfolgerungen zu:

1. Der erhöhte Ruheantrieb der peripheren Chemorezeptoren bei OSAS-Patienten führt zu der periodischen Atmung, zu Schwankungen des Atemwegswiderstandes (wobei die Ruheaktivität des M. genioglossus zunimmt) sowie zum Blutdruckanstieg.
2. OSAS-Patienten zeigen verminderte „Abwehrreaktionen" gegen Hypoxie, besonders geringe im Bereich der Pharynxmuskeln, die für das Offenhalten der Atemwege verantwortlich sind. Dies erklärt den „locus mineris resistentiae" für Obturation und Kollaps im Pharynx (Hypopharynx).

Literatur

1. Bannister RL, Ardill L, Fentem P (1967) Defective autonomic control of blood vessels in idiopathic orthostatic hypotension. Brain 90:725–745
2. Bevegard BS, Sheperd T (1966) Circulatory effects of stimulating the carotid arterial stretch receptor in man at rest and during exercise. J Clin Invest 45:132–142
3. Bilgutay AM, Bilgutay I, Lillehei CW (1967) Baropacing. A new concept in the treatment of hypertension. In: Kezdi P (ed) Baroreceptors and hypertension. New York, Pergamon Press, pp 425–437
4. Bilgutay AM, Lillehei CW (1965) Treatment of hypertension with an implantable electronic device. J Am Med Assoc 191:649–653
5. Borst C, Karemaker JM, Bouman LN, Dunning AJ, Schopman FJG (1974) Optimal frequency of carotid sinus nerve stimulation in treatment of angina pectoris. Cardiovasc Res 8:674–680
6. Braunwald E, Epstein SE, Glick G, Wechsler A, Braunwald NS (1976) Relief of angina pectoris by electrical stimulation of the carotid sinus nerves. N Engl J Med 277:1278–1283
7. Braunwald E, Sobel BE, Braunwald NS (1969) Treatment of paroxysmal supraventricular tachycardia by electrical stimulation. N Engl J Med 281:885–887
8. Brest AN, Wiener L, Bachrach B (1972) Bilateral carotid sinus nerve stimulation in the treatment of hypertension. Am J Cardiol 29:821–825
9. Carlsten A, Folkow B, Grimby G, Hamberger CA, Thulesius O (1958) Cardiovascular effects of direct stimulation of the carotid sinus nerves in man. Acta Physiol Scand 44:138–145
10. Dunning AJ (1971) Electrostimulation of the carotid sinus nerve in angina pectoris. Excerpta Med PhD Thesis, Amsterdam

11. Eastcott HH, Pickering GW, Rob CG (1954) Reconstruction of internal carotid artery in a patient with intermittent attacts of hemiplegia. Lancet 2:994–996
12. Eckberg DL (1977) Adaptation of the human carotid baroreceptor cardiac reflex. J Physiol (Lond) 269:579–589
13. Eckberg DL, Cavanaugh MS, Mark AL, Abboud FM (1975) A simplified neck suction device for activation of carotid baroreceptors. J Lab Clin Med 85:167–173
14. Eckoldt K (1990) Probleme und Ergebnisse der Analyse des Sinusrhythmus. In: Zwiener, Michalik, Eckoldt, Klossek (Hrsg) Herzfrequenzvariabilität – Möglichkeiten zur Diagnostik neurologischer Erkrankungen. Hirzel, Leipzig, S 53–63
15. Ejnell H, Hedner J, Cathahl K, Sellgren J, Wallin G (1991) Increased sympathetic activity as possible etiology of hypertension and left ventricular hypertrophy in patients with obstructive sleep apnea. In: Peter JH, Penzel T, Podszus T, Wichert P von (eds) Sleep and health risk. Springer, Berlin Heidelberg New York Tokyo, pp 341–347
16. Ernsting J, Parry DJ (1957) Some observations on the effects of stimulating the stretch receptors in the carotid artery of men. Abstract. J Physiol (Lond) 137:45P–46P
17. Geha AS, Klaigner RE, Bane AE (1974) Bilateral carotid sinus nerve stimulation in the treatment of angina pectoris. Angiology 25:16–20
18. Guz A, Noble MIM, Widdicombe JG, Threnchard D, Mushin WW, Makey AR (1966) The role of vagal and glossopharyngeal afferent nerves in respiratory sensation, control of breathing and arterial pressure regulation in conscious man. Clin Sci 30:161–170
19. Hering HE (1927) Die Karotissinus Reflex auf Herz und Gefäße. Steinkopff, Leipzig
20. Kezdi P (1954) Neurogenic hypertension in man in porphyria. Arch Intern Med 94:122–130
21. Koch E, Mies H (1929) Chronischer arterieller Hochdruck durch experimentelle Dauerausschaltung der Blutdruckzügler. Krankheitsforschung 7:241–256
22. Kunitomo F, Kimura H, Tatsumi K, Okita S, Tojima H, Kuriyama T, Honda Y (1989) Abnormal breathing during sleep and chemical control of breathing during wakefulness in patients with sleep apnea syndrome. Am Rev Respir Dis 139:164–169
23. Lahiri S, Hsiao C, Zhang R, Mokahi A, Nishino T (1985) Peripheral chemoreceptors in respiratory oscillations. J Appl Physiol 58(6):1901–1911
24. Lown B, Levine SA (1961) The carotid sinus. Clinical value of its stimulation. Circulation 33:766–789
25. Ludbrook J, Mancia G, Ferrari A, Zanchetti A (1977) The variable pressure neck-chamber method for studying the carotid baroreflex in man. Clin Sci 53:165–171
26. Mancia G, Mark AL (1985) Arterial baroreflexes in humans. In: Handbook of Physiology. American Physiological Society, Washington, pp 755–789
27. Martin RJ, Pennock BE, Orr WC, Sanders ME, Roggers RE (1980) Respiratory mechanics and timing during sleep in occlusive sleep apnea. J Appl Physiol 48:432
28. Moog R (1986) Disturbances of the circadian system due to masking effects. In: Rensing L, Heiden U an der, Mackey MC (eds) Temporal disorder in human oscillatory systems. Springer, Berlin Heidelberg New York Tokyo, pp 186–188
29. Neilly JB, Kribbs NB, Maislin G, Pack AI (1992) Effects of selectice sleep deprivation on ventilation during recovery sleep in normal humans. J Appl Physiol 72(1):100–109
30. Neufeld HN, Goor D, Nathan D, Fischler H, Yerusalmi S (1965) Stimulation of the carotid baroreceptors using a radiofrequency method. Isr J Med Sci 1:630–632
31. Önal E, Lopata M (1982) Periodic breathing and the pathogenesis of oclussive sleep apnea syndrom. Am Rev Respir Dis 126:676
32. Önal E, Burrows DL, Hart RH, Lopata M (1986) Induction of periodic breathing during sleep causes upper airway obstruction in humans. J Appl Physiol 61:1438

33. O'Reegan RG (1977) Control of carotid body chemoreceptors by autonomic nerves. Ir J Med Sc 146:199
34. Przybylski J (1981) Do arterial chemoreceptors play a role in the pathogenesis of hypertension? Med Hypotheses 7:127–131
35. Przybylski J (1978) Alveolar hyperventilation in young spontaneously hypertensive rats. IRSC Med Scien Cardiovasc Syst 6:315
36. Rotem CE (1974) Carotid sinus nerve stimulation in the management of intractable angina pectoris: four years of follow up. Can Med Assoc J 110:258–288
37. Schwartz SL, Griffith LSC (1967) Reduction of hypertension by electrical stimulation of the carotid sinus nerve. In: Kezdi (ed) Baroreceptors and Hypertension. Pergamon Press, New York, pp 409–424
38. Solti F, Szabo Z, Kerkovits G, Buday G, Bodor E, Kalmar I (1975) Baropacing of the carotid sinus nerve for treatment of „intractable" hypertension. Z Kardiol 64:368–374
39. Tafil-Klawe M, Trzebski A, Klawe J, Pałko (1985) Augmented chemoreceptor reflex tonic drive in early human hypertension and in normotensive subjects with family background of hypertension. Acta Physiol Pol 36(1):51–58
40. Tafil-Klawe M, Raschke F, Becker H, Hein H, Peter JH (1989) Untersuchungen zur Funktionsdiagnostik der Atmungsregulation bei Patienten mit obstruktivem Schlaf-Apnoe-Syndrom. Pneumologie 43:572–575
41. Tafil-Klawe M, Raschke F, Hildebrandt G (1990) Functional asymmetry in carotid sinus cardiac reflexes in humans. Eur J Appl Physiol 60:402–406
42. Tafil-Klawe M, Raschke F, Becker H, Hein H, Stoohs R, Kublik A, Peter JH, Penzel T, Podszus T, Wichert P von (1991) Investigations of arterial baro- and chemoreflexes in patients with arterial hypertension and obstructive sleep apnea syndrom. In: Peter JH, Penzel T, Podszus T, Wichert P von (eds) Sleep and health risk. Springer, Berlin Heidelberg New York Tokyo, pp 319–334
43. Thron HL, Brechmann W, Wagner J, Keller K (1967) Quantitative Untersuchungen über die Bedeutung der Gefäßdehnungsrezeptoren im Rahmen der Kreislaufhomoiostase beim wachen Menschen. Pflügers Arch 293:68–99
44. Trzebski A, Raczkowska M, Kubin L (1980) Influence of respiratory activity and hypocapnia on the carotid baroreflex in man. In: Slight P (ed) Arterial baroreceptors and hypertension. Oxford University Press, Oxford, pp 282–290
45. Trzebski A, Tafil M, Zołtowski M, Przybylski J (1982) Increased sensitivity of the arterial chemoreceptors drive in young men mild hypertension. Cardiovasc Res 16:163–172
46. Tuckman J, Slater S, Mendlowitz M (1967) The role of the carotid sinus reflexes in the hemodynamic regulation in normotensive and hypertensive man. In: Kezdi P (ed) Baroreceptors and hypertension. New York, Pergamon Press, pp 333–347
47. Vogel H, Moog R, Hildebrand G, Peter JH (1993) Chronobiologische Aspekte des OSAS. In: Peter JH, Cassel W (Hrsg) Schlaf – Atmung – Kreislauf. Springer, Berlin Heidelberg New York Tokyo (im Druck)
48. Wade JG, Larson CP, Hickey RE, Ehrenfeld WK, Severinhaus JW (1970) Effects of carotid endarterectomy on carotid chemoreceptor and baroreceptor function in man. N Engl J Med 282:823–829
49. Warner G, Skatrud JB, Dempsey JA (1987) Effect of hypoxia induced periodic breathing on upper airway obstruction during sleep. J Appl Physiol 62(6):2201
50. Weil JV, Byrne-Quinn E, Sodal JE, Friesen WO, Underhill B, Filley GH, Grover RT (1970) Hypoxic ventilatory drive in normal men. J Clin Invest 49:1061–1072
51. Weil JV, Byrne-Quinn E, Sodal JE, Filley GH, Grover RT (1971) Acquired attenualtion of chemoreceptor function in chronically hypoxic men at high altitude. J Clin Invest 50:186–195

III. Praktische Diagnostik

Ambulante Diagnostik der SBAS

T. Penzel, U. Weichler, J. Heitmann, J.H. Peter, P. von Wichert

Ambulante Diagnostik beginnt in der Schlafambulanz. Ein Patient mit entsprechender Symptomatik kommt nach Selektion durch Fragebögen in die Schlafambulanz (s. Beitrag Kemeny et al., S. 199). Dort erfolgt die körperliche Untersuchung, die gezielte Schlafanamnese, die Erhebung klinischer Befunde und die Objektivierung der Symptomatik mit ambulanten Registriermethoden, ehe eine Weiterleitung an das Schlaflabor zur Polysomnographie erfolgt. Die verfügbaren ambulanten Aufzeichnungssysteme zur Langzeitregistrierung reichen von sehr kleinen am Körper getragenen Geräten bis zu großen und schweren Koffergeräten, die nicht mehr von jedermann problemlos getragen werden können [4, 9, 15, 27]. Sie werden für Aufzeichnungen in 3 unterschiedlichen Umgebungen eingesetzt, außerhalb von Kliniken, innerhalb von Kliniken und innerhalb des Schlaflabors, begleitend zur Polysomnographie. Die existierenden Systeme können von nur 1 Kanal bis zu 23 Kanälen aufzeichnen und umfassen eine einfache Registrierung der erhobenen Daten bis zu einer komplexen Analyse und Vorverarbeitung der Signale zur Zeit der Erfassung. Um die Breite der Systeme in dieser Allgemeinheit zu fassen, wurde die Bezeichnung „Nicht-Labor-Monitoring-Systeme" (NLMS) eingeführt [27]. Sie sind gemeinsam dadurch gekennzeichnet, daß sie ohne kontinuierliche menschliche Überwachung, d. h. ohne die Möglichkeit einer medizinischen Intervention während der Aufzeichnung, laufen.

Konzept des ambulanten Schlafmonitoring

Kardiorespiratorische Schlafstörungen haben eine hohe Prävalenz in der männlichen Bevölkerung und eine große Bedeutung für das Gesundheitswesen [5, 21, 23]. Unbehandelt sind die kardiorespiratorischen Schlafstörungen gefährlich, frühzeitig erkannt sind sie jedoch behandelbar und ihre Symptome reversibel. Da die Symptome nicht sehr spezifisch sind, werden sie noch häufig übersehen. Selbst in den USA, mit relativ vielen Schlaflaboren, ist es kaum möglich, mit der hohen Anzahl von Patienten ohne den zusätzlichen Einsatz von NLMS zur Polysomnographie umzugehen. Daher wurde ein Konzept entwickelt, welches es ermöglicht, die stationären Registrierplätze im Schlaflabor zu entlasten und außerdem ihre Nutzung effizienter zu gestalten [16, 22] (Abb. 1). NLMS werden als problemorientierte Meßsysteme sowohl in der Schlafambulanz oder in einer Allgemeinpraxis als auch in Verbindung mit einem Schlaflabor im stationären Betrieb eingesetzt [2, 25]. In der Schlafambulanz dienen die Instrumente dem Erkennen von SBAS, um die Patienten an ein stationäres Schlaflabor weiterleiten

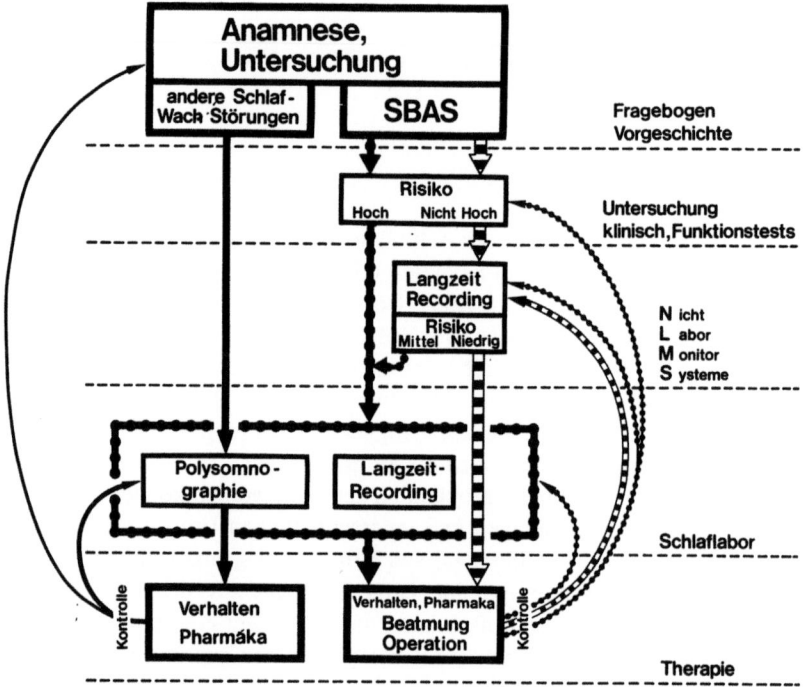

Abb. 1. Diagramm über die Rolle der Nicht-Labor-Monitoring-Systeme in der Diagnostik eines Schlaflabors. Sie dienen der ambulanten Untersuchung bei Patienten mit SBAS *(rechts)* als auch begleitend zur Polysomnographie *(unten)*, um dadurch eine effiziente Kontrolle der Therapie zu gewährleisten *(Pfeile rechts)*

zu können. Dem Schlaflabor dienen die NLMS beim Einsatz parallel zur Polysomnographie als Markersysteme für die nachfolgende ambulante Therapiekontrolle. Das heißt, aus der parallelen Aufzeichnung im Schlaflabor können die registrierten Muster eindeutig mit der direkten Aufzeichnung von Atmung und EEG in Bezug gesetzt werden. Bestimmte Muster der ambulanten Aufnahme können mit definierten Ereignissen der Polysomnographie identifiziert werden. Bei einer späteren ambulanten Therapiekontrolle können so die registrierten Muster klar als typische Störungen für einen bestimmten Patienten interpretiert werden, ohne daß eine vollständige Polysomnographie notwendig wäre. Nur bei einer Änderung der Therapie, die unter Überwachung stattfinden muß, z. B. einer Neuanpassung des nasalen CPAP-Drucks, ist eine erneute stationäre Schlaflaborregistrierung notwendig.

Differentialdiagnostik

Bei einer entsprechenden Indikation ist das Durchführen einer ambulanten Registrierung zur Diagnostik von schlafbezogenen Atmungsstörungen notwendig. Indikationen zur Durchführung einer Registrierung mit einem Nicht-Labor-Monitor-System sind (nach [26]):

A) Ambulante Patienten und stationäre Patienten:
  1. Patienten mit der typischen Kombination von klinischen Befunden für SBAS (wie z. B. der Kombination von Tagesschläfrigkeit, lautem und unregelmäßigem Schnarchen, Übergewicht, Bluthochdruck und nächtlichen Arrhythmien), bei denen der Gefährdungsgrad und damit der Rang auf der Warteliste für die stationäre polysomnographische Untersuchung festgelegt wird;
  2. Patienten mit einzelnen Symptomen, die unmittelbar auf schlafbezogene Atmungsstörungen hinweisen, so z. B. Tagesschläfrigkeit, lautes und unregelmäßiges Schnarchen;
  3. Patienten mit bekannten kardiologischen, pneumologischen, neurologischen, muskuloskelettalen Grunderkrankungen, die beim zusätzlichen Auftreten von schlafbezogenen Atmungsstörungen mit Sicherheit gefährdet wären, so z. B. Patienten mit fortgeschrittenen Ventilationsstörungen oder mit koronarer Herzkrankheit;
  4. Patienten ohne bekannte klinische apnoespezifische Symptomatik, die aber wegen Diagnosen und Befunden auffallen, die mit SBAS zusammenhängen könnten, so z. B. Polyglobulie, globaler Herzinsuffizienz, nächtlicher Hypertonie, Rechtsinsuffizienz unklarer Genese, überwiegend nächtlichen Herzrhythmusstörungen;

B) Feldstudie und Screening:
  Probanden ohne bekannte spezifische Auffälligkeiten, die bisher nicht klinisch oder ambulant erfaßt sind.

Mit Hilfe der ambulanten Registrierung und evtl. weiteren diagnostischen Maßnahmen muß bei Verdacht auf das Vorliegen einer schlafbezogenen Atmungsstörung die Diagnose gesichert werden und differentialdiagnostisch gegenüber anderen internistischen, neurologischen und psychiatrischen Erkrankungen abgegrenzt werden. Dazu müssen andere mögliche Ursachen des Leitsymptoms „exzessive Tagesschläfrigkeit" ausgeschlossen werden [12].

Nach der International Classification of Sleep Disorders (ICSD) sind folgende Differentialdiagnosen bei Hypersomnie („disorders of excessive sleepiness", DOES) in Betracht zu ziehen [7]:

1. Hypersomnie, assoziiert mit psychophysiologischer Überforderung (z. B. vorübergehende oder andauernde Streß- und Anpassungssituationen).
2. Hypersomnie, assoziiert mit psychiatrischen Erkrankungen (z. B. affektive Psychose, funktionelle Störungen).
3. Hypersomnie, assoziiert mit Drogen- oder Alkoholmißbrauch (z. B. Gewöhnung oder Entzug von ZNS-stimulierenden Substanzen oder anhaltender Mißbrauch von Beruhigungsmitteln).

4. Hypersomnie, assoziiert mit schlafinduzierenden Störungen der Atmungsregulation, Schlafapnoe und schlafabhängiger Hypoventilation.
5. Hypersomnie, assoziiert mit schlafabhängigem (nächtlichem) Myoklonus und „restless legs".
6. Narkolepsie.
7. Idiopathische ZNS-Hypersomnolenz.
8. Hypersomnie, assoziiert mit pharmakologischen oder toxischen Einflüssen und weiteren Bedingungen wie Kleine-Levin-Syndrom, neurologischen Störungen, hormonellen Störungen (z. B. menstruationsabhängig).
9. Übermüdung durch insuffizienten Schlaf.
10. Fehlangabe durch Langschläfer ohne größere Beschwerden und ohne objektive Befunde.

Die durch SBAS bedingte Hypersomnie kann durch ein ausführliches Gespräch und gegebenenfalls psychologische Tests von einer solchen, die durch psychophysiologische Überforderung, psychiatrische Erkrankung oder Alkohol- und Drogenmißbrauch verursacht ist, differenziert werden. Schlafabhängiger Myoklonus, „restleg legs" und insuffizienter Schlaf sind häufig mit SBAS kombiniert, wobei meist der insuffiziente Schlaf verantwortlich für die Symptomatik der Patienten ist. Von der Narkolepsie können SBAS durch das Fehlen von Kataplexien (plötzliches Versagen des Tonus bei starken Affekterlebnissen) und dem Vorhandensein von lautem und unregelmäßigem Schnarchen abgegrenzt werden. Zur Diagnosesicherung wird bei Narkolepsie ein Multiple Sleep Latency Test (MSLT) und eine polysomnographische Messung durchgeführt. Im MSLT findet sich eine pathologisch verkürzte Einschlaflatenz von unter 5 min. In der Polysomnographie fällt häufig ein Schlafbeginn mit dem REM-Stadium (Sleep-onset-REM) auf; die REM-Latenz liegt unter 20 min und die Schlaflatenz unter 10 min. Laborchemisch finden sich bei fast allen Narkoleptikern HLA-DR 2 und DQw 1 positiv. Bei der zentralnervös bedingten idiopathischen ZNS-Hypersomnolenz finden sich normale oder leicht verlängerte Nachtschlafzeiten und 1–2 h dauernde Non-REM-Schlafphasen während des Tages. Im MSLT findet sich eine verkürzte Einschlaflatenz von unter 10 min, während in der Polysomnographie keine Auffälligkeiten zu beobachten sind. Das mittlere Alter bei Narkolepsie wie bei idopathischer ZNS-Hypersomnolenz liegt unter dem mittleren Alter von SBAS-Patienten. Es gibt auch keine geschlechtsspezifische Dominanz. Die unter Punkt 8 zusammengefaßten Hypersomnien treten meist in Wochen bis Monate dauernden Abständen für einige Tage bis Wochen auf. Das Kleine-Levin-Syndrom ist durch intermittierende Hypersomnien gekennzeichnet, durch Verstimmung und Eßsucht bei jungen Männern, selten dagegen bei älteren Männern und Frauen. Es werden häufig Schlafzeiten von 18–20 h sowie eine Abnahme des Tiefschlafs während der hypersomnolenten Perioden gefunden.

Systeme zur ambulanten Schlafaufzeichnung

Langzeitaufnahmen des Schlafes begannen mit Langzeit-EEG-Aufzeichnungen. Ursprünglich wurden Langzeitrecorder für das EEG eingeführt, um nur spora-

Tabelle 1. Nicht-Labor-Monitoring-Systeme. (Nach Peter [27])

Funktion	Signal	1	2	3	4	5	6	7	8	9	10
Atmung	Atemfluß	X	X	X	X		X				
	Atmungsanstrengung	X	X		X	X		X			
	Schnarchen	X					X		X		
	O$_2$-Sättigung	X	X			X	X	X	X	X	
kardiovaskulär	Herzfrequenz	X	X	X	X	X	X	X	X	X	
	Arterieller Blutdruck									X	
Schlaf/wach	EOG/Aktookulogramm	X	X	X							
	Integriertes EMG	X	X	X							
	α-/δ-Power	X	X	X							
	Herzfrequenz	X	X	X	X	X	X	X	X	X	
Bewegung/Arousal	Integriertes EMG	X	X	X							
	Bewegung/Körperlage	X	X	X		X	X	X		X	X

1 Vitalog HMS-5000 (Fa. Vitalog Inc.), *2* Oxford MPA (Fa. Oxford Medical Instruments), *3* Somnolog III (Fa. Ventec Aps), *4* Edentrace II (Fa. Edentec), *5* Static Charge Sensitive Bed (SCSB) + SaO$_2$ (Fa. Tegnér AB), *6* MESAM 4 (Fa. Madaus Medical Electronic), *7* PolyG (Fa. CNS Inc.), *8* Sleepsound (Fa. B.E.A.), *9* Portapres – non-invasive photofingerplethysmography (Fa. TNO Amsterdam), *10* Actigraph (Fa. Ambulatory Monitoring Instr., Gaehwiller Elektronik); X Anzeige

disch auftretende epileptische Anfälle registrieren zu können (s. Beitrag Burr u. Elger, S. 384). Einige dieser Systeme wurden erweitert, um auch Nicht-EEG-Signale wie die Atmung aufzeichnen zu können [4]. Gleichzeitig wurden unabhängig davon, basierend auf moderner digitaler Technik, Systeme entwickelt, die vorverarbeitete Daten, z. B. die Herzfrequenz oder Atemfrequenz, aufnehmen und speichern. Diese Systeme variieren vom sehr einfachen Einkanalsystem (z. B. Actigraph) bis zu sehr komplexen Vielkanalsystemen [26, 27] (Tabelle 1). Es werden im folgenden eine Reihe unterschiedlicher Systeme vorgestellt, wobei der Wert nicht auf Vollständigkeit gelegt wurde, sondern auf eine Präsentation von Systemen unterschiedlicher Konzepte und Ausgangsvorstellungen.

Eine Reihe von Systemen (Oxford Medilog 9000, TEAC Recorder und Brainspy) zeichnen in analoger Aufnahmetechnik 8 Kanäle auf Kassetten auf. Die genannten Systeme sind für die EEG-Aufzeichnung entwickelt worden. Erst mit dem Erkennen der Bedeutung von Nicht-EEG-Signalen für den Schlaf wurden die Systeme um weitere Optionen ergänzt [1]. Für das Oxford-System steht ein MPA-Recorder zur Verfügung, der neben EEG, 2 EOG und EMG des M. submentalis auch EKG, Atmungsanstrengung, Atemfluß, EMG des M. tibialis, O$_2$-Sättigung und Körpertemperatur aufzeichnen kann [9]. Jedoch können nur 4 dieser Signale gleichzeitig gemessen werden. Für die Diagnostik der SBAS hat sich die Kombination von O$_2$-Sättigung mit oronasalen Thermistoren und getrennter thorakaler und abdominaler Atmungsaktivität mittels Induktionsplethysmographie bewährt (Abb. 2). Auch eine Videokamera kann an den Recorder gekoppelt werden. Durch die geeignete Auswahl der aufzunehmenden Parameter können

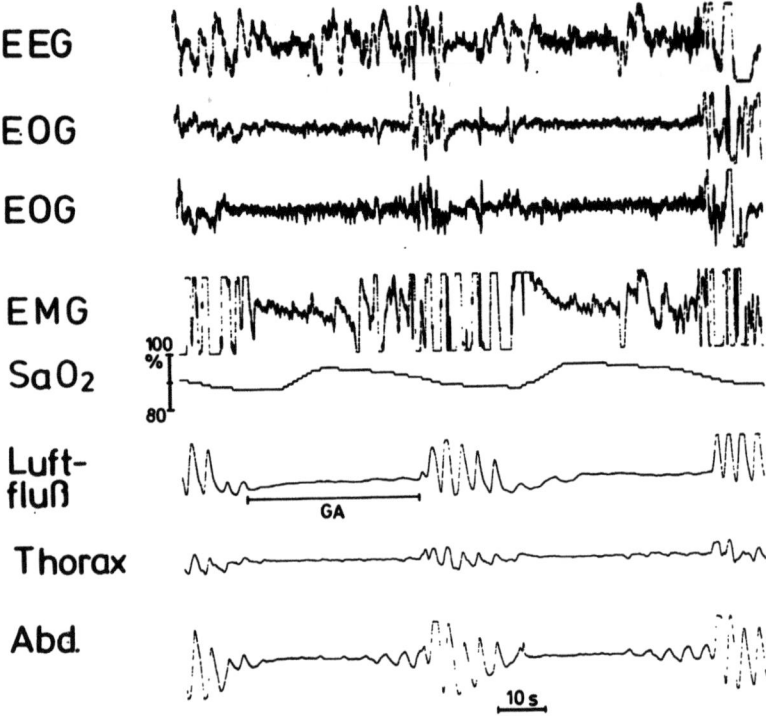

Abb. 2. Messung mit dem Oxford-MPA-Recorder zur Beurteilung aller 8 Signale mit annähernder Schlaflaborqualität. Dargestellt ist eine gemischte Apnoe *(GA)*, wie aus der kombinierten Interpretation von Atemfluß, thorakaler *(Thorax)* und abdominaler Atemtätigkeit *(Abd.)* erkannt werden kann

sehr unterschiedliche Probleme bei Patienten untersucht werden. So wurden von Kayed et al. [8] Patienten mit periodischen Beinbewegungen im Schlaf (PMS) untersucht.

Die Vitalog „Lunch-Box" ist ein schon lange erprobtes tragbares System [6, 11, 13, 14], und das „Vitalog HMS-5000" ist ein neueres am Körper tragbares System mit vergleichbaren Optionen. Beide Systeme arbeiten mit eingebauten Mikroprozessoren vollständig digital. Aufgrund der Ähnlichkeit der beiden Systeme wird hier nur das HMS-5000 beschrieben. Es registriert die Atmungsbewegungen mittels Induktionsplethysmographie, den Luftfluß wahlweise mittels oronasalen Thermistoren oder Thermoelementen, die Sauerstoffsättigung, die Herzfrequenz, Schnarchgeräusche mit Hilfe eines Larynxmikrophons, EOG, EMG der Beine, Körperbewegung und Körperlage. Die Auswahl der Signale erfolgt nach den speziellen Erfordernissen an die Ableitung. Es können bis zu 23 verschiedene Signale aufgezeichnet werden. In der neuen Version des Systems ist es auch möglich, die α- und δ-Power eines zusätzlich abgeleiteten EEG zu registrieren (Abb. 3). Alle Signale werden in einem Speicher von 512 kByte digital gespeichert. Das reicht für eine Aufzeichnungsdauer von mehr als 24 h. Als Grundlage für die digitale Speicherung dient die Analyse der Atmung während

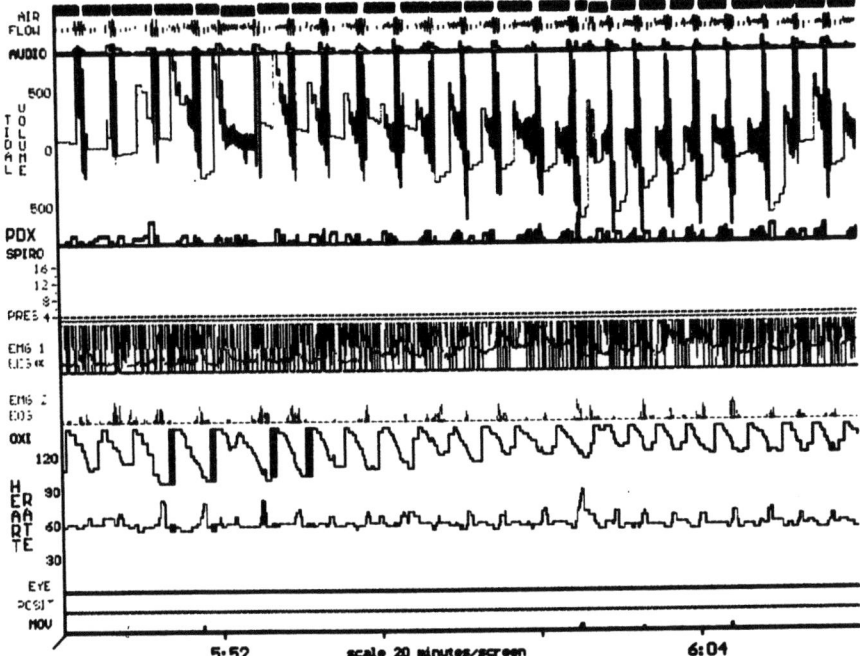

Abb. 3. Registrierbeispiel des Vitalog HMS-5000 von einem Patienten mit obstruktiver Schlafapnoe. Von *oben* nach *unten:* Indikatoren für die automatisch erkannten Apnoen und Hypopnoen, oronasaler Luftfluß *(AIRFLOW)*, Schnarchgeräusche, aufgenommen mittels Larynxmikrophon *(AUDIO)*, induktionsplethysmographische Atmungstätigkeit *(TIDAL VOLUME)*, Anteil obstruktiver Atmungsbewegungen an der Induktionsplethysmographie *(PDX)*, auf den Kanälen *SPIRO* und *PRES* kann ein Spirometer oder der CPAP-Druck angeschlossen werden, integrierte submentale EMG-Aktivität *(EMG 1)*, EEG α und EMG 2 der Beine wurde nicht aufgezeichnet, integrierte EOG-Aktivität *(EOG)*, O$_2$-Sättigung *(OXI)*, Herzfrequenz *(HEART RATE)*, visuell beurteilte Augenbewegungen *(EYE)*, Körperlage *(POSIT)* und Körperbewegung *(MOV)*. Die Abbildung umfaßt einen Ausschnitt von 20 min Dauer mit 24 gemischten Apnoen

der Aufzeichnung, denn es werden die Werte aller Signale jeweils zum Zeitpunkt einer Inspiration und zum Zeitpunkt einer Exspiration festgehalten. Wird von dem Algorithmus kein Atemzug entdeckt, so werden die Signale zumindest alle 7,5 s gespeichert. Damit die Atmungserkennung zuverlässig arbeitet und somit alle Signale in guter zeitlicher Auflösung gespeichert werden, ist eine relativ zeitaufwendige Kalibrierung der Induktionsplethysmographie zu Beginn der Messung am Patienten notwendig. Daher erfordert die Befestigung aller Sensoren und die Kalibrierung etwa 40–60 min Zeit und ist nahezu so zeitaufwendig wie das Anlegen der Sensoren im Schlaflabor. Der Aufwand wird dadurch gerechtfertigt, daß mit dem ambulanten System eine genaue Differentialdiagnose der unterschiedlichen Formen von schlafbezogenen Atmungsstörungen möglich ist.

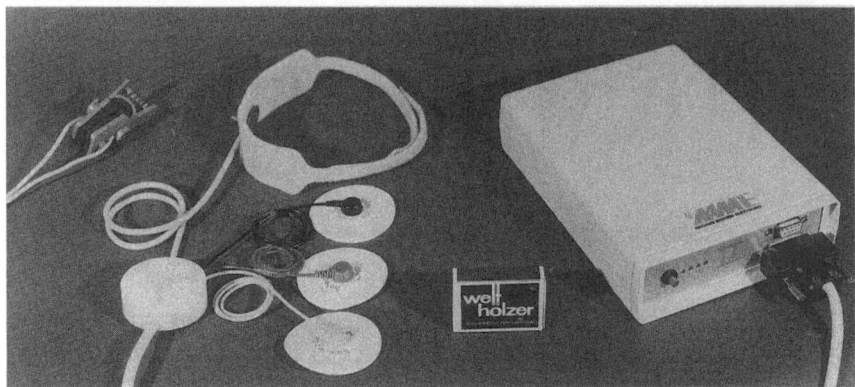

Abb. 4. MESAM 4-Gerät mit den dazugehörigen Sensoren. Es sind neben der Aufnahmebox mit Speicher und Mikroprozessor *(rechts)* die 3 EKG-Elektroden, das Larynxmikrophon mit Halsband *(Mitte)* und der Fingersensor der Pulsoxymetrie *(links)* zu sehen. Der Lagesensor befindet sich in dem Gehäuse, in dem sich die einzelnen Kabel der EKG-Elektroden aufgliedern

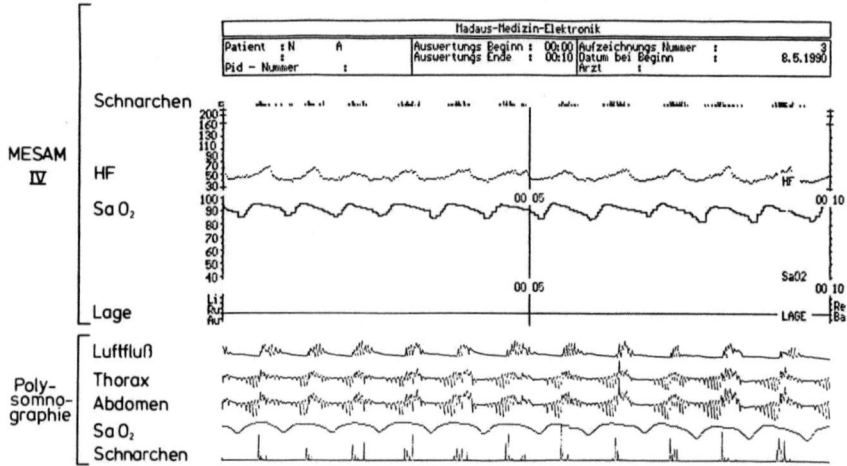

Abb. 5. MESAM-Ausschrieb mit paralleler Polysomnographie eines Patienten mit gemischter Apnoe

Das MESAM 4 als einfaches, speziell problemorientiertes System für die schlafbezogenen Atmungsstörungen ist der Nachfolger eines 1986 entwickelten Gerätes zur digitalen Aufzeichnung von Herzfrequenz und Atemgeräuschen [17, 20]. Die jetzige Version des MESAM 4, die 1990 auf den Markt kam, speichert die momentane Herzfrequenz und die Schnarchgeräusche einmal je 1 s, die pulsoxymetrisch gemessene O_2-Sättigung alle 2 s und die Körperposition alle 10 s in einem Speicher von 128 kByte [18, 19] (Abb. 4). Dieser Speicher reicht für eine Registrierdauer von 18 h aus und genügt, um sowohl die gesamte Nacht als auch einen wesentlichen Teil des Tages zu dokumentieren. Aus der Kombination

Ambulante Diagnostik der SBAS 175

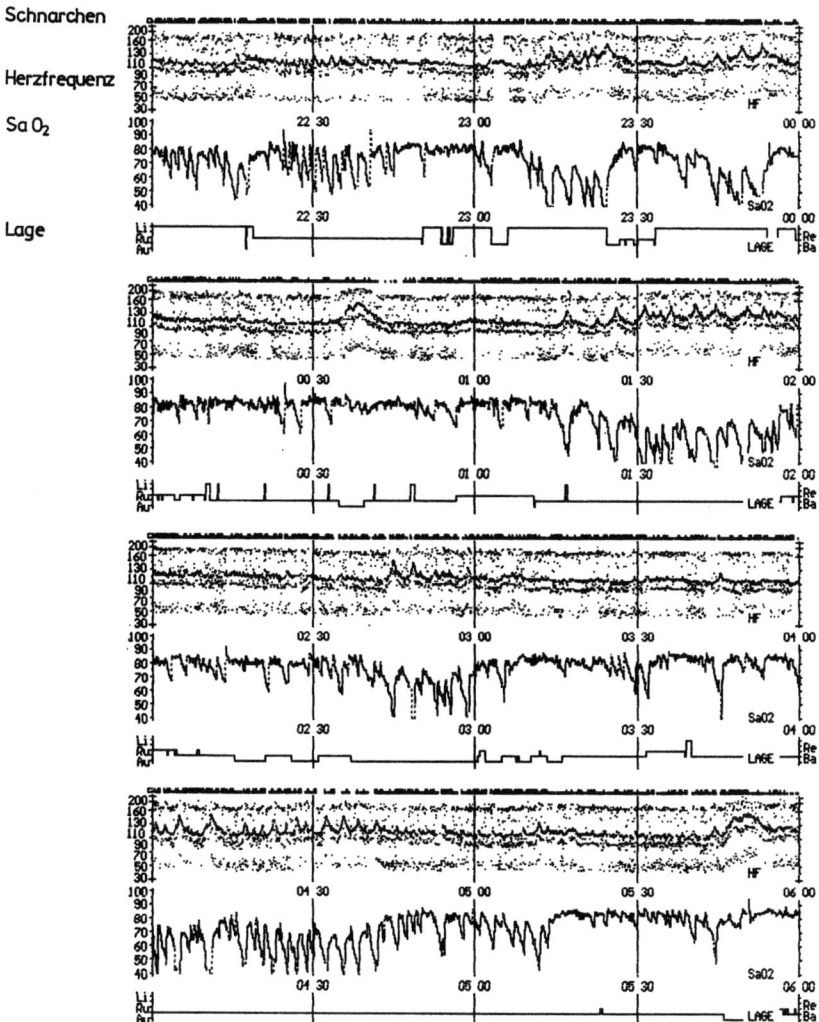

Abb. 6. Die Registrierung eines Patienten mit schwerem obstruktivem Schlafapnoesyndrom für den Zeitraum von 22.00 Uhr bis 6.00 Uhr. Jeder Registrierblock umfaßt 2 h. Die Zunahme der hypoxischen Phasen während der frühen Morgenstunden geht mit dem REM-Schlaf einher. Das ungewöhnliche Muster der Herzfrequenz läßt auf das Vorliegen von Herzrhythmusstörungen schließen (vgl. Abb. 8). (Nach Peter [24])

dieser Signale läßt sich die obstruktive Schlafapnoe in den meisten Fällen zuverlässig erkennen. Eine Differentialdiagnose der SBAS ist aufgrund der indirekten Parameter nicht möglich (Abb. 5). Eine automatische Auswertung der ME-SAM 4-Aufzeichnung erfolgt durch den Computer. Diese Auswertung ist jedoch nur eingeschränkt brauchbar; allein die Auswertung der O_2-Sättigung korreliert hoch mit dem polysomnographischen Befund bei Patienten mit normalen Blutgaswerten am Tag [18]. Daher wird in der Routine die visuelle Auswertung vorgezogen (Abb. 6). Es müssen 2 Formen der visuellen Auswertung unterschieden werden. Bei der einen handelt es sich um die Erstellung eines orientierenden Überblicks [3]. Dieser kann bereits auf der Grundlage eines komprimierten Ausdrucks erfolgen. Es erfolgt eine Einteilung in 3 Kategorien von Patienten. Diese sind:

1. Patienten mit regelmäßiger Atmung oder nur geringfügig gestörter Atmung,
2. zyklische Variation der Herzfrequenz, Schnarchen und O_2-Sättigungsabfälle um mehr als 4 % für weniger als 1/3 der Aufzeichnung,
3. zyklische Variation der Herzfrequenz, Schnarchen und O_2-Sättigungsabfälle um mehr als 4 % für mindestens 1/3 der Aufzeichnung.

Die visuelle Auswertung kann aber auch im Detail erfolgen, um das Ausmaß einer SBAS zu bestimmen. Hierzu sind die Ausdrücke in der originalen Datenauflösung notwendig. Jede Zeile dieser Auflösung umfaßt dann 10 min (Abb. 7). Es können so respiratorische Ereignisse also Apnoen und/oder Hypopnoen erkannt und gezählt werden. Die Kriterien hierfür sind:

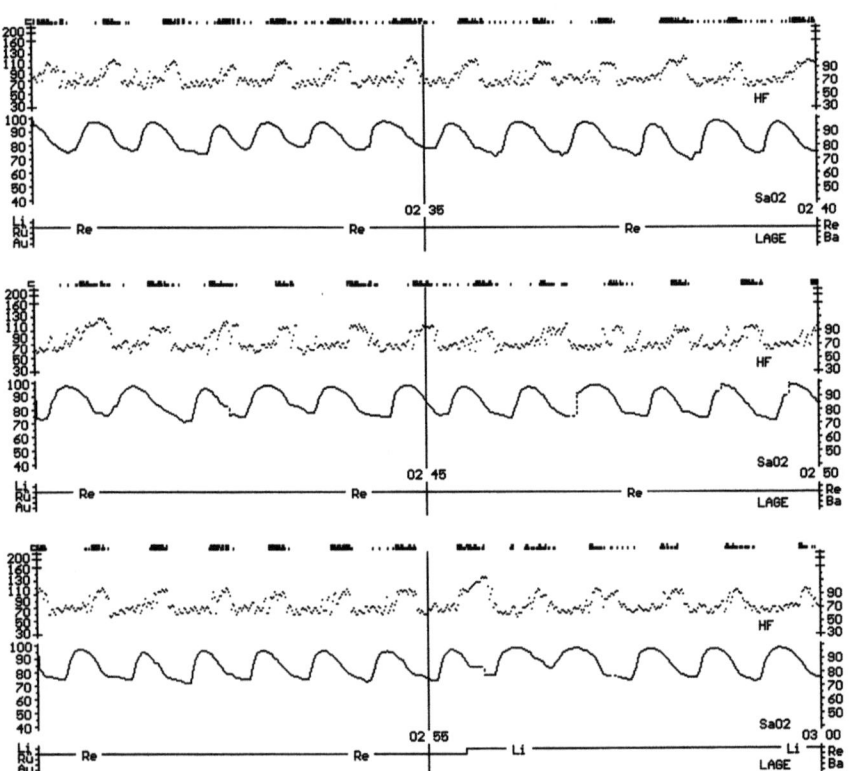

Abb. 7. MESAM 4-Feinauflösung mit 10 min je 1 Zeile. Es können so die respiratorischen Ereignisse nach den aufgeführten Kriterien gewertet und gezählt werden

1. Periodische schnarchfreie Intervalle von länger als 10 s,
2. zyklische Variation der Herzfrequenz im Sinne eines Brady-/Tachykardiemusters,
3. Abfall der O_2-Sättigung um mindestens 4 %.

Wenn alle 3 Kriterien erfüllt sind und die O_2-Sättigung mit einer Geschwindigkeit von mindestens 4 % pro Minute abfällt, wird das Ereignis als Apnoe gewertet. Wenn mindestens 2 der 3 Kriterien erfüllt sind, wird das Ereignis als Hypopnoe gewertet. Die Summe der solchermaßen gezählten Apnoen und Hypopnoen wird als Summe der respiratorischen Ereignisse angegeben. Die Anzahl der respiratorischen Ereignisse je Stunde Schlaf wird als „respiratory disturbance index" (RDI) bezeichnet. Bei einer Validierungsuntersuchung werteten 3 Personen die MESAM 4-Aufzeichnungen aus [28]. Im Vergleich mit dem Ergebnis der parallel durchgeführten Polysomnographien wurde eine Korrelation des RDI von r = 0,92–0,96 gefunden, je nach Auswerter. Damit ist das MESAM 4 in der Hand eines trainierten Auswerters ein zur Selektion von Patienten mit SBAS sehr gut geeignetes System.

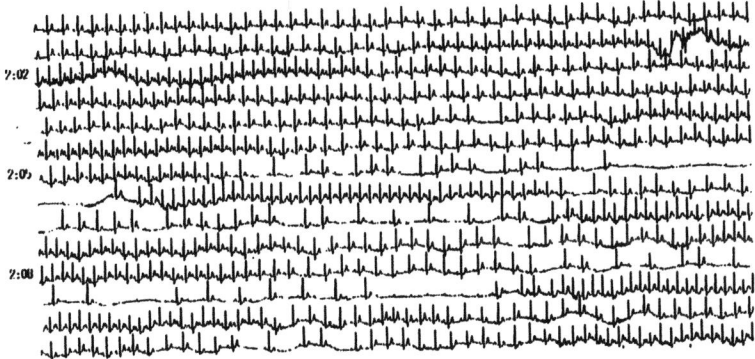

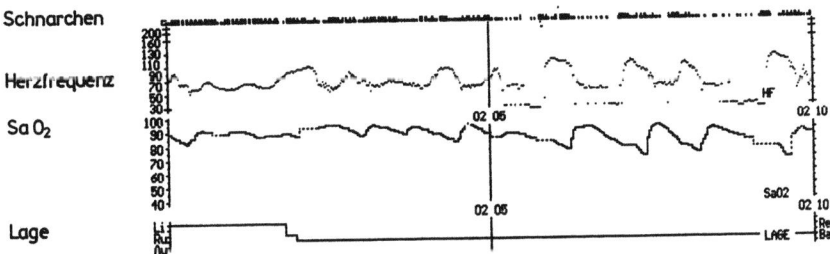

Abb. 8. *Oben* Langzeit-EKG des gleichen Patienten wie in Abb. 6 mit schwerer obstruktiver Schlafapnoe. Es sind die bradykarden Phasen mit Asystolien von mehr als 5 s Dauer zu erkennen. *Unten* parallel aufgezeichnete MESAM 4-Registrierung. Im Vergleich mit der Registrierung des Langzeit-EKG kann erkannt werden, daß die Rhythmusstörungen während der apnoeinduzierten Hypoxämie auftreten. Die tachykarden Phasen gehen mit der die Blutgase kompensierenden Hyperventilation einher

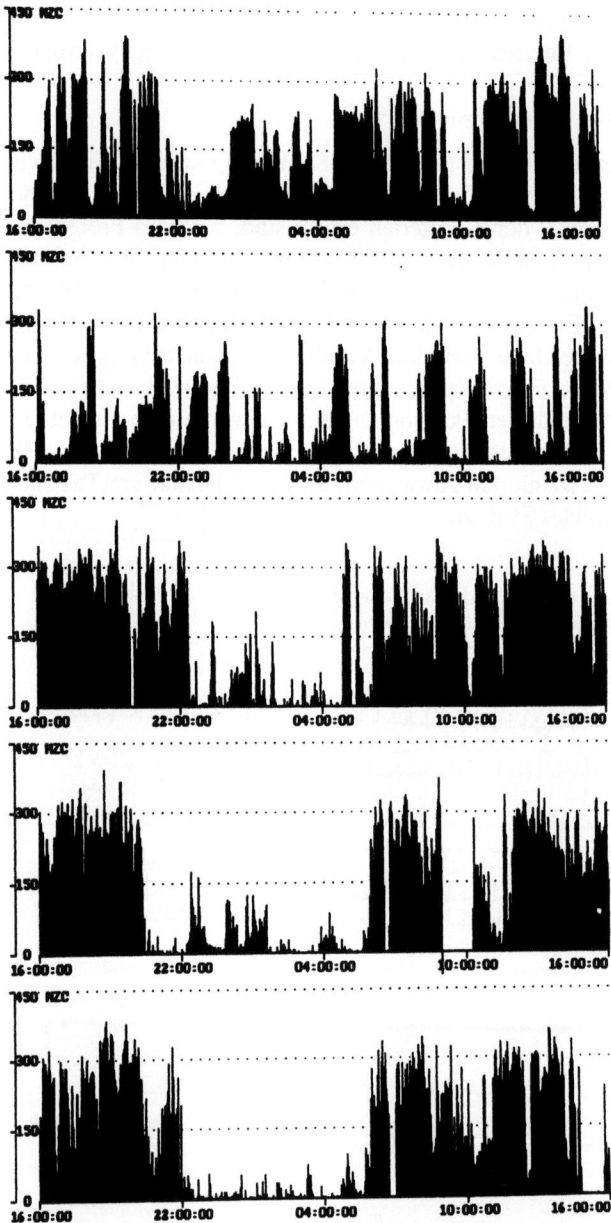

Abb. 9. Aufzeichnung von 5 aufeinanderfolgenden Tagen mit dem Aktigraph, die eine Einstellung auf nasale CPAP-Beatmung zeigt. Am 1. Tag *(oberste Zeile)* erfolgte die Ausgangsuntersuchung im Schlaflabor. Die zahlreichen Bewegungen kennzeichnen die durch Apnoen gestörte Nacht. In den folgenden Nächten wurde der nCPAP-Druck angepaßt. Es ist eine allmähliche Verbesserung im Sinne einer weniger gestörten Nacht zu verfolgen

Als einfache Systeme zur Voruntersuchung sind je nach Fragestellung einzelne bereits weit verbreitete Systeme geeignet, die evtl. auch miteinander kombiniert werden können. Das Langzeit-EKG liefert Aufschluß über die für Apnoe typischen Brady-/Tachykardiemuster [10]. Es muß dazu eine hohe zeitliche Auflösung bei der Darstellung der Herzfrequenz ermöglichen. Darüber hinaus können mit dem Langzeit-EKG apnoeassoziierte Rhythmusstörungen erkannt werden (Abb. 8). In der Marburger Schlafambulanz wird das Langzeit-EKG regelmäßig parallel mit dem MESAM 4-Gerät eingesetzt, um vollständig Aufschluß über begleitende Herzrhythmusstörungen zu erhalten.

Bei der Aktigraphie handelt es sich um ein besonders einfaches Meßprinzip. In einem kleinen, einer Armbanduhr ähnlichen Gerät ist ein Bewegungssensor enthalten. Das Gerät speichert die Bewegung über programmierbare Zeitintervalle und wird am Handgelenk oder am Bein befestigt. Auf diese Weise können Aufnahmen von einem Tag bis zu mehreren Wochen Dauer ermöglicht werden. Aufwendige statistische Analysen der Daten haben ergeben, daß mit einer Diskriminanzfunktion zwischen „wach" und „Schlaf" mit hoher Sicherheit unterschieden werden kann [29]. Die typischen Muster der Bewegung in der Nacht können außerdem deutliche Hinweise auf das Vorliegen einer Insomnie oder ei-

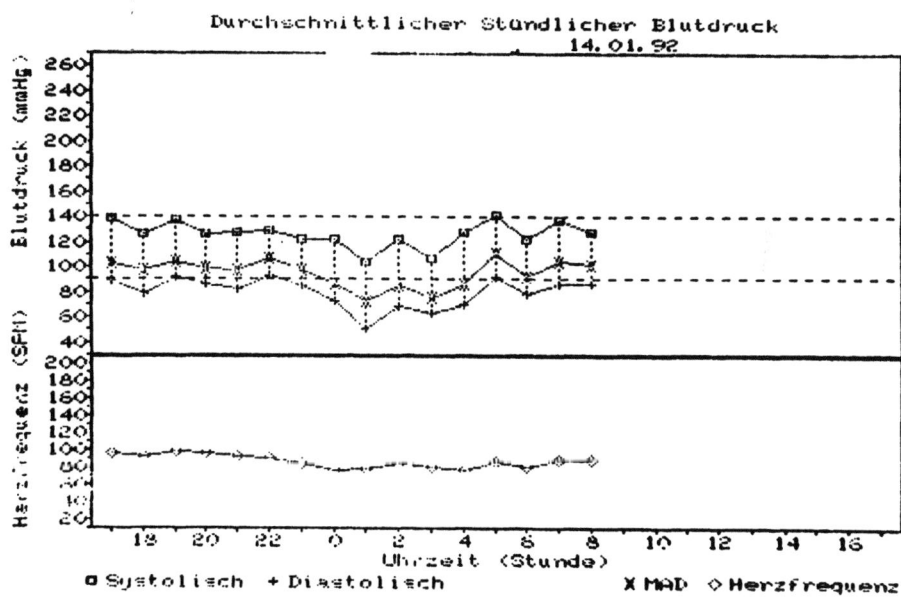

Abb. 10. Ausdruck eines Blutdruckprofils, aufgenommen mit einem ambulanten diskontinuierlich messenden System (Spacelabs). Die einzelnen Meßpunkte entsprechen zufälligen Meßpunkten in der Nacht in 30minütigen Intervallen und geben daher nur einen groben Anhalt über den Verlauf des Blutdrucks

ner ausgeprägten Schlafapnoe liefern. Wurde das System parallel zur Polysomnographie eingesetzt, ist es aufgrund des sehr geringen Aufwands besonders gut geeignet, um über mehrere Nächte ambulant eine Kontrolle durchzuführen (Abb. 9). Für eine weitergehende Diagnostik ist der alleinige Parameter Bewegung nicht ausreichend.

Die ambulante Blutdruckmessung sollte außer bei Patienten mit Hypertonie auch bei allen Patienten mit schlafbezogenen Atmungsstörungen durchgeführt werden. Selbst wenn die Patienten am Tage keine Hypertonie aufweisen, kann es im Rahmen des SBAS zu hypertonen Phasen kommen [24]. Es sind jedoch die intermittierend messenden Geräte mit Armmanschetten nur bedingt geeignet, da sie in der Nacht üblicherweise nur in Intervallen von 30 min messen (Abb. 10). Dadurch können allein hypertone Phasen erfaßt werden, die zufällig zum Zeitpunkt der Messung auftreten. Moderne Technologien ermöglichen heute die tragbare, nichtinvasive, kontinuierliche Messung des Blutdrucks mit der Fingerphotoinduktionsplethysmographie (Portapres). Diese Methode wurde bereits im stationären Einsatz im Schlaflabor validiert und im ambulanten Einsatz erprobt. Es ist damit möglich, die Blutdruckschwankungen, die mit der Schlafapnoe einhergehen, quantitativ zu dokumentieren.

Ausblick und zukünftige Möglichkeiten

Aufgrund des Fortschritts der technischen Möglichkeiten der Mikroelektronik wird es bald nicht mehr nötig sein, analoge Aufzeichnungsmedien wie Kassetten zu verwenden, um die Signale in ausreichender zeitlicher Auflösung zu speichern. Dann kann ein zukünftiges System die Vorteile des Oxford-MPA-Systems, welches die vollständigen Kurven aufzeichnet, jedoch auf 8 Kanäle beschränkt ist, mit den Möglichkeiten eines Vitalog HMS-5000, welches modular alle gewünschten Signale aufzeichnet, aber aufgrund der begrenzten Speicherkapazität eine drastische Datenreduktion und Vorverarbeitung vornimmt, kombinieren. Ein solches vollständiges digitales System wäre geeignet, sowohl einen raschen Überblick über die aufgenommenen Daten zu geben, als auch bei Bedarf eine hoch auflösende Visualisierung aller Rohdaten zu leisten. Der modulare Aufbau eines solchen Systems würde die Anpassung der aufzunehmenden Parameter an die jeweilige Fragestellung bei einem gegebenen Patienten erlauben. In jedem Fall würden Parameter der 3 Funktionsblöcke Schlaf – Atmung – Kreislauf registriert. Dieses zukünftige System wäre dann in der Lage, sowohl die Anforderungen einer Allgemeinpraxis mit den verschiedensten Fragestellungen als auch eines großen Schlaflabors mit spezifischer Differentialdiagnostik im Sinne des Konzepts (Abb. 1) zu erfüllen.

Literatur

1. Ancoli-Israel S (1990) Evaluating sleep apnea with the portable modified medilog-respitrace system. In: Miles LE, Broughton RJ (eds) Medical monitoring in the home and work environment. Raven Press, New York, pp 275–283
2. Aubert-Tulkens G (1990) Upper airway obstruction during sleep in adults laboratory and home assessment. Thesis of University Louvain, Louvain
3. Bearpark H, Elliott L, Cullen S, Grunstein R, Schneider H, Althaus W, Sullivan C (1991) Home monitoring demonstrates high prevalence of sleep disordered breathing in men in the Busselton (Western Australia) population. Sleep Res 20A:411
4. Broughton RJ (1989) Ambulant home monitoring of sleep and its disorders. In: Kryger MH, Roth T, Dement WC (eds) Principles and practice of sleep medicine. Saunders, Philadelphia, pp 696–701
5. Cassel W, Ploch T, Peter JH, Wichert P von (1991) Unfallgefahr von Patienten mit nächtlichen Atmungsstörungen. Pneumologie (Stuttg) 45:271–275
6. Gyulay S, Gould D, Sawyer B, Pond D, Mant A, Saunders N (1987) Evaluation of a microprocessor-based portable home monitoring system to measure breathing during sleep. Sleep 10:130–142
7. International Classification of Sleep Disorders (1990) Diagnostic and coding manual. Diagnostic Classification Steering Committee (Thorpy MJ). American Sleep Disorders Association, Rochester
8. Kayed K, Roberts S, Davies WL (1990) Computer detection and analysis of periodic movements in sleep. Sleep 13:253–261
9. Kayed K (1991) The present state of ambulatory monitoring of sleep. In: Peter JH, Penzel T, Podszus T, Wichert P von (eds) Sleep and health risk. Springer, Berlin Heidelberg New York Tokyo, pp 3–10
10. Köhler U, Becker H, Peter JH, Wichert P von (1990) Langzeit-EKG bei der Diagnostik und Verlaufskontrolle der Schlafapnoe. In: Schuster HP (Hrsg) Langzeit-Elektrokardiographie – Grundlagen und Praxis. G. Fischer, Stuttgart New York, pp 103–138
11. Lord S, Sawyer B, O'Connell D, King M, Pond D, Eyland A, Mant A, Holland JT, Hensley MJ, Saunders NA (1991) Night-to-night variability of disturbed breathing during sleep in an elderly community sample. Sleep 14:252–258
12. Meier-Ewert K (1989) Tagesschläfrigkeit. Ursachen, Differentialdiagnose, Therapie. Edition Medizin VCH, Weinheim
13. Miles LE (1990) A portable microcomputer for long-term physiological monitoring in the home and work environment. In: Miles LE, Broughton RJ (eds) Medical monitoring in the home and work environment. Raven Press, New York, pp 47–58
14. Nino-Murcia G, Bliwise DL, Keenan S, Dement W (1987) The assessment of a new technology for evaluating respiratory abnormalities in sleep. Int J Technology Assessment Health Care 3:427–445
15. Penzel T (1989) Ambulatory patient monitoring in the diagnosis of sleep disorders. In: Amlaner C (ed) Biotelemetry X. Proc. 10th International Symposium on Biotelemetry. University of Arkansas Press, Fayetteville, pp 565–573
16. Penzel T, Amend G, Faust M, Peter JH, Meinzer K, Schneider H, Weber K (1989) Diagnostik der Schlafapnoe: Apparative Voraussetzungen zur Stufendiagnostik. Pneumologie 43:621–624
17. Penzel T, Amend G, Meinzer K, Peter JH, Wichert P von (1990) MESAM: A heart rate and snoring recorder for detection of obstructive sleep apnea. Sleep 13:175–182
18. Penzel T, Althaus W, Meinzer K, Peter JH, Wichert P von (1991) A device for ambulatory heart rate, oxygen saturation and snoring recording. Proc Annu Int Conf IEEE Eng Med Biol Soc 13:1616–1617

19. Penzel T, Peter JH (1992) Design of an ambulatory sleep apnea recorder. In: Nagle HT, Tompkins WJ (eds) Case studies in medical instrument design. Inst Electr Electron Eng Inc, New York, pp 171–179
20. Peter JH, Fuchs E, Hügens M et al. (1987) An apnea-monitoring device based on variation of heart rate and snoring. In: Peter JH, Podszus T, Wichert P von (eds) Sleep related disorders and internal diseases. Springer, Berlin Heidelberg New York Tokyo, pp 140–146
21. Peter JH (1988) Modes of selection: epidemiology of sleep apnea. In: Duron B, Lévi-Valensi P (eds) Sleep disorders and respiration. Inserm/John Libbey Eurotext Ltd, London Paris, pp 135–149
22. Peter JH (1989) Erste Erfahrungen mit einem gestuften Vorgehen bei der Diagnostik der Schlafapnoe. Prax Klin Pneumol 43:587–590
23. Peter JH (1991) Störungen der Atmungsregulation. In: Hornbostel H, Kaufmann W, Siegenthaler W (Hrsg) Innere Medizin in Praxis und Klinik, Bd I. Thieme, Stuttgart, S 3263–3280
24. Peter JH (1991) Chronobiologie und Schlaf. Internist 32:363–379
25. Peter JH, Becker H, Blanke J et al. (1991) Empfehlungen zur Diagnostik, Therapie und Langzeitbehandlung von Patienten mit Schlafapnoe. Med Klin 86:46–50
26. Peter JH, Blanke J, Cassel W et al. (1992) Empfehlungen zur ambulanten Diagnostik der Schlafapnoe. Med Klin 87:310–317
27. Peter JH, Penzel T (1992) Portable monitoring of sleep and breathing. In: Sullivan CE, Saunders N (eds) Sleep and breathing, 2nd edn (in press). Dekker, New York
28. Ross M, Althaus W, Rhiel C, Penzel T, Peter JH, Wichert P von (1993) Vergleichender Einsatz von MESAM IV und Polysomnographie bei schlafbezogenen Atmungsstörungen (SBAS). Pneumologie 47:112–118
29. Sadeh A, Alster J, Urbach D, Lavie L (1989) Actigraphically based automatic bedtime sleep-wake scoring. J Ambulat Monit 2:209–216

Integrierte kardiorespiratorische Registrierung und Datenanalyse

T. Penzel

Neue Erkenntnisse in Physiologie und Pathophysiologie wurden oftmals durch die Einführung neuer apparativer Methoden initiiert. So führte die Entwicklung einer Methode zur Aufzeichnung und Auswertung von elektrophysiologischen Signalen über lange Zeiträume zur Einführung des Langzeit-EKG. Mit diesem wurden neue Erkenntnisse über das Auftreten und die Häufung von z. B. Extrasystolen oder Ischämien gewonnen. Inzwischen ist das Langzeit-EKG eine etablierte Registriermethode in der inneren Medizin. Die Registrierung des EEG während des Schlafes und seine Auswertung hat bereits eine lange Tradition. Für die breitere Anwendung dieser Langzeitmessungen wurden moderne Polygraphen zur Aufzeichnung und computerunterstützte Methoden zur Aufzeichnung und Auswertung entwickelt (Smith 1986). Jedoch wurden trotz dieser technischen Möglichkeiten lange Zeit neben dem EEG, EOG und EMG kaum andere Signale parallel aufgezeichnet. Erst neue Methoden der nichtinvasiven Atmungsmessung, wie die Induktionsplethysmographie, die Pulsoxymetrie und die nichtinvasive kontinuierliche Messung des Blutdrucks, ermöglichten eine weite Verbreitung der parallelen Messung von Nicht-EEG-Parametern während des Schlafes. Die quantitative Analyse der großen anfallenden Datenmengen erfordert moderne computergestützte Technologien, die für die Nicht-EEG-Parameter noch nicht sehr ausgereift sind. Anhand der verschiedenen Signale, die bei der kardiorespiratorischen Polysomnographie abgeleitet werden, werden hier unterschiedliche Verfahren der Biosignalanalyse mit ihren Anwendungen dargestellt. Die Verfahren lassen sich nach den ihnen zugrundeliegenden Prinzipien gruppieren. Das gleiche Verfahrensprinzip läßt sich oftmals auf ganz verschiedene Signale anwenden, wobei in der medizinischen Interpretation völlig unterschiedliche Sachverhalte beleuchtet werden. So erlaubt die Spektralanalyse des EEG Aussagen über die Schlaftiefe und die Spektralanalyse eines über dem Larynx gewonnenen Mikrophonsignals Aussagen über Schnarchen und normale Atmung. In diesem Sinne sind die hier dargestellten verschiedenen Verfahren in ihrer Anwendung auf einen Parameter als Beispiel zu verstehen und nicht als die einzige Möglichkeit.

Auch der hier gewählte Bezug auf das klinische Bild der schlafbezogenen Atmungsstörungen ist exemplarisch. So wie die Methodik des Langzeit-EKG zur Untersuchung von Veränderungen während des Schlafes herangezogen werden kann, wird sie ebenfalls zur Untersuchung unklarer Synkopen oder von Arrhythmien am Tage eingesetzt. Ebenso sind die hier vorgestellten neuen Methoden der Biosignalanalyse nicht allein auf das Gebiet des Schlafes beschränkt, sondern können durch ihren Einsatz bei vielfältigen medizinischen Problemen zum Erkenntnisgewinn in Physiologie und Pathophysiologie führen.

Aufzeichnung der kardiorespiratorischen Polysomnographie

Die kardiorespiratorische Polysomnographie umfaßt eine Vielzahl unterschiedlicher Signale, mit denen versucht wird, die 3 fundamentalen Bereiche, nämlich Schlaf, Atmung und Kreislauf, abzudecken [Peter 1987; Kurtz 1990; ATS 1989; Penzel et al. 1991 b] (Abb. 1). Neben der Aufzeichnung der vom Patienten abgeleiteten Biosignale ist es für viele Fragestellungen wichtig, eine kontinuierliche visuelle und akustische Überwachung des Patienten zu gewährleisten. Zu diesem Zweck gehören ein Raummikrophon und eine Restlichtvideokamera in jedes Schlaflabor. Bei der Auswahl der Meßmethodik wird besonderer Wert auf nichtinvasive Methoden gelegt, da die Messungen über einen längeren Zeitraum erfolgen und den Patienten möglichst wenig beeinträchtigen dürfen. Da meistens invasive Methoden für die quantitative Auswertung zuverlässigere Ergebnisse liefern, z. B. bei der Blutdruckmessung, muß abhängig vom Patienten und der Fragestellung entschieden werden, ob eine nichtinvasive Messung ausreichend ist.

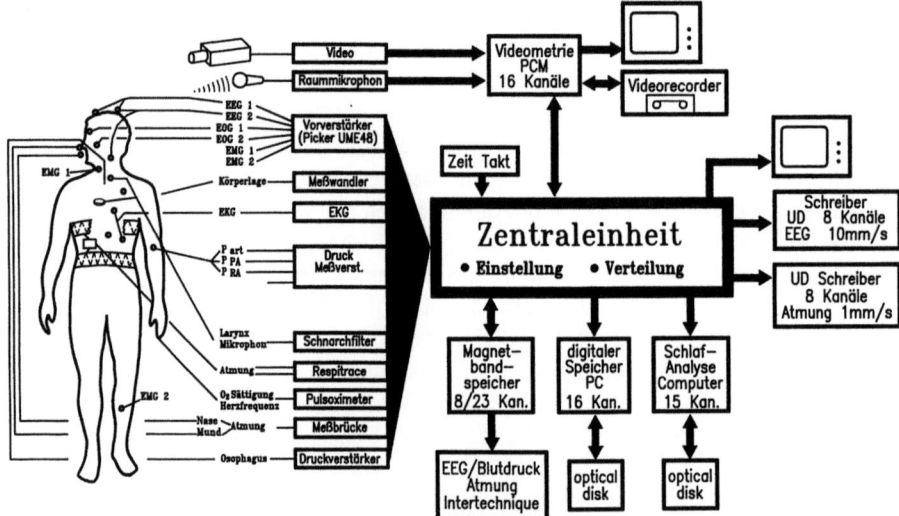

Abb. 1. Schematischer Aufbau der integrierten kardiorespiratorischen Polysomnographie. Es sind neben dem Patienten alle im umfassenden Schlaflabor abgeleiteten Biosignale aufgeführt. Unter der Überwachung mit Video und Raummikrophon sind in Blöcken die Biosignale aufgeführt. *Oben* Schlafparameter (EEG, EOG, EMG) und Bewegungsparameter (EMG, Körperlage), *Mitte* Kreislaufparameter (EKG, Drücke), *unten* Atmungsparameter (Schnarchen, Atmungsbewegung, Oxymetrie, Luftfluß, intrathorakale Drücke). Die Signale werden verstärkt und sowohl analog wie auch digital gespeichert und gleichzeitig mit einem Schlafanalysecomputer während der Aufzeichnung analysiert

Die konventionelle Aufzeichnung der Messung erfolgt auf Papier mit einem Polysomnograph. Für die visuelle Auswertung des Schlafes nach den Kriterien von Rechtschaffen u. Kales (1968) mit EEG, 2 EOG und EMG des M. submentalis wird ein Papiervorschub von 10 mm/s gewählt. Die 2. EEG-Ableitung ist hilfreich im Fall von Bewegungsartefakten. Zur Auswertung und zum Erkennen von Apnoen und Hypopnoen hat sich eine Papiergeschwindigkeit von 1 mm/s bewährt. Die Amplitudenaussteuerung der Atmungssignale ist ganz entscheidend für eine erfolgreiche Diagnose. Bei zu kleinen Amplituden werden obstruktive Atemanstrengungen und Hypoventilationen übersehen, und bei zu großer Aussteuerung kann oft nicht mehr zwischen normaler Atmung und Hyperventilation unterschieden werden. Benutzt man 2 Schreiber, ist ein analoges Zeitsignal, welches synchron auf beiden Schreibern aufgezeichnet werden kann, notwendig. Steht nur ein Polygraph zur Verfügung, so muß dieser über mindestens 12 Kanäle verfügen (2 EEG, 2 EOG, EMG des M. submentalis, EKG, oronasaler Atemfluß, thorakale und abdominale Atemtätigkeit, O_2-Sättigung, EMG des M. tibialis, Schnarchmikrophon), um eine vollständige Differentialdiagnostik von Schlafstörungen durchzuführen. Die Kanalbelegung ist ebenfalls notwendig, um schlafbezogene Atmungsstörungen auszuschließen. Je nach Fragestellung ist es sinnvoll, weitere Parameter aufzuzeichnen, wie den nCPAP-Maskendruck, arteriellen Blutdruck (invasiv oder nichtinvasiv), intrathorakale Druckschwankungen mittels Ösophaguskatheter, Körpertemperatur oder auch weitere EEG-Ableitungen.

Inzwischen erfolgt die Aufnahme der Daten digital, entweder mit Hilfe von kommerziellen Schlafanalysesystemen oder mit Datenacquisitionsprogrammen auf Personalcomputer. Die Daten werden dabei auf einmal beschreibbaren optischen Platten, sog. WORM-Disks, gespeichert. Um einen Datenaustausch zwischen verschiedenen Labors zu ermöglichen, hat man sich im Rahmen der Europäischen Gemeinschaft auf ein einheitliches Datenformat zur Speicherung geeinigt (Kemp et al. 1992). Zunehmend beginnen Hersteller kommerzieller Systeme auf Wunsch ihre eigenen Datenaufzeichnungen in dieses Format zu übertragen. Das Datenformat erlaubt frei definierbare Epochenlängen von z. B. 5 s oder 20 s Dauer. Es können beliebig viele Signale mit unterschiedlicher Auflösung gespeichert werden. So wurde im Rahmen eines Datenaustausches zwischen 8 Labors in Europa das EEG, EOG, EMG, EKG und der Blutdruck mit 100 Hz digitalisiert, die Atmungsparameter mit 25 Hz, die O_2-Sättigung, integrierte Schnarchlautstärke und integrierte EMG-Aktivitäten mit 1 Hz. Dieses Format wurde zum Datenaustausch und zum Vergleich von EEG-Auswertungen zwischen den Laboren benutzt (Kemp et al. 1991).

Bei der Darstellung der unterschiedlichen Analysemethoden werden hier exemplarisch Auswertungen der wichtigsten Biosignale herangezogen, die stellvertretend für alle weiteren Signale zu sehen sind und die 3 Gebiete Schlaf – Atmung – Kreislauf reflektieren. Es handelt sich dabei um das EEG, die Herzfrequenz, das Schnarchen, die Atmung und den arteriellen Blutdruck.

Analyse der kardiorespiratorischen Polysomnographie

Eines der Grundprinzipien, welches jeder Entwicklung von Signalanalysemethoden vorausgeht, ist eine Visualisierung dessen, was als Ergebnis der nachfolgenden computergestützten Analyse dokumentiert werden soll. So soll z. B. die Störung der Atmung mit ihrem Übergang von periodischer zu nichtperiodischer Störung untersucht werden. Das kann dargestellt werden, indem die nächtliche Aufzeichnung mit unterschiedlichen zeitlichen Maßstäben ausgeschrieben wird. Will man den Verlauf der Nacht in Hinblick auf „normalen" Schlaf oder pathologischen Schlaf und in Hinblick auf Non-REM- und REM-Schlaf beurteilen, so ist eine wesentlich komprimiertere Darstellung der Messung, als sie für die visuelle Auswertung üblich ist, am besten geeignet (Abb. 2). Dabei handelt es sich um eine Visualisierung im Zeitbereich mit den Signalen der Atmung, die regelmäßige und unregelmäßige Apnoe ebenso wie Hypopnoe erkennen lassen. Dabei wird die Beurteilung durch die O_2-Sättigung unterstützt. Die EEG-Amplitude, das EOG mit schnellen Augenbewegungen und das EMG erlauben eine grobe Eintei-

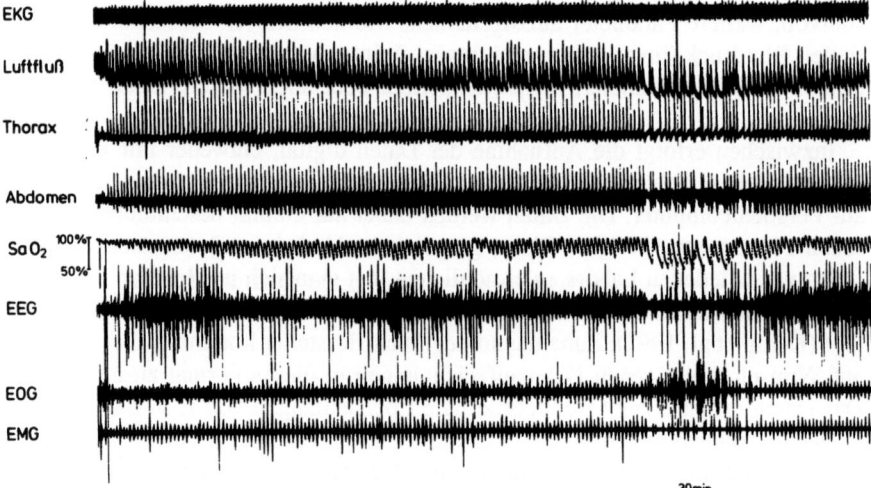

Abb. 2. Die komprimierte Darstellung der im Schlaflabor gemessenen Signale erlaubt einen schnellen Überblick über die Qualität der Messung und über das Auftreten besonderer Vorkommnisse. Von *oben* nach *unten* EKG, Luftfluß, gemessen mittels nasaler Thermistoren, thorakale *(Thorax)* und abdominale Atemtätigkeit *(Abdomen)* mittels Induktionsplethysmographie, pulsoxymetrische O_2-Sättigung *(SaO_2)*, EEG, EOG und EMG des M. submentalis. Dieses Beispiel zeigt einen Patienten mit kontinuierlichen Apnoen, beginnend mit den allerersten Minuten der Aufzeichnung. Die Apnoen sind sehr regelmäßig mit gleichmäßigen Desaturationen auf Werte von ca. 70 %. Im *rechten Drittel* der Abbildung ist eine Periode REM-Schlaf zu sehen, gekennzeichnet durch große Ausschläge des EOG, begleitet von einem Amplitudenrückgang in EEG und EMG. Gleichzeitig werden die Apnoen in ihrer Dauer unregelmäßig und die Desaturationen ausgeprägter bis auf Werte von ca. 50 %

lung des Schlafzustandes. Im wesentlichen wird bei einer solchen visuellen Auswertung der Verlauf der Hüllkurven beurteilt und danach entschieden, zu welchen Zeiten die Aufzeichnung in der ursprünglichen hohen Aufzeichnungsgeschwindigkeit herangezogen werden muß, um Feinheiten zu beurteilen.

Eine Visualisierung von Biosignalen im Frequenzbereich kann durch die Darstellung von komprimierten spektralen Feldern (berechnet mittels Fourier-Transformation) erzielt werden. Dies ist z. B. bei EEG-Spektren besonders hilfreich, um anhand von α-Frequenzen den Zustand wach zu erkennen, oder anhand niedriger Amplituden und gemischter Frequenzen den REM-Schlaf zu identifizieren. Die Darstellung komprimierter spektraler Felder kann mit einer komprimierten Darstellung weiterer Signale im Zeitbereich verbunden sein, wenn besonders der Zusammenhang zwischen verschiedenen Mustern aufgezeigt werden soll (Hanson et al. 1974). So kann neben dem Spektrum des EEG der Verlauf der Atmung, der O_2-Sättigung und des arteriellen Blutdrucks im Zeitbereich dargestellt werden, um die schlafstadienabhängigen Änderungen zu verfolgen.

Der nächste Schritt beim Entwickeln einer Analyse ist nach der Visualisierung eine geeignete Parametrisierung. Durch die Extraktion der Information aus dem Signal, also durch eine Datenreduktion, entstehen Parameter zur Beschreibung des gesuchten Informationsinhalts der Signale. Die Analyse des EEG im Frequenzbereich ergibt z. B. den Inhalt definierter Frequenzbänder, die des α- oder δ-Bandes, oder die Erkennung von Schlafspindeln. Als anderes Beispiel sei der Blutdruck genannt, bei dem die Parametrisierung in systolischen, diastolischen und mittleren Blutdruck erfolgt.

Die gewonnenen Parameter der Messung werden dann klinisch bewertet, um eine Aussage über die Erkrankung und das Ausmaß der Erkrankung zu erhalten. Zur Bewertung von Parametern stehen viele unterschiedliche Verfahren zur Verfügung. Eine automatische Auswertung kann durch einfache Kombinationsprinzipien und Entscheidungsbäume gefällt werden, die nach statistischen Regeln erhalten wurden, oder kann durch selbstlernende neuronale Netzwerke erzielt werden. Diese bestehen immer aus einer Trainingsphase, an die sich die eigentliche Klassifikationsphase anschließt. Das Ergebnis jeder automatischen Klassifikation muß natürlich mit einer nach Standardkriterien erstellten Handklassifikation verglichen werden. Dabei gibt es ein nur wenig beachtetes Problem, daß auch Handklassifikationen unterschiedlicher Personen oft stark voneinander abweichen. Prinzipiell kann eine automatische Auswertung kein besseres Ergebnis erzielen als das von 2 visuellen Auswertern untereinander.

Ist ein automatisches Bewertungsverfahren erstellt und an einem Testkollektiv zufriedenstellend validiert worden, so muß das neue Verfahren im größeren Rahmen und außerhalb des eigenen Labors eingesetzt werden. Dadurch erweist sich erst die allgemeine Praktikabilität. Erst wenn an einem großen Kollektiv von Patienten die erwarteten Unterschiede auch so wiedergegeben werden, kann das neue Verfahren als praktikabel und valide angesehen werden.

EEG

Bei der computergestützten EEG-Auswertung gibt es ein Übereinkommen auf einige relativ einfache Parameter. Es handelt sich dabei um den Energieinhalt (Power) von Frequenzbändern, die aus der visuellen Analyse bekannt sind, nämlich die δ-Power (0,5–4,5 Hz), θ-Power (5–7,5 Hz), α-Power (8–12 Hz), σ-Power (12,5–15,5 Hz) und β-Power (16–24,5 Hz). Darüber hinaus wurden zahlreiche andere Parameter berechnet, z. B. Hjorth-Parameter mit einer mittleren Frequenz und einem Gesamtenergieinhalt über Zeitfenster von 2 s Dauer. Dies entspricht der Gesamtpower des EEG. Als anerkannte Handauswertung werden die Richtlinien von Rechtschaffen u. Kales (1968) benutzt. Bei der visuellen EEG-Auswertung erzielen unterschiedliche Auswerter Übereinstimmungen von nur 65–85 % (Hasan 1985), und entsprechend wurden selten über Ergebnisse von automatischen Schlafanalysesystemen berichtet, deren Übereinstimmung mit denen eines visuellen Auswerters über 85 % lag. Es sollte vielmehr die computergestützte Auswertung des EEG dazu führen, genau definierte dynamische Variablen einzuführen, die quantitativ den Schlaf beschreiben. Die bereits genannten Frequenzbänder könnten solche Parameter sein. Am meisten verbreitet ist die δ-Power. Solche Parameter können dann eindeutig zwischen verschiedenen Labors verglichen werden, wie dies z. B. beim Blutdruck längst der Fall ist. Im Augenblick werden für den Austausch zwischen Labors allein summarische Werte wie prozentuale Schlafstadienzeiten, Schlafdauer, Schlafeffizienz und Latenzen angegeben, die nur Teilaspekte des Schlafes beschreiben und auf einer Auswertung nach Rechtschaffen und Kales (1968) basieren.

Herzfrequenz

Die Auswertung der Herzfrequenz besitzt eine lange Tradition im Bereich der Kardiologie, Intensivmedizin und Pädiatrie. Gewöhnlich werden Häufigkeitsverteilungen (Histogramme) und Variabilitätsmaße (Standardabweichung) der Herzfrequenz betrachtet, um Vorhersagen über die kardiale Gefährdung des Patienten bzw. des Kindes zu treffen. Im Schlaflabor soll das EKG helfen, die Diagnose der SBAS abzusichern und Aufschluß über eine parallel vorliegende kardiale Gefährdung zu geben. Eine dahingehende Auswertung des EKG erfordert mehrere Ableitungen und wird daher gewöhnlich mit einem Langzeit-EKG-System durchgeführt, welches im Schlaflabor parallel zur Polysomnographie eingesetzt wird. Das 1-Kanal-EKG der Polysomnographie reicht aus, um die Herzfrequenz zu bestimmen und das Auftreten von Extrasystolen zu erkennen und damit gegebenenfalls eine Indikation für ein Langzeit-EKG zu geben. Für eine weitergehende Diagnostik reicht es nicht aus. Besonders kennzeichnend für die schlafbezogenen Atmungsstörungen ist die zyklische Variation der Herzfrequenz (CVHR; Peter 1987; Guilleminault et al. 1984). Ein Ansatz hat versucht, diese im Zeitbereich auszuwerten. Das Verfahren normiert die Herzfrequenz, um Schwankungen auf die mittlere Frequenz zu beziehen. Es werden dann die Peri-

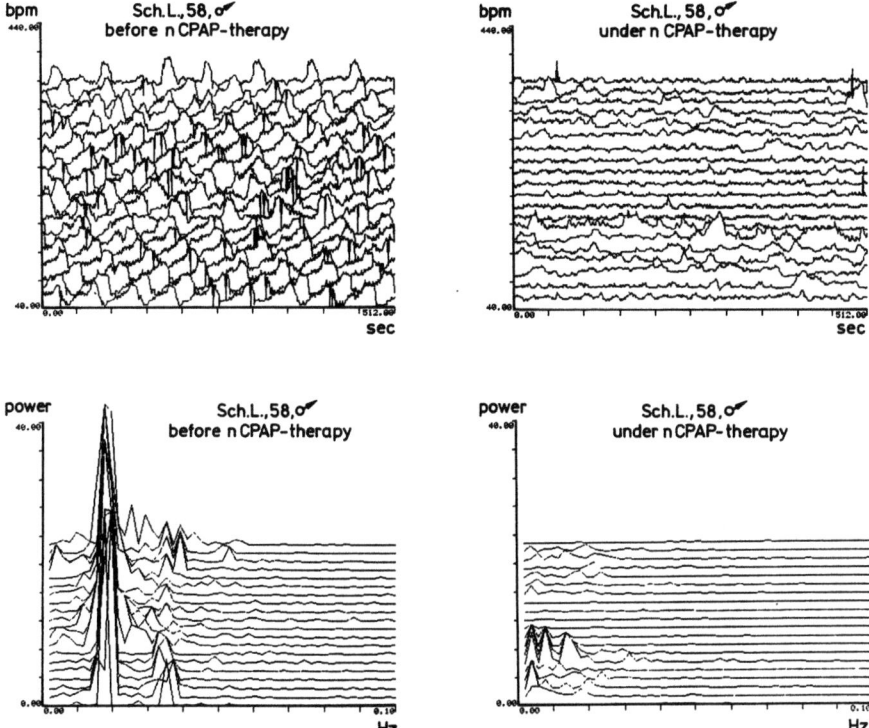

Abb. 3. Die mit einem ambulanten System aufgezeichnete Herzfrequenz im Zeitbereich (*oben links* und *rechts*). Auf diese Zeitreihen der Herzfrequenz mit 512 s je Zeile wird die Spektralanalyse angewandt, um die die Apnoe begleitenden Modulationen darzustellen (*unten links* und *rechts*). Die nCPAP-Therapie beseitigte alle Apnoen bei dem Patienten und damit verschwand die zyklische Variation der Herzfrequenz, wie durch die Spektralanalyse quantitativ dargestellt werden konnte (Vergleich *linke Seite* gegenüber *rechter Seite*)

oden konstanter Herzfrequenz ausgemessen. Dabei bedeutet „konstant" eine Schwankung von weniger als ± 10 % der mittleren Frequenz der letzten 5 min. Das Verfahren wurde in dem MESAM-System implementiert, um den RDI aus der Herzfrequenz zu berechnen (Penzel et al. 1990). Die Anwendung dieser Methode auf inzwischen sehr große Kollektive ließ die Grenzen der Berechnung sehr deutlich werden. Liefert die Methode bei klassischer CVHR gute, mit der Handauswertung übereinstimmende Ergebnisse, so ist sie doch i. allg. bei den meisten Patienten aus unterschiedlichsten Gründen nicht sehr aussagekräftig.

Ein anderer Ansatz verfolgt die Auswertung der Herzfrequenz im Frequenzbereich mittels Fourier-Transformation. Diese wurde durchgeführt, um die CVHR als apnoebezogene Schwankung der Herzfrequenz zu erkennen. Bei der erfolgreichen Therapie mit nCPAP kann damit auch das Verschwinden der CVHR quantitativ beschrieben werden (Abb. 3).

Schnarchen

Die Atemgeräusche und das Schnarchen sind im Vergleich zu den anderen Biosignalen relativ hochfrequente Signale. Die Informationen liegen in Bereichen von 100 bis 800 Hz für Schnarchen und von 800 bis 1200 Hz für Geräusche, die bei normaler Atmung aufgezeichnet werden. Eine physikalisch-akustische Analyse kann eine genaue Aufgliederung nach Phonemen erzielen. Jedoch ist das erst sinnvoll, wenn man die Laute kennt, denen bestimmte Phoneme zuzuordnen sind. Dies ist für das Schnarchen wie auch für Atemgeräusche nicht der Fall. Hingegen erlaubt die Spektralanalyse mit relativ geringem Aufwand, das Schnarchen eindeutig von normaler, nichtobstruktiver Atmung zu trennen (Abb. 4). Diese Methode wurde mit analogen Filtern realisiert und wurde außer im Schlaflabor auch in dem erwähnten MESAM-Gerät eingebaut, welches zur ambulanten Erfassung der Schlafapnoe eingesetzt wird. Nach dem Erkennen des Schnarchens als Geräuschphänomen gelangt zur weiteren Auswertung das zeitliche Auftreten des Schnarchens im Verlauf der Nacht sowie die integrierte Lautstärke. Dabei wird zwischen kontinuierlichem und diskontinuierlichem sowie periodischem Schnarchen unterschieden. Die Lautstärke der Schnarchgeräusche kann wegen einer fehlenden Standardisierung bei einer Messung mit Larynxmikrophon nur semiquantitativ im Sinne einer Zu- oder Abnahme ausgewertet werden. Es ergaben sich bei den Auswertungen der Lautstärke keine Korrelationen mit klinischen Werten und Befunden der Patienten. Patienten mit ausgeprägter

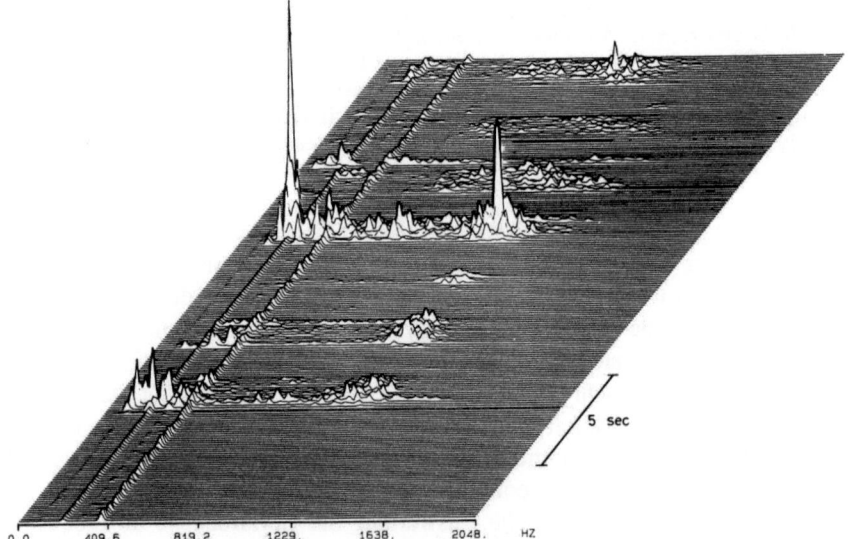

Abb. 4. Schnarchen eines 6jährigen Kindes mit kurzen Apnoen. Die beiden kleinen durchgehenden Artefakte im Feld *links* entstanden aufgrund der einfachen Aufnahmetechnik mit einem handelsüblichen Kassettenrekorder (Aufnahme durch die Eltern). Es ist das Ende einer Apnoe dargestellt mit den Geräuschen der Hyperventilation und dem Schnarchen vor dem Beginn einer neuen Apnoe

Schlafapnoe schnarchen diskontinuierlich und periodisch. Patienten mit obstruktiver Hypoventilation schnarchen regelmäßig und häufig schlafstadienabhängig und unterschiedlich laut.

Atmung

Die kontinuierliche Atmungsaufzeichnung wurde überwiegend bei physiologischen Untersuchungen eingesetzt und fand erst mit der kardiorespiratorischen Polysomnographie und dem Krankheitsbild der SBAS größere Verbreitung. Zur umfassenden Diagnose der SBAS ist es notwendig, 3 unterschiedliche Aspekte der Atmung kontinuierlich zu erfassen. Das sind der Atemfluß, die Atmungsanstrengung und der Effekt der Atmung: die Blutgase. Die quantitative Messung des Luftflusses erfolgt mit dem Pneumotachograph, die Registrierung der Atmungsanstrengung durch den intrathorakalen Druck mittels Ösophagussonde. Mit der Einführung der Induktionsplethysmographie steht eine Methode zur Verfügung, die es erlaubt, ohne wesentliche Beeinträchtigung des Patienten die Atmungsanstrengung zu messen (Sackner u. Krieger 1989). In Kombination mit Thermistoren oder Thermoelementen zur Erfassung des oronasalen Luftflusses und der pulsoxymetrisch gemessenen O_2-Sättigung wird die Atmung ausreichend beschrieben.

Die meisten Verfahren zur computergestützten Auswertung der semiquantitativen Messung der Atmung basieren auf der zeitlichen Ableitung des Volumensignals. Dazu wurde in einer Untersuchung die Impedanzpneumographie (Korten u. Haddad 1989) und in einer anderen Untersuchung die Messung mit oronasalen Thermistoren (Raschke et al. 1987) herangezogen. Basierend auf dem Verfahren von Raschke wurde eine neue Methode entwickelt (Penzel et al. 1991 a), welche mit einer Signalglättung des Atemflusses beginnt, dann die erste Ableitung berechnet und diese quadriert. In dieser Kurve werden lokale Maxima und Minima bestimmt. Die so bestimmten Ausgangspunkte werden benutzt, um im ungefilterten Originalsignal die Punkte des Inspirationsbeginns und Exspirationsbeginns zu bestimmen (Abb. 5). Daraus konnte eine kontinuierliche Atemfrequenz bestimmt werden. Diese wurde zur Erkennung von Apnoen herangezogen. Übersteigt die zeitliche Differenz zweier Inspirationen 10 s, so wurde das Ereignis als Apnoe gewertet. Bei jeder Apnoe wurden die parallel aufgezeichneten Signale der Atmungsanstrengung und O_2-Sättigung ausgewertet. Die Signale der Induktionsplethysmographie wurden parallel der gleichen Prozedur unterworfen. Das läßt die Differenzierung der Apnoen in zentrale, gemischte und obstruktive Apnoen zu. Bei jeder erkannten Apnoe wird der zugehörige O_2-Sättigungsabfall bezüglich seiner Dauer und seines Ausmaßes vermessen und mit der Apnoedauer in Relation gesetzt (Abb. 6). Eine Zusammenfassung der Ergebnisse von Apnoen und Hypoventilationen erfolgt nicht durch die Angabe eines Index als Anzahl Apnoen/Hypopnoen je Stunde Schlafzeit, sondern durch Histogramme über die Dauer der Apnoen. Bei relativ ähnlichen Apnoeindizes konnten massive Unterschiede in den Verteilungen der Apnoedauer gefunden werden, die viel deutli-

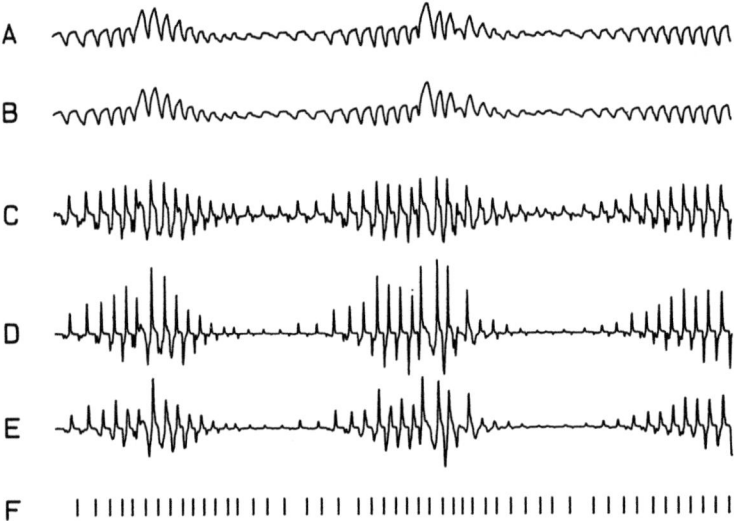

Abb. 5. Methode zur Auswertung der Atmung. *A* originales Atmungssignal, hier abdominale Atmungstätigkeit; *B* Ergebnis nach der digitalen Filterung, *C* Ergebnis durch Berechnung der zeitlichen Ableitung, *D* Ergebnis durch Quadrierung der Ableitung unter Beibehaltung des Vorzeichens, *E* Ergebnis einer weiteren phasentreuen digitalen Filterung, *F* Markierung der erkannten Exspirationsbeginne

cher der unterschiedlichen Ausprägung der Atmungsstörung entsprachen. Denn wenige lange obstruktive Apnoen beinhalten mehr Gefährdung als viele kurze Apnoen. Daher ist der weithin verbreitete Apnoeindex als Maß für den Schweregrad der Schlafapnoe als unzulänglich anzusehen.

Die Erstellung von Histogrammen über die Dauer der Apnoe wurde an einem Kollektiv von 17 Patienten durchgeführt. Die Verteilungen ließen 3 unterschiedliche Typen erkennen: 1) linksschiefe Verteilungen, 2) unimodale Verteilungen um eine mittlere Apnoedauer, die individuell unterschiedlich war, und 3) bimodale Verteilungen, die einer Kombination der linksschiefen mit der unimodalen Verteilung entsprachen. Diese Gruppeneinteilung wurde auf ihre Bedeutung hinsichtlich klinischer Daten der Patienten untersucht. Es zeigte sich, daß alle Patienten mit einer linksschiefen Verteilung der Apnoedauer einen pO_2-Wert am Tage unter 70 mm/Hg hatten. Keiner der anderen Patienten wies einen pO_2-Wert unter 70 mm/Hg auf.

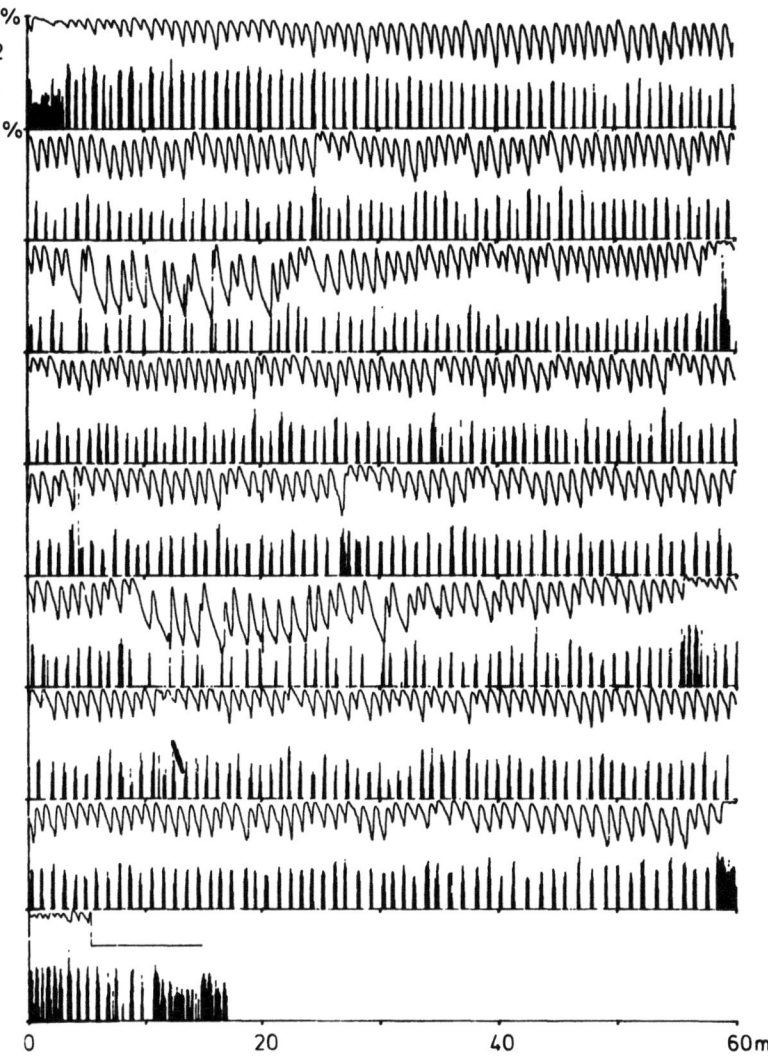

Abb. 6. Auftragung der O_2-Sättigung (S_aO_2) für den Verlauf einer ganzen Nacht (8 h und 17 min) zusammen mit dem Ergebnis der Atmungsauswertung. Jeder *vertikale Strich* bedeutet einen Atemzug, wobei durch die *Länge des Striches* die Amplitude des Atemzuges ausgedrückt ist. Die Unterbrechungen von vertikalen Strichen kennzeichnen also die Apnoen – wie an den begleitenden Desaturationen abgelesen werden kann. Die Darstellung gibt einen Überblick über die gesamte Nacht zur Beurteilung der Regelmäßigkeit der Dauer der Apnoen

Arterieller Blutdruck

Der arterielle Blutdruck wird in der Regel in der Nacht intermittierend mit oszillometrisch arbeitenden Armmanschetten gemessen. Dabei handelt es sich jedoch allein um stichprobenartige Messungen während der Nacht. Der eigentliche Ver-

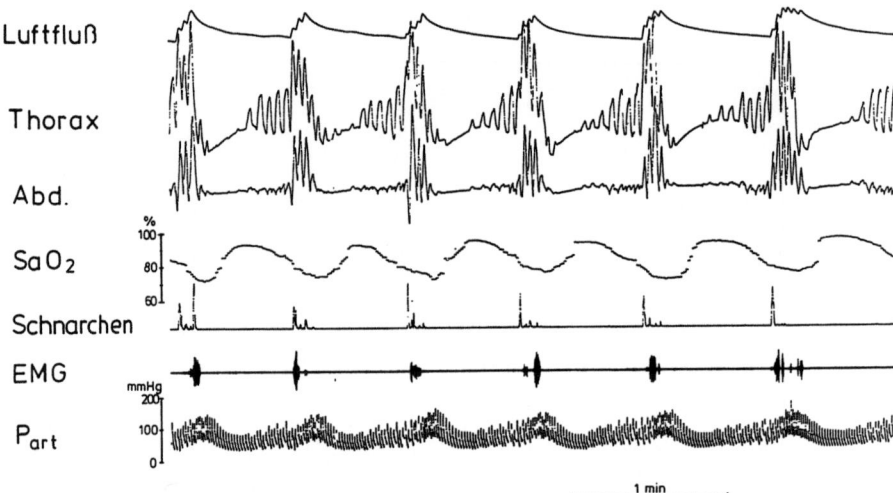

Abb. 7. Das Registrierbeispiel zeigt obstruktive Apnoen mit der parallelen Aufzeichnung des nichtinvasiv kontinuierlich gemessenen Blutdrucks (P_{art}). Die atmungsassoziierten und die apnoeassoziierten Modulationen des Drucks können erkannt werden

lauf des Blutdrucks, in dem über den Aspekt Hypertonie hinaus noch eine Vielzahl weiterer Informationen enthalten sind, geht dabei verloren. Neben der Atmung hat die schlafbezogene Atmungsstörung einen erheblichen modulierenden Einfluß auf den Blutdruck. Im Verlauf des Blutdrucks lassen sich respiratorische Wellen und apnoeassoziierte Wellen finden (Abb. 7). Daher muß die Meßmethode der Fragestellung angepaßt werden und eine zeitlich hoch auflösende Registrierung des Blutdrucks erlauben. Bei einer kontinuierlichen Messung, die üblicherweise invasiv erfolgt, erhält man die gesamte Kurve des Blutdruckverlaufs. Diese Genauigkeit geht wiederum über das notwendige Maß hinaus, und daher sind Methoden der Zeitreihenanalyse notwendig, um aus der Blutdruckkurve den systolischen, den diastolischen und den mittleren Blutdruck für jeden Herzschlag zu gewinnen. Der Verlauf dieser Werte, besonders des systolischen Drucks, zeigt deutlich die mit der Atmung und mit der Apnoe einhergehenden Modulationen. Die Differenzierung dieser Modulationen erfolgt mit Hilfe der Spektralanalyse. Damit werden die Modulationen nach den ihnen zugrunde liegenden Frequenzen aufgetrennt (Abb. 8). Insbesondere konnten bei den Patienten mit schlafbezogenen Atmungsstörungen keine Frequenzen im 10-s-Rhythmus gefunden werden. Die unterschiedliche Ausprägung der gefundenen Modulationen erlaubte eine Gruppeneinteilung der Patienten (Penzel et al. 1992 a). Die Gruppen unterschieden sich hinsichtlich ihrer Apnoe- und Hypopnoeindizes. So bestand die Gruppe mit überwiegend hohen Amplituden im Bereich zwischen 0,15 Hz und 0,4 Hz und niedrigen Amplituden unter 0,1 Hz aus Patienten vom Typ „heavy snorer" mit signifikant weniger Apnoen als die anderen Gruppen.

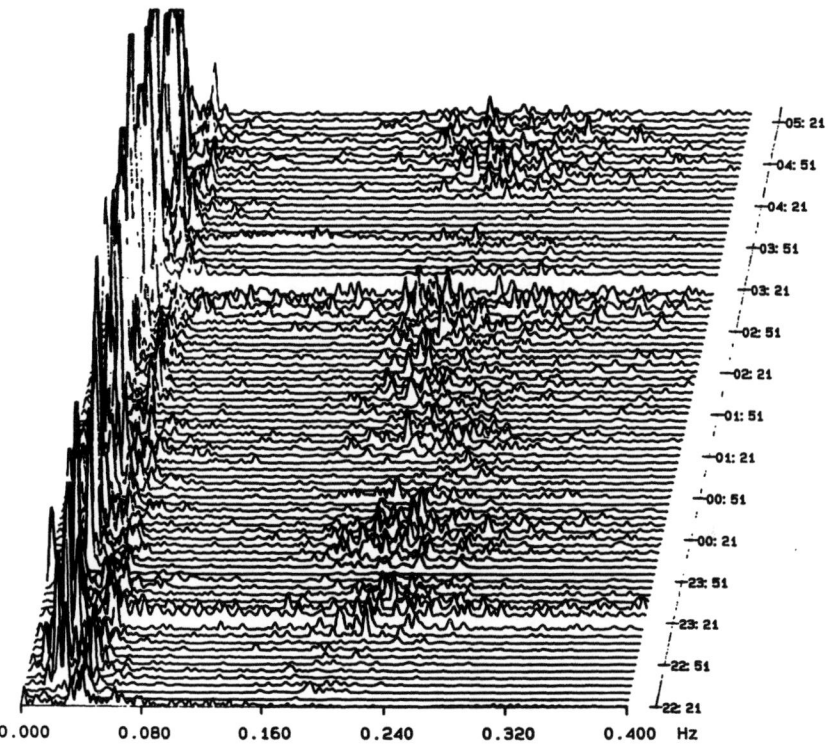

Abb. 8. Anwendung der Fourier-Transformation auf den systolischen Blutdruck einer ganzen Nacht bei einem Patienten mit obstruktiver Schlafapnoe. Jede einzelne Zeile ist das Ergebnis einer Fourier-Transformation über ein 5-min-Fenster. Die Uhrzeit ist neben dem komprimierten Spektrum aufgetragen. Bei den hohen Amplituden ganz links handelt es sich um die apnoeassoziierten Modulationen, und bei den hohen Amplituden zwischen 0,16 und 0,24 Hz handelt es sich um die atmungsbezogenen Modulationen des arteriellen Blutdrucks

Zur statistischen Beschreibung des Blutdruckverlaufs werden Mittelwerte über 1-min- oder 5-min-Abschnitte gebildet. So kann ein Überblick über einen gesamten Nachtverlauf erhalten werden. Der Verlauf solcher Mittelwerte kann den Tag-Nacht-Verlauf besser als eine intermittierende Messung widerspiegeln, die nur stichprobenartig einzelne Werte enthält. Die Feinstruktur, die bei einer Schlag-zu-Schlag-Messung vorliegt, kann aber nur mit den aufwendigen Methoden der Zeitreihenanalyse, wie z. B. der Spektralanalyse, vorgenommen werden.

Nichtinvasiv kontinuierlich messende Verfahren, wie die Photo-Fingerplethysmographie (Penaz 1973), ermöglichen heute den breiten Einsatz der Blutdruckmessung bei der kardiorespiratorischen Polysomnographie (Penzel et al. 1992 b). Sie ist damit nicht mehr allein internistischen und kardiologischen Schlaflabors, die auch die invasive Blutdruckmessung durchführen, vorbehalten. Die nichtinvasiven Verfahren zeigen zwar noch einige Limitationen in der Langzeitanwendung, so bedarf die Finapresmessung der Videoüberwachung, aber sie sind i. allg. valide und zuverlässig.

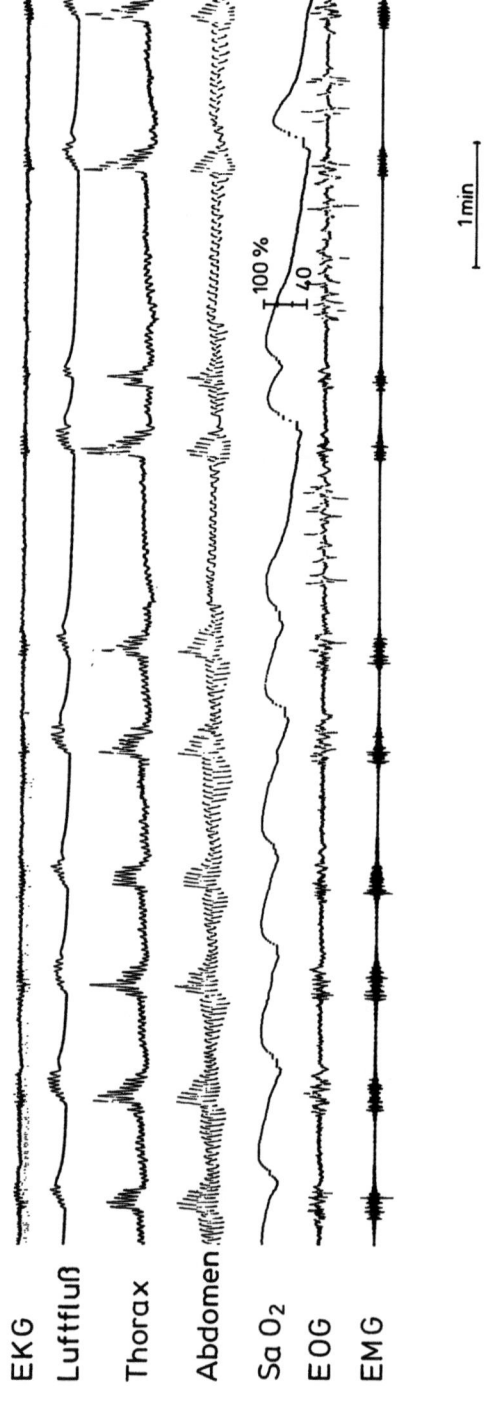

Abb. 9. Das Registrierbeispiel zeigt den Übergang vom Non-REM-Schlaf zum REM-Schlaf bei einem Patienten mit obstruktiver Schlafapnoe. In der *linken Hälfte* der Kurven zeigen die Apnoen gleichmäßige Dauer, und in der *rechten Hälfte* sind die Apnoen drastisch verlängert. Ebenso nimmt die Atmungsanstrengung im REM-Schlaf während der Apnoe ab. Die Entsättigung wird stärker. Der Beginn der phasischen REM-Aktivität ist genau in einer Apnoephase, die daraufhin erheblich länger andauert

Zusammenfassung

Die integrierte kardiorespiratorische Polysomnographie umfaßt die Aufzeichnung und Auswertung einer Vielzahl verschiedener Biosignale. Es stehen heute zur Aufnahme technische Möglichkeiten zur Verfügung, so daß die methodischen Probleme prinzipiell lösbar sind. Die Auswertung der Signale bietet viele verschiedene Herangehensweisen, die je nach ihrem Charakter (z. B. Analyse im Zeitbereich oder im Frequenzbereich) für unterschiedliche Fragestellungen geeignet sind. Beim Entwickeln neuer Methoden, wie auch bei der Anwendung bereits erprobter Verfahren, steht stets deren Umsetzung im Vordergrund. Verschiedene Beispiele wiesen bereits auf die unterschiedliche Regulation von REM- und Non-REM-Schlaf hin. Im Non-REM-Schlaf ist der Verlauf der Apnoe regelmäßig, d. h. die einzelnen Apnoen haben eine sehr ähnliche Dauer mit gleichmäßigen Abfällen der O_2-Sättigung. Im REM-Schlaf dagegen werden sehr lange Apnoen mit den stärksten Entsättigungen und Blutdruckschwankungen gefunden. Aber nicht nur sehr lange, sondern auch sehr kurze Apnoen werden im REM-Schlaf gefunden. Die obstruktiven Anstrengungen sind i. allg. vermindert. Das gesamte Erscheinungsbild des Atmungsmusters ist erheblich unregelmäßiger. An einem Registrierbeispiel kann der Übergang von Non-REM-Schlaf in REM-Schlaf mit seiner Auswirkung auf das Atmungsmuster beobachtet werden (Abb. 9). In der Mitte des Beispiels lassen sich REM-Bursts im EOG erkennen, und gleichzeitig verlängert sich die gerade vorliegende Apnoe beträchtlich. Die Methoden der Biosignalanalyse können dazu beitragen, solche Muster zu quantifizieren und die Zusammenhänge der verschiedenen Parameter zu klären. Die Analyse zeitlicher Bezüge vermag teilweise auch Kausalitäten zu erkennen und zu beschreiben, wobei die Interpretation der Erkenntnisse immer unter Rückkopplung mit der klinischen Erfahrung erfolgen muß.

Literatur

American Thoracic Society (ATS) (1989) Indications and standards for cardiopulmonary sleep studies. Am Rev Respir Dis 139:559–568

Guilleminault C, Connolly S, Winkle R, Melvin K, Tilkian A (1984) Cyclical variation of the heart rate in sleep apnoea syndrome. Mechanisms, and usefulness of 24-h-electrocardiography as a screening technique. Lancet 1:126–131

Hanson K, Stockard JJ, Kalichman M, Bickford RG (1974) Compressed spectral somnogram – a multiparameter spectral sleep display. Proc San Diego Biomed Symp 13: 545–548

Hasan J (1985) Automatic analysis of sleep recording: a critical review. Ann Clin Res 17:280–287

Kemp B, Värri A, Rosa A, Nielsen KD, Gade J, Penzel T (1991) Analysis of brain synchronization, based on noise-driven feedback models. Proc Ann Int Conf IEEE Eng Med Biol 13:2305–2306

Kemp B, Värri A, Rosa AC, Nielsen KD, Gade J (1992) A simple format for exchange of digitized polygraphic recordings. Electroencephalogr Clin Neurophysiol 82:391–393

Korten JB, Haddad GG (1989) Respiratory waveform pattern recognition using digital techniques. Comput Biol Med 19:207–217

Kurtz D (1990) How much polysomnography is enough? Lung 168 [Suppl]: 933–942

Penaz J (1973) Photoelectric measurement of blood pressure, volume and flow in the finger. In: Digest 10th Int. Conf. Med. Biol. Eng., Dresden, p 104

Penzel T, Amend G, Meinzer K, Peter JH, Wichert P von (1990) MESAM: a heart rate and snoring recorder for detection of obstructive sleep apnea. Sleep 13:175–182

Penzel T, Peter JH, Schneider H, Wichert P von (1991 a). Computeranalyse der gestörten Atmung bei Patienten mit Schlafapnoe. Pneumologie 45:213–216

Penzel T, Stephan K, Kubicki S, Herrmann WM (1991 b). Integrated sleep analysis with emphasis on automatic methods. In: Degen R, Rodin EA (eds) Epilepsy, sleep and sleep deprivation, 2nd ed (Epilepsy Res. Suppl. 2). Elsevier, Amsterdam New York Oxford, pp 177–204

Penzel T, Brandenburg U, Greinke S, Mayer J, Peter JH, Wichert P von (1992 a) Analyse von Langzeitblutdruckmessungen des Schlafes. Z Kardiol 81 [Suppl 2]: 59–62

Penzel T, Mayer J, Peter JH, Podszus T, Voigt KH, Wichert P von (1992 b) Continuous noninvasive blood pressure monitoring in patients with sleep disorders. Physiol Res 41:11–17

Peter JH (1987) Die Erfassung der Schlafapnoe in der Inneren Medizin. Thieme, Stuttgart

Raschke F, Mayer J, Penzel T, Peter JH, Podszus T, Wichert P von (1987) Assessment of the time structure of sleep apnea. In: Peter JH, Podszus T, Wichert P von (eds) Sleep related disorders and internal diseases. Springer, Berlin Heidelberg New York Tokyo, pp 135–139

Rechtschaffen A, Kales A (1968) A manual of standardized terminology, techniques and scoring system for sleep stages of human subjects. Publ health Service, U.S. Government Printing Office, Washington/DC

Sackner MA, Krieger BP (1989) Noninvasive respiratory monitoring. In: Scharf SM, Cassidy SS (eds) Heart-lung interactions in health and disease. Dekker, New York Basel, pp 663–805

Smith JR (1986) Automated analysis of sleep EEG data. In: Lopes da Silva FH, Storm van Leeuwen W, Remond A (eds) Handbook of electroencephalography and clinical neurophysiology (revised series), vol 2. Elsevier, Amsterdam, pp 131–147

Screeningfragebögen, Risikoabschätzung und Dokumentation[*]

C. Kemeny, T. Ploch, B. Schultze, W. Teßmann, W. Cassel, D. Gärtner

Untersuchungen der letzten Jahre brachten zunehmend Erkenntnisse über die hohe Prävalenz der Schlafapnoe in der Bevölkerung (zwischen 2 und 10 %) [2, 3, 5, 7]. Die steigende Anzahl von Patienten mit den entsprechenden Symptomen stand der geringen Anzahl der in der BRD vorhandenen Schlaflabors gegenüber und konnte daher nicht in erforderlichem Maß untersucht und versorgt werden.

Dieses Dilemma führte zu verstärkten Anstrengungen, aufwendige diagnostische Untersuchungen in einem hochinstallierten Schlaflabor auf ein notwendiges Maß zu beschränken und den Einsatz ambulanter Meßsysteme (sog. Non-Labor-Monitor-Systeme, NLMS) zu forcieren. Leider kann dennoch bis heute der große Bedarf an solchen Systemen nicht gedeckt werden. So kommt es zu langen Wartezeiten für Schlaflaboruntersuchungen, die für die Patienten nicht nur unerfreulich sind: Bei hochgradiger Gefährdung ist ein längeres Abwarten bis zur Behandlung unverantwortlich.

Mit zunehmendem öffentlichen Interesse (Medienberichte) ist die Patientenzahl v. a. in den letzten Jahren stark angestiegen. In einem Zentrum wie dem Marburger Zeitreihenlabor melden sich Patienten mit diversen Beschwerden aus dem gesamten Bereich der Schlafstörungen. Dabei handelt es sich nicht selten um Patienten, bei denen eine Abklärung ihrer Beschwerden nicht unmittelbar eine ambulante Messung oder gar einen Aufenthalt im Schlaflabor erfordert.

Fragebögen

Es ergibt sich somit die Notwendigkeit, bereits im Vorfeld der eigentlichen diagnostischen Abklärung eine Unterscheidung zu treffen zwischen Patienten, die sofortiger Hilfe bedürfen, und Patienten, denen eine Wartezeit zugemutet werden kann, bzw. solchen, die an andere Zentren verwiesen werden können. In Marburg geschieht diese Einteilung mittels Fragebögen, die dem Patienten nach seiner telefonischen Anmeldung zugesandt werden. Es handelt sich dabei um den in Marburg entwickelten und validierten Symptom-Bewertungs-Bogen (SSB; Abb. 1) sowie einen Fragebogen, der Symptome einer Insomnie abfragt.

Neben Körpergröße und Gewicht wird im SBB nach Symptomen gefragt, deren enger Zusammenhang mit der Schlafapnoeerkrankung in früheren Untersu-

---

[*] Teile dieses Projekts wurden durch das BMFT im Rahmen des Forschungsprojekts „Atemregulationsstörungen: Patientennahe Früherkennung und Verlaufskontrolle" (Förderkennzeichen 01 KE 8803/8) unterstützt.

BMI	Körpergröße: .... cm Gewicht: .... kg	
	zuletzt ausgeübter Beruf:	

Fr. 1	Leiden Sie unter Einschlafschwierigkeiten?	☐ Ja, seit .... Jahren
		☐ Nein

Fr. 2	Nehmem Sie Schlafmittel?	☐ Ja, seit .... Jahren
		☐ Nein

Fr. 3	Falls bekannt: Haben Sie Bluthochdruck (Hypertonie)?	☐ Ja, seit .... Jahren
		☐ Nein

	Wenn Sie Ihre Blutdruckwerte kennen, dann geben Sie diese bitte rechts an:	.... zu .... (syst.) (diast.)

Fr. 4	Schnarchen Sie?	☐ Ja, seit .... Jahren in .... Nächten pro Woche für ca. .... Stunden
		☐ Nein

Fr. 5	Kommt es vor, daß Sie laut und unregelmäßig schnarchen?	☐ Ja, seit .... Jahren
		☐ Nein

Fr. 6	Neigen Sie dazu, gegen Ihren Willen tagsüber einzuschlafen (z.B. bei Besuchen, im Kino oder während der Mahlzeiten)?	☐ Ja, seit .... Jahren
		☐ Nein

Fr. 7	Sind bei Ihnen auffällige, länger als ca. 10 Sekunden dauernde Atemstillstände während des Schlafes bemerkt worden?	☐ Ja, seit .... Jahren
		☐ Nein

Fr. 8	Für Führerscheininhaber (jährliche Fahrtstrecke ca. .... km): Haben Sie Mühe, beim Autofahren wach zu bleiben?	☐ Ja, seit .... Jahren nach .... min. Fahrt
		☐ Nein

	Hatten Sie in den letzten drei Jahren Verkehrsunfälle, bei denen Ihre Einschlafneigung eine Rolle spielte?	☐ Ja, ... Unfälle
		☐ Nein, keine Unfälle

Copyright: AG Klinische Zeitreihenanalyse
W. Cassel, T. Ploch, J.H. Peter
Klinikum der Philipps-Universität Marburg

Abb. 1. Symptombewertungsbogen

chungen nachgewiesen wurde [8]. Es handelt sich dabei um Schnarchen, Hypertonie, Einschlafneigung am Tage oder fremdanamnestisch beobachtete Atemstillstände während der Nacht [4]. Die Auswertung des SBB erfolgt mittels Computer nach folgendem Schema:

	„body mass index"	> 30 kg/m^2	+ 1 Punkt
Frage 1:	Einschlafschwierigkeiten	Ja	– 1 Punkt
		Nein	0 Punkte
Frage 2:	Schlafmittelgebrauch	Ja	– 1 Punkt
		Nein	0 Punkte
Frage 3:	Hypertonie	wenn Ja	
	oder RR$_{syst}$	> 159 mm/Hg	
	oder RR$_{diast}$	> 94 mm/Hg	+ 1 Punkt
		sonst	0 Punkte
Fragen 4 und 5:	Schnarchen eine oder beide Fragen	Ja	+ 1 Punkt
	beide Fragen	Nein	– 1 Punkt
Fragen 6 und 8:	Einschlafneigung tagsüber (EDS)		
	eine oder beide Fragen	Ja	+ 1 Punkt
	beide Fragen	Nein	– 1 Punkt
Frage 7:	Atemstillstände im Schlaf	Ja	+ 1 Punkt
		Nein	– 1 Punkt

Es werden pro Itemantwort nach diesem Auswertealgorithmus positive oder negative Punkte vergeben, die sich über den gesamten Fragebogen addieren. Aus der Summe ergeben sich 3 Gruppen: diejenigen ohne Verdacht auf Schlafapnoe (– 5 bis – 1 Punkte), diejenigen, bei denen das Ergebnis unklar ist (0 bis + 1 Punkt), und diejenigen mit Verdacht auf Schlafapnoe (+ 2 bis + 5 Punkte). Bei unklarem Ergebnis wird mit dem Patienten telefonisch Kontakt aufgenommen, um weitere Informationen hinsichtlich seines Beschwerdebildes zu bekommen und so eine Entscheidung über eine Einbestellung treffen zu können.

Der SBB wird seit 2 Jahren mit guten Ergebnissen eingesetzt. Seine Sensitivität liegt bei 97 %, die Spezifität bei 16 % [6]. Die gering erscheinende Spezifizität des SBB begründet sich mit seinem Anspruch, keinen tatsächlich schlafapnoepositiven Patienten zu übersehen. Angesichts der vitalen Gefährdung durch eine nicht erkannte Erkrankung muß eine relativ hohe Quote an falsch-positiven Fragebogenergebnissen in Kauf genommen werden, was statistisch zu einer Senkung der Spezifität führt. Der SBB erfüllt somit die in ihn gesetzte Erwartung, eine Vorauswahl derjenigen Patientengruppen zu erlauben, die möglicherweise oder wahrscheinlich erkrankt sind. Darüber hinaus gestattet er eine erste Risikoabschätzung, die bei gefährdet erscheinenden Patienten vorgezogene Untersuchungstermine in der Spezialambulanz zur Folge hat.

Der 2. Fragebogen, den ein Patient geschickt bekommt, ist der Marburger Insomniefragebogen (MIF). Er enthält Fragen zur Arbeitszeit und zum Schlafverhalten. Hier werden Symptome abgefragt, die eher auf eine Insomnie als auf das

Vorliegen einer Schlafapnoe schließen lassen. Die erfragten Symptome entsprechen denen im DSM-III-R zur Insomnie angegebenen Kriterien. Dieser Fragebogen wird in Marburg seit Anfang 1991 eingesetzt, nachdem sich in zunehmendem Maße auch Insomniepatienten in der Klinik vorstellten. Die Auswertung erfolgt bisher ohne festen Algorithmus. Scheint aufgrund der Fragebogenergebnisse eine Insomnie eher wahrscheinlich als eine Schlafapnoe, wird der Patient an ein auf diese Fragestellung spezialisiertes Zentrum verwiesen. Der MIF liefert zusätzliche Informationen zum SBB und dient somit ebenfalls der Ökonomisierung.

Nachdem der SBB und der Fragebogen zur Insomniesymptomatik ausgewertet wurden und die Ergebnisse dies rechtfertigen, erhält der Patient einen Termin. Die in der Spezialambulanz tätigen Ärzte legen beim Erstkontakt für jeden Patienten einen eigens entwickelten Befundbogen an. Hier wird die Einschlafneigung und das Schnarchen beurteilt und festgehalten, ob Atemstillstände beobachtet wurden. Darüber hinaus werden die Ergebnisse der allgemeininternistischen Untersuchung mit Laborstatus, Lungenfunktionsprüfung und Ergometrie dokumentiert.

Neben den bisher dargestellten Fragebögen kommen in Marburg auch solche zum Einsatz, die speziellen wissenschaftlichen Fragestellungen dienen sollen. Ein Beispiel eines solchen Fragebogens ist der „sleep and drive" (SAD-IV). Er ist eigens für den Forschungsbereich Verkehrssicherheit konzipiert und erfragt Fahrtstrecke, Einschlafneigung, Konzentrationsmangel und Unfallhäufigkeit [1].

Das zunächst aufwendig erscheinende Fragebogen-Verfahren stellt eine äußerst kostengünstige Lösung der eingangs beschriebenen Probleme dar. Durch den Einsatz des SBB konnte in einem Kollektiv von 124 Patienten der Untersuchungsaufwand (2 Meßnächte mit MESAM) um etwa 6 % signifikant verringert werden ($p < 0,05$). Bedenkt man die hohen Kosten einer Untersuchungsnacht, so liegt der Vorteil hier auf der Hand. Gleichzeitig bietet dieses Verfahren eine patientengerechte Lösung: Die rasche Auswertung der Befunde ist gewährleistet, und auch der Zugriff auf alle Daten kann schnell vonstatten gehen. Mit Hilfe der Fragebögen kann bereits im Vorfeld der Untersuchung eine Abschätzung des individuellen Risikos vorgenommen und entsprechend mit sofortiger Einbestellung reagiert werden. Patienten, bei denen eine Schlafapnoe eher unwahrscheinlich erscheint, werden im Vorfeld an andere Zentren verwiesen, was eine Verkürzung der Warteliste zur Folge hat.

Bei allen Vorteilen, die der Einsatz von Fragebögen bietet, sollte jedoch keinesfalls übersehen werden, daß diese keinen Ersatz für eine sorgfältige Anamnese und Diagnostik darstellen können. Fragebögen sollten als nützliches und ökonomisches Hilfsmittel betrachtet werden, die den Ablauf und die Organisation von Patienteneinbestellung, Untersuchung und Behandlung erleichtern.

Stufenkonzept

In Marburg kommt das in Zusammenarbeit mit dem BMFT (Förderkennzeichen 01 KE 8803/8) entwickelte Konzept der Stufendiagnostik und -therapie zur Anwendung (Abb. 2). Dabei wird zunächst auf den unterschiedlichen Ebenen das

Risiko des einzelnen Patienten abgeschätzt, u. a. mit Hilfe der beschriebenen Fragebögen. Von dem Ergebnis hängt ab, welche diagnostischen Maßnahmen eingeleitet werden. Scheint das Risiko aufgrund der klinischen Voruntersuchung gering oder mittelgradig, bekommt der Patient das ambulant einsetzbare Diagnosesystem MESAM IV zur Messung der auf die Erkrankung hinweisenden Parameter (Atemgeräusche, Herzfrequenz, O_2-Sättigung, Körperlage). Bei hochgefährdet erscheinenden Patienten erfolgt eine stationäre Aufnahme.

Vom Ergebnis der Erstmessung hängt das weitere therapeutische Vorgeben ab (s. auch Beitrag Penzel et al. „Ambulante Diagnostik der SBAS", S. 167).

Die Untersuchungsergebnisse werden auf einem Befundbogen durch den behandelnden Arzt festgehalten; weiterhin wird vermerkt, welcher Therapie der Patient zugeführt werden soll.

Die therapeutische Betreuung ist ähnlich dem Diagnosekonzept gestuft angelegt und berücksichtigt ebenfalls das individuelle Risiko des Patienten. Erscheint das Risiko nach der 1. Messung gering, so erfolgt auf der niedrigsten Stufe lediglich eine Verhaltensberatung, die dem Patienten nahelegt, bestimmte Risikofaktoren wie Alkohol oder Sedativa zu meiden und gegebenenfalls sein Schlafverhalten umzustellen. Auch Gewichtsreduktion oder die Behandlung von Begleiterkrankungen wie Hypertonie gehören zu dieser 1. Stufe.

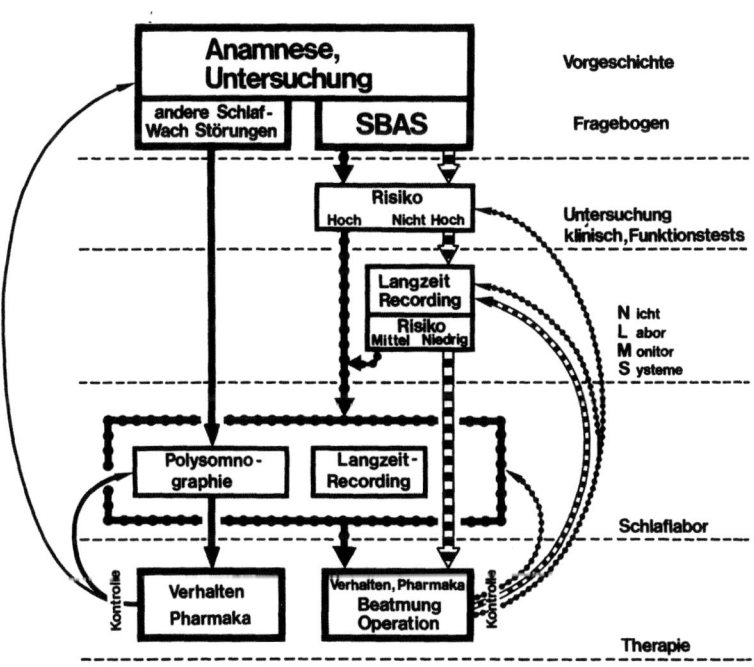

Abb. 2. Schematische Darstellung des gestuften Vorgehens bei Diagnose und Therapie von SBAS

Bei mittelgradigem Risiko erhält der Patient auf der 2. Stufe Theophyllin zur Behandlung seiner Atmungsstörung, und erst auf der 3. Stufe, bei erheblichem Risiko, erfolgt die Behandlung mittels nasaler Überdruckbeatmung (nCPAP). Die Einstellung auf die nasale CPAP-Therapie erfolgt ausschließlich stationär.

Nach einem in Abhängigkeit vom therapeutischen Vorgehen festzulegenden Zeitpunkt kommt der Patient zur Kontrolluntersuchung, und es wird ein weiterer Befundbogen angelegt, auf dem die oben genannten Daten festgehalten werden. Die Therapiekontrollen erfolgen mittels ambulanter Verfahren (MESAM IV), unabhängig davon, ob die Erstuntersuchung ambulant oder im Schlaflabor stattgefunden hat.

Auch hier steht am Ende eine Bewertung der Befunde durch den behandelnden Arzt mit der Verzeichnung des weiteren therapeutischen Vorgehens.

Patienten, die nasal beatmet werden müssen, haben also idealerweise lediglich einen stationären Aufenthalt, nämlich für die Einstellung auf die Beatmungstherapie. Die Therapiekontrollen erfolgen ambulant unter Einsatz des MESAM IV. Der ökonomische Aufwand verringert sich so um ein Vielfaches, wenn man die Kosten einer Meßnacht im Schlaflabor berücksichtigt. In Marburg wurden bereits über 200 nCPAP-Kontrolluntersuchungen ambulant durchgeführt. Abgesehen von der ökonomischen Frage bedeutet eine ambulante Messung für die Patienten eine geringere Belastung als eine erneute stationäre Aufnahme.

Dokumentation

Die neuen technischen Möglichkeiten der ambulanten Diagnostik der Schlafapnoe und der deutliche Anstieg der Zahl der zur Erstuntersuchung angemeldeten Patienten brachten es mit sich, daß sich der Umfang des gesammelten Datenmaterials um ein Vielfaches vergrößert hat. Um diese Datenfülle bewältigen zu können, ist es mittlerweile unumgänglich, sich computergestützter Verfahren der Aufzeichnung und Speicherung zu bedienen. Deshalb stellt sich die Frage nach der Systematik der Aufzeichnungen, um das anfallende Material sinnvoll und ökonomisch zu bearbeiten.

Die Aufgaben und Ziele einer EDV-gestützten Dokumentation gliedern sich hauptsächlich in 2 Bereiche:

1) Patientenbezogene Fragestellungen:
   - persönliche Risikoabschätzung,
   - Kontrolle des Verlaufs einer bereits eingeleiteten Therapie,
   - rasche und problemlose Kommunikation mit weiterbetreuenden Einrichtungen (z. B. Hausarzt, anderen klinischen Zentren), wenn der Patient dorthin überwiesen wird,
   - rascher Zugriff auf schon vorhandene Daten und Befunde, wenn der Patient wieder vorstellig wird;

2) wissenschaftliche Fragestellungen:
- Epidemiologie
- Verkehrssicherheit bzw. Unfallgefährdung,
- Therapieakzeptanz (Langzeitcompliance),
- Therapieeffizienz,
- retrospektive Fragestellungen,
- Mortalität.

Um bei der Fülle des Datenmaterials und der sehr unterschiedlichen Fragestellungen Aussagen machen zu können, muß die Dokumentation eng an das zugrundeliegende Diagnose- und Behandlungskonzept, hier also an das Stufenkonzept, angepaßt werden. Dokumentation ist in dieser Größenordnung jedoch sinnvollerweise nur durch geschulte Kräfte, deren Hauptaufgabe das Datenhandling ist, zu bewältigen. Es ergibt sich somit die Notwendigkeit medizinischer Dokumentare für klinische Schlafzentren, die hauptverantwortlich das anfallende Datenmaterial verwalten und so dazu beitragen, komplexe Fragestellungen zu bearbeiten.

Probleme und Ausblick

Die Schwierigkeit einer Dokumentation in dieser Größenordnung liegt darin, die in den einzelnen Untersuchungsschritten angefallenen Daten so aufzubereiten, daß eine Vergleichbarkeit gewährleistet werden kann. Die sich verändernden technischen Entwicklungen stellen ein weiteres Problem dar: So hatte das früher verwendete MESAM II lediglich 2 Kanäle, mit denen Herzfrequenz und Schnarchen aufgezeichnet wurden, während das heute eingesetzte MESAM IV zusätzlich O_2-Sättigung und Körperlage miterfaßt. Nicht zuletzt besteht schließlich die Notwendigkeit, neueste wissenschaftliche Erkenntnisse in die Dokumentation miteinzubeziehen. Auch die Verzahnung der stationären mit der ambulanten Datenerhebung bringt für eine effektive Dokumentation neue Anforderungen für die Datenaufbereitung mit sich. Dennoch rechtfertigen in Marburg die Resultate das aufwendige Verfahren, wobei der derzeitige Stand der Entwicklung noch nicht als Optimum betrachtet werden kann.

Die Integration stationär und ambulant erhobener Befunde muß in der Zukunft im Mittelpunkt des Interesses stehen. Damit könnte eine Standardisierung der Methoden verbunden sein, die den Vorteil der Vergleichbarkeit von Daten auch aus verschiedenen Zentren hat. Auch der Informationsfluß beispielsweise zu den zuständigen Hausärzten könnte somit beschleunigt werden. Die Voraussetzung hierfür ist ebenfalls eine Standardisierung der Dokumentation.

Für die Zukunft ließe sich ein Programm vorstellen, bei dem die einzelnen Punkte, an denen die Daten erhoben werden, über PC miteinander vernetzt sind. Dies würde die Möglichkeit beinhalten, Daten am Ort der Behandlung bzw. Erhebung in ein Gesamtsystem einzugeben und von dort Informationen sehr rasch abrufen zu können.

Zusammenfassung

Das in Marburg praktizierte Stufendiagnose- und -therapiekonzept ermöglicht den Einsatz von Fragebögen, die bereits im Vorfeld einer Untersuchung als Entscheidungshilfen für ein bestimmtes (therapeutisches) Vorgehen dienen können.

Durch diese Maßnahmen lassen sich bestimmte Fragen im Vorhinein abklären, ohne daß die Patienten extra einbestellt werden müssen. Eine individuelle Risikoabschätzung ist möglich, was ein patientengerechtes Vorgehen bedeutet, da sowohl die Notwendigkeit als auch die Dringlichkeit einer Einbestellung abgeschätzt werden. Auch im Zusammenhang mit ambulanten Untersuchungen haben sich Frage- und Befundbögen als eine nützliche Unterstützung erwiesen, da mit ihrer Hilfe Daten der Patienten rasch zugänglich und gut vergleichbar sind.

Dabei sollte immer bedacht werden, daß Fragebögen kein Ersatz für eine sorgfältige Anamnese und Diagnostik sein können.

Mit Hilfe dieses Vorgehens lassen sich die Wartezeiten verkürzen, und der Untersuchungsaufwand wird auf ein kostengünstiges Maß verringert, das die Patientenversorgung jedoch in ihrer Qualität nicht beeinträchtigt. Der Zugriff auf alle Patientendaten ist sehr rasch möglich, somit steht dem Austausch mit anderen Zentren oder weiterbehandelnden Ärzten ein schnelles und effektives Informationssystem zur Verfügung.

Diese Datenfülle erfordert jedoch eine computergestützte Dokumentation, die ebenfalls an das Stufenkonzept angepaßt sein muß und die sowohl den Anforderungen der täglichen Routine der Patientenversorgung als auch denen der wissenschaftlichen Fragestellungen genügen muß.

Literatur

1. Cassel W, Ploch T, Peter JH, Wichert P von (1991) Unfallgefahr von Patienten mit nächtlichen Atmungsstörungen. Pneumologie 45:271–275
2. Cirignotta F, Coccagna G, Partinen M, D'Alessandro R, Partinen M, Lugaresi E (1991) Epidemiology and natural history of obstructive sleep apnea. In: Peter JH, Penzel T, Podszus T, Wichert P von (eds) Sleep and health risk. Springer, Berlin Heidelberg New York Tokyo, pp 84–91
3. Gislason T (1987) Prevalence of sleep complaints among swedish men – an epidemiological story. In: Peter JH, Podszus T, Wichert P von (eds) Sleep related discorders and internal diseases. Springer, Berlin Heidelberg New York Tokyo, pp 192–198
4. Kapuniai LE, Andrew DJ, Crowell DH, Pearce JW (1988) Identifying sleep apnea from self-reports. Sleep 11:430–436
5. Peter JH, Hess U, Himmelmann H, Köhler U, Mayer J, Podszus T, Siegrist J, Sohne E (1987) Sleep apnea activity and general morbidity in a field study. In: Peter JH, Podszus T, Wichert P von (eds) Sleep related disorders and internal diseases. Springer, Berlin Heidelberg New York Tokyo, pp 248–253
6. Ploch T, Kemeny C, Gilbert G, Cassel W, Peter JH (1993) Bedeutung eines Screening-Fragebogens zur Diagnostik von Schlafapnoe. Pneumologie 47:108–111
7. Schmidt-Nowara W, Jennum P (1990) Epidemiology of sleep apnea. In: Guilleminault C, Partinen M (eds) Obstructive sleep apnea syndrome. Raven Press, New York, pp 1–8
8. Siegrist J, Peter J, Himmelmann J, Geyer S (1987) Erfahrungen mit einem Anamnesebogen zur Diagnostik der Schlafapnoe. Prax Klin Pneumol 41:357–363

IV. Therapie

Nichtmechanische internistische Therapie des OSAS: Verhaltensberatung, antihypertensive Therapie und Theophyllin

L. Grote, H. Schneider, J.H. Peter

Untersuchungen zu schlafbezogenen Atmungsstörungen (SBAS) im Hinblick auf Epidemiologie, Pathophysiologie und den Einfluß auf Morbidität und Mortalität zeigen das Bild einer großen inhomogenen Patientengruppe, die hinsichtlich Alter, Geschlecht, Begleiterkrankungen und Ausprägung der SBAS unterschiedliche klinische Beschwerden und Risikoprofile zeigt).

Die Ätiologie der SBAS ist weiterhin nicht geklärt. Hinsichtlich der Pathomechanismen des obstruktiven Schlafapnoesyndroms (OSAS) besteht das Konzept der pathophysiologischen Trias (s. Abb. 1), in dem die Faktoren oropharyngeale Obstruktion, Hypoventilation und zentralnervöse Aktivierungsreaktion als zentrale Mechanismen angesehen werden (Peter 1992 a). Der Schlaf als physiologi-

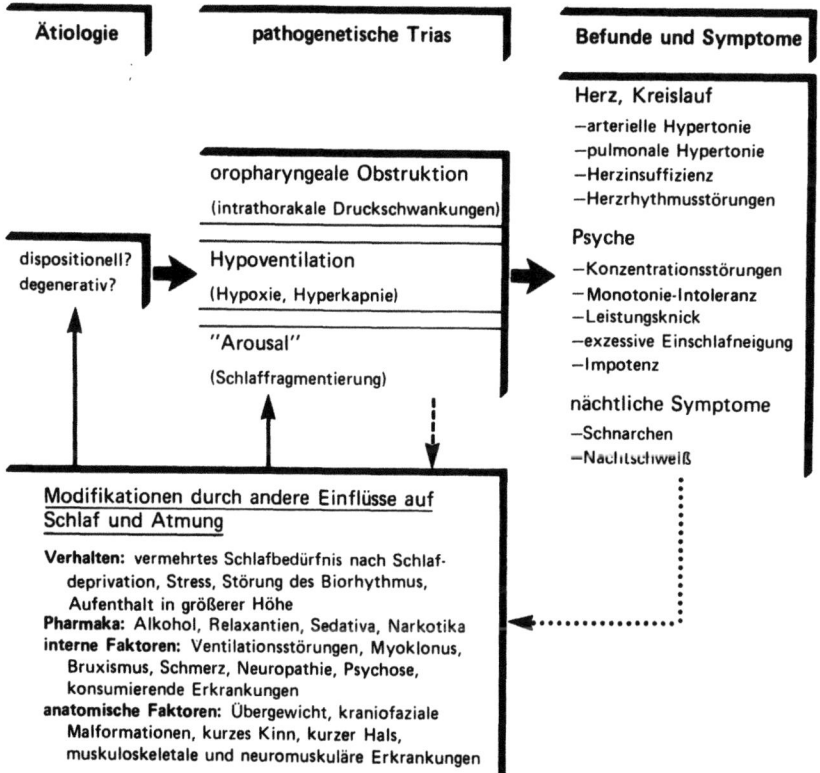

Abb. 1. Pathophysiologische Trias der Pathomechanismen des OSAS (aus Peter 1992 a)

sche Bedingung führt bei Patienten mit OSAS zu Defiziten in der Koordination der an der Atmung beteiligten Systeme, wodurch es zu einer Funktionsstörung der Atmung kommt (Apnoe, Hypopnoe, Schnarchen). Als vitale Funktion muß die Atmung, sozusagen auf Kosten des Schlafes, wiederhergestellt werden, indem der Schlaf durch eine Weckreaktion beendet wird. Dies mündet in einer Schlaffragmentierung, die zu den klinischen Beschwerden der Tagesmüdigkeit führt. In Folge intrathorakaler Druckschwankungen, Hypoxie, Hyperkapnie und postapnoischer Sympathikusaktivierung kommt es zu hämodynamischen Veränderungen, die zu fixierter pulmonal- und systemarterieller Hypertonie, Herzinsuffizienz und/oder Herzrhythmusstörungen führen können (Podszus et al. 1991).

Bei bestehender Prädisposition zu SBAS greifen modifizierende Faktoren wie Übergewicht, kraniofaziale Dysmorphien, vorbestehende kardiale und pulmonale Erkrankungen und das Verhalten des Patienten in diesen Mechanismus ein. Die Gewichtung einzelner Faktoren innerhalb der Trias ist von Patient zu Patient unterschiedlich; so sind z. B. die Blutgasveränderungen bei Hypoventilationen in Fällen einer Lungenvorschädigung ausgeprägter. Dies bedeutet, daß die therapeutische Entscheidung beim Vorliegen einer SBAS die modifizierenden Faktoren berücksichtigen muß.

Aus der klinischen Arbeit heraus wurde in Marburg ein gestuftes therapeutisches Konzept entwickelt, welches sich an folgenden Zielen orientiert:

– Besserung der *klinischen Beschwerden* und
– Minderung des persönlichen *Risikos*.

Im Zusammenhang mit der technischen Entwicklung praktikabler und ambulant einsetzbarer Diagnostika ist es heute möglich, diese Ziele in individuell abgestimmten Zeitintervallen zu kontrollieren (Peter 1992 b).

Der vorliegende Beitrag gibt einen Überblick über internistische, nichtventilatorische Therapiekonzepte und stellt die ersten Schritte der Marburger Stufentherapie der SBAS vor. Die Einzelthemen sind:

1. Verhaltensmedizinische Beratung
2. Therapie von Begleiterkrankungen
3. Medikamentöse Therapie der Schlafapnoe
4. Prothetische Maßnahmen und Lagerungshilfen
5. Gestuftes therapeutisches Vorgehen

Verhaltensmedizinische Beratung

Durch den Zusammenhang von Atmung und unterschiedlichen Vigilanzstadien (Wach, Non-REM- und REM-Schlaf) setzt die Therapie von nächtlichen Atmungsstörungen grundsätzlich bei den Verhaltensregeln zum Erlangen eines ungestörten und erholsamen Schlafes an (Zarcone 1989). Da im Leichtschlaf Atmungsstörungen wesentlich häufiger aufzufinden sind, dienen die verhaltensmedizinischen Maßnahmen u. a. der Reduktion dieser Leichtschlafphasen und der Beeinflussung der oben genannten modifizierenden Faktoren.

Schlafhygiene

Häufig wechselnde Wach- und Schlafzeiten desynchronisieren die inneren Zeitgeber und verlangen unphysiologische Körperreaktionen entgegen den inneren Modulatoren des Schlaf/Wach-Rhythmus. Schon bei Normalpersonen zeigt die veränderte Schlafstruktur mit anteilsmäßiger Vermehrung der Leichtschlafphasen eine Alteration des Atmungsverhaltens; bei Patienten mit gestörter Atmungsregulation im Schlaf werden die Atmungsbefunde und die klinischen Beschwerden am Tage, so z. B. eine erhöhte Einschlafneigung, verschlechtert.

Aus diesem Grund ist nach unserer Ansicht die Schichtarbeit (Tag/Nacht-Wechselschicht) bei Patienten mit klinisch relevanten SBAS nicht angezeigt, grundsätzlich nicht ab einem Alter über 40 Jahren und erhöhtem Risikoprofil aufgrund arterieller/pulmonaler Hypertonie, koronarer Herzerkrankung und/oder kardialer Arrhythmien.

Im Sinne einer Schlafhygiene muß jeder Patient über den Zusammenhang von Schlaf und Atmung aufgeklärt und auf folgende Verhaltensregeln hingewiesen werden:

– Einhalten regelmäßiger Zeiten zum Schlafen und Aufstehen,
– Meidung schwerer Mahlzeiten vor dem Schlafen,
– Vermeidung anstrengender körperlicher und geistiger Tätigkeiten vor dem Einschlafen,
– Einschlafförderung durch ein heißes Bad 2–4 h vor dem Schlafengehen,
– Meidung abendlichen Alkoholgenusses.

Alle diese Ratschläge führen zur Reduzierung der Leichtschlafphasen und sind daher nicht spezifisch für Patienten mit SBAS, sondern ebenso bei Patienten mit anderen Schlafstörungen (z. B. Formen der Insomnie) zu empfehlen (Berger et al. 1992).

Alkoholwirkung bei SBAS

Die verschiedenen Wirkungen von Alkohol auf die Atmung sind Gegenstand vieler Untersuchungen gewesen (Taasan et al. 1981; Issa u. Sullivan 1982; Scrima et al. 1982; Block et al. 1988). So findet man bei Normalpersonen im Wachzustand eine um über 50 % verminderte Atemantwort auf O_2/CO_2 bei einer Blutalkoholkonzentration von 100 mg/dl, welche eine milde Atemdepression im Wachzustand bewirkt. Hierbei ist die Wirkung auf die oropharyngeale Muskulatur (N. hypoglossus) frühzeitiger als auf das Zwerchfell (N. phrenicus). Die Untersuchungen im Schlaf zeigen bei Personen ohne vorbestehende SBAS ein uneinheitliches Bild: So wird von zunehmender Unregelmäßigkeit der Atmung bis hin zu obstruktiven Atmungsereignissen berichtet, deren Quantität und Qualität im jeweiligen Untersuchungskollektiv eine verschieden starke Ausprägung zeigt. Im Alter nimmt die Empfindlichkeit auf Alkohol zu; bei Frauen scheint der Effekt geringer ausgeprägt zu sein. Zusammenfassend ist der abendliche mäßige

Alkoholgenuß bei Normalpersonen und bei Patienten mit chronisch-obstruktiver Atemwegserkrankung ohne CO_2-Retention ohne klinisch relevanten Einfluß auf die nächtliche Atmung.

Hingegen zeigt Alkohol bei vorbestehenden Atmungsstörungen eine verstärkende Wirkung: Durch Vermehrung der oropharyngealen Resistance und zentral dämpfende Einflüsse werden SBAS deutlich in ihrer Anzahl und in ihrem Ausmaß verstärkt. Obstruktives Schnarchen wird zu Hypopnoen/Apnoen, Hypopnoen werden zu Apnoen, obstruktive Atmungsereignisse treten insgesamt gehäuft auf und werden besonders im REM-Schlaf stark verlängert. Patienten mit ausgeprägter Schlafapnoe berichten über eine im Laufe der Zeit eingetretene Alkoholunverträglichkeit; die Bettpartner bestätigen nach Alkoholgenuß eine deutliche Zunahme der Geräuschphänomene und der Atemstillstände bis hin zu einer ausgeprägten Zyanose. Somit muß der Patient mit SBAS eindringlich auf die Gefährlichkeit des Alkoholgenusses bei seiner Atmungsregulationsstörung hingewiesen werden; ein Verzicht muß angestrebt werden. Das gleiche gilt auch unter Therapie, z. B. mit der nasalen Überdruckbeatmung (nCPAP).

Gewichtsreduktion

Viele Patienten mit SBAS haben Übergewicht. Andererseits schützt ein normales Gewicht nicht vor SBAS. Die epidemiologischen Daten aus dem Marburger und anderen Patientenkollektiven zeigen, daß Patienten mit einer SBAS im Alter zwischen 35 und 45 Jahren häufig eine ausgeprägte Adipositas haben, welche in ihrem Ausmaß (Höhe des Apnoeindex) mit dem Übergewicht linear zu korrelieren scheint. Im höheren Alter der Patienten nimmt dieser Zusammenhang ab: Es finden sich vermehrt normalgewichtige Patienten mit ausgeprägter SBAS.

Die Ätiologie der SBAS ist weiterhin als ungeklärt anzusehen. Im Modell der pathophysiologischen Mechanismen, die zu einer SBAS führen, ist die Adipositas ein modifizierender Faktor. Daher ist die alleinige ursächliche Verknüpfung von Adipositas und SBAS nicht zulässig, gerade nicht hinsichtlich eines monokausal orientierten Therapieansatzes mit alleiniger Gewichtsreduktion in Fällen ausgeprägter SBAS.

Bei jedem Patienten mit Übergewicht muß die Notwendigkeit, das Ausmaß und die Problematik einer langanhaltenden Gewichtsreduktion besprochen werden. Hierbei sind die Hilfestellungen durch Institutionen und Selbsthilfegruppen aufzuzeigen. In besonderen Fällen besteht die Möglichkeit zur Teilnahme an einem Gewichtsreduktionsprogramm, welches von unserer Ambulanz geleitet wird. Die Inhalte dieses Programms sind kurz zusammengefaßt eine Phase der Selbstbeobachtung, Arztgespräche in festgelegten Abständen, stationäre Aufenthalte mit Gesprächen unter Mitpatienten und als bedeutendes Element das Follow-up mit regelmäßigen Gewichtskontroll- und Gesprächsterminen über Monate und Jahre. Dieses Programm wird zusätzlich zu anderen Therapieschritten durchgeführt. Über die Kontrolluntersuchungen wird dann ggf. eine Änderung der zuvor eingeschlagenen Therapie möglich, wie z. B. eine Erniedrigung des nasalen Beatmungsdruckes nach erheblicher Gewichtsreduktion.

Zur Einschätzung des Stellenwertes der Gewichtsreduktion ist zu sagen, daß sie für die Gesundheit der Patienten sehr wichtig ist, aber in ihrer Wirkung nicht überbewertet werden darf.

Bei SBAS mit hohem Risikoprofil darf nicht auf eine mitunter sehr langwierige Gewichtsverminderung gewartet werden; ein therapeutischer Effekt auf die SBAS ist nicht sicher vorhersehbar; einige Patienten reduzieren das Körpergewicht um wenige Kilogramm mit deutlichem Erfolg, andere zeigen weiterhin ein ausgeprägtes und gefährliches Krankheitsbild trotz Reduktion von 10 kg und mehr. Eine ausgeprägte Hypersomnie blockiert eine Gewichtsreduktion. Im Gegenteil, viele Patienten betreiben eine unkontrollierte Nahrungsaufnahme als Vermeidungsverhalten gegenüber ihrer Tagesschläfrigkeit, „sie essen, um wachzubleiben", so daß sie sich in einen Kreislauf begeben, in dem sich die Atmungsstörungen weiter verschlimmern.

Demgegenüber ist hervorzuheben, daß mit der nasalen Ventilation eine vorhersehbar suffiziente Therapieform zur Verfügung steht, unter der die Atmungsstörungen mit den kardiovaskulären und pulmonalen Folgen ab dem Zeitpunkt der optimalen Einstellung reversibel sind.

Ein weiterer Faktor in diesem Therapieschritt stellt der Langzeitverlauf dar. Anfänglich sind bei hoher Motivation der Patienten gute Erfolge zu erzielen; im weiteren Verlauf gleicht sich das Gewicht oft dem Ausgangswert an oder übertrifft ihn sogar. Guilleminault (1990) berichtete vom 10-Jahres-Follow-up eines Gewichtsreduktionsprogramms, in dem nur 3 % der Patienten eine langfristige Verminderung des Körpergewichts erreichten. Die Erfahrungen aus unserem Patientenkollektiv sehen geringfügig vorteilhafter aus, wobei zu berücksichtigen ist, daß diese Patienten z. T. einen erheblichen Aufwand zur Diagnostik und Therapie ihrer SBAS betrieben haben und als besonders motiviert gelten müssen.

Durch eine suffiziente Therapie der Schlafapnoe mit nasaler Ventilation (nCPAP) kann die Energie zur konsequenten Gewichtsabnahme gewonnen werden. So gibt es einen Teil von Patienten, die diesen Zugewinn an Leistungsfähigkeit am Tage für eine Gewichtsreduktion nutzen. Grundvoraussetzung ist eine suffiziente Aufklärung des Patienten über den Zusammenhang von Gewicht und SBAS seitens der betreuenden Ärzte und eine Einbettung in festgesetzte Kontrolluntersuchungen. Erste Ergebnisse des intensivierten Programms zeigen bei diesem Vorgehen ein optimistischeres Bild.

Zusammenfassend ist die Gewichtsreduktion bei jedem Patienten mit Übergewicht anzustreben. Bei vielen Patienten mit SBAS ist sie eine Säule der Therapie, auch wenn in den meisten Fällen zusätzliche Maßnahmen ergriffen werden müssen (Wittels 1990; Guilleminault 1990; Pasquali et al. 1990).

Therapie von Begleiterkrankungen

Bei Patienten mit SBAS werden häufig Begleiterkrankungen wie Hypertonie, Herzinsuffizienz, Herzrhythmusstörungen, koronare Herzerkrankung und Formen der Ventilationsstörungen diagnostiziert. Die klinische Erfahrung zeigt, daß die konsequente internistische Therapie dieser Erkrankungen sich positiv auf die SBAS auswirkt und eine Basisbehandlung darstellt (Peter u. Faust 1990). Die Therapie dieser häufigen Erkrankungen erfolgt nach bestehenden Therapierichtlinien. Dabei ist aber wenig untersucht und bekannt, welche Wechselwirkungen zwischen medikamentöser Therapie auf der einen Seite und SBAS auf der anderen Seite bestehen.

Für einige Antihypertensiva und die Gruppe der Sedativa, Hypnotika und Narkotika sind Untersuchungsergebnisse bekannt, die in Indikationen, Kontraindikationen und therapeutische Empfehlungen mündeten. Ein Überblick wird im folgenden gegeben. Diese Untersuchungen haben deutlich gemacht, daß durch das Wissen um die Interaktion von Therapeutika mit SBAS sowohl Therapieumstellungen als auch Vorsichtsmaßnahmen bei bestimmten Medikamenten erforderlich sind.

Absetzen kontraindizierter Medikamente

Bei Patienten mit SBAS, insbesondere im Falle der obstruktiven Schlafapnoe, ist die Verwendung von vigilanzmindernden Medikamenten (Sedativa, Hypnotika) eher die Ausnahme. Bei den meisten Patienten ist eine Tagesmüdigkeit und -schläfrigkeit die führende klinische Beschwerde, so daß keine Medikamente zur Unterstützung des Schlafes eingenommen werden müssen („Schlafen ist das Beste, was ich kann ..."). Auf der anderen Seite können bei einigen Patienten die Ein- und Durchschlafstörungen klinisch imponierend sein, welche aufgrund der häufigen Weckreaktionen durch die Atmungsstörungen verursacht werden. Diese Patienten berichten über eine regelmäßige Einnahme von „Schlafmitteln". In diesen Fällen muß anamnestisch eine genauere Abgrenzung zu den verschiedenen Formen der Insomnie erfolgen. Hier können die Angaben des Patienten über eine regelmäßige und/oder situative Einnahme von sedierenden Substanzen, transienten und/oder persistierenden psychosozialen Problemsituationen, akuten und chronischen Schmerzen und Schichtarbeit richtungsweisend sein.

Die *Benzodiazepine* als häufig eingesetzte Sedativa und Hypnotika sind in zahlreichen Untersuchungen hinsichtlich ihrer Wirkung auf die Atmung untersucht worden (Steen et al. 1966; Cirignotta et al. 1988; Guilleminault et al. 1984). So verringert 10 mg Diazepam bei Normalpersonen die Atemantwort auf Hypoxie im Wachzustand um 60 %, die Antwort auf Hyperkapnie bleibt unverändert. Im Schlaf sind die Wirkungen auf die Atmung bei Normalpersonen verschieden beschrieben: Neben fehlendem Einfluß auf die nächtliche Ventilation wurde in anderen Untersuchungen ein durchschnittlicher Apnoeindex von 10 Phasen/h gefunden. Demgegenüber nimmt bei Patienten mit vorbestehenden SBAS das Ausmaß dieser Atmungsstörungen (Anzahl und Dauer der Atmungsstörung, Grad der Entsättigung etc.) zu. Als Pathomechanismus wird u. a. die Erhöhung der oropharyngealen Resistance durch abgeschwächte M.-genioglossus-Aktivität unter Benzodiazepineinfluß diskutiert. Bezüglich dieser Fragestellung sind weitere Untersuchungen und neue Methoden zur Erfassung der verschiedensten an der Atmung beteiligten Systeme erforderlich, um eine differenziertere Aussage über die Beeinflussung der Atmung im Schlaf durch die Gruppe der Benzodiazepine machen zu können.

Ein weiterer Aspekt ist der vigilanzmindernde Effekt der Benzodiazepine am folgenden Tag, der die Tagesmüdigkeit weiter verstärkt und z. B. die Unfallgefahr erhöht.

In der Beurteilung des weitverbreiteten Einsatzes dieser Medikamentengruppe ist zu bedenken, daß sie häufig bei Patienten im höheren Alter verschrieben werden, bei denen die beschriebenen Effekte auf die Atmung verstärkt gefunden werden.

Von den *Barbituraten,* welche wesentlich seltener verschrieben werden, ist der atemdepressorische Effekt bei hohen Dosen bekannt. In therapeutischer Dosierung zeigt sich kein wesentlicher Effekt auf die nächtliche Atmung bei Normalpersonen (Broillette u. Thach 1979). Bei Patienten mit vorbestehenden SBAS werden die Atmungsstörungen verstärkt.

Die Gabe von *Muskelrelaxanzien* kann durch die Zunahme der oropharyngealen Obstruktion zur Atmungsregulationsstörung führen bzw. eine vorbestehende pathologische Atmung weiter verschlechtern.

Vor dem Einsatz von *Narkotika* ist der Verdacht auf das Vorliegen der SBAS abzuklären, da z. B. für *Morphin* und seine Derivate eine ausgeprägte Beeinflussung der Atmungsregulation beschrieben ist (Forrest u. Bellville 1964). Bei Patienten mit vorbestehenden SBAS kann dies zu vital bedrohlichen Zuständen führen.

Beim Einsatz von *Anästhetika* und *Narkotika* bei Patienten mit SBAS ist
– unmittelbar präoperativ wegen des Auftretens zentraler Apnoen Vorsicht geboten (Anästhetika),
– postoperativ eine Überwachung der O_2-Sättigung und des EKG notwendig, um schwerwiegende Störungen mit maschinell unterstützender Ventilation durch Nasenmaske oder Tubus therapieren zu können.

Zusammenfassend ist die Frage nach vorbestehenden SBAS für die Auswahl, Dosierung und Handhabung von Sedativa, Hypnotika, Relaxanzien und Narkotika von therapeutischer Konsequenz. In der klinischen Arbeit gibt es Situationen, in denen diese Medikamente angewendet werden müssen (z. B. Sedativa vor diagnostischen Eingriffen, Narkotika bei Operationen). In diesen Fällen ist die vorherige Kenntnis von SBAS notwendig und zu erfragen, um bei der Dosierung oder dem Monitoring auf die auftretenden Veränderungen im Rahmen der SBAS frühzeitig eingehen zu können bzw. alternative Therapien zu bevorzugen.

Antihypertensive Therapie bei Patienten mit SBAS

Die Erkenntnis des Zusammenhanges von Schlaf, Atmung und Kreislauf hat in den vergangenen Jahren verdeutlicht, wie wichtig die Zeitreihenanalyse für die Diagnostik und Therapie der Hypertonie geworden ist (s. Beitrag von J. Mayer, S. 323). Eine antihypertensive Therapie ohne Kenntnis der Atmung im Schlaf entspricht nicht mehr dem heutigen Kenntnisstand der Medizin. Hinsichtlich der epidemiologischen Daten, der Pathophysiologie und der gesundheitspolitischen Bedeutung sowohl der kardiovaskulären Erkrankungen wie auch der SBAS muß dieser Zusammenhang für die diagnostischen und therapeutischen Entscheidungen berücksichtigt werden (Kales et al. 1984; Lavie et al. 1984; Mayer et al. 1988; Podszus et al. 1991).

Seit vielen Jahren werden Untersuchungen bei Patienten mit arterieller/pulmonaler Hypertonie und obstruktiven SBAS durchgeführt (Peter et al. 1989; Mayer et al. 1991; Weichler et al. 1991; Grote et al. 1992). Als diesen Ergebnissen heraus wurde ein Anforderungskatalog für eine antihypertensive Medikation bei Patienten mit SBAS aufgestellt:

- wirksamer antihypertensiver Schutz in allen Schlafstadien,
- keine Beeinträchtigung der Vigilanz am Tage durch zentral dämpfenden Angriffspunkt,
- keine Aggravierung der Atmungsstörung,
- keine Verstärkung einer Herzinsuffizienz, kardialer Arrhythmien und/oder bradykarder Herzrhythmusstörungen,
- keine Zunahme der Hämokonzentration.

So wurde eine Therapiestudie bei 12 Patienten mit dem Kombinationspräparat aus dem Kalziumantagonisten Verapamil und dem kaliumsparenden Diuretikum Hydrochlorothiazid bei 24stündiger invasiver Blutdruckmessung durchgeführt. Das Medikament therapiert die Blutdruckerhöhung sowohl am Tage wie auch in der Nacht. Die Ergebnisse zeigten, daß der morgendliche Blutdruckanstieg, diskutiert als eine Phase besonderer Gefährdung für den hypertensiven Patienten, durch diese Medikamente wirkungsvoll gesenkt wird (s. Beitrag von J. Mayer, S. 323). Die Kombination mit einem Diuretikum zeigt einen positiven Effekt auf die Druckverhältnisse im Lungenkreislauf, wo es aufgrund der obstruktiven Atmungsstörungen zu z. T. exzessiven Blutdruckerhöhungen kommt (Podszus et al. 1986).

In einem weiteren Untersuchungsschritt wurde die antihypertensive Wirkung des langwirksamen ACE-Hemmers Cilazapril mit dem β-Blocker Metoprolol verglichen. In einer randomisierten Doppelblindstudie wurden 12 Patienten mit arterieller Hypertonie und SBAS mit 2,5 mg Cilazapril/Tag oder 100 mg Metoprolol/Tag therapiert. In der kardiorespiratorischen Polysomnographie wurde der Blutdruck auch hier invasiv gemessen und schlafstadienabhängig ausgewertet. Beide Medikamente senkten im Mittel den erhöhten Blutdruck um den gleichen Betrag, und es zeigte sich eine Reduktion des Apnoeindex in den Kontrollmessungen nach einwöchiger stationärer Therapie. Bei der Feinanalyse hingegen zeigte sich, daß der β-Blocker Metoprolol im REM-Schlaf, der Phase der höchsten Blutdruckanstiege (erhöht gegenüber dem Wachzustand), keinen Effekt zeigte. Während Metoprolol den Patienten in dieser Phase nicht schützte, zeigte der ACE-Hemmer Cilazapril hier die ausgeprägteste antihypertensive Wirkung. In einer erweiterten Meßreihe (52 Patienten) konnte dieser Effekt gegenüber Placebo als hochsignifikant bestätigt werden. Dabei wurde das Medikament bei jeweils 26 Patienten am Morgen und am Abend verabreicht. Die Blutdrucksenkung fiel in beiden Untersuchungen vergleichbar hoch aus, so daß auf die 24-h-Wirksamkeit von Cilazapril geschlossen werden darf. Neben der höheren Nebenwirkungsrate des β-Blockers bei unseren Patienten und den beschriebenen Effekten wie Erhöhung des Pulmonalarteriendrucks sowie der Vigilanzbeeinträchtigung am Tage sehen wir diese Gruppe der Antihypertensiva als kontraindiziert an bei Patienten mit obstruktiven SBAS (s. Beiträge von J. Mayer, S. 323, und Grote, S. 284).

Das Medikament Clonidin wurde hinsichtlich seiner Einflüsse auf die SBAS untersucht (Issa 1991). Dabei stellte sich heraus, daß bei einigen Patienten eine Reduktion von Atmungsstörungen gefunden wurde, andere Patienten eine Zunahme der Obstruktion erfuhren. Über die antihypertensive Wirkung wurden keine Angaben gemacht. Für weitere zentral angreifende Antihypertensiva fehlen bislang placebokontrollierte Studien mit genauer Erfassung von Schlaf, Atmung und Kreislauf, so daß wir von diesen Medikamenten abraten.

Wir empfehlen folgende, bei Patienten mit SBAS als wirksam bekannte Antihypertensiva:

– langwirksame ACE-Hemmer,
– Kalziumantagonisten,
– Diuretika,
– Kombinationspräparate aus Kalziumantagonisten und Diuretika (bei unzureichender Wirkung der Monosubstanzen und/oder bei gleichzeitig bestehender pulmonaler Hypertonie).

Unter nasaler Ventilation (nCPAP/nBIPAP) findet sich bei vielen Patienten mit SBAS und arterieller Hypertonie eine ausgeprägte Reduktion der erhöhten Blutdruckwerte sowohl in der Nacht als auch am Tage. Dies hat zur Folge, daß eine antihypertensive Medikation reduziert oder sogar abgesetzt werden kann. Andere Patienten hingegen sind weiter therapiebedürftig. Daher ist die Langzeitkontrolle des Blutdrucks bei Patienten mit SBAS mit Erfassung der Tag- und Nachtblutdruckwerte (indirekte 24-h-Langzeitblutdruckmessung) indiziert.

Therapie endokrinologischer Erkrankungen

Bei Patienten mit Hypothyreose oder Akromegalie sind Einzelfälle in der Literatur und in der eigenen klinischen Arbeit bekannt, in denen zusätzlich zur Grunderkrankung eine obstruktive SBAS vorliegt. Nicht jeder Patient mit diesen endokrinologischen Erkrankungen hat eine SBAS. Über die Pathogenese wird spekuliert, daß über die modifizierenden Faktoren (oropharyngeale Anatomie, funktionelle Störungen, zentraler Mechanismus) eine Atmungsstörung bei diesen Patienten auftritt.

Unter Substitutionstherapie einer Hypothyreose mit *L-Thyroxin* nach geltendem Schema wird häufig der Rückgang der SBAS beobachtet. Bei ausgeprägter Schlafapnoe mit erhöhtem Risiko für den Patienten ist in der Regel eine Therapie mit nCPAP indiziert, bis es zu einer klinischen Verbesserung der Hypothyreose gekommen ist. Der anschließende Auslaßversuch muß unter polysomnographischer Kontrolle erfolgen.

Unter Therapie der Akromegalie kann es ebenfalls zum Rückgang der SBAS kommen; dies muß polysomnographisch dokumentiert werden.

Medikamentöse Therapie der Schlafapnoe

Im Gegensatz zu den operativen Verfahren und nCPAP (He et al. 1988; Partinen et al. 1988) liegen für den Einsatz von Medikamenten in der Therapie der Schlafapnoe noch keine Ergebnisse aus prospektiven Langzeituntersuchungen vor. Dennoch gibt es eine Anzahl von Medikamenten, welche in ambulanten und in im Schlaflabor durchgeführten Therapiestudien einen positiven Effekt auf die nächtliche Atmungsstörung zeigten. Wenn diese Wirkung auch nicht immer sicher voraussehbar und in den verschiedenen Patientenkollektiven unterschiedlich ausgeprägt ist, läßt sich eine grundsätzlich positive Wirkung medikamentöser Therapieansätze erkennen. Hierbei muß betont werden, daß die systematische Erforschung der pharmakologischen Beeinflußbarkeit der SBAS noch am Anfang steht und auf bislang eingesetzte und noch neu hinzutretende Medikamente erweitert werden muß.

Zur Verringerung nächtlicher Atmungsstörungen sind u. a. folgende Medikamente eingesetzt worden:

Almitrin, Azetazolamid, Nikotin, Strychnin (experimentell), Naloxon, L-Tryptophan, Baclofen, Atropin, Bromocriptin, Methoxyprogesteron, Protriptylin und Theophyllin.

Im folgenden werden die in der klinischen Anwendung bedeutsamsten Medikamente besprochen.

Das trizyklische Antidepressivum *Protriptylin* wirkt über eine Reduktion der REM-Schlafphasen. Da im REM-Schlaf gehäuft Atmungsstörungen auftreten, konnten in einer Dosierung von 10 bis 60 mg/Tag positive Effekte auf die Schlafapnoeaktivität gefunden werden (Smith et al. 1983). Durch das Medikament wird aber eine unphysiologische Schlafstruktur verursacht. Zusätzlich sind ausgeprägte anticholinerge Nebenwirkungen, die Verstärkung von Bluthochdruck, Herzinsuffizienz, Herzrhythmusstörungen und die Erhöhung des koronaren Risikos bekannt. Deshalb sehen wir für Protriptylin keine Indikation zur Therapie von SBAS.

Das weibliche Sexualhormon *Progesteron* in einer Dosierung von 60 bis 120 mg/Tag hat therapeutische Wirkungen gezeigt (Rajagopal et al. 1986). Es wird aber nicht mehr eingesetzt, da die bekannten Nebenwirkungen einer Östrogentherapie beim Mann (die Prävalenz der Schlafapnoe beim Mann ist mehr als 7mal so hoch wie bei der Frau), wie Alopezie, Hirsutismus, thrombembolische Ereignisse und Impotenz, auftreten.

Für das Medikament *Acetazolamid* sind positive Ergebnisse bei zentralen Apnoen bekannt. Da die rein zentrale Apnoeform sehr selten ist, wird wegen der Nebenwirkungen auf den Säure-Basen-Haushalt diese Substanzgruppe nicht mehr eingesetzt.

Die Gabe des erstmals in der Pädiatrie zur Therapie von SBAS eingesetzten *Theophyllins* in retardierter Form zur Nacht hat sich in unserer Praxis bewährt. Der spezifische Wirkmechanismus der Substanz, gegen Placebo als signifikant untersucht (Mulloy u. McNicholas 1992), ist nicht geklärt, es werden die Anhebung der Schlaflatenz, die Tonuserhöhung der oropharyngealen Muskulatur und die Verbesserung der Hämodynamik durch Senkung des pulmonalarteriellen Drucks diskutiert. Anhand der Ergebnisse einer von uns durchgeführten Titrationsstudie mit retardiertem Theophyllin in den Dosierungen von 375, 500 und 750 mg zur Nacht empfehlen wir die mittlere Dosierung, weil einerseits die Apnoereduktion am stärksten ist, andererseits treten die Nebenwirkungen wie Unruhegefühl, Übelkeit, Tremor der Hände in geringerem Umfang auf. Als Kontraindikationen sind Ulkusleiden, ausgeprägte ventrikuläre Arrhythmien und Tachykardien und die Anamnese einer Epilepsie vorab zu klären.

Wir wenden die Theophyllintherapie bei Patienten mit Schlafapnoe ohne hohes Risikoprofil (s. unten) an. Hierbei sehen wir Patienten, die darunter eine klinische Verbesserung erfahren, andere hingegen zeigen bezüglich der Atmungsstörung und der Tagesbefindlichkeit keinen positiven Effekt. Dieses Verhalten führt unsererseits zu der Einteilung in 3 verschiedene Respondertypen, deren Vorhersehbarkeit und Patientenzuordnung das Ziel weiterer Untersuchungen bildet:

– Respondertyp 1 zeigt eine Befundverbesserung über einen langen Zeitraum.
– Respondertyp 2 zeigt eine initiale Befundverbesserung; im Langzeitverlauf treten die Beschwerden wieder auf.

Respondertyp 3 zeigt von Beginn an keinen therapeutischen Erfolg, oder die Nebenwirkungen zwangen zum Absetzen von Theophyllin.

Im allgemeinen läßt sich sagen, daß die Patienten, welche abendlichen Kaffee- oder Teegenuß nicht vertragen, von einer Theophyllintherapie nicht profitieren.

Prothetische Maßnahmen und Lagerungshilfen

Mechanische Hilfen, die eine Rückenlage verhindern sollen (z. B. ein Rucksack auf dem Rücken) oder prothetisch wirksame Maßnahmen (z. B. die Esmarch-Prothese) haben nur noch historischen Charakter. Bei Patienten ohne hohes Risiko greifen die verhaltensmedizinischen Maßnahmen. Bei Patienten mit ausgeprägtem Befund und erhöhtem Risiko steht mit der nasalen Ventilation eine suffiziente Therapieform zur Verfügung. Es gibt keinen Grund, Lagerungshilfen oder prothetische Maßnahmen anzuwenden, da ihre Wirkung unsicher ist, die Atmungsstörungen im REM-Schlaf kaum beeinflußt werden und eine zusätzliche Schlaffragmentierung hervorgerufen werden kann.

Gestuftes therapeutisches Vorgehen

In Anlehnung an ein gestuftes diagnostisches Vorgehen richtet sich die Entscheidung zur erforderlichen therapeutischen Maßnahme nach der spezifischen Anamnese und der zuvor getroffenen Entscheidung, ob das Risiko des Patienten bezüglich seiner Atmungsstörung (Quantität und Qualität) und seiner Begleiterkrankungen als hoch oder als gering einzustufen ist. Die Grenzen pathologischer Indizes sind nicht klar zu ziehen. Der Apnoe- und Hypopnoeindex ist starken intrinsischen Schwankungen unterworfen (besonders im Bereich von 10 bis 30 Phasen pathologischer Atmung pro Stunde), von vielen Faktoren der Meßsituation abhängig und kann daher nur einen Anhalt bieten. Die Entscheidung muß aus dem Gesamtbild des Patienten heraus getroffen werden einschließlich der Ergebnisse zunächst ambulanter Meßverfahren zur Frühdiagnostik der SBAS. Beim Auftreten folgender pathologischer Befunde ist von einem erhöhten Risiko seitens des Patienten auszugehen:

- arterielle/pulmonale Hypertonie,
- koronare Herzerkrankung,
- bradykarde/tachykarde Herzrhythmusstörungen (nächtlich auftretend v. a. im Zusammenhang mit SBAS),
- Herzinsuffizienz,
- langstreckige Hypoventilationen,
- vorbestehende restriktive oder obstruktive Lungenerkrankungen und/oder
- ausgeprägte Tagesschläfrigkeit (Unfälle in der Anamnese, drohende Entlassung oder Gefahren am Arbeitsplatz).

Im 1. Teil der Stufentherapie werden die verhaltensmedizinischen Maßnahmen mit dem Patienten besprochen. Dies beginnt mit der Aufklärung des Patienten über die Zusammenhänge von Schlaf und Atmung. Anhand von Kurvenausschrieben sind die spezifischen Störungen der nächtlichen Atmung zu erklären. Dabei erfährt der Patient Zusammenhänge, von denen er keinerlei persönliche Erfahrung besitzt, da sie im Schlaf geschehen. Umfassende Aufklärung ist Grundvoraussetzung einer guten Compliance innerhalb der Langzeitbetreuung von Patienten mit SBAS.

Weiterhin wird die bestehende Medikation auf muskelrelaxierende, atemdepressorische und sedierende Wirkungen überprüft und ebenso wie ein evtl. kontraindiziertes Antihypertensivum abgesetzt bzw. durch sichere Medikamente ersetzt.

Die 2. Stufe stellt die medikamentöse Therapie der SBAS dar. Patienten mit einem als nicht hoch eingestuften Risiko und geringen subjektiven Beschwerden wird eine Therapie mit 375–500 mg retardiertem Theophyllin verschrieben. Der Serumspiegel sollte zwischen 5 und 10 mg/dl betragen. Als Nebenwirkungen sind gastrointestinale Störungen, Tachykardien, Unruhe und Kopfschmerzen bekannt.

Bei Patienten mit einem hohen Risiko wird in einer 3. Stufe die Therapie mit nasaler Ventilation (nCPAP, BIPAP oder IPPV) oder später eine chirurgische Maßnahme eingeleitet. Diese Therapieansätze werden an anderer Stelle in diesem Buch ausführlich dargestellt (s. Beitrag von Becker et al. , S. 224, und Hochban u. Brandenburg, S. 250).

Die Patienten werden nach Therapieeinleitung zur Kontrolluntersuchung einbestellt. Das Intervall wird durch die Ausgangsbefunde bestimmt: Hochrisikopatienten werden kurzfristig (6–8 Wochen), die übrigen Patienten im Zeitraum von 3 bis 6 Monaten einbestellt. Mit portablen Untersuchungsgeräten (z. B. Mesam 4, Vitalog) wird die nächtliche Atmung unter Therapie kontrolliert. Die Einschätzung des Therapieerfolgs wird an den 2 eingangs erwähnten Bedingungen gemessen:

– Inwieweit geht es dem Patienten subjektiv besser (z. B. die Frage nach der Tagesschläfrigkeit) und
– inwiefern haben sich das klinische Gesamtbild gebessert und die Risikofaktoren vermindert (Blutdruckeinstellung, Klinik der Herzinsuffizienz, körperliche und psychische Belastbarkeit)?

Anhand dieser Kriterien wird das weitere diagnostische und therapeutische Procedere individuell festgelegt:

– Fortführen der bisherigen Therapie, Kontrolle in größeren Abständen (1 Jahr);
– weitere Diagnostik mit umfangreicher kardiorespiratorischer Polysomnographie erforderlich;
– keine klinische Besserung des Patienten unter alleiniger Theophyllingabe, weitere Maßnahmen erforderlich (z. B. nasale Ventilation) oder
– nach Gewichtsabnahme Reduktion des Beatmungsdrucks, ggf. Auslaßversuch im Schlaflabor.

Diese Auflistung läßt sich weiter fortsetzen, sie soll das Prinzip verdeutlichen, daß durch die Verbindung von einem gestuften Diagnostik- mit einem Therapiekonzept der Patient mittels der individuell festgesetzten Kontrolluntersuchungen innerhalb der Stufen wechseln kann, ganz wie es der Gesundheitszustand erfordert. Der Patient mit SBAS bedarf einer Langzeitbetreuung, die Risikoprofil und Beschwerdebild erfaßt und auftretende Nebenwirkungen der Therapie, Verbesserungen und Verschlechterungen, und zusätzliche Erkrankungen erkennt, um darauf reagieren zu können. Dazu ist neben dem stationären Schlaflabor auch das Vorhandensein von Non-Labor-Monitor-Systemen erforderlich, welche portabel und ambulant einsetzbar sind (Peter 1992 b; s. Beitrag von Penzel et al., S. 167).

Literatur

Berger M et al. (1992) Handbuch vom gesunden und gestörten Schlaf. Springer, Berlin Heidelberg New York Tokyo

Block J, Hellard DW, Slayton PC (1988) Minimal effect of alcohol ingestion on breathing during sleep of postmenopausal women. Chest 2:181–184

Brouillette RT, Thach B (1979) A neuromuscular mechanism maintaining extrathoracic airway patency. J Appl Physiol 46:772–779

Cirignotta F, Mondini S, Zucconi M, Gerardi R, Farolfi A, Lugaresi E (1988) Controlled polysomnographic study of the effects of benzodiazepine and non-benzodiazepine hypnotics (zolpidem) in obstructive sleep apnea patients: Preliminary results. In: Sauvanet JP, Langer SZ, Morselli PL (eds) Sleep disorders. Raven Press, New York, pp 297–304

Forrest WH, bellville JW (1964). The effect of sleep plus morphine on respiratory response to carbon dioxide. Anaesthesiology 25:137–141

Grote L, Mayer J, Weichler U, Penzel T, Cassel W, Peter JH (1992) Invasive Langzeitblutdruckmessung bei Patienten mit schlafbezogenen Atmungsstörungen und arterieller Hypertonie vor und nach Therapie mit dem ACE-Hemmer Cilazapril. Zeitschrift für Nieren- und Hochdruckerkrankungen (im Druck)

Guilleminault C, Silvestri R, Mondini S, Coburn S (1984) Aging and sleep apnea: action of benzodiazepine, acetazolamide, alcohol, and sleep deprivation in a healthy elderley group. Gerontol 39/6:655–661

Guilleminault C (1990) Treatments in obstructive sleep apnea. In: Guilleminault C, Partinen M (eds) Obstructive sleep apnea syndrome: clinical research and treatment. Raven Press, New York, pp 98–118

Guilleminault C, Cummiskey J, Silvestri R (1982) Benzodiazepines and respiration during sleep. In: Usdin E, Skolnick P, Tallmann J, Greenblatt D, Paul S (eds) Pharmacology of benzodiazepines. Mac Millan, New York, pp 229–236

He J, Kryger MH, Zorick FJ, Conway W, Roth T (1988) Mortality and apnea index in obstructive sleep apneas. Chest 94:9–14

Issa FG (1991) Effect of clonidine in obstructive sleep apnea. Am Rev Respir Dis 143/4:A 589

Issa FG, Sullivan CE (1982) Alcohol, snoring and sleep apnea. J Neurol Neurosurg and Psychiatr 45:353–359

Kales A, Bixler EO, Cadieux RJ, Schneck DW, Shaw LC, Loke TW, Vela Bueno A, Soldatos CR (1984) Sleep apnea in a hypertensive population. Lancet 108/2:1005–1008

Lavie P, Ben-Yosef R, Rubin A (1984) Prevalence of sleep apnea syndrome among patients with essential hypertension. Am Heart J 108:373–376

Mayer J, Weichler U, Becker H, Penzel T, Peter JH, Wichert P von (1988) Sleep apnea induced changes in blood pressure and heart rate. In: Horne J (ed) Sleep 1988. Fischer, Stuttgart New York, pp 270–272

Mayer J, Weichler U, Moser R, Penzel T, Ploch T, Peter JH, Wichert P von (1991) Continuous blood pressure, sleep profile and breathing during antihypertensive therapy with verapamil and potassium-sparing diuretic in arterial hypertension and sleep related breathing disorders. Herz/Kreislauf 23/8:269–273

Mulloy E, McNicholas WT (1992) Theophylline in obstructive sleep apnea. Chest 101/3:753–757

Pasquali R, Colelia P, Cirignotta F, Lugaresi E (1990) Treatment of obese patients with obstructive sleep apnea syndroms (OSAS): effect of weight loss and interference of otorhinolaryngiatric pathology. Int J Obes 14:204–217

Partinen M, Jamieson A, Guilleminault C (1988) Long-term outcome for obstructive sleep apnea syndrome patients: mortality. Chest 94:1200–1204

Peter JH (1992 a) Störungen der Atmungsregulation. In: Hornbostel H, Kaufmann W, Siegenthaler W (Hrsg) Innere Medizin in Praxis und Klinik. Bd. 3. Thieme, Stuttgart, S 263–280

Peter JH et al. (1989) Effects of Cilazapril on hypertension, sleep and sleep apnea. Am J Med 87:87/6b:72–78

Peter JH, Penzel T (1992 b) Portable monitoring of sleep and breathing. In: Sullivan CE, Saunders NA (eds) Sleep and breathing. Dekker, New York, pp 379–404

Peter JH, Faust M (1990) Therapie der Schlafapnoe. Atemwege Lungenkrankheiten 16/6:231–236

Podszus T, Köhler U, Köhler J (1986) Einfluß diuretischer Therapie auf die pulmonale und kardiale Hämodynamik. Therapiewoche 36:3656–3662

Podszus T, Feddersen O, Peter JH, Wichert P von (1991) Cardiovascular risk in sleep-related breathing disorders. In: Gaultier C, Escourrou P (eds) Sleep and cardiovascular control. John Libbey, Eurotext, London, Vol 217, pp 177–186

Rajagopal KR, Abbrecht PH, Jabbari B (1986) Effects of medroxyprogesterone acetate in obstructive sleep apnea. Chest 90/6:815–821

Schmidt-Nowara WW (1990) Cardiovascular consequences of sleep apnea. In: Issa FG, Surrat PH, Remmers JE (eds) Sleep and respiration. Wiley Liss, New York, pp 377–388

Scrima L, Broudy M, Nay R, Cohn M (1982) Increased severity of obstructive sleep apnea after bedtime alcohol ingestion: diagnostic potential and proposed mechanism of action. Sleep 5:318–328

Smith L, Haponik E, Allen R, Bleecker ER (1983) The effects of protriptyline in sleep-disordered breathing. Am Rev Respir Dis 127:8–13

Steen SN, Weitzner S, Amaha K (1966) The effect of diazepam on the respiratory response to carbon dioxide. Can Anaesth Soc J 13:374–377

Taasan VC, Block AJ, Boysen PG (1981) Alcohol increases sleep apnea and oxygen desaturation in asymptomatic men. Am J Med 71:240–245

Weichler U, Herres-Mayer B, Mayer J, Weber K, Hoffmann R, Peter JH (1991) Influence of antihypertensive drug therapy on sleep pattern and sleep apnea activity. Cardiology 78:124–130

Weichler U, Herres-Mayer B, Hoffmann R et al. (1991) Blood pressure behavior in patients with sleep apnea under cilazapril versus metoprolol. In: Peter JH, Penzel T, Podszus T, Wichert P von (eds) Sleep and health risk. Springer, Berlin Heidelberg New York Tokyo, pp 385–395

Wittels EH, Thompson S (1990) Obstructive sleep apnea and obesity. Otolaryngol Clin North Am 23:751–758

Zarcone VP (1989) Sleep hygiene. In: Kryger T, Roth WC, Dement WC (eds) Principles and practice of sleep medicine. Saunders, Philadelphia, pp 490–493

Die nasale Ventilation in der Therapie der SBAS

H. Becker, H. Schneider, J.H. Peter, P. von Wichert

Die Nutzung der Beatmung erfolgte über Jahrzehnte hinweg überwiegend in der Anästhesie und Notfall- bzw. Intensivmedizin, also als Therapie unter stationären Bedingungen am intubierten Patienten. Tausende von Fällen mit Poliomyelitis, aber auch Patienten mit pulmonalen und neuromuskulären Erkrankungen sowie mit Kyphoskoliose wurden bei respiratorischer Insuffizienz langfristig beatmungspflichtig. Neben der negativen Druckbeatmung in sog. Tankrespiratoren erfolgte v. a. in Frankreich die Langzeitventilation durch Tracheostoma auch mittels positiver Druckbeatmung unter ambulanten Bedingungen.

Die Einschränkung der Lebensqualität (im Tank) und die zusätzlichen medizinischen Komplikationen unter Langzeittracheotomie führten zur Suche nach Behandlungsalternativen. 1981 erfolgte durch Sullivan [47] die Erstbeschreibung des erfolgreichen Einsatzes der nasalen CPAP-Beatmung (Beatmung durch nasalen „continuous positive airway pressure") bei Patienten mit Schlafapnoe. Ab 1987 wurde der nichtinvasive Zugangsweg einer Beatmung durch Nasenmaske auch bei Patienten erfolgreich eingesetzt, die bisher ausschließlich durch Tracheostoma beatmet worden waren [2, 15, 21].

Für unbehandelte Patienten mit Schlafapnoe wurde ein erhöhtes Mortalitätsrisiko nachgewiesen [17, 30]. Die Prognose von Patienten mit unbehandelter respiratorischer Insuffizienz ist noch wesentlich ungünstiger einzuschätzen.

Durch den frühzeitigen Einsatz der nasalen Beatmung kann die Entwicklung irreversibler Folgeschäden wie pulmonale Hypertonie und Herzinsuffizienz zumindest verzögert und somit die Mortalitätsrate gesenkt werden. Das Ziel einer möglichst frühzeitigen Behandlung ohne wesentliche Beeinträchtigung des Patienten zur Prävention irreversibler Folgeschäden kann mittels nasaler Ventilation erreicht werden.

Pathophysiologie

Sowohl in bezug auf das Muster als auch im Hinblick auf die Therapie der SBAS müssen 2 Gruppen unterschieden werden [31]:

1. *SBAS mit Obstruktion der oberen Atemwege (obstruktive Schlafapnoe, obstruktives Schnarchen) und*
2. *SBAS ohne Obstruktion der oberen Atemwege [zentrale Schlafapnoe (ZSA), primäre alveoläre Hypoventilation, sekundäre alveoläre Hypoventilation].*

Der 1. Gruppe liegt als Pathomechanismus eine Abnahme des pharyngealen Muskeltonus im Schlaf zugrunde, was eine partielle oder komplette Okklusion der oberen Atemwege bewirkt. Obstruktive Apnoen, Hypopnoen oder Schnarchen sind die Folgen. Der Nachweis thorakaler und abdominaler Atembewegungen bei gleichzeitigem Fehlen eines Luftflusses an Nase und Mund ist das charakteristische Muster dieser Form der SBAS.

Bei der 2. Gruppe führt ein Fehlen bzw. eine Verminderung des Atemantriebs zu zentralen Apnoen und Hypopnoen. Patienten mit ZSA zeigen in der Polysomnographie bei fehlendem nasalem und oralem Luftfluß keine thorakalen oder abdominalen Atembewegungen. Hypoventilationen sind gekennzeichnet durch eine Abnahme der Amplitude der Atembewegungen und einem Abfall der arteriellen O_2-Sättigung (SaO_2) um mindestens 4 %.

Die gemischte Form der SBAS mit einem zentralen, gefolgt von einem obstruktiven Apnoeanteil stellt phänomenologisch eine Kombination der zentralen und obstruktiven Apnoe dar, jedoch im Hinblick auf den Pathomechanismus eine Sonderform der SBAS mit Obstruktion der oberen Atemwege.

Bedingungen der nasalen Ventilation

Die verschiedenen oben genannten Krankheitsbilder können prinzipiell alle auch mittels nasaler Ventilation therapiert werden. In Abhängigkeit von der SBAS werden jedoch für die verschiedenen Erkrankungen völlig unterschiedliche Beatmungsformen eingesetzt. Als Basis der nasalen Beatmung muß somit eine Schlaflabordiagnostik erfolgen, die eine exakte Klassifizierung der Atmungsstörung erlaubt [32]. Obligat ist die kontinuierliche Messung von Parametern, die eine Differenzierung von obstruktiven und zentralen respiratorischen Ereignissen ermöglicht. Als „golden standard" der Erfassung der Obstruktion der oberen Atemwege ist die Messung des Ösophagusdrucks als Maß des intrathorakalen Drucks international anerkannt. Mit geringerem technischem Aufwand kann eine Obstruktion durch die induktionsplethysmographische Messung der thorakalen und abdominalen Atembewegungen sowie des Atemgeräusches erfaßt werden. Falsch-negative Befunde sind jedoch mit dieser Methode nicht auszuschließen, weshalb der induktionsplethysmographisch erhobene Befund einer zentralen SBAS mittels Ösophagusdruckmessung kontrolliert werden muß. Zur Differenzierung von Apnoen und Hypopnoen liefern die Messung des nasalen und oralen Luftstroms und zur Erfassung von Hypoventilationen die arterielle O_2-Sättigung als technisch wenig aufwendige Parameter wertvolle Informationen.

Ist eine therapiebedürftige SBAS mit entsprechender Symptomatik im Schlaflabor nachgewiesen, sind alle konservativen Therapieverfahren ausgeschöpft worden oder handelt es sich um einen gefährdeten Patienten, so besteht die Indikation zur nasalen Beatmung. Die Therapieeinleitung erfolgt im Schlaflabor unter kontinuierlicher Überwachung während der Polysomnographie (s. unten). Die Wirksamkeit der Therapie wird dokumentiert, der Patient wird in der Handhabung des Beatmungsgerätes eingewiesen, und eine langfristige Betreuung des Patienten muß gewährleistet werden.

SBAS mit Obstruktion der oberen Atemwege

Nasale CPAP-Therapie

Wirkmechanismus

Infolge des Pathomechanismus der pharyngealen Muskelerschlaffung im Schlaf stellt das Therapieziel der nasalen Ventilation die kontinuierliche pneumatische Schienung durch einen positiven Druck dar. Dies wurde erstmals von Sullivan et al. [47] mittels nasalem CPAP (nCPAP) erfolgreich erreicht. Ein Gebläse erzeugt einen kontinuierlichen Luftstrom von 80–120 l/min und mehr, der über einen Schlauch und eine Nasenmaske in die Atemwege des Patienten geleitet wird. Die Regulierung des individuell effektiven Behandlungsdrucks erfolgt, vereinfacht gesagt, über ein Ventil, welches die Applikation von Drücken zwischen 3 und 20 mbar erlaubt. Der Wirkmechanismus des nCPAP beruht darauf, daß der in den Atemwegen erzeugte positive Druck zu einer passiven Schienung der hypotonen Pharynxmuskulatur führt [46]. Der Kollaps der oberen Atemwege mit den daraus resultierenden Apnoen, Hypopnoen und dem Schnarchen wird bei Applikation des erforderlichen Drucks verhindert.

Die Exspiration erfolgt ebenfalls über die Nasenmaske, wobei die Rückatmung durch eine maskennahe Öffnung, aus der permanent ausreichende Luftmengen entweichen, verhindert wird. Bei Geräteausfall ist die Atmung jederzeit durch den Mund möglich.

Therapieeinleitung und praktisches Vorgehen

Die Therapieeinleitung erfolgt im Schlaflabor unter kontinuierlicher Registrierung der Atmung und Überwachung des Kreislaufs. Dies ist erforderlich, da akute Nebenwirkungen in Form einer kardialen Dekompensation, langfristigen Hypoventilationen oder Dyspnoe bei großer, weicher Epiglottis als vital bedrohliche Komplikationen in der ersten Behandlungsnacht auftreten können (s. unten). Zwar sind bedrohliche Nebenwirkungen insgesamt seltene, aber dennoch zu berücksichtigende negative Auswirkungen einer Beatmung mit positivem Druck. Eine Erkennung von Risikopatienten ist derzeit noch nicht möglich. Da die oben genannten Nebenwirkungen ausschließlich in der ersten Behandlungsnacht auftraten, ist die Therapieeinleitung im Schlaflabor über mindestens eine Nacht erforderlich.

Bei gegebener Indikation wird der Patient im Wachzustand mit dem Gerät vertraut gemacht und die anatomisch günstigste Nasenmaske ausgewählt. Anhand der kontinuierlichen Registrierung der thorakalen und abdominalen Atembewegungen, des Luftflusses an Nase und Mund sowie eines Parameters zur Beurteilung der Obstruktion der oberen Atemwege (Ösophagusdruck; alternativ: Schnarchen; nCPAP-Druck mittels eines schnellen Schreibers; Luftfluß mittels Pneumotachograph) als Minimalanforderungen erfolgt dann die Ermittlung des effektiven Behandlungsdrucks. Die Therapie wird mit geringen Drücken zwischen 3 und 5 mbar begonnen. Schläft der Patient ein, so wird nach Auftreten

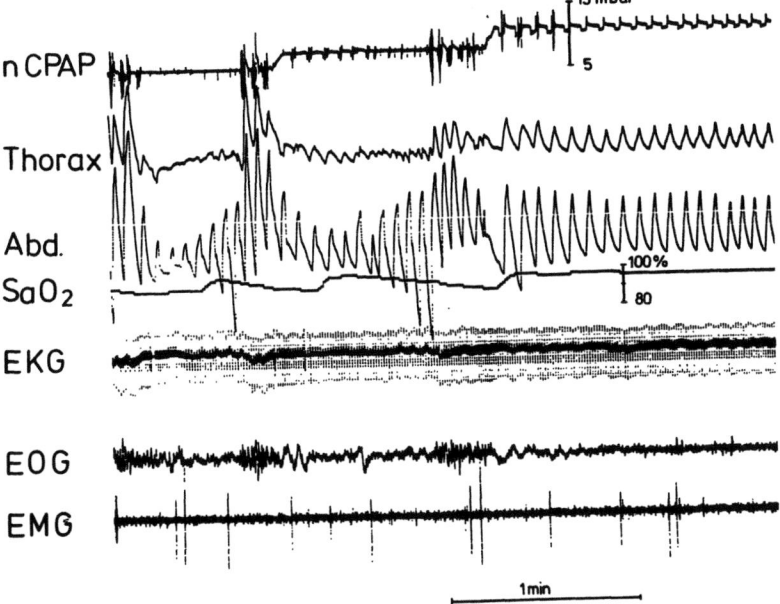

Abb. 1. Druckeinstellungsphase während der nCPAP-Therapie. Initial wird eine obstruktive Apnoe und eine Hypopnoe bei noch unzureichendem Behandlungsdruck sichtbar. Die weitere Drucksteigerung führt zur Normoventilation

von Apnoen der Behandlungsdruck in Minutenintervallen langsam um 1 mbar gesteigert, um Weckreaktionen zu vermeiden. Eine partielle Wirkung von CPAP wird erkennbar, wenn Apnoen beseitigt sind, aber noch Hypopnoen auftreten. Eine weitere Drucksteigerung führt dann zur Beseitigung der Hypopnoen bei noch persistierendem Schnarchen als Ausdruck einer noch partiellen Obstruktion der oberen Atemwege. Das weitere Anheben des Drucks führt zur Beseitigung auch des Schnarchens (Abb. 1). Da der effektive Therapiedruck sowohl in Abhängigkeit vom Schlafstadium als auch von der Körperlage variiert, sollte mindestens eine komplette Behandlungsnacht im Schlaflabor durchgeführt werden. Ziel der Therapie ist eine völlige Beseitigung der obstruktiven Apnoen, Hypopnoen und des Schnarchens in allen Schlafstadien und auch in Rückenlage. Die möglichst genaue Bestimmung des Behandlungsdrucks nach dem Prinzip des minimal effektiven Drucks während aller Schlafstadien und in Rückenlage sollte angestrebt werden, da bei steigendem Druck auch die Häufigkeit von Nebenwirkungen bzw. der Inakzeptanz zunimmt.

Wirkungen und Nebenwirkungen

Der Effekt der nCPAP-Therapie ist frappierend (Abb. 1). Bei Erreichen des effektiven Drucks stellt sich sofort eine Normoventilation ein. Bei über 95 % der behandelten Patienten kann im Schlaflabor die SBAS suffizient therapiert werden. Der durchschnittliche RDI („respiratory disturbance index" = Apnoe-/plus Hypopnoeindex) bei 862 von 1986 bis 1991 von uns therapierten Patienten konnte von 48 auf 3,6/h gesenkt werden.

Die Restitution der physiologischen Schlafstruktur [20] ist die Folge der Beseitigung der SBAS. Die vermehrte Tagesmüdigkeit mit Einschlafneigung, die u. a. zur vermehrten Unfallneigung führt [13], wird bereits nach wenigen Behandlungsnächten beseitigt oder doch massiv reduziert, ein Behandlungsergebnis, welches z. B. mittels Vigilanztests objektiviert werden kann [44]. Weiterhin sind verschiedene günstige Effekte auf den system- und pulmonalarteriellen Blutdruck, auf Herzrhythmusstörungen, die Herzinsuffizienz und endokrinologische Störungen nachweisbar [7, 14, 23, 28, 35], auf die in anderen Kapiteln dieses Buches näher eingegangen wird.

Ernsthafte Nebenwirkungen während der Therapieeinleitung sind zwar selten, können jedoch für den Patienten eine vitale Bedrohung darstellen. Komplikationen, die in der ersten Behandlungsnacht auftreten, sind eine akute Herzinsuffizienz oder Dyspnoe bei Verlegung der Atemwege bei großer weicher Epiglottis [1, 6, 22, 35]. Als weitere ernsthafte Nebenwirkung während der ersten Therapienacht können langfristige Hypoventilationen bei noch ineffektiver Druckeinstellung im Rahmen des REM- und Tiefschlafrebounds auftreten. In diesen Schlafphasen, die vor Therapie in ihrer Dauer meist stark reduziert sind, ist die Arousalschwelle deutlich angehoben, d. h. daß wesentlich niedrigere O_2-Partialdrücke und höhere CO_2-Partialdrücke toleriert werden, bis eine Weckreaktion erfolgt [11, 33]. Zu Beginn der nCPAP-Therapie wird eine partielle Beseitigung der Obstruktion der oberen Atemwege erreicht, so daß Hypoventilationen resultieren. Der langsame Abfall der SaO_2 und Anstieg des CO_2-Partialdrucks führt im Gegensatz zu den raschen Veränderungen während der Apnoen in den unter Therapie wieder langen Tief- bzw. REM-Schlafphasen nicht zum Arousal. Bedrohliche Hypoventilationen mit ausgeprägten Blutgasveränderungen können auftreten, falls der Behandlungsdruck nicht auf einen effektiven Wert angehoben wird. Neben diesen obstruktiven Hypoventilationen besteht auch die Gefahr zentraler Hypoventilationen während der ersten Therapienacht (Abb. 2).

Aus der Tatsache, daß die nCPAP-Therapie eine symptomatische Therapie darstellt, ergibt sich, daß eine dauerhafte Behandlung möglichst während der gesamten Schlafdauer erforderlich ist. Die Therapie bewirkt langfristig keine ernsthaften Nebenwirkungen. Die zu Beginn der CPAP-Therapie häufig auftretenden lokalen Reizerscheinungen wie Maskendruckstellen, Konjunktivitis bei undichter Maske oder auch die Lärmbelästigung haben infolge der verbesserten Masken- und Gerätetechnik heute kaum noch Bedeutung. Das derzeit häufigste Problem, welches bis zum Therapieabbruch führen kann, stellt eine Schwellung der Nasenschleimhäute dar. Mit symptomatischen Maßnahmen, wie z. B. die zusätzliche Benutzung eines in den Atemschlauch integrierten, beheizbaren Atemgasanfeuchters, sind selbst hartnäckige Rhinitiden effektiv behandelbar [5]. Sowohl zur Erfassung und Therapie eventueller Nebenwirkungen als auch zur Objektivierung des Langzeittherapieerfolgs sind regelmäßige Kontrolluntersuchungen erforderlich, bei denen auch Messungen der Atmung unter nCPAP durchgeführt

Die nasale Ventilation in der Therapie der SBAS 229

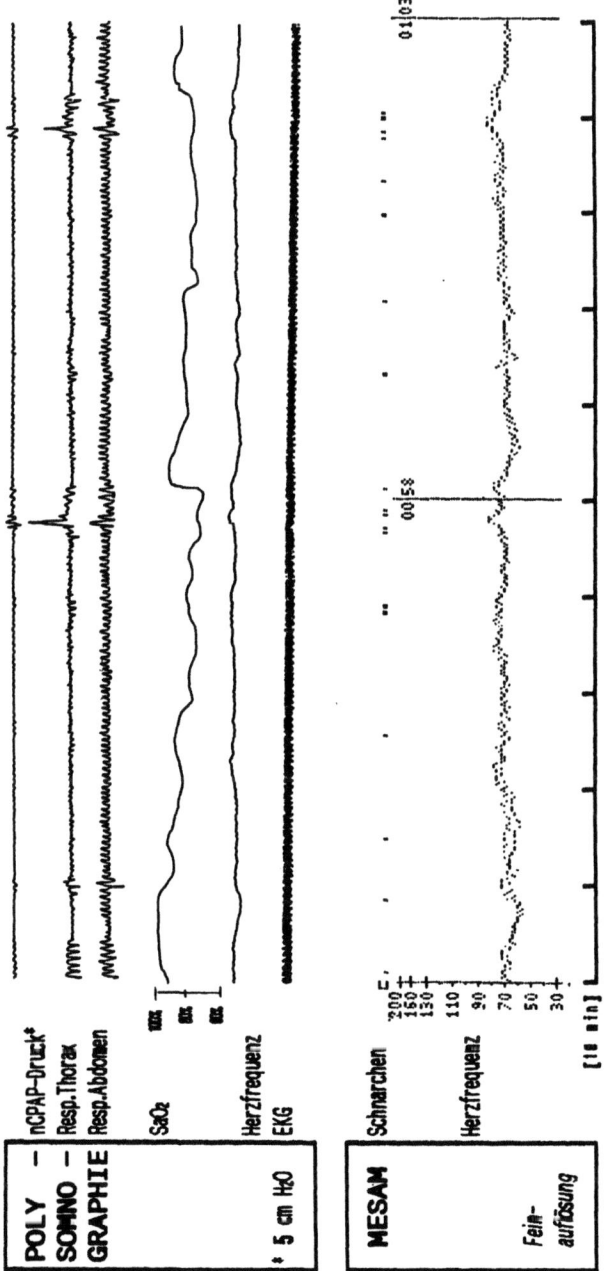

Abb. 2. Langfristige zentrale Hypoventilation in der 1. ncPAP-Therapienacht

werden, um das Behandlungsergebnis zu dokumentieren und ggf. Korrekturen vorzunehmen.

Häufige Behandlungsfehler

Bereits die *Indikationsstellung* zur nCPAP-Therapie beinhaltet 2 wesentliche Fehlermöglichkeiten.

1. Die Behandlungsindikation wird ausschließlich bei Patienten gestellt, die einen Apnoeindex über 10/h aufweisen. Durch dieses Vorgehen wird einer Vielzahl v. a. junger Patienten eine für sie sehr effektive Behandlung mit nCPAP vorenthalten. Diese fälschlicherweise von der Therapie ausgeschlossene Patientengruppe weist eine ausgeprägte Tagesschläfrigkeit und häufig auch eine arterielle Hypertonie auf, so daß die Behandlungsindikation infolge der Symptomatik und des Risikos gegeben ist.

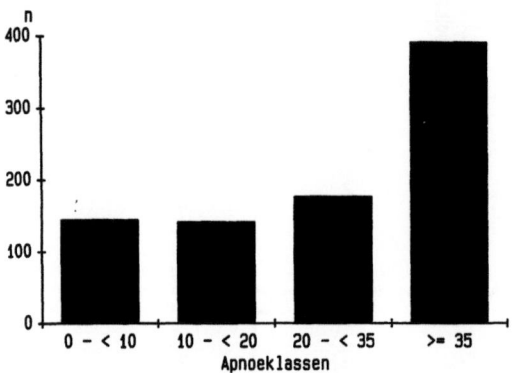

Abb. 3. Verteilung der Apnoeindices nach Klassen vor Therapie bei 862 Patienten

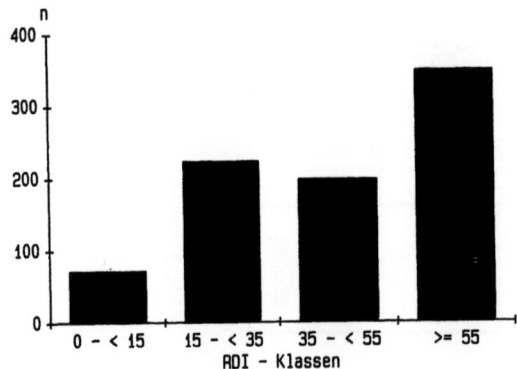

Abb. 4. Verteilung der „respiratory disturbance indices" *(RDI)* nach Klassen vor Therapie

Die Auswertung der O_2-Sättigung, die leider oft als einziger diagnostischer Parameter abgeleitet wird, ergibt jedoch keine Auffälligkeiten. Auch die thorakalen und abdominalen Atembewegungen sowie der nasale und orale Luftfluß zeigen keine Apnoen oder Hypopnoen.

Die suffiziente Polysomnographie ergibt jedoch eine gestörte Schlafstruktur mit häufigen Arousals bei obstruktivem Schnarchen. Die intrathorakalen Druckschwankungen sind im Vergleich zur Normoventilation deutlich verstärkt und die dadurch verursachten system- und pulmonalarteriellen Blutdruckanstiege nachweisbar [29, 34]. Ursache der fälschlicherweise nicht gestellten Indikation zur nCPAP-Therapie ist in diesen Fällen somit die unzureichende Diagnostik. Abbildung 3 zeigt, daß bei 16,45 % der 862 bis 1991 von uns behandelten Patienten ein AI unter 10/h vorlag. Auch unter zusätzlicher Berücksichtigung der Hypopnoen weisen 8,4 % der Patienten einen RDI unter 15/h auf (Abb. 4).

2. Ebenfalls zu bemängeln ist eine unkritische Indikationsstellung zur nCPAP-Therapie ab einem festgelegten Wert, wie dies kürzlich publiziert wurde [36]. Ziel der nCPAP-Therapie ist die Behandlung der Symptomatik und des erhöhten Risikos der Patienten u. a. infolge kardiovaskulärer und respiratorischer Folgen der SBAS. Die individuelle Beurteilung als Basis der therapeutischen Entscheidung beinhaltet neben den Schlaflaborbefunden die komplette internistische Untersuchung sowie Beruf und Alter des Patienten. Der AI stellt lediglich einen Faktor dar, der in die Therapieentscheidung einfließt und die nCPAP-Therapie wiederum eine differentialtherapeutische Möglichkeit. Die Reduktion des Problems lediglich auf den AI wäre zu undifferenziert und führt nicht zu befriedigenden Therapieergebnissen.

Die *Ermittlung des effektiven Therapiedrucks* erfolgt mit dem Ziel der Festlegung des minimal effektiven Drucks, welcher zur Vermeidung von Apnoen, Hypopnoen und Schnarchen in allen Schlafstadien und Körperpositionen führt. Der Patient muß sich daher während der Einstellungsnacht mindestens einmal im REM-Schlaf in Rückenlage befinden.

Da sich bisher keine „intelligenten" CPAP-Geräte im Handel befinden, die permanent eine schlafstadien- und lageabhängige Ermittlung und Anpassung des Behandlungsdrucks vornehmen, muß der effektive Druck bisher anhand des kontinuierlichen Ausschriebs der Polysomnographie für jeden Patienten individuell ermittelt werden. Während der Druckeinstellungsphase besteht ein häufiger Fehler darin, daß der Behandlungsdruck zu rasch gesteigert wird und der Patient daraufhin mit einem zu hohen Druck therapiert wird. Die Beeinträchtigung der kardialen Funktion [35] und die subjektive Beeinträchtigung durch die nCPAP-Therapie nehmen mit steigendem Behandlungsdruck jedoch zu, so daß, wie oben erwähnt, der minimal effektive Druck ermittelt werden sollte. Unsere Empfehlung lautet, daß der Patient mit einem geringen Druck von 3 mbar einschläft und der Druck erst dann erhöht wird, wenn Apnoen auftreten. Die Geschwindigkeit der Drucksteigerung kann bei 1 mbar pro min, bei unempfindlichen Patienten auch darüber liegen. Die rasche Drucksteigerung um mehrere mbar während einer Apnoe ist jedoch nicht sinnvoll, da der zur Beseitigung einer bestehenden

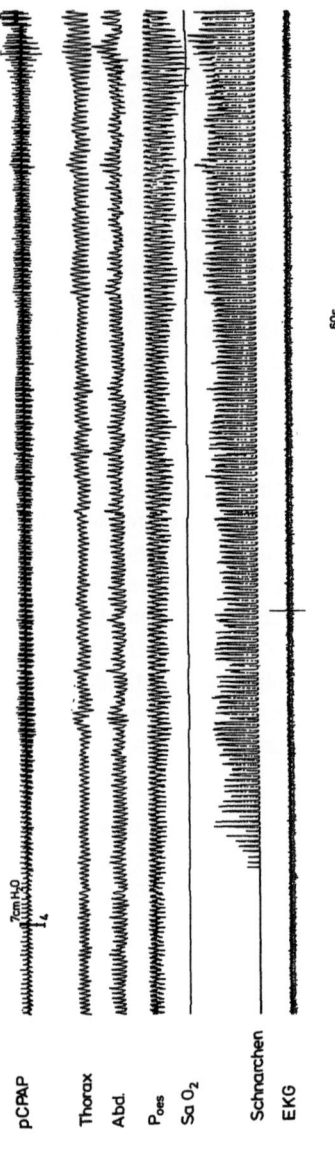

Abb. 5. Unter nCPAP persistierende Obstruktion der oberen Atemwege mit vermehrten intrathorakalen Druckschwankungen bei konstanter SaO_2. Hier Non-REM, Rückenlage

Okklusion der oberen Atemwege erforderliche Druck um mehrere mbar über dem Wert liegt, der zur Vermeidung eines Kollaps benötigt wird.

Vor jeder weiteren Drucksteigerung sollte jedoch das Auftreten der Obstruktion der oberen Atemwege abgewartet und dokumentiert werden. Sind nach einer Druckanhebung Apnoen, Hypopnoen und Schnarchen beseitigt, so erfolgt eine weitere Steigerung des Therapiedrucks ausschließlich beim Wiederauftreten der obstruktiven Atmungsstörung.

Zentrale Apnoen in geringer Zahl sind als physiologisch zu werten und sollten nicht zu einer weiteren Drucksteigerung führen. Persistieren zentrale Apnoen in relevanter Anzahl, sind sie von Arousals im EEG begleitet und führen zur Persistenz der Symptome, so ist eine Behandlung mit BiPAP indiziert (s. unten). Das geschilderte Vorgehen gewährleistet die sichere Ermittlung des minimal effektiven Drucks und stellt die Basis eines optimalen Langzeittherapieerfolgs dar.

Wird der *Therapiedruck zu niedrig* eingestellt, so besteht anfänglich die Gefahr langfristiger Hypoventilation (s. „Nebenwirkungen der Therapie", S. 228). Neben diesem akuten Risiko für den Patienten besteht auch langfristig eine Bedrohung bei unzureichendem Druck mit persistierender Obstruktion der oberen Atemwege und folglich ineffektiver Therapie. Ein falsch-niedriger Behandlungsdruck wird ermittelt, falls in unzulässiger Weise ausschließlich die thorakalen und abdominalen Atembewegungen (ohne Summensignal) und die SaO_2 oder gar die SaO_2 als alleiniger Meßparameter zur Verfügung stehen. Das Persistieren einer partiellen Obstruktion der oberen Atemwege kann nicht erkannt werden. Wie in Abb. 5 dargestellt ist, kann die SaO_2 selbst bei ausgeprägter pharyngealer Obstruktion mit den daraus resultierenden intrathorakalen Druckschwankungen unbeeinflußt bleiben! Der hier dargestellte Patient wäre bei ausschließlicher Messung der SaO_2 fälschlicherweise als gut therapiert eingestuft worden. Wie aus der Abbildung hervorgeht, sind aber neben dem Ösophagusdruck auch das Schnarchen und das CPAP-Drucksignal auf einem hochauflösenden Schreiber für die Praxis zuverlässige Parameter der Detektion einer pharyngealen Obstruktion.

Akzeptanz

Unter der Voraussetzung einer effizienten Langzeitbetreuung und Therapie eventueller Nebenwirkungen liegt die langfristige Akzeptanz einer nCPAP-Therapie in großen Therapiezentren um 80 % [4, 16, 41]. Die hohen Akzeptanzraten sind wesentlich durch die vom Patienten oft als befreiend empfundene Beseitigung der Symptome und die sich dadurch ergebende Motivation zur Therapie bedingt. Wird keine Betreuung der Patienten unter nCPAP-Therapie durchgeführt, so wurde über Langzeitakzeptanzraten bei lediglich 40 % der Patienten nach 18 Monaten berichtet [45]. Auch die anhand des RDI schematisch durchgeführte und somit undifferenzierte nCPAP-Therapie ohne Berücksichtigung anderweitiger Behandlungsmöglichkeiten wird erwartungsgemäß zu einer ungünstigen Akzeptanzrate führen [36].

Therapieversager

Die etwa 20 % der Patienten, die langfristig als Therapieversager der nCPAP-Behandlung eingestuft werden müssen, können in unserem Kollektiv in 3 Gruppen unterteilt werden: 1) primäre Therapieversager bei zentraler Schlafapnoe, zentraler Hypoventilation oder einem Mischbild aus obstruktiver Schlafapnoe und zentraler Hypoventilation, 2) nebenwirkungsbedingter Therapieabbruch und 3) mangelnde Compliance trotz gegebener Behandlungsindikation (bei entsprechendem RDI und/oder Begleiterkrankungen).

Auch für die Gruppe der Therapieversager stehen weitere effektive nichtinvasive Behandlungsverfahren zur Verfügung. Patienten mit zentralen SBAS werden mittels nasalem BiPAP oder mit einer herkömmlichen volumengesteuerten nasalen Ventilation therapiert (s. unten) [8]. Nebenwirkungen der Therapie treten insgesamt durch eine verbesserte Geräte- und Maskentechnik deutlich seltener auf. Die beiden wesentlichen Probleme bestehen in der Rhinitis und in der Intoleranz der Exspiration gegen den positiven Druck. Durch die Integration eines unbeheizten oder in schweren Fällen beheizten Atemgasanfeuchters in den Schlauch kann die Rhinitis und durch das unten beschriebene BiPAP „S" die Intoleranz gegenüber den hohen Exspirationsdrücken effektiv behandelt werden [5].

Patienten, die eine Diskrepanz zwischen der nachgewiesenen massiven Schlafapnoe mit ggf. schweren Begleiterkrankungen und der geringen subjektiven Symptomatik aufweisen, sind dennoch infolge des deutlich erhöhten Mortalitäts- und Morbiditätsrisikos dringend behandlungsbedürftig. Bei umfassender Aufklärung über die Erkrankung und die bestehenden Risiken gelingt es, die Mehrzahl auch dieser Patienten mit den neuen wenig beeinträchtigenden CPAP-Geräten zu therapieren.

Langzeitbetreuung

Kontrolluntersuchungen der Patienten sind in regelmäßigen Abständen erforderlich. Da die Probleme der nCPAP-Therapie meist in den ersten Behandlungswochen auftreten, erfolgt die erste ambulante Nachuntersuchung nach 3–6 Monaten. Bei akuten Beschwerden kann sich der Patient jederzeit an unsere Spezialambulanz wenden.

Folgende klinische Parameter sind zur Beurteilung des Langzeittherapieerfolgs geeignet: 1) Reduktion der Symptomatik, 2) Beeinflussung von Begleiterkrankungen wie z. B. arterielle Hypertonie oder Polyglobulie. Auch die Betriebsstundenzahl des CPAP-Gerätes ist mit Einschränkungen als Complianceparameter verwertbar. Messungen der Atmung im Schlaf zur Objektivierung des Behandlungserfolgs sind obligat. Die Messung im Schlaflabor wäre zwar wünschenswert, ist jedoch infolge der beschränkten Meßkapazität meist nicht möglich. Ambulante Mehrkanalrecorder wie z. B. das Vitalog oder MESAM gewährleisten eine gute Übereinstimmung der Meßergebnisse mit der Polysomnographie [9], so daß diese Meßmethoden zu ambulanten Kontrolluntersuchungen eingesetzt werden können. Voraussetzung auch der ambulanten Messungen ist eine

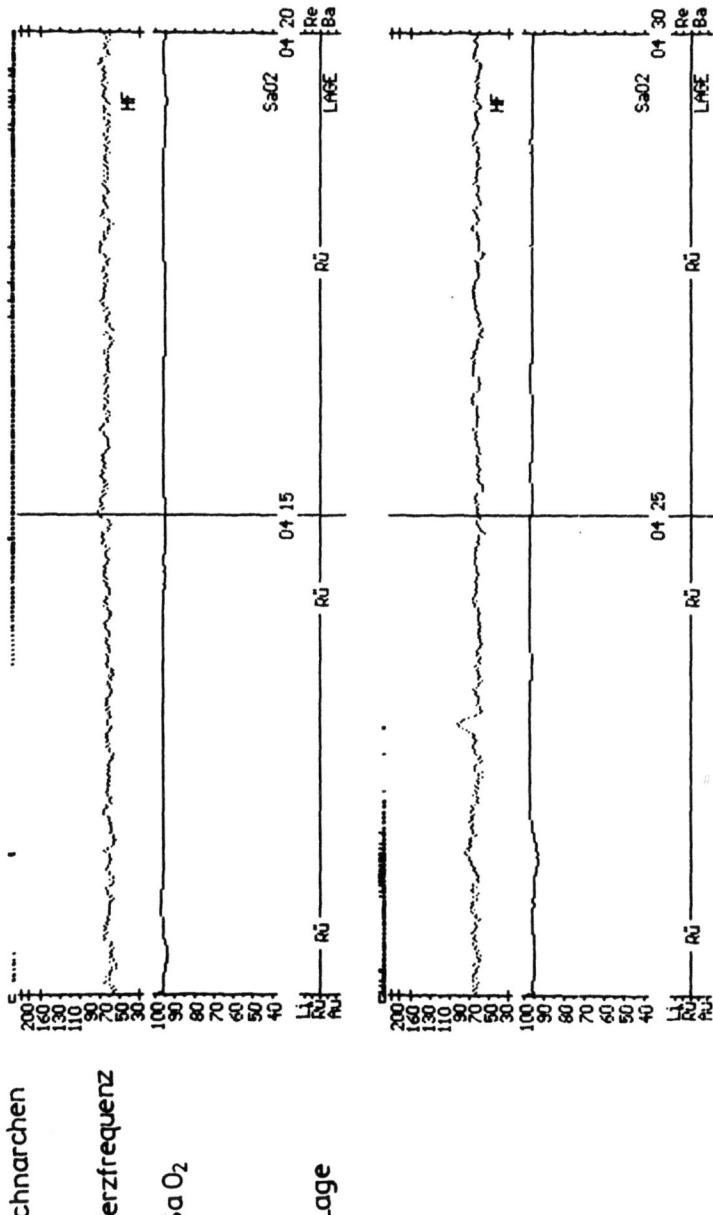

Abb. 6. Ausschnitt der MESAM-Registrierung, die simultan zur in Abb. 5 bereits dargestellten Polysomnographie erfolgte. Bei ausschließlicher Berücksichtigung der SaO$_2$ wird ein guter Therapieerfolg vorgetäuscht. Das Schnarchgeräusch weist auf die intermittierende pharyngeale Obstruktion hin

kontinuierliche Registrierung von Parametern, die Apnoen, Hypopnoen und auch Schnarchen erkennen lassen. Die SaO_2 ist zwar ein hilfreicher Meßparameter, jedoch als alleiniger Wert, wie oben bereits betont, völlig unzureichend (Abb. 6). Wird während der Kontrolluntersuchung die Ineffektivität der Therapie nachgewiesen, so liegen dafür meist folgende Gründe vor:

1. Medizinische Ursachen: Gewichtszunahme, Rhinitis, vermehrter Alkoholkonsum, Leck bei unwillkürlich im Schlaf geöffnetem Mund,
2. technische Defekte: Maskenundichtigkeit, Gebläsedefekt, Druckverstellung, Bedienungsfehler,
3. Non-Compliance.

Wird kein offensichtlicher Gerätedefekt als Ursache der ineffektiven Therapie nachgewiesen, so erfolgt die erneute Untersuchung und Druckanpassung im Schlaflabor.

Behandlungsdauer

Die CPAP-Therapie stellt eine symptomatische Therapie dar, die nahezu ausschließlich während der Behandlung einen Effekt auf die SBAS ausübt. Die anfänglich gehegte Aussage der Möglichkeit einer Intervalltherapie mit 2tägigen Behandlungspausen nach 3 Therapienächten hat sich nicht bestätigen lassen. Eigene Untersuchungen [10, 43] ergaben, daß ca. 80 % der vor der Therapie nachweisbaren Apnoen und Hypoponen bereits in der 1. Nacht ohne nCPAP wieder auftraten. Die Dauer der respiratorischen Ereignisse ist geringfügig kürzer als in der 2. therapielosen Nacht, in der die vor Behandlung gemessenen Werte wieder erreicht werden. Als Konsequenz ergibt sich die Notwendigkeit, die nCPAP-Therapie möglichst während der gesamten Schlafzeit in jeder Nacht durchzuführen. Auch Berichte in der Literatur bestätigen diese Ergebnisse [37, 38].

Wird die Therapie unterbrochen, so ist der Patient dem Risiko der unbehandelten Schlafapnoe ausgesetzt. Besondere Vorsicht ist daher geboten, falls Infekte der Atemwege vorliegen, vermehrter Alkoholkonsum erfolgt, eine Narkose durchgeführt werden muß oder z. B. nach einem Unfall zentral wirksame Analgetika verabreicht werden. Die Patienten sind über diese Risiken zu informieren. Insbesondere sollte Alkoholkonsum ohne CPAP dringend vermieden werden. Bei stärkeren Infekten, die zur Behandlungsunterbrechung führen, sollte das behandelnde Schlaflabor umgehend konsultiert werden. Unterzieht sich ein Patient mit Schlafapnoe, der mit CPAP behandelt wird, einer Operation, so sollte der Anästhesist über das Vorliegen der Erkrankung informiert sein und postoperativ eine kontinuierliche Überwachung möglichst unter laufender CPAP-Therapie erfolgen. Auch nach Unfällen, bei denen zentralwirkende Analgetika verabreicht wurden, sollten dringend die nCPAP-Therapie fortgesetzt werden. Vor allem aufgrund der beiden letztgenannten Gefahren haben wir die Ausgabe eines Patientenpasses angeregt, in dem auf das erhöhte Risiko hingewiesen wird.

Nasale BiPAP-Therapie

Wirkmechanismus

Die zur Offenhaltung der oberen Atemwege erforderlichen Drücke sind nicht nur von Körperlage und Schlafstadium abhängig, sondern variieren während jedes Atemzuges. Während der Inspiration liegt der erforderliche Druck höher als während der Exspiration. Dies wird dadurch erklärt, daß zu den elastischen Kräften, die bereits in Atemruhelage und während der Exspiration einen Kollaps der

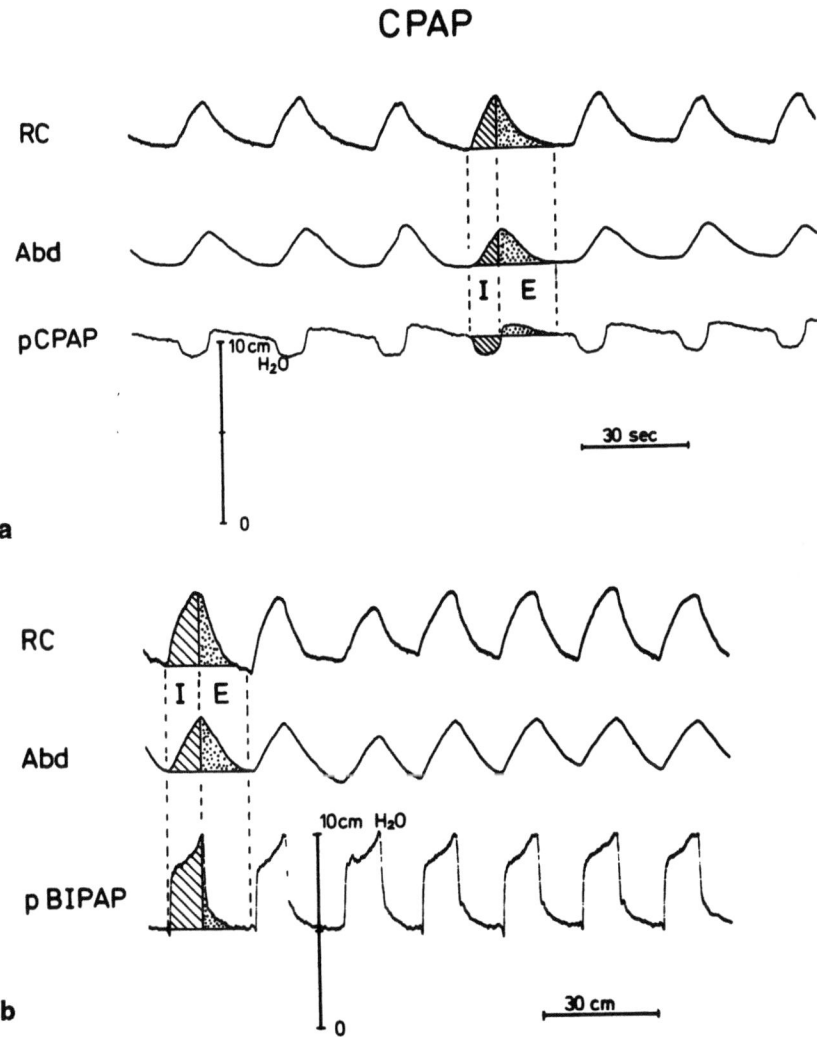

Abb. 7 a, b. Verhalten des an der Nasenmaske gemessenen Drucks unter CPAP (a) und BiPAP (b) während Normopnoe. Abfall des Drucks während Inspiration *(I)* und Anstieg während Exspiration *(E)* unter CPAP. Umgekehrte Verhältnisse unter BiPAP

Schlundmuskulatur bewirken, während der Inspiration die zusätzlich auftretenden negativen Drücke in den Atemwegen ausgeglichen werden müssen. Da mittels CPAP ein konstanter Druck appliziert wird, sind die Drücke während der Exspiration höher als erforderlich. Die Ausatmung gegen den positiven Druck wird aber von einigen Patienten als sehr störend empfunden und kann gar zur Ablehnung der Therapie führen.

Das BiPAP-Gerät („*Bi* level *p*ositive *a*irway *p*ressure") wurde von Sanders et al. Ende der 80er Jahre auf der Basis eines CPAP-Systems der Fa. Respironics entwickelt und die ersten klinischen Erfahrungen 1990 publiziert [42]. Die entscheidende Weiterentwicklung besteht darin, daß der inspiratorische (IPAP) und exspiratorische Druck (EPAP) getrennt regulierbar sind. Dadurch folgt die Therapie den physiologischerweise auftretenden Druckschwankungen während der Atmung (s. oben), d. h. während der Inspiration appliziert das Gerät einen höheren Druck als während der Exspiration. Der exspiratorische Druck liegt um 3–7 mbar unter dem exspiratorischen Druck, der unter CPAP gemessen wird. Die Triggerung erfolgt durch den spontan atmenden Patienten (BiPAP/„S" = spontan). Die Zunahme des Luftflusses im Schlauch um 40 ml/s, die mittels eines integrierten Pneumotachographen gemessen wird, gilt als Beginn der Inspiration und bewirkt die Einstellung des IPAP. Die Rückkehr zum Ausgangsflow wird als Beginn der Exspiration gewertet, was die Applikation des niedrigeren EPAP zur Folge hat.

Die Ausatmung wird für den Patienten erleichtert (Abb. 7) und die kardiovaskulären Belastungen durch die nasale Beatmung im Vergleich zu CPAP reduziert. Aus diesen therapeutischen Möglichkeiten ergibt sich auch die Indikation zur BiPAP/„S"-Therapie bei Patienten mit obstruktiver und gemischter Schlafapnoe: Patienten, die hohe Exspirationsdrücke nicht tolerieren oder unter CPAP eine Herzinsuffizienz entwickeln, werden mit BiPAP therapiert.

Zum Einsatz als druckgesteuertes Beatmungsgerät steht das BiPAP/„ST"-Gerät („spontan timed" = spontan-kontrolliert) zur Verfügung, welches neben der assistierten auch die kontrollierte Beatmung ermöglicht. Die genaue Beschreibung erfolgt in Abschn. „SBAS ohne Obstruktion der oberen Atemwege", S. 241, da dieses Gerät zu deren Behandlung eingesetzt wird.

Druckeinstellung

Die Ermittlung des effektiven Drucks erfolgt in Analogie zur CPAP-Therapie, ist jedoch insgesamt wesentlich aufwendiger. Initial wird mit einem IPAP von 3–5 mbar und mit einem um 3 mbar niedrigeren EPAP begonnen (minimal einstellbarer EPAP ca. 1–1,5 mbar) und die Druckwerte simultan langsam gesteigert. Bei Beseitigung der Atmungsstörung kann ein weiteres Absenken des EPAP bis zum Auftreten von Schnarchen versucht werden. Der EPAP ist dann wieder leicht anzuheben. Auch bei BiPAP ist die Schlafstadien- und Körperpositionsabhängigkeit der effektiven Drücke zu beachten. Durch die Möglichkeit, 2 Druckwerte getrennt zu regeln, ergeben sich jedoch nicht nur Vorteile. Die oben für CPAP dargestellten Fehlermöglichkeiten während der Einstellung werden mehr als verdoppelt, da sich Fehlerkombinationen ergeben. Der erforderliche Meßaufwand und die Überwachung während der Einstellung liegen daher noch deutlich höher als für die nCPAP-Therapie.

Indikation und Akzeptanz

Die Langzeitakzeptanz für die BiPAP/„S"-Therapie bei obstruktiver Schlafapnoe wird entscheidend von der Indikationsstellung bestimmt. Die Indikation ist 1. bei Patienten gegeben, die subjektiv nicht in der Lage sind, gegen den erhöhten Druck unter CPAP auszuatmen, und 2. bei Patienten, die einen hohen Behandlungsdruck über 12 mbar benötigen und gleichzeitig unter einer Herzinsuffizienz leiden. Im letztgenannten Kollektiv werden die negativen Auswirkungen der positiven Druckbeatmung unter BiPAP geringer gehalten als unter CPAP. Eine undifferenzierte Anwendung von BiPAP ohne Indikationsstellung wird eine deutliche Verschlechterung der Akzeptanz zur Folge haben, da die unter BiPAP auftretenden Druckschwankungen von etwa der Hälfte der Patienten als unangenehm empfunden werden. Wir untersuchten den subjektiven Effekt der CPAP- und BiPAP-Therapie an 10 Testpersonen im Wachzustand. Die Therapiegeräte befanden sich vor dem Behandlungszimmer, so daß für die Untersuchten nicht ersichtlich war, welches Gerät eingesetzt wurde. Weiterhin wurden jeweils mehrfach zwischen dem CPAP- (10 mbar) und BiPAP-Gerät (10 mbar IPAP / 7 mbar EPAP) gewechselt und die Testpersonen zu ihrer Beurteilung befragt. 5 der Untersuchten empfanden die unter BiPAP deutlich wahrnehmbaren Druckschwankungen während des Atemzyklus als sehr störend.

Die sehr empfindliche flowgetriggerte Steuerung des BiPAP-Gerätes bietet den Vorteil der Minimierung der Atemarbeit. Als Nachteil kann sich jedoch dadurch eine Autotriggerung ergeben, so daß der Atemrhythmus des Patienten und die Beatmung durch das Gerät völlig asynchron verlaufen. Beim Öffnen des Mundes kann durch den kontinuierlichen Flow eine langdauernde Inspiration vorgetäuscht werden, so daß sich auch daraus eine fehlende Synchronisation der Atmung des Patienten und der BiPAP-Therapie ergeben kann (Abb. 8). Die oben

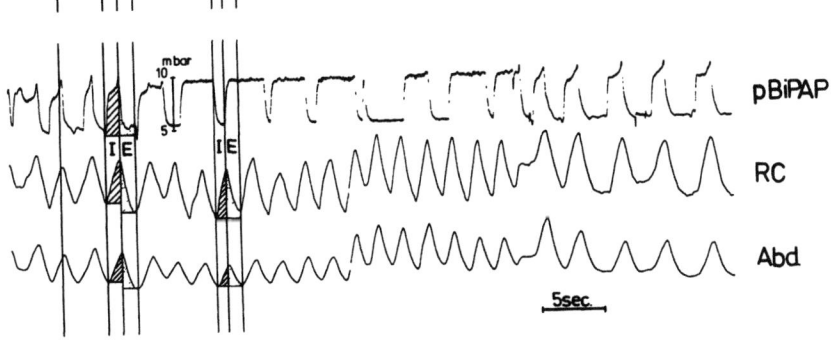

Abb. 8. Ineffektive Triggerung unter BiPAP. Der Triggerimpuls wird bei etwa jedem zweiten Atemzug nicht erkannt

genannten Steuerungsdefekte können eine Ursache der Ineffektivität der Behandlung oder der mangelnden Akzeptanz darstellen.

Unter Berücksichtigung dieser strengen Indikationskriterien und eines hohen diagnostischen Aufwandes während der Therapieeinleitung kann eine der CPAP-Therapie entsprechende Akzeptanzrate auch unter der BiPAP/„S"-Therapie im Kollektiv der mit BiPAP-Therapie behandelten Problempatienten erzielt werden. Wir haben seit 1990 42 Patienten mit obstruktiver Schlafapnoe mittels BiPAP/„S"-Therapie behandelt, von denen 38 seither die ambulante BiPAP-Therapie dauerhaft durchführen. Im Jahr 1991 wurde bei 9 % der Patienten mit obstruktiver Schlafapnoe die Indikation zur BiPAP-Therapie gestellt.

SBAS ohne Obstruktion der oberen Atemwege

Bei dieser Form der SBAS muß differenziert werden zwischen der zentralen Schlafapnoe (ZSA) einerseits und Erkrankungen, die mit Hypoventilationen einhergehen (primäre alveoläre Hypoventilation, sekundäre alveoläre Hypoventilation z. B. bei neuromuskulären und skelettalen Erkrankungen oder auch bei Lungenerkrankungen).

Zentrale Schlafapnoe

Bei der seltenen zentralen Schlafapnoe (ZSA) liegt meist intermittierend ein völliges Sistieren des Atemantriebs vor. In etwa 30 % der Fälle liegt jedoch eine Obstruktion der oberen Atemwege den als zentral klassifizierten Atemstillständen zugrunde. Einerseits handelt es sich hierbei um methodisch begründete

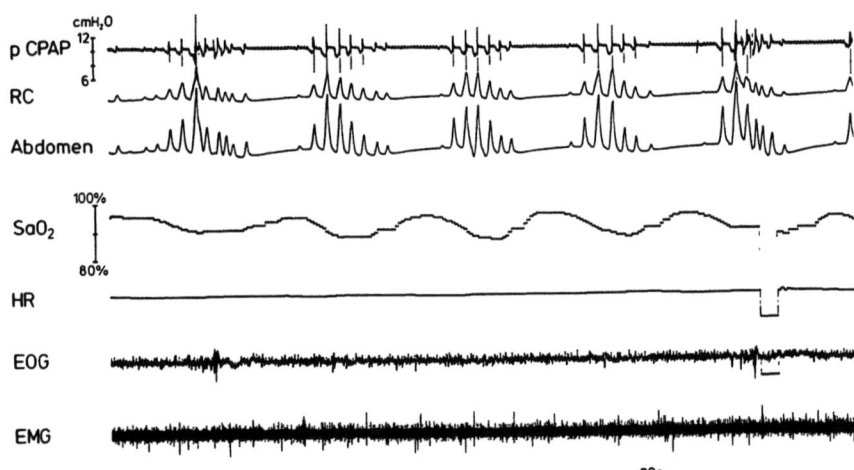

Abb. 9. Zentrale Apnoen, die mittels CPAP auch bei weiterer Drucksteigerung nicht beseitigt werden konnten

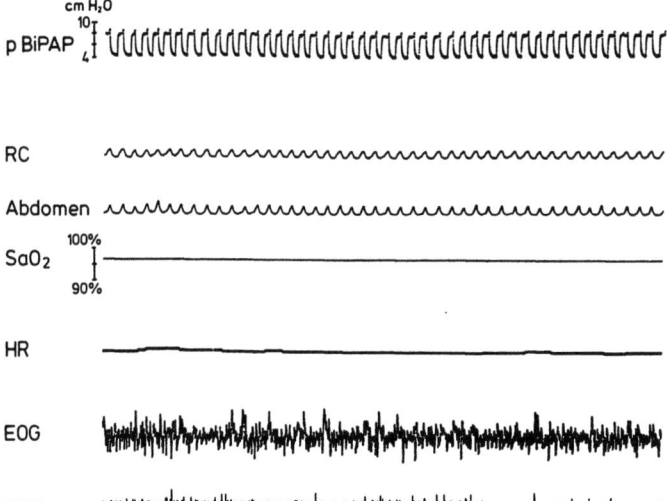

Abb. 10. Ausschnitt der Polysomnographie des in Abb. 9 dargestellten Patienten mit ZSA unter effektiver BiPAP/„ST"-Therapie

Fehlinterpretationen der Induktionsplethysmographie, andererseits wird auch eine reflektorische Apnoe infolge des pharyngealen Kollaps postuliert. Die letztgenannte Form ist selbst mittels Ösophagusdruckmessung nicht als zentral erkennbar, so daß auch bei ZSA zunächst ein Therapieversuch mit nCPAP indiziert ist. Im Gegensatz zu Berichten aus der Literatur [19] zeigen unsere Erfahrungen, daß die CPAP-Therapie jedoch bei ca. 60 % dieser Patienten nicht zum Therapieerfolg führt [6] (Abb. 9). Diese diskrepanten Ergebnisse sind vermutlich darauf zurückzuführen, daß die von Issa et al. [19] untersuchten Patienten eine lageabhängige ZSA aufwiesen, was bei unseren Patienten nicht der Fall war. Bei der ZSA ohne Obstruktion stellt die intermittierende maschinelle Beatmung das Therapieziel dar. Prinzipiell wäre dies durch eine Kombination aus assistierter Beatmung und kontrollierter Beatmung möglich. Steuerungsprobleme der Beatmungsgeräte machen jedoch eine kontrollierte Beatmung mit einer Atemfrequenz, die leicht über der des Patienten liegt, erforderlich. Die nasale Ventilation dieser Patienten erfolgte zunächst mit herkömmlichen Beatmungsgeräten [8, 25]. Nach initial guten Therapieerfolgen im Schlaflabor sank die Akzeptanz der nasalen IPPV-Therapie jedoch massiv ab, so daß von 11 Patienten lediglich 3 derzeit die Behandlung noch dauerhaft nutzen. Dies ist durch die Unbequemlichkeiten der Therapie für den Patienten bedingt, hierbei insbesondere durch die häufigen Alarme (z. B. beim Husten oder Öffnen des Mundes mit entweichender Luft), die ihrerseits zu massiven Schlafstörungen führen. Seit 1989 steht das speziell für die Heimbeatmung entwickelte BiPAP/„ST"-Gerät als Behandlungsalternative zur Verfügung. Die vereinfachte Handhabung des Gerätes (keine Alarme!) und das Prinzip der drucklimitierten Beatmung ohne festgelegtes Volumen erbrachte bei gleicher Effektivität der Therapie (Abb. 10) im Schlaflabor [3] bei den bis Ende 1991 behandelten 4 Patienten mit ZSA bisher eine 100%ige Akzeptanz.

Hypoventilationssyndrome

Diese Krankheiten sind gekennzeichnet durch einen verminderten Atemantrieb im Schlaf. Unbehandelt ist die Prognose äußerst ungünstig. Der Tod erfolgt infolge der respiratorischen Globalinsuffizienz oder der kardiovaskulären Folgen.

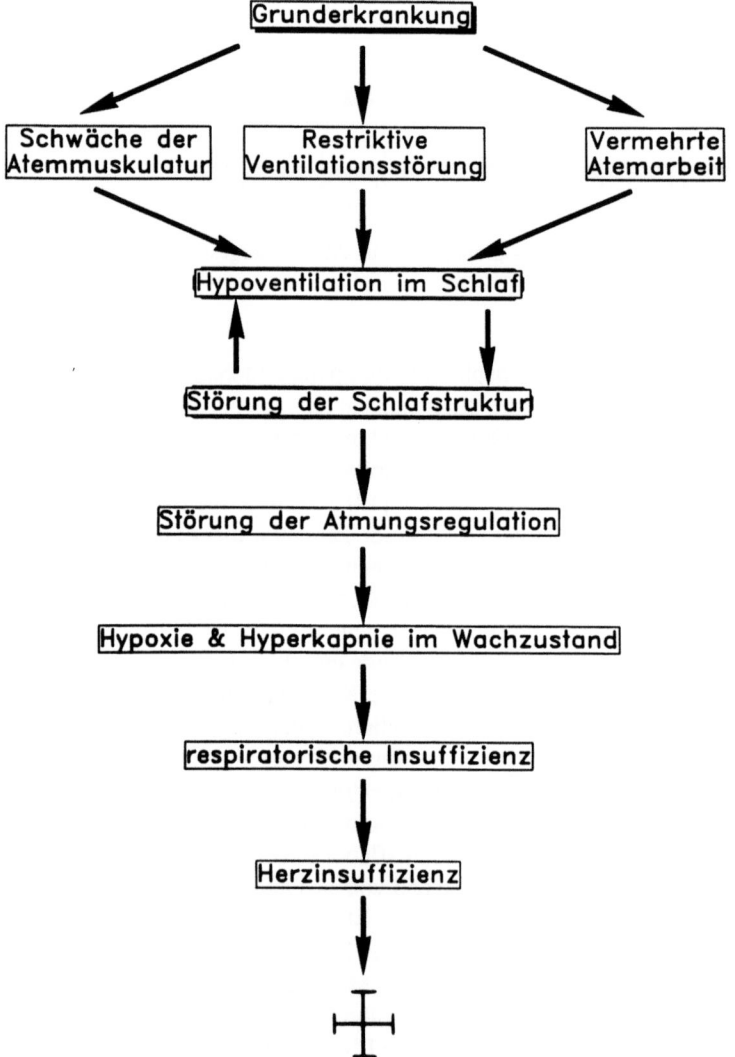

Abb. 11. Schema der Entwicklung der respiratorischen Insuffizienz und ihrer Folgen bei Patienten mit sekundärer alveolärer Hypoventilation

Der Schlaf spielt eine wesentliche Rolle in der Genese der Ateminsuffizienz (Abb. 11). Es muß unterschieden werden zwischen der sehr seltenen primären Form („Undines Fluch") und den wesentlich häufigeren sekundären Formen bei Muskeldystrophien, spinalen Muskelatrophien, Zuständen nach Poliomyelitis, Kyphoskoliose sowie obstruktiven und restriktiven Lungenerkrankungen. Bei den sekundären Formen besteht bereits im Wachzustand eine Ventilationsstörung, die jedoch durch Steigerung des Atemantriebs zunächst noch kompensiert werden kann. Daher sind die Blutgaswerte am Tag initial in Ruhe noch ausgeglichen. Im Schlaf führt die bereits physiologischerweise vorhandene Abnahme der Ventilation [11], die beim Gesunden nicht zu wesentlichen Veränderungen der Blutgase führt, zu langfristigen Hypoxämien und Hyperkapnien. Die Tatsache, daß die Abnahme des Atemantriebs sowohl auf Hypoxie als auch auf Hyperkapnie [11, 33] im REM-Schlaf am stärksten ausgeprägt ist, erklärt den polysomnographischen Befund der überwiegend im REM-Schlaf nachweisbaren langfristigen Hypopnoen (Abb. 12). Die daraus resultierende Störung der Schlafstruktur aggraviert diesen Prozeß.

Hinzu kommt als weiterer wesentlicher Faktor die Erschöpfung der Atemmuskulatur [27]. Die Kombination dieser Pathomechanismen führt zur „Verstellung des Sollwertes" des Atemzentrums [12], eine Veränderung, die mittels Chemosensitivitätsmessungen objektiviert und quantifiziert werden kann. Die respiratorische Globalinsuffizienz auch am Tag mit all ihren Konsequenzen steht am Ende dieser pathophysiologischen Prozesse.

Als Therapieziel ergibt sich somit die maschinelle Beatmung zur Muskelerholung und zur Beseitigung der Hypoventilationen und der Schlaffragmentierung. Diese Ziele werden am zuverlässigsten mittels kontrollierter Beatmung erreicht. Bis vor wenigen Jahren erfolgte die Ventilation ausschließlich durch Tracheostoma, was jedoch mit einer weiteren Beeinträchtigung der Lebensqualität der Patienten einherging [18, 39]. 1987 erfolgte die Erstbeschreibung der nasalen Ventilation bei Patienten mit respiratorischer Insuffizienz auf dem Boden einer

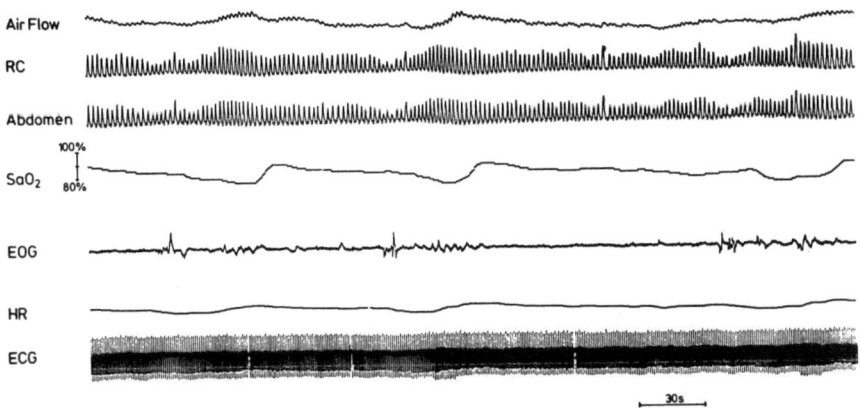

Abb. 12. Beispiel einer im REM-Schlaf auftretenden zentralen Hypoventilation bei einem Patienten mit Muskeldystrophie

Kyphoskoliose [15] und in der Folgezeit verschiedene weitere Berichte über die Effektivität dieser Beatmungsform in der Therapie der respiratorischen Insuffizienz auch bei neuromuskulären Erkrankungen, chronisch-obstruktiver Lungenerkrankung (COPD) und auch restriktiven Ventilationsstörungen [2, 21, 24, 26].

Die Mehrzahl der Patienten kann durch eine ausschließlich nachts durchgeführte Beatmung ausreichend therapiert werden. Dieses Vorgehen wird zum einen wegen der somit geringen Beeinträchtigung der Aktivität der Patienten gewählt, ist aber auch aufgrund der im Schlaf aggravierten Atmungsstörungen notwendig.

Die nasale Ventilation bedingt lediglich eine geringe subjektive Beeinträchtigung und führt auch langfristig nicht zu relevanten Nebenwirkungen. Daher ergibt sich als wesentlicher Vorteil gegenüber der Beatmung durch Tracheostoma die Möglichkeit der frühzeitigen Indikationsstellung. Die Langzeittracheotomie mit all ihren medizinischen Problemen kann vermieden werden und eine vom Zugangsweg nichtinvasive Therapie dennoch vor Auftreten irreversibler Folgeschäden wie Rechtsherzinsuffizienz oder Cor pulmonale eingeleitet werden.

Bei allen oben genannten Erkrankungen liegt eine Ventilationsstörung unterschiedlicher Genese vor, die initial im Schlaf und im weiteren Verlauf auch am Tag zur respiratorischen Insuffizienz führt. Die Symptome dieser Patienten weichen von denen bei Patienten mit Schlafapnoe ab. Im Vordergrund steht die Belastungsdyspnoe, nächtliches Erwachen mit Luftnot, morgendliche Kopfschmerzen und in geringerem Ausmaß auch eine vermehrte Tagesmüdigkeit. Häufig treten Dekompensationen als Erstmanifestation der Ateminsuffizienz im Rahmen von Operationen oder respiratorischen Infekten auf. Werden Symptome angegeben und sind im Schlaf relevante Hypoventilationen nachweisbar oder liegt bereits am Tag eine Hyperkapnie vor, so empfehlen wir die Indikation zur Beatmung.

Die Therapieeinstellung muß unter stationären Bedingungen unter kontinuierlicher Überwachung von Atmung und Kreislauf erfolgen. Die Gefahr der akuten kardialen Dekompensation unter positiver Druckbeatmung ist aus der Intensivmedizin lange bekannt [40]. Dies gilt auch bei einer positiven Druckbeatmung durch Nasenmaske. Gerade die oft multimorbiden Patienten mit bereits bestehender kardialer Belastung oder Insuffizienz sind während der ersten Behandlungsnächte besonders gefährdet.

Wie oben bereits erwähnt, sollte die Ventilation als kontrollierte Beatmung erfolgen, da somit eine optimale Muskelerholung gewährleistet ist. Das Atemzugvolumen und die Atemfrequenz in Ruhe werden als Richtwerte der Ersteinstellung des Beatmungsgerätes genutzt und die so begonnene kontrollierte Beatmung am wachen Patienten dann nach dessen subjektivem Empfinden verändert. Ziel ist eine vom wachen Patienten als angenehm und erholsam empfundene Beatmung. Auf einen hohen inspiratorischen Gasfluß bei ausreichender Atemfrequenz ist dabei besonders zu achten. Anhand der Direktregistrierung von Atmung, SaO_2 und transkutanem CO_2-Wert kann dann während des Schlafs bei evtl. auftretenden Hypoventilationen eine Anpassung von Atemfrequenz und Atemhubvolumen vorgenommen werden.

Die herkömmlichen Beatmungsgeräte sind gut für die kontrollierte Beatmung geeignet. Allerdings sind sie nicht speziell für die Heimbeatmung konzipiert und stören durch unnötige Alarme z. B. nach einem Hustenstoß (Überdruckalarm) den Schlaf des Patienten. Viele Patienten mit COPD lehnen die Therapie daher ab.

Das speziell für die Heimbeatmung entwickelte BiPAP/„ST"-Gerät (Fa. Respironics) ermöglicht im T-Modus („timed" = kontrolliert) ebenfalls eine kontrollierte Beatmung mit vorgegebener Frequenz. Es handelt sich hierbei um eine druckkontrollierte Beatmung. Das verabreichte Volumen wird mittels eines Flowsensors gemessen und nach Abzug des definierten Lecks an der Nasenmaske berechnet; der Effekt der Ventilation wird jedoch wie bei den herkömmlichen Geräten anhand der Direktregistrierung der Atmung erfaßt. Geringes Gewicht und Größe, sehr einfache Handhabung und das Fehlen unnötiger Alarme sind wichtige Punkte, die die hohe Akzeptanz dieser Beatmungsform erklären. Das BiPAP/„ST"-Gerät sollte jedoch nicht bei Patienten eingesetzt werden, die permanent beatmungspflichtig sind, da es nicht über eine Batterie verfügt und kein Diskonnektionsalarm vorhanden ist.

Wird die kontrollierte Beatmung vom Patienten nicht toleriert, bietet das BiPAP-Gerät im S-T-Modus (S-T = spontan-kontrolliert) die Option der flowgetriggerten assistierten Beatmung, die beim Unterschreiten einer festgelegten Frequenz in eine kontrollierte Beatmung übergeht. Die Flowtriggerung minimiert die Atemarbeit im Vergleich zu druckgetriggerten Beatmungsgeräten.

Die Effekte der nasalen Ventilation bei dieser Patientengruppe sind beeindruckend: Selbst Patienten, die in moribundem Zustand in der CO_2-Narkose unter Notfallbedingungen nasal beatmet wurden, sind nach 2-3 Behandlungstagen wieder mobil. Die respiratorische Globalinsuffizienz bessert sich ebenso rasch

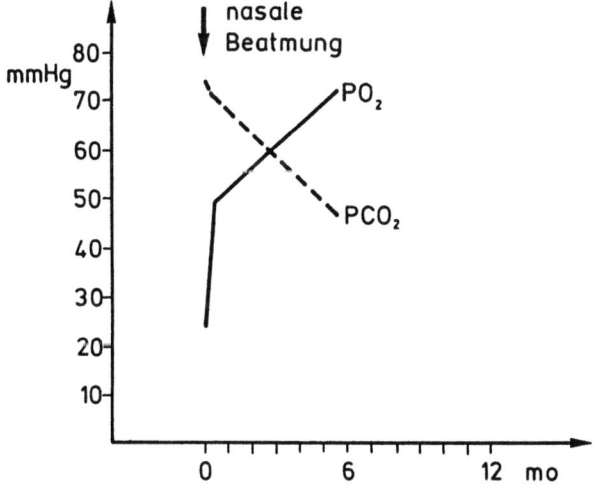

Abb. 13. Effekt der nächtlichen nasalen Beatmung auf die Blutgaswerte am Tag bei einem Patienten mit Kyphoskoliose

(Abb. 13). Bei der häufig vorbestehenden schweren restriktiven Ventilationsstörung wird jedoch oft eine gewisse Hypoxie am Tage persistieren.

Die Folgen der Atmungsstörung wie Rechtsherzinsuffizienz, Ruhe- oder Belastungsdyspnoe, Tachykardie und auch die vermehrte Tagesmüdigkeit werden ebenfalls rasch gebessert.

Häufig ist eine ausschließlich im Schlaf durchgeführte Ventilation ausreichend, so daß die Patienten durch die Therapie nur gering beeinträchtigt sind. Bei Progression der Grundkrankheit kann auch eine intermittierende Beatmung am Tag erforderlich werden.

Als wesentliche Nebenwirkung kann auch bei der nasalen Ventilation die akute kardiale Dekompensation auftreten. Daher ist bei diesem Kollektiv die kontinuierliche Überwachung von Atmung und Kreislauffunktion während der ersten Behandlungstage obligat. Im weiteren Behandlungsverlauf verhindern die günstigen hämodynamischen Effekte der Beatmung eine akute Dekompensation.

Patienten mit Hypoventilationssyndromen sollten regelmäßig nachuntersucht werden, um eventuelle Verschlechterungen des klinischen Befundes zu erkennen. Die Akzeptanz der nasalen Ventilation sowohl mittels BiPAP als auch nasaler IPPV-Beatmung bei Patienten mit Kyphoskoliose und neuromuskulären Erkrankungen ist sehr hoch, in unserem Kollektiv 100 %.

Bei Patienten mit chronisch-obstruktiver Atemwegserkrankung kann die akute hyperkapnische respiratorische Insuffizienz ebenfalls mit nasaler Ventilation therapiert und somit eine Intubation vermieden werden. Sind jedoch schlafbezogene Hypoventilationen nachweisbar, die mittels dauerhafter Beatmung im Schlaf behandelt werden müssen, so bereiten diese Patienten langfristig therapeutisch wesentlich größere Schwierigkeiten. Unter herkömmlichen Ventilatoren liegt die Langzeitakzeptanz der nasalen Beatmung in unserem Patientengut lediglich bei 33 %. Die bisher noch geringen Erfahrungen mit BiPAP/„ST" in der Therapie dieser Patienten lassen eine günstigere Akzeptanzrate erwarten, was in der flexibleren Triggerung und dem Verzicht auf überflüssige Alarmfunktionen und somit höherem Behandlungskomfort begründet ist.

Literatur

1. Andersen APD, Alving J, Lildholdt T, Wulff CH (1987) Obstructive sleep apnea initiated by a lax epiglottis. A contraindication for continuous positive airway pressure. Chest 91:621–623
2. Bach JR, Alba A, Mosher R, Delaubier A (1987) Intermittent positive pressure ventilation via nasal access in the management of respiratory insufficiency. Chest 92: 168–170
3. Becker H, Brandenburg U, Peter JH, Schneider H, Weber K, Wichert P von (1993) Indikation und Applikation der BiPAP-Therapie. Pneumologie 47:184–188
4. Becker H, Faust M, Fett I, Kublik A, Peter JH, Rieß M, Wichert P von (1989) Langzeitakzeptanz der nCPAP-Therapie bei 70 Patienten mit einer Behandlungsdauer von über sechs Monaten. Prax Klin Pneumol 43:643–646
5. Becker H, Fett I, Nees E, Peter JH, Wichert P von (1991) Behandlung primärer und sekundärer Therapieversager der nCPAP-Behandlung bei Patienten mit Schlafapnoe. Pneumologie 45:301–305

6. Becker H, Fett I, Rieß M. Schneider H, Stamnitz A, Weber K, Peter JH, Wichert P von (1991) Mechanical ventilation in the treatment of sleep-related breathing disorders. In: Peter JH, Penzel T, Podszus T, Wichert P von (eds) Sleep and health risk. Springer, Berlin Heidelberg New York Tokyo, pp 220–228
7. Becker H, Koehler U, Peter JH, Wichert P von (1988) The influence of nasal continuous positive airway pressure (nCPAP) on apnea-associated cardiac arrhythmias in the treatment of sleep apnea (SA). In: Duron B, Lévi-Valensi P (eds) Sleep disorders and respiration. Colloque INSERM, Libbey Eurotext, London Paris, vol 168, pp 239–240
8. Becker H, Peter JH, Pitzer W, Schneider H, Wichert P von (1990) Nasal intermittent positive pressure ventilation (NIPPV) in the treatment of sleep apnea. Sleep 90: 212–213
9. Becker H, Amend G, Cassel W, Meinzer K, Penzel T, Peter JH, Wichert P von (1991) The efficiency of the MESAM system in long-term control of the nCPAP therapy. In: Peter JH, Penzel T, Podszus P, Wichert P von (eds) Sleep and health risk. Springer, Berlin Heidelberg New York Tokyo, pp 229–236
10. Brandenburg U, Becker H, Mayer J, Weiner M, Peter JH, Wichert P von (1993) Hämodynamik und Schlafstruktur im Auslaßversuch nach CPAP-Beatmungstherapie bei obstruktiver Schlaf-Apnoe. Pneumologie 47:181–183
11. Bülow K (1963) Respiration and wakefulness in man. Acta Physiol Scand 59 [Suppl 209]:1–110
12. Bye PTP, Ellis ER, Issa FG, Donelly PM, Sullivan CE (1990) Respiratory failure and sleep in neuromuscular disease. Thorax 45:241–247
13. Cassel W, Ploch T, Peter JH, Wichert P von (1991) Unfallgefahr von Patienten mit nächtlichen Atmungsstörungen. Pneumologie 45:271–275
14. Ehlenz K, Peter JH, Dugi K, Firle K, Goubeaut R, Weber K, Schneider H, Kaffarnik H (1991) Changes in volume- and pressure-regulating hormone system during nasal CPAP therapy in patients with obstructive sleep apnea syndrome. In: Peter JH, Penzel T, Podszus T, Wichert P von (eds) Sleep and health risk. Springer, Berlin Heidelberg New York Tokyo, pp 518–531
15. Ellis ER, Bye PTP, Bruderer JW, Sullivan CE (1987) Treatment of respiratory failure in patients with neuromuscular disease. Positive pressure ventilation through a nasal mask. Am Rev Respir Dis 135:148–152
16. Grunstein RR, Dodd MJ, Costas L, Sullivan CE (1986) Home nasal CPAP for sleep apnea – acceptance of home therapy and its usefulness. Aust NZ J Med 16(4):635
17. He JH, Kryger MH, Zorick FJ, Conway W, Roth T (1988) Mortality and apnea index in obstructive sleep apnea. Experience in 385 male patients. Chest 94:9–14
18. Hoeppner VH, Cockcroft DW, Dosman JA, Cotton D (1984) Nighttime ventilation improves respiratory failure in secondary kyphoscoliosis. Am Rev Respir Dis 129: 240–243
19. Issa FG, Sullivan CE (1986) Reversal of central sleep apnea using nasal CPAP. Chest 90:165–171
20. Issa FG, Sullivan CE (1986) The immediate effects of nasal continuous positive airway pressure treatment on sleep pattern in patients with obstructive sleep apnea syndrome. Electroencephalogr Clin Neurophysiol 63:10–17
21. Kerby GR, Mayer LS, Pingleton SK (1987) Nocturnal positive pressure ventilation via nasal mask. Am Rev Respir Dis 135:738–740
22. Krieger W, Weitzenblum E, Monassier JP, Stoeckel C, Kurtz D (1983) Dangerous hypoxemia during continuous positive airway pressure treatment of obstructive sleep apnea. Lancet II: 1429–1430
23. Krieger J, Lask L, Wilcox I, Grunstein RR, Costas LJV, McDougall JG, Sullivan CE (1989) Atrial natriuretic peptide release during sleep in obstructive sleep apnea before and during nasal continuous positive airway pressure. Clin Sci 77:407–411

24. Laier-Groeneveld G, Criee CP, Hüttemann U (1990) Die häusliche Selbstbeatmung bei chronisch respiratorischer Insuffizienz. Pneumologie 44:193–194
25. Langevin B, Brunet D, Larzul JJ, Leger P, Robert D (1989) Treatment of SAS with nasal IPPV. Eur Respir J 2 [Suppl 8]:A 638
26. Leger P, Jennequin J, Gerard M, Robert D (1989) Home positive pressure ventilation via nasal mask for patients with neuromuscular weakness or restrictive lung or chestwall disease. Respir Care 34:73–77
27. Macklem PT (1986) Muscular weakness and respiratory function. New Engl J Med 314:775–776
28. Mayer J, Becker H, Brandenburg U, Penzel T, Peter JH, Wichert P von (1991) Blood pressure and sleep apnea: results of long-term nasal continuous positive airway pressure therapy. Cardialogy 79:84–92
29. Mayer J, Brandenburg U, Krzyzanek E, Peter JH, Weichler U, Wichert P von (1991) Blutdruckanstieg durch kontinuierliches obstruktives Schnarchen. Pneumologie 45:306–308
30. Partinen M, Jamieson A, Guilleminault C (1988) Long term outcome for obstructive sleep apnea patients: mortality. Chest 94:1200–1204
31. Peter JH (1992) Störung der Atmungsregulation. In: Hornbostel H, Kaufmann W, Siegenthaler W (Hrsg) Innere Medizin in Praxis und Klinik, Bd I. Thieme, Stuttgart, S 3.263–3.280
32. Peter JH, Becker H, Blanke J, Clarenbach P, Mayer G, Raschke F, Rühle KH, Rüther E, Schläfke M, Schönbrunn E, Sieb J, Stumpner J, Weis R (1991) Empfehlungen zur Diagnostik, Therapie und Langzeitbetreuung von Patienten mit Schlafapnoe. Med Klin 86:46–50
33. Phillipson EA (1978) Control of breathing during sleep. Am Rev Respir Dis 118:909–939
34. Podszus T, Peter JH, Ploch T, Schneider H, Wichert P von (1991) Pulmonalarterieller Blutdruck und Schnarchen. Pneumologie 45:233–238
35. Podszus T (1990) Hemodynamics in sleep apnea. In: Issa F, Suratt PM, Remmers JE (eds) Sleep and respiration. Wiley-Liss, New York, pp 353–361
36. Rauscher H, Popp W, Wanke T, Zwick H (1991) Acceptance of CPAP therapy for sleep apnea. Chest 100:1019–1023
37. Rauscher H, Popp W, Wanke T, Zwick H (1991) Breathing during sleep in patients treated for obstructive sleep apnea. Chest 100:156–159
38. Rolfe I, Olson LG, Saunders NA (1991) Long-term nasal CPAP does not ameliorate obstructive sleep apnea. Aust NZ J Med 21:235–238
39. Robert D, Laier-Groeneveld G (1983) Mechanical Assistance. Prax Klin Pneumol 42:1–4
40. Robotham JL, Cherry D, Mitzner W, Rabson JL, Lixfeld W, Bromberger-Barnea B (1983) A reevaluation of the hemodynamic consequences of intermittent positive pressure ventilation. Crit Care Med 13:803–809
41. Sanders MH, Gruendl CA, Rogers RM (1986) Patient compliance with nasal CPAP therapy for sleep apnea. Chest 90:330–337
42. Sanders MH, Kern M (1990) Obstructive sleep apnea treated by indepedently adjusted inspiratory and exspiratory positive airway pressures via nasal mask. Physiologic and clinical implications. Chest 98 (2):317–324
43. Schneider H, Becker H, Böke M, Fett I, Penzel T, Peter JH, Stamnitz A, Weber K, Wichert P von (1989) Reexposition of nCPAP-therapy on sleep apnea patients. Eur Respir J [Suppl 5]:402s
44. Schwarzenberger-Kesper F, Becker H, Penzel T, Peter JH, Weber K, Wichert P von (1987) Die exzessive Einschlafneigung am Tage (EDS) beim Apnoe-Patienten – Diagnostische Bedeutung und Objektivierung mittels Vigilanztest und synchroner EEG-Registrierung am Tage. Prax Klin Pneumol 41:401–405

45. Schweitzer PK, Chambers GW, Birkenmeier N, Walsh JK (1987) Nasal continuous positive airway pressure (CPAP) compliance at six, twelve and eigtheen months. Sleep Res 16:186
46. Strohl KP, Redline S (1986) Nasal CPCP therapy, upper airway muscle activation and obstructive sleep apnea. Am Rev Respir Dis 134:555–558
47. Sullivan CE, Issa FG, Berthon-Jones M, Eves L (1981) Reversal of obstructive sleep apnea by continuous positive airway pressure applied through the nares. Lancet I:862–865

Gesichtsskelettverlagernde Eingriffe beim OSAS: Mund- und kieferchirurgische Aspekte

W. Hochban, U. Brandenburg

Nachdem eine Verengung bzw. der Verschluß im Bereich der oberen Atemwege als pathophysiologisches Korrelat des obstruktiven Schlafapnoesyndroms erkannt worden war, lag auch der Gedanke an operative Korrekturen in diesem Bereich zur Behandlung der Apnoe bzw. zur Beseitigung der Obstruktion nahe. Erster erfolgreicher Ansatz [15, 20] war die Tracheotomie, wobei die Obstruktion belassen und – sozusagen durch einen Kurzschluß – die direkte Verbindung der Luftröhre mit der Atemluft hergestellt wurde. In extremen Situationen findet dieses Prinzip nach wie vor Anwendung. Ferner gab es mehrere Versuche, Engstellen im Bereich der oberen Atemwege zu lokalisieren und gezielt zu beseitigen. Zu nennen ist hier insbesondere die Uvulopalatopharyngoplastik (UPPP), die in unterschiedlichen Variationen in großem Umfang durchgeführt wurde. Die Erfolgsquote ist relativ gering, da einerseits mit der operativen Korrektur der Weichteile auf Höhe des weichen Gaumens nur eine bestimmte Ebene einer möglichen Obstruktion erfaßt wird und andererseits durch chirurgische Weichteilkorrektur nur begrenzte Möglichkeiten zur Erweiterung des Pharynx bestehen. Zudem ist nach UPPP mit sekundären Veränderungen wie velopharyngealer Insuffizienz oder narbigen Strikturen zu rechnen. Eine polysomnographische Langzeituntersuchung [18] an 50 Patienten nach UPPP ergab nach einem halben Jahr eine Mißerfolgsquote von 40 %, die nach 2 Jahren auf 60 % anstieg.

Präoperative Befunde

Die klinischen Befunde [23] scheinen offenbar unzureichend zu sein, die richtigen Engstellen zu erkennen, um sie gezielt operativ zu beseitigen. Zahlreiche Untersuchungen [2, 7–9, 11, 13, 19, 21, 22, 24, 32, 34, 37, 41, 45, 46] deuten allerdings inzwischen darauf hin, daß es bestimmte prädisponierende morphologische Merkmale des Gesichtsschädels gibt, die bei der obstruktiven Schlafapnoe gehäuft vorkommen. Wiederholt erschienen schon in früheren Jahren Publikationen [4–6, 12, 14, 25, 28, 47], die auf einen Zusammenhang der obstruktiven Apnoe mit einer mandibulären Retrognathie bzw. Hypoplasie hinwiesen. Dabei kann es sich um angeborene (z. B. Treacher-Collins-Syndrom) oder erworbene Störungen handeln. Diese morphologischen Veränderungen können durch kephalometrische Auswertung des seitlichen Fernröntgenbildes des Schädels erfaßt werden. Bei dieser Aufnahmetechnik wird durch möglichst großen Fokus-Film-Abstand bei möglichst geringem Abstand zwischen Objekt und Filmebene die projektionsbedingte Verzeichnung auf ein Minimum reduziert. Voraussetzung sollte ein Fokus-Film-Abstand von mindestens 3, besser 4 m sein, da sich nur bei einer derartigen Distanz die projektionsbedingte Vergrößerung auf 2–4 % reduzieren läßt. Voraussetzung ist ferner die Verwendung verlaufender Verstärkerfolien, um eine präzise Bestimmung von Referenzpunkten sowohl des Skeletts als auch der Weichteile zu ermöglichen, oder die Anwendung der Xeroradiographie. Ein sog. Kephalostat dient zur exakten Positionierung des Kopfes und zur Herstellung situationsgleicher Aufnahmen.

Die Skelett- und Weichteilstrukturen des Fernröntgenbildes werden auf eine durchsichtige Acetatfolie übertragen und die Position der Kiefer zueinander und zur Schädelbasis bestimmt. Zur Beurteilung und Klassifikation skelettaler Veränderungen sind bereits seit Jahrzehnten hinreichend gesicherte Normwerte bekannt [10, 29–31, 43, 44]. Erste, wenngleich sehr heterogene Untersuchungen [2, 7–9, 11, 13, 21, 22, 32, 34, 37, 41, 45] existieren auch bereits zur kephalometrischen Beurteilung obstruktiver Veränderungen im Pharynxbereich.

Basierend auf diesen Erkenntnissen haben wir eine eigene Analyse entwickelt, die in den Abb. 1 a–f wiedergegeben ist. Im Vordergrund steht die sagittale Beurteilung des sog. „posterior airway space" (PAS), der auf unterschiedlichen Ebenen bestimmt wird (Abb. 1 a). Entsprechend zu den Weichteildimensionen des Pharynx wird ferner die skelettale Dimension des Pharynx bestimmt (Abb. 1 b). Die Positionsbestimmung des Zungenbeins (Abb. 1 c) wurde bislang als sehr bedeutungsvoll angesehen; nach unseren Erfahrungen bei mittlerweile über 150 Patienten ist die Zungenbeinposition jedoch äußerst inkonstant und offensichtlich weniger bedeutsam. Position und Ausmaße des Velums und der Zunge (Abb. 1 d) können kephalometrisch nur mit gewisser Einschränkung beurteilt werden, da hier transversale Maße eine wichtige Rolle spielen. Dagegen kann die sagittale Position der Zunge und v. a. der Zungenbasis in Relation zu skelettalen Bezugspunkten nur kephalometrisch (Abb. 1 e) beurteilt werden. In Abb. 1 f sind einige etablierte Parameter zur Beurteilung der Größe und Position der Kiefer dargestellt.

An einigen Beispielen soll die Bedeutung der kephalometrischen Analyse für die Beurteilung der Obstruktion im Pharynxbereich und für die Erwägung operativer Maßnahmen erläutert werden.

In Abb. 2 ist ein Patient dargestellt, bei dem der PAS durchgehend sehr weit – deutlich über 20 mm – ist. Der Patient weist ferner Kriterien eines eher vorstehenden Ober- und Unterkiefers auf – man spricht von mandibulärer bzw. maxillärer Prognathie. Unter diesen Gesichtspunkten ist eine operative Korrektur nicht indiziert. Bei keinem Patienten mit mandibulärer bzw. maxillärer Prognathie war im übrigen eine nennenswerte Einengung des Pharynx festzustellen. Bei dem Patienten in Abb. 3 dagegen ist der PAS durchweg sehr eng (unter 10 mm), so daß unter diesem Aspekt eine operative Korrektur zur Erweiterung des Pharynx erfolgversprechend erscheint. Gleichzeitig zeigen sich ganz andere morphologische Kriterien des Gesichtsschädels; es handelt sich um einen retrognathen Gesichtstyp. Auffallend häufig war dieser retrognathe Gesichtstyp mit einer Einengung im Pharynx verknüpft.

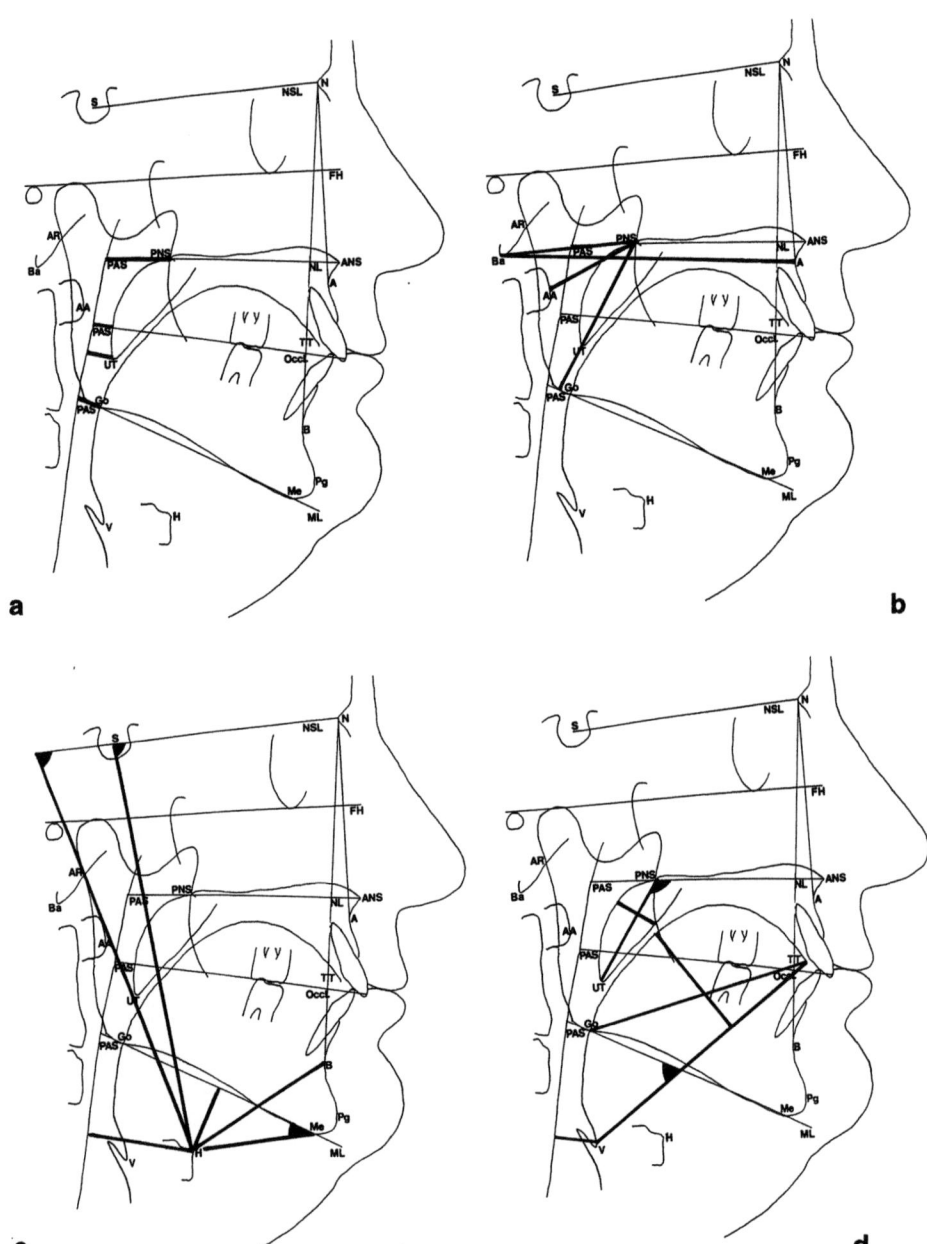

Abb. 1 a–f. Kephalometrische Parameter. **a** Bestimmung des PAS („posterior airway space") auf verschiedenen Ebenen, **b** Bestimmung der skelettalen Ausmaße des Pharynx, **c** Bestimmung der Zungenbeinposition, **d** Ausmaße von Velum und Zunge, **e** Positionsbestimmung der Zunge in Relation zu skelettalen Bezugspunkten, **f** skelettale Positions- und Lagebestimmung der Kiefer. (Mod. nach Ricketts [31], Steiner [43, 44] und Hasund [10])

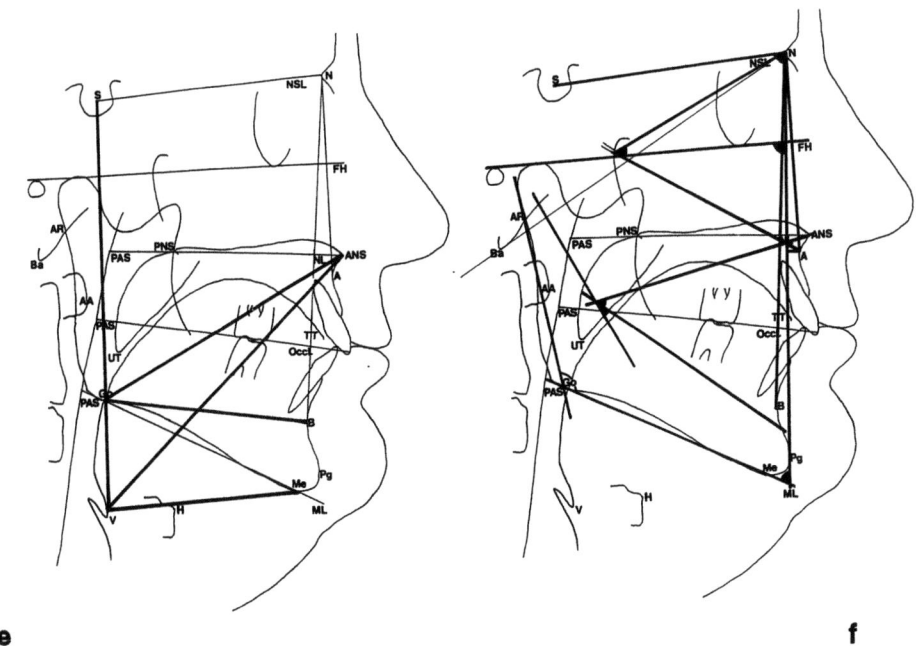

e   f

Erläuterungen

Kephalometrische Bezugspunkte:

S	Sellapunkt	Zentrum der Fossa hypophysealis
N	Nasion	Vorderstes Ende der Sutura nasofrontalis
ANS	Spina nasalis anterior	Der am weitesten anterior gelegene Punkt der Spina nasalis anterior
PNS	Spina nasalis posterior	Am weitesten posterior gelegener Punkt des harten Gaumens
A	A-Punkt	Tiefste anteriore Einziehung des Oberkieferalveolarfortsatzes
B	B-Punkt	Tiefste anteriore Einziehung des Unterkieferalveolarfortsatzes
Pg	Pogonion	Vorderster Punkt des knöchernen Kinns
Me	Menton	Unterster Punkt des knöchernen Kinns
Go	Gonion	Schnittpunkt der Winkelhalbierenden der Tangenten am unteren und hinteren Rand des Unterkiefers mit dem Kiefernwinkel
Ar	Artikulare	Schnittpunkt der dorsalen Kontur des Gelenkfortsatzes mit der Schädelbasis
Ba	Basion	Tiefster Punkt des Os occipitale
H	Hyoid	Vorderster Punkt des Zungenbeins
V	Vallecula	Vorderster Punkt Übergang Zungengrund/Epiglottis
TT	Zungenspitze	Vorderster Punkt der Zungenspitze
UT	Uvulaspitze	Uvula bzw. Velumspitze
AA	Anteriorer Atlas	Vorderster Punkt des Atlas

Kephalometrische Referenzlinien:

NSL	Nasion-Sella-Linie
NL	Nasallinie *(ANS-PNS)*
ML	Mandibularlinie *(Me-Go)*
FH	Frankfurter Horizontale
Occl.	Okklusionsebene (Kauebene)

Meßstrecken (mm):

PAS (ML)	Distanz Rachenhinterwand/Zungengrund auf Höhe der Mandibularebene *(ML)*
PAS (Occl.)	Distanz Rachenhinterwand/Zungengrund auf Höhe der Okklusionsebene *(Occl.)*
PAS (NL)	Distanz Rachenhinterwand/Zungengrund auf Höhe der Oberkieferebene *(NL)*
PAS (UT)	Distanz Rachenhinterwand/Uvulaspitze *(UT)*
AA-PNS	
Ba-PNS	
Go-PNS	Hintere Untergesichtshöhe
Ba-A	
PNS-UT	Uvula- bzw. Velumlänge
	Uvula bzw. Velumdicke
V-Me	
V-ANS	
V-S	
	Zungengrund-ANS
	Zungengrund-B
	Zungengrund-TT
V-PhW (PAS)	kürzeste Distanz V/Rachenhinterwand
V-TT	Zungenachse
	Zungenhöhe über der Zungenachse
H-ML	Kürzeste Distanz Hyoid/Mandibularebene
H-Me	
H-B	
H-PhW	Kürzeste Distanz Hyoid/Rachenhinterwand
H-S	

Winkel:

SNA	Winkel zwischen den Strecken S-N und N-A
SNB	Winkel zwischen den Strecken S-N und N-B
NL-NSL	Winkel zwischen NSL und NL
ML-NSL	Winkel zwischen NLS und ML
ML-NL	Winkel zwischen NL und ML
Gonionwinkel	Winkel zwischen Ar-Go und Go-Me
Gesichtstiefe	Winkel zwischen FH und N-Pg
Mandibularebenenwinkel	Winkel zwischen FH und ML
Untergesichtshöhe	Winkel zwischen ANS-Xi und Xi-PM
Unterkieferbogenwinkel	Winkel zwischen DC-Xi und Xi-PM
Oberkieferlage	Winkel zwischen FH und N-A
Oberkieferhöhe	Winkel zwischen N-CF und CF-A
Palatinalebenenneigung	Winkel zwischen FH und NL
Uvulaangulation	Winkel zwischen NL und PNS-UT
V-TT/ML	Winkel zwischen V-TT und ML
V-TT/FH	Winkel zwischen V-TT und FH
N-S-H	
NSL/Ar-H	Winkel zwischen NSL und Ar-H
ML/H	Winkel Go-Me-H

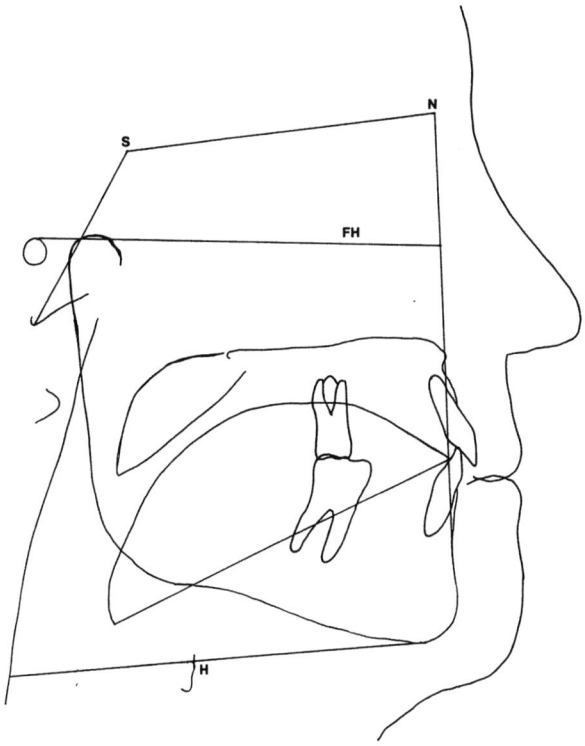

Abb. 2. Weiterer Pharynx bei mandibulärer und maxillärer Prognathie

Die Abbildungen 4 und 5 sollen die Inkonstanz der Zungenbeinposition verdeutlichen: Bei vergleichbarer Gesichtsmorphologie – retrognather Gesichtstyp, enger PAS – steht das Zungenbein in Abb. 4 extrem tief, in Abb. 5 dagegen hoch. Bei beiden Patienten besteht ein gleichermaßen enger Pharynx, und bei beiden ist ungeachtet der unterschiedlichen Zungenbeinposition eine operative Korrektur indiziert. Schließlich sei noch ein weiterer Patient (Abb. 6) angeführt, der ähnliche morphologische Kriterien wie die Patienten der Abb. 3–5 aufweist. Es handelt sich um einen retrognathen Gesichtstyp mit engem PAS; hinzu kommt allerdings noch eine ausgeprägte skelettale Dysgnathie, ein Mißverhältnis zwischen Ober- und Unterkiefer mit fehlerhaftem Biß, das sich insbesondere an dem großen inzisalen Überbiß äußert.

Faßt man die kephalometrischen Befunde bei mittlerweile mehr als 150 Patienten mit polysomnographisch gesicherter obstruktiver Schlafapnoe zusammen, so ergeben sich bei mehr als einem Drittel dieser Patienten Befunde, die eine Indikation zu korrektiven Maßnahmen des Gesichtsskeletts darstellen. Nach bisherigen Erkenntnissen besteht eine vorrangige Indikation bei einer Einengung des Pharynx. Dies betrifft insbesondere den PAS auf Höhe der Unterkieferebene (ML), wobei der Grenzwert bei 10 mm oder darunter zu liegen scheint. Liegt gleichzeitig eine Ober- bzw. Unterkieferrücklage vor, also eine maxilläre und

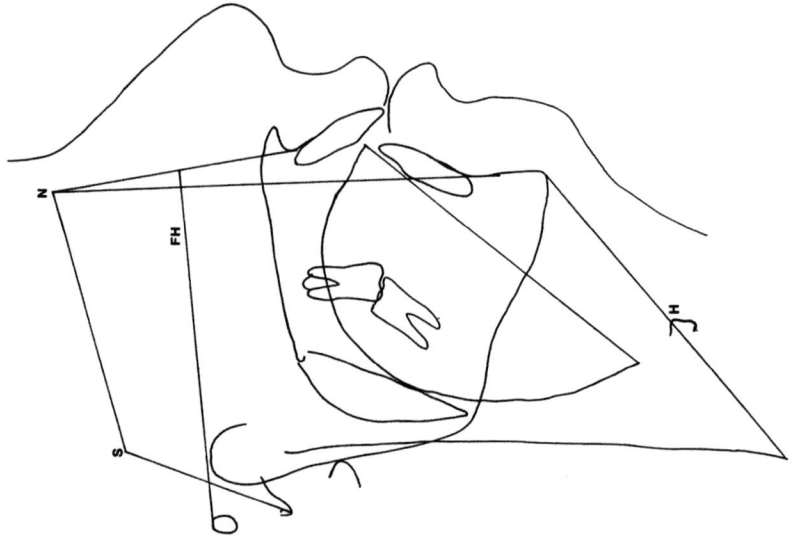

Abb. 4. Enger Pharynx bei mandibulärer Retrognathie mit tiefstehendem Zungenbein (*H*)

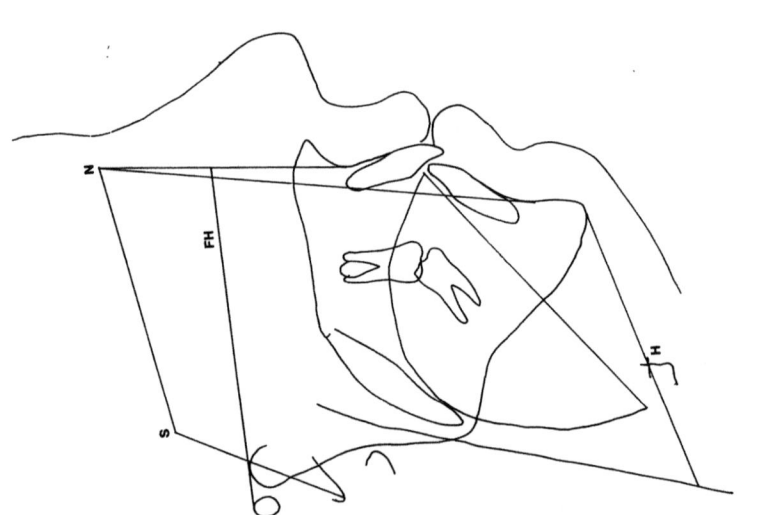

Abb. 3. Enger Pharynx bei mandibulärer und maxillärer Retrognathie

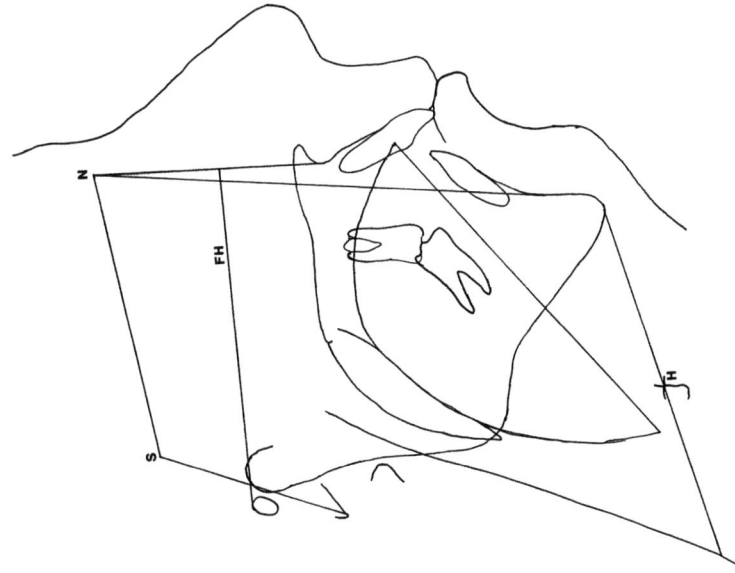

Abb. 6. Enger Pharynx bei extremer mandibulärer Retrognathie mit fehlerhaftem Biß (Dysgnathie) mit einem sagittalen Überbiß von 10 mm

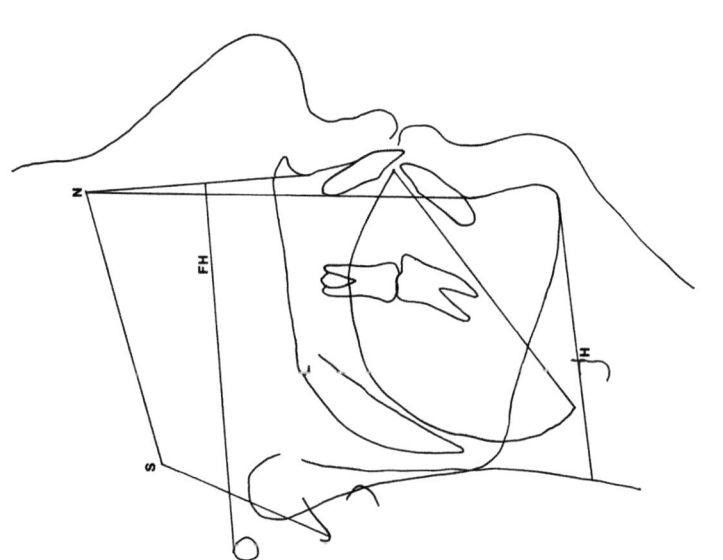

Abb. 5. Enger Pharynx bei mandibulärer Retrognathie mit hochstehendem Zungenbein *(H)*

mandibuläre Retrognathie, so sollte primär eine operative Korrektur durch Vorverlagerung von Ober- und Unterkiefer angestrebt werden. Bei Patienten, bei denen eine Einengung des Pharynx ohne entsprechende skelettale Veränderungen vorliegt, sollte ebenfalls – alternativ zur konservativen Überdruckbeatmung – ein chirurgisches Vorgehen erwogen werden. Zungenbeinposition, Zungengröße und weicher Gaumen sind zur Indikationsstellung für gesichtsskelettverlagernde Eingriffe offenbar von eher untergeordneter Bedeutung.

Das obstruktive Schlafapnoesyndrom, seine Ausprägung und Schweregrad müssen selbstverständlich durch polysomnographische Untersuchung gesichert und nichtobstruktive schlafbezogene Atemstörungen oder auch andere Krankheitsbilder ausgeschlossen sein. Dies erfordert eine sehr enge, gewissenhafte und vertrauensvolle Zusammenarbeit mit einem Schlaflabor, das allen diagnostischen Anforderungen standhält.

Chirurgische Therapie

Entsprechend dem wiederholt beobachteten Auftreten von obstruktiver Schlafapnoe bei skelettalen Veränderungen, wie beispielsweise beim Treacher-Collins-Syndrom mit ausgeprägter Rücklage bzw. Hypoplasie des Unterkiefers, lag der Gedanke nahe, durch operative Korrektur entsprechender Veränderungen auch die Schlafapnoe zu beeinflussen. Nachdem dies zunächst in Einzelfällen bei extremen Veränderungen des Gesichtsskeletts gelang, wurde die Indikation für derartige gesichtsskelettverlagernde Eingriffe erweitert und auch bei weniger ausgeprägten Veränderungen zur Behandlung der obstruktiven Form der Schlafapnoe erfolgreich angewandt [1, 3, 16, 17, 26, 27, 33, 35, 36, 38–40, 48, 50].

Operationsprinzipien

Die Grundlage der chirurgischen Behandlung besteht in einer operativen Vorverlagerung von Ober- und Unterkiefer, die nach den bisherigen Erfahrungen bei mindestens etwa 10 mm liegen sollte, um eine ausreichende Erweiterung des Pharynx zu erzielen. Bei ausgeprägter mandibulärer Retrognathie kann u. U. auf eine zusätzliche Oberkieferosteotomie verzichtet werden, wenn die Bißlage eine alleinige Verlagerung des Unterkiefers in der genannten Größenordnung zuläßt.

Ergänzend kann als sekundäre Maßnahme eine Vorverlagerung des Kinns, eine Uvulopalatopharyngoplastik oder eine Korrektur der oberen Atemwege indiziert sein.

Bei den chirurgischen Eingriffen zur Vorverlagerung von Ober- und Unterkiefer werden Techniken angewandt, die seit Jahrzehnten bei der operativen Korrektur von Dysgnathien erfolgreich eingesetzt werden und als Routineverfahren eingestuft werden können. Bekannt ist seit langem, daß diese Dysgnathiekorrekturen mit Veränderungen der Pharynxweichteile einhergehen [42, 49].

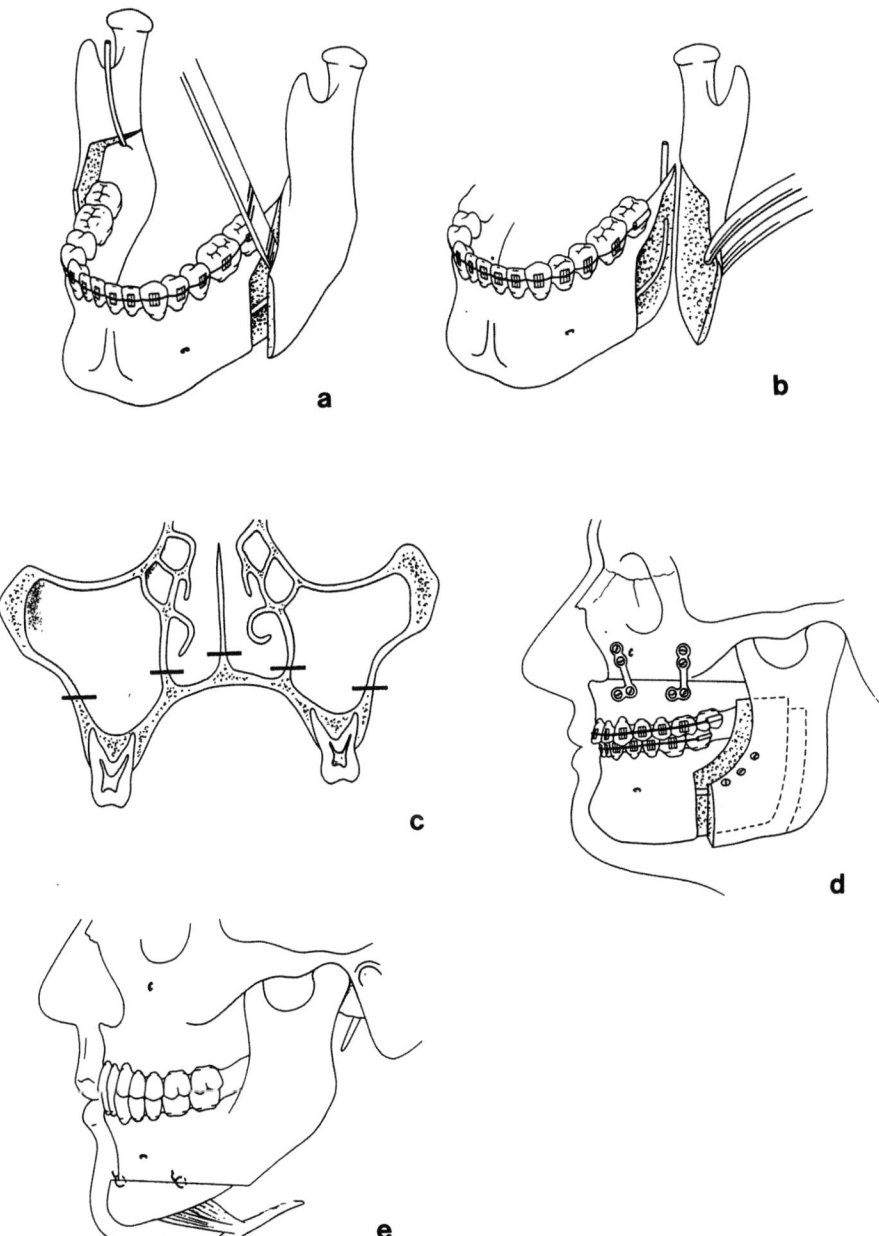

Abb. 7 a–e. Operative Verfahren zur Verlagerung der Kiefer. **a, b** Retromolare sagittale Osteotomie des Unterkiefers, **c** Oberkieferosteotomie auf Le-Fort-I-Ebene, **d** Fixation mit Miniplatten-/schraubenosteosynthese, **e** Kinnvorverlagerung zur Vorverlagerung der Zungen- und suprahyoidalen Muskulatur

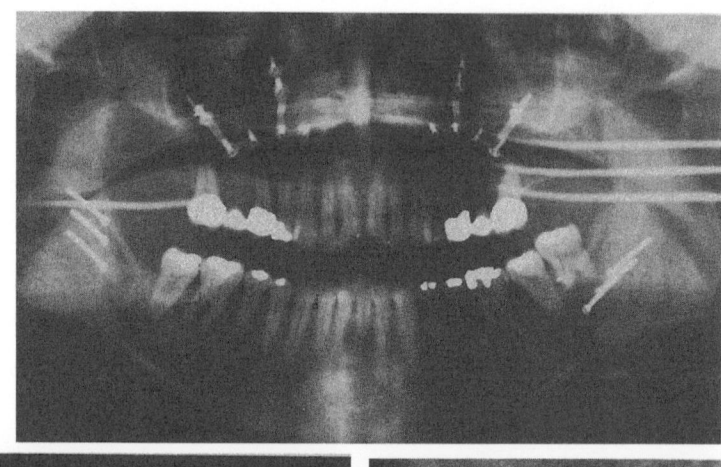
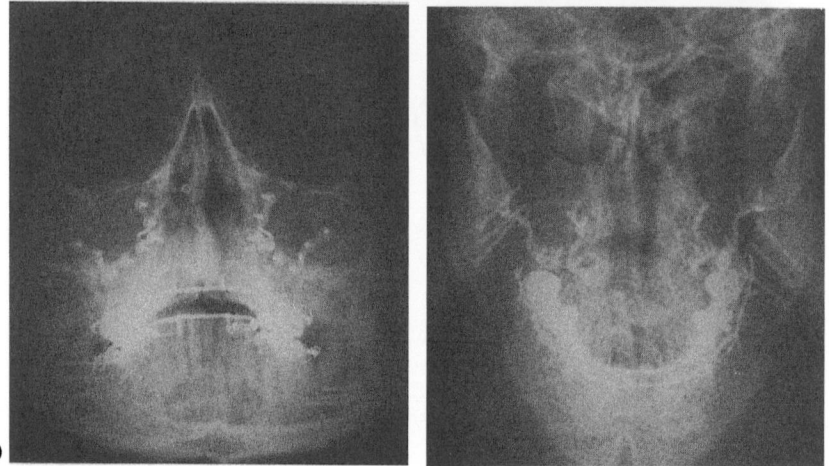

Abb. 8 a–c. Zustand nach operativer Vorverlagerung von Ober- und Unterkiefer im Röntgenbild. **a** Orthopantomogramm, **b** Nasennebenhöhlenaufnahme, **c** Aufnahme nach Clementschitsch

Als standardisiertes Verfahren zur Vorverlagerung des Unterkiefers hat sich die beidseitige retromolare sagittale Osteotomie bewährt (Abb. 7 a, b), wobei der Unterkiefer im Kieferwinkelbereich sagittal durchtrennt, die Segmente kulissenartig gegeneinander verschoben und in der neuen Position mit Minischrauben fixiert werden (Abb. 7 d). Die Kiefergelenkposition bleibt erhalten, ebenso der N. alveolaris inferior, der im zahntragenden Segment verbleibt.

Die Vorverlagerung des Oberkiefers erfolgt nach Osteotomie auf Höhe der Le-Fort-I-Ebene (Abb. 7 c). Die Fixation geschieht durch Miniplattenosteosynthese (Abb. 7 d). Abbildung 8 zeigt die unmittelbare postoperative Situation nach einer Vorverlagerung des Ober- und Unterkiefers um 10 mm. Falls notwendig, kann bei der Mobilisation des Oberkiefers problemlos eine Korrektur der Nasenscheidewand zur Verbesserung des nasalen Luftstroms durchgeführt werden.

Mit der Vorverlagerung geht eine entsprechende Veränderung der Pharynx- und Gaumenmuskulatur, der suprahyoidalen Muskulatur und der Zungenmuskulatur einher. Dieser Effekt kann durch eine zusätzliche Kinnkorrektur (Abb. 7 e) mit Vorverlagerung des Kinns und der daran anhaftenden Muskulatur verstärkt werden.

Diese Maßnahmen führen einerseits zu einer skelettalen Erweiterung des Pharyngealraums und andererseits zu einer Erweiterung des pharyngealen Weichteilschlauchs. Welche Mechanismen für die Beseitigung der Obstruktion bei der Apnoe nach einem derartigen Eingriff ursächlich in Frage kommen, ist derzeit noch ungeklärt.

Operationsindikationen

Gemäß den oben genannten Indikationen gibt es hauptsächlich 3 Patientengruppen, bei denen eine operative Behandlung erfolgversprechend durchgeführt werden kann.

1. Enger Pharynx

Zwar bestehen keine skelettalen Veränderungen im Sinne einer Retrognathie, jedoch eine kephalometrisch nachweisbare deutliche Einengung des Pharynx, insbesondere im Zungengrundbereich. Ein Beispiel hierfür ist der Patient in

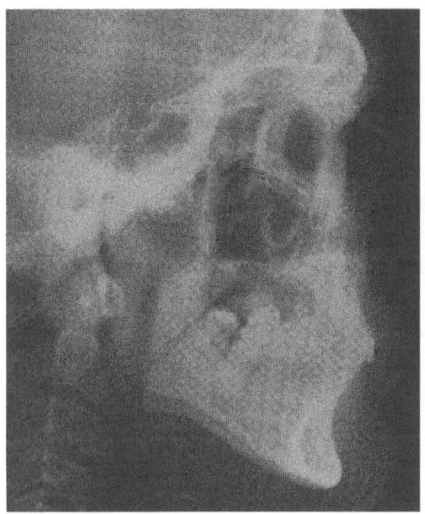 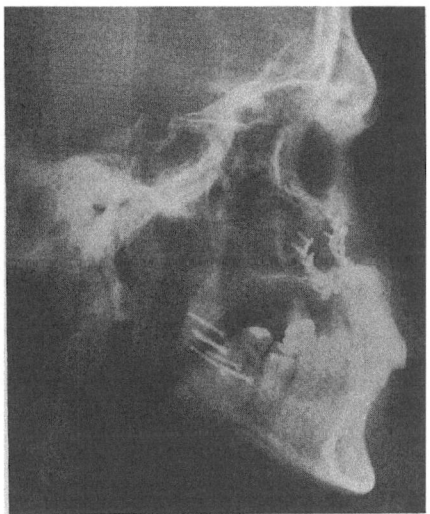

Abb. 9 a, b. Operative Vorverlagerung von Ober- und Unterkiefer im seitlichen Fernröntgenbild (gleicher Patient wie Abb. 8). a Präoperativ (enger Pharynx, keine skelettale Veränderung), b postoperativ

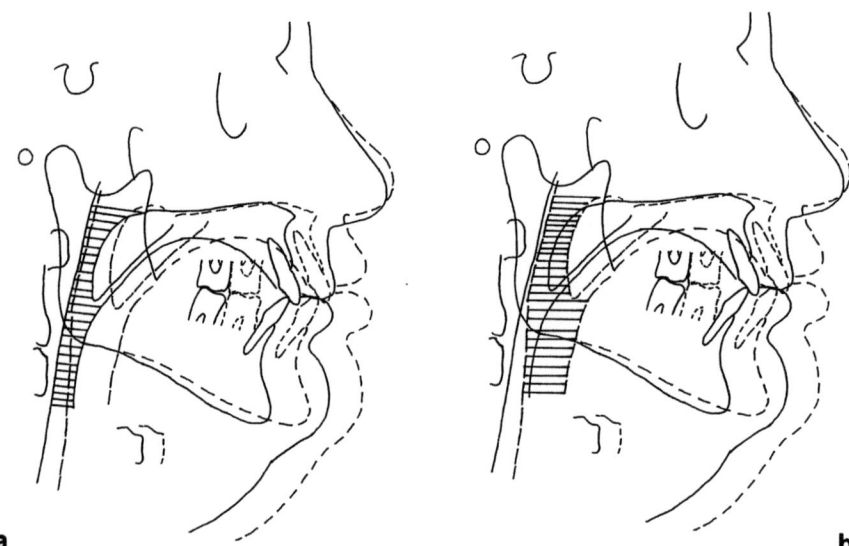

Abb. 10, a, b. Die Durchzeichnung der seitlichen Fernröntgenbilder prä- und postoperativ wurden im Bereich der Schädelbasis überlagert, um die postoperativen Veränderungen zu veranschaulichen: Die präoperative Situation entspricht der *durchgezogenen Linie*, die postoperative Situation der *gestrichelten unterbrochenen Linie*. In **a** ist das Ausmaß des Pharynx präoperativ *schraffiert*, in **b** ist das Ausmaß des Pharynx postoperativ *schraffiert* (gleicher Patient wie in Abb. 8 und 9)

Abb. 9, bei dem eine operative Vorverlagerung von Ober- und Unterkiefer um 10 mm vorgenommen wurde. Die kephalometrische Analyse anhand des seitlichen Fernröntgenbildes zeigt präoperativ (Abb. 9 a) eine deutliche Einengung des Pharynx; die skelettalen Werte liegen im Normbereich. Postoperativ erkennt man eine deutliche Erweiterung im gesamten Pharynxbereich (Abb. 9 b). In Abb. 10 sind die Durchzeichnungen der beiden Fernröntgenbilder im Schädelbasisbereich überlagert, um die Veränderungen zu verdeutlichen: die durchgezogene Linie entsprechend der präoperativen und die gestrichelte Linie entsprechend der postoperativen Situation. Die Ausmaße des Pharynx sind entsprechend prä- und postoperativ schraffiert. Mit der Erweiterung des Pharynx kommt es zur Beseitigung der obstruktiven Apnoe, wie die in Abb. 11 ausschnittsweise wiedergegebene prä- und postoperative Registrierung zeigt. Der Apnoeindex konnte von 47 auf 0 gesenkt werden; subjektiv war der Patient danach völlig beschwerdefrei.

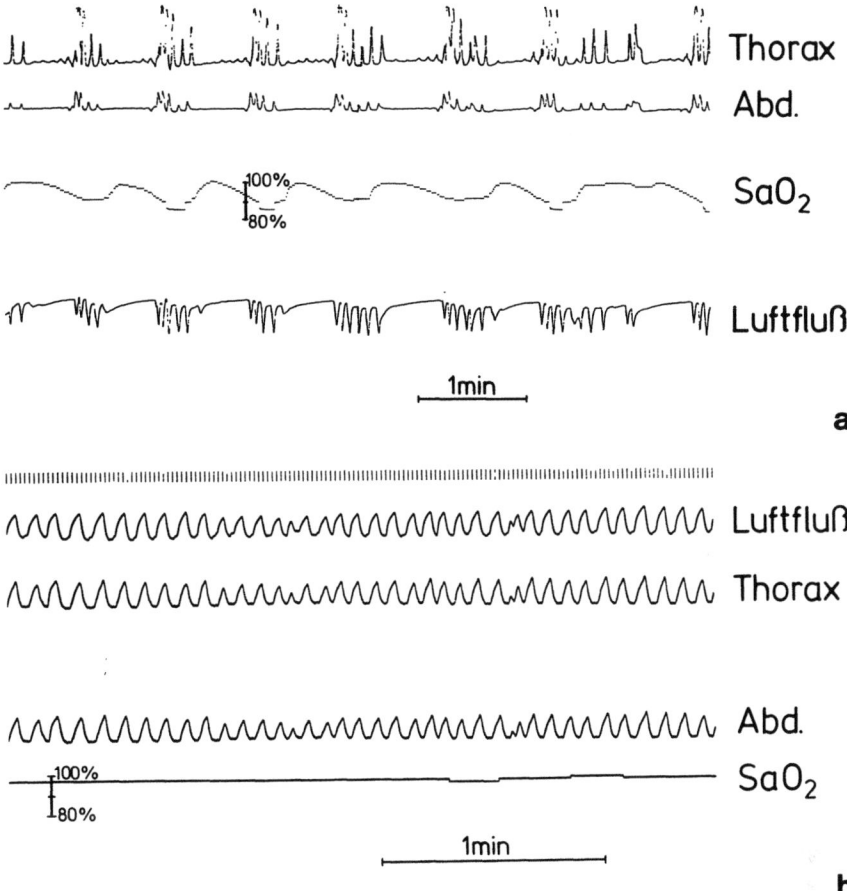

Abb. 11 a, b. Ausschnitt der polysomnographischen Registrierung (gleicher Patient wie Abb. 8, 9 und 10). **a** Präoperativ, **b** postoperativ

2. Enger Pharynx und skelettale Veränderungen (Retrognathie)

Zusätzlich zur Einengung des Pharynx besteht eine maxilläre und mandibuläre Retrognathie. Abbildung 12 zeigt hierzu als Beispiel einen 22jährigen Patienten, bei dem ebenfalls eine operative Vorverlagerung von Ober- und Unterkiefer um 10 mm unter Erhaltung der Bißbeziehung vorgenommen wurde. Präoperativ (Abb. 12 a) erkennt man neben dem engen Pharynx den retrognathen Gesichtstyp. Das Ausmaß der Vorverlagerung und die Erweiterung des Pharynx zeigt das seitliche Fernröntgenbild nach einer Woche nach der Operation (Abb. 12 b).

Die ausschnittsweise polysomnographische Registrierung zeigt präoperativ (Abb. 13 a) die Situation einer gemischten, überwiegend obstruktiven Apnoe, postoperativ (Abb. 13 b) eine regelrechte Atmung ohne Apnoen und ohne nennenswerte O_2-Sättigungsabfälle. Der Apnoeindex war eine Woche postoperativ trotz noch vorhandener Schwellung von 60 auf 5 gesenkt worden.

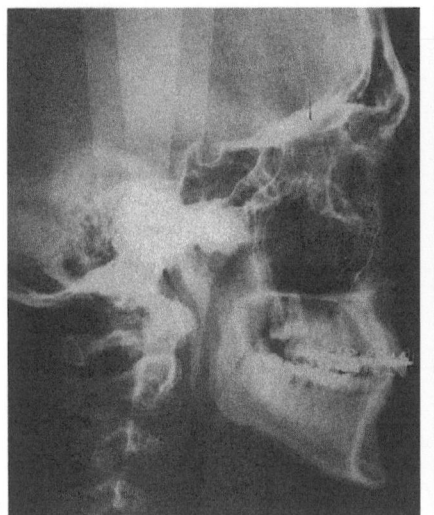 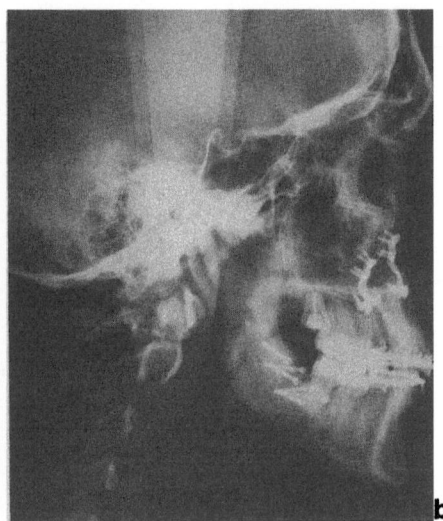

Abb. 12, a, b. Operative Vorverlagerung von Ober- und Unterkiefer im seitlichen Fernröntgenbild bei maxillärer und mandibulärer Retrognathie. **a** Präoperativ (enger Pharynx, Rückenlage von Ober- und Unterkiefer), **b** postoperativ

3. Enger Pharynx und skelettale Veränderungen (Dysgnathie)

Schließlich ist in Abb. 14 ein Beispiel für eine dritte Gruppe der Patienten dargestellt, bei denen neben einem engen Pharynx noch eine dysgnathe Bißsituation besteht; in diesem Fall lag präoperativ eine Unterkieferrücklage mit einem Frontzahnüberbiß von 9 mm vor (Abb. 14 a). Diese Bißlage mit der sagittalen Stufe von 9 mm wurde korrigiert, indem der Oberkiefer um 5 mm, der Unterkiefer um 14 mm vorverlagert wurde (Abb. 14 b). Gleichzeitig kam es dadurch zu einer entsprechenden Erweiterung des Pharynx. Der Ausschnitt aus der polysomnographischen Registrierung (Abb. 15) zeigt im Vergleich zur präoperativen Situation postoperativ eine regelrechte Atmung; der Apnoeindex konnte von 59 auf 3 Apnoen/h gesenkt werden.

Zusammenfassung

Zusammenfassend bleibt festzuhalten, daß es bei einer ganzen Reihe von Patienten bestimmte morphologische prädisponierende kephalometrisch faßbare Faktoren zu geben scheint, die eine Indikationsstellung für die erfolgreiche Durchführung gesichtsskelettverlagernder Eingriffe ermöglichen.

Bei maxillärer bzw. insbesondere bei mandibulärer Retrognathie in Kombination mit einem engen PAS kann primär eine operative Korrektur angestrebt werden.

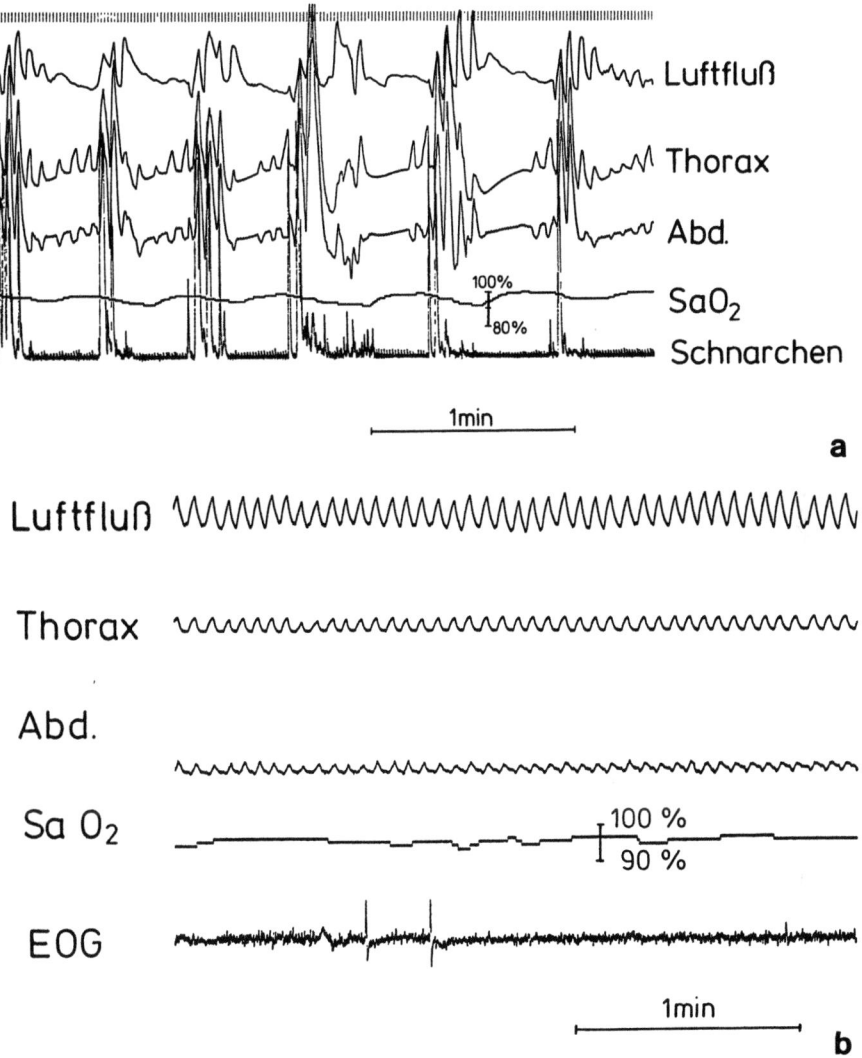

Abb. 13, a, b. Ausschnitt der polysomnographischen Registrierung (gleicher Patient wie Abb. 12). **a** präoperativ, **b** postoperativ

Bei Patienten mit obstruktiver Schlafapnoe, bei denen eine Einengung des Pharynx ohne entsprechende skelettale Veränderungen vorliegt, kann ebenfalls – alternativ zur konservativen Behandlung mit CPAP – ein chirurgisches Vorgehen mit Vorverlagerung des maxillomandibulären Komplexes erwogen werden.

Die erfolgreiche Behandlung von bislang 20 Patienten zeigt, daß bei richtiger Indikationsstellung eine Beseitigung der Apnoen und somit eine Heilung möglich ist. Es muß allerdings weiter an einer zuverlässigen Indikationsstellung für die jeweilige Therapie gearbeitet werden.

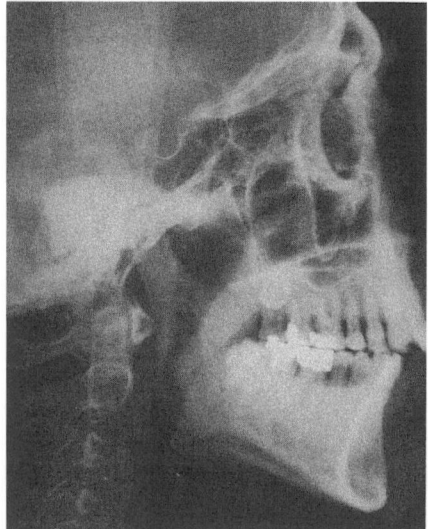 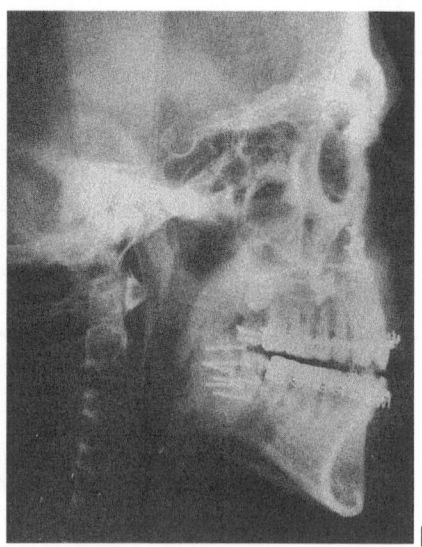

Abb. 14, a, b. Operative Vorverlagerung des Unterkiefers um 14 mm und des Oberkiefers um 5 mm bei dysgnathen Bißverhältnissen. **a** Präoperativ (enger Pharynx, Rücklage des Unterkiefers mit sagittalem Überbiß von 9 mm), **b** postoperativ

Abschließend sei nochmals betont, daß vor jeder noch so kleinen chirurgischen Maßnahme eine eingehende komplexe Diagnostik in einem Schlaflabor erforderlich ist. Ein Therapieversuch mit CPAP sollte in jedem Fall vorausgehen, um zu überprüfen, ob die subjektiven klinischen Beschwerden unter entsprechender Therapie verschwinden oder ob sie durch andere Erkrankungen hervorgerufen werden.

Literatur

1. Alvarez CM, Lessing ME, Gross PD (1987) Mandibular advancement combined with horizontal advancement genioplasty for the treatment of obstructive sleep apnea in edentulous patients. Oral Surg 64:402–406
2. Bacon W, Krieger J, Turlot J-C, Stierle J-L (1988) Craniofacial characteristics in patients with obstructive sleep apnea syndrome. Cleft Palate J 25:374–378
3. Bear SE, Priest JH (1980) Sleep apnea syndrome: correction with surgical advancement of the mandible. J Oral Surg 38:543–549
4. Coccagna G, di Donato G, Verucchi P, Cirignotta F, Mantovani M, Lugaresi E (1976) Hypersomnia with periodic apneas in acquired micrognathia: a bird-like face syndrome. Arch Neurol 33:769–776
5. Conway WA, Bower GC, Barnes ME (1977) Hypersomnolence and intermittent upper airway obstruction: occurence caused by micrognathia. J Am Med Assoc 237: 2740–2742
6. Cosman B, Crikelair GF (1972) Mandibular hypoplasia and the late development of glossopharyngeal airway obstruction. Plast Reconstr Surg 50:573–579

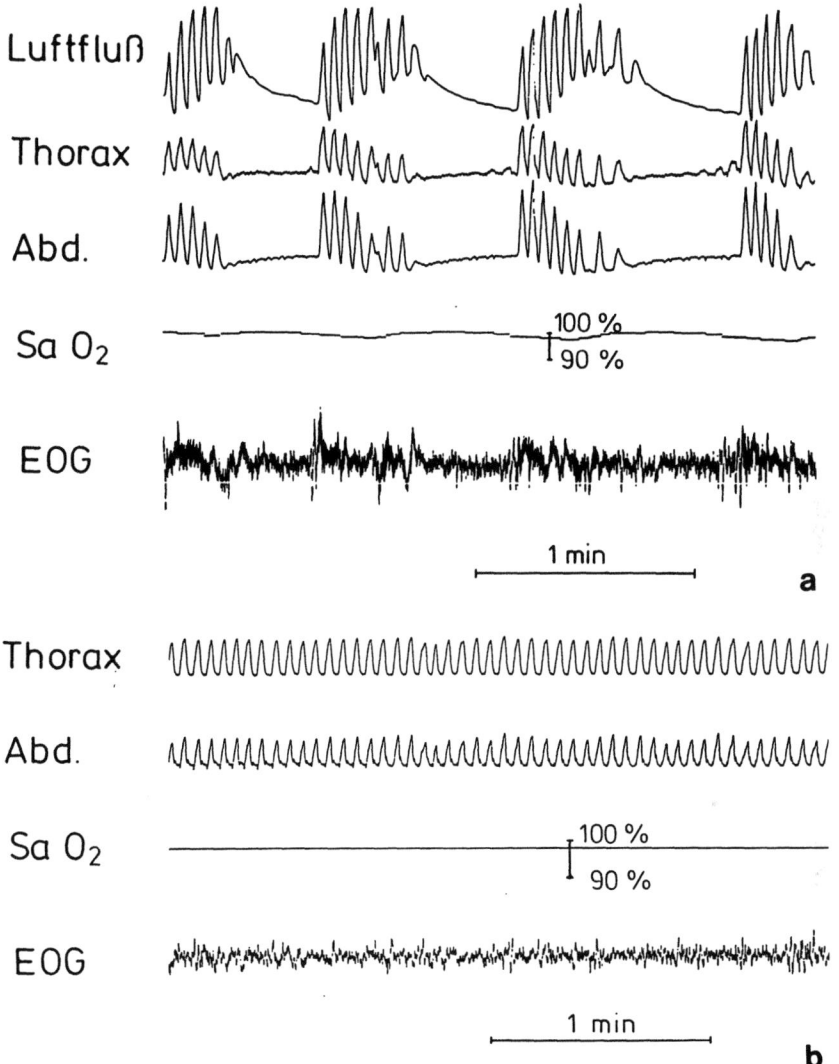

Abb. 15, a, b. Ausschnitt der polysomnographischen Registrierung (gleicher Patient wie Abb. 14). **a** präoperativ, **b** postoperativ

7. DeBerry-Borowiecki B, Kukwa A, Blanks RHI (1988) Cephalometric analysis for diagnosis and treatment of obstructive sleep apnea. Laryngoscope 98:226–234
8. Djupesland G, Lyberg T, Krogstedt O (1987) Cephalometric analysis and surgical treatment of patients with obstructive sleep apnea syndrome. Acta Otolaryngol 103:551–557
9. Guilleminault C, Riley R, Powell N (1984) Obstructive sleep apnea and abnormal cephalometric measurements: implications for treatment. Chest 86:793–794
10. Hasund A (1984) Klinische Kephalometrie für die Bergen-Technik. Kieferorthopädische Abteilung des zahnärztlichen Instituts, Universität Bergen
11. Hegstrom T, Emmons L, Hoddes E, Kennedy T, Christopher K, Collins T, Spofford B (1988) Obstructive sleep apnea syndrome: preoperative radiologic evaluation. Am J Radiol 150:67–69

12. Imes NK, Ott WC, Smith RO, Rogers RM (1977) Retrognathia and sleep apnea: a life-threatening condition masquerading as narcolepsy. J Am Med Assoc 237:1596–1597
13. Jamieson A, Guilleminault C, Partinen M, Quera-Salva MA (1986) Obstructive sleep apneic patients have craniomandibular abnormalities. Sleep 9:469–477
14. Johnston C, Taussig LM, Koopmann C, Smith P, Bjelland J (1981) Obstructive sleep apnea in Treacher-Collins syndrome. Cleft Palate J 18:39–44
15. Kuhlo W, Doll E, Fran M (1969) Erfolgreiche Behandlung des Pickwichian-Syndroms durch eine Dauertracheal-Kanüle. Dtsch Med Wochenschr 94:1286–1290
16. Kuo PC, West RA, Bloomquist DS, McNeil RW (1979) The effect of mandibular osteotomy in three patients with hypersomnia sleep apnea. Oral Surg 48:385–392
17. Lachner J, Waite PD, Wooten V (1990) Die Behandlung der obstruktiven Schlafapnoe mit Methoden der Dysnathiechirurgie. Dtsch Z Mund-Kiefer-Gesichts-Chir 14:272–275
18. Larsson H, Carlsson-Nordlander B, Svanborg E (1991) Long-time follow-up after UPPP for obstructive sleep apnea syndrome. Acta Otolaryngol III:582–590
19. Lowe AA, Santamaria JD, Fleetham JA, Price C (1986) Facial morphology and obstructive sleep apnea. Am J Orthod Dentofacial Orthop 90:484–491
20. Lugaresi E, Coccagna G, Mantovani M, Brignani F (1973) Effects of tracheostomy in two cases of hypersomnia with periodic breathing. J Neurol Neurosurg Psychiatry 36:15–26
21. Lyberg J, Krogstad O, Djupesland G (1989) Cephalometric analysis in patients with obstructive sleep apnea syndrome: I. Skeletal morphology. J Laryngol Otol 103:287–292
22. Lyberg T, Krogstad O, Djupesland G (1989) Cephalometric analysis in patients with obstructive sleep apnea syndrome: II. Soft tissue morphology. J Laryngol Otol 103:293–297
23. Meyer-Brix J, Glanz H, Schulze W, Meier-Ewert K (1988) HNO-ärztliche Befunde bei obstruktivem Schlaf-Apnoe-Syndrom. HNO 36:133–139
24. Partinen M, Guilleminault C, Quera-Salva M-A, Jamieson A (1988) Obstructive sleep apnea and cephalometric roentgenograms. The role of anatomic upper airway abnormalities in the definition of abnormal breathing during sleep. Chest 93:1199
25. Pollak PT, Vincken W, Munro IR, Cosio MG (1987) Obstructive sleep apnea caused by hemarthrosis-induced micrognathia. Eur J Respir Dis 70:117–121
26. Powell N, Guilleminault C, Riley R, Smith L (1983) Mandibular advancement and obstructive sleep apnea syndrome. Bull Eur Physiopathol Respir 19:607–610
27. Powell NB, Riley RW, Guilleminault C (1990) Maxillofacial surgery for obstructive sleep apnea. In: Guilleminault C, Partinen M (eds) Obstructive sleep apnea syndrome. Raven Press, New York
28. Puckett CL, Pickens J, Reinisch JF (1982) Sleep apnea in mandibular hypoplasia. Plast Reconstr Surg 70:213–216
29. Ricketts RM (1961) Cephalometric analysis and synthesis. Angle Orthod 31:141–156
30. Ricketts RM (1970) Analysis – the interim. Angle Orthod 40:129–137
31. Ricketts RM (1972) The value of cephalometrics and computerized technology. Angle Orthod 42:179–199
32. Riley R, Guilleminault C, Herran J, Powell N (1983) Cephalometric analysis and flow-volume loops in obstructive sleep apnea patients. Sleep 6:303–311
33. Riley R, Guilleminault C, Powell N, Derman S (1984) Mandibular osteotomy and hyoid bone advancement for obstructive sleep apnea: a case report. Sleep 7:79–82
34. Riley R, Guilleminault C, Powell N, Simmons FB (1985) Palatopharyngoplasty failure, cephalometric roentgenograms, and obstructive sleep apnea. Otolaryngol Head Neck Surg 93:240–244
35. Riley RW, Powell NB, Guilleminault C, Nino-Murcia G (1986) Maxillary, mandibular, and hyoid advancement: An alternative to tracheostomy in obstructive sleep apnea syndrome. Otolaryngol Head Neck Surg 94:584–588

36. Riley RW, Powell NB, Guilleminault C (1986) Inferior sagittal osteotomy of the mandible with hyoid myotomy suspension: a new procedure for obstructive sleep apnea. Otolaryngol Head Neck Surg 94:589–593
37. Riley R, Powell N, Guilleminault C (1986) Cephalometric roentgenograms and computerized tomographic scans in obstructive sleep apnea (letter to the editor). Sleep 9:514–515
38. Riley R, Powell N, Guilleminault C (1987) Current surgical concepts for treating obstructive sleep apnea syndrome. J Oral Maxillofac Surg 45:149–157
39. Riley RW, Powell NB, Guilleminault C (1989) Inferior mandibular osteotomy and hyoid myotomy suspension for obstructive sleep apnea: a review of 55 patients. J Oral Maxillofac Surg 47:159–164
40. Riley RW, Powell NB, Guilleminault C (1990) Maxillary, mandibular, and hyoid advancement for treatment of obstructive sleep apnea: a review of 40 patients. J Oral Maxillofac Surg 48:20–26
41. Schäfer J, Sieron J, Pirsig W, Haase S, Lupberger A (1989) Radiokephalometrische Befunde und Schnarchdauer beim habituellen Schnarchen und obstruktivem Apnoe-Syndrom. Laryngol Rhinol Otol (Stuttg) 68:163–168
42. Schendel SA, Oeschlaeger M, Wolford LM, Epker B (1979) Velopharyngeal anatomy and maxillary advancement. J Maxillofac Surg 7:116
43. Steiner CC (1953) Cephalometrics for you and me. Am J Orthod Dentofacial Orthop 39:728–855
44. Steiner CC (1959) Cephalometrics in clinical practice. Angle Orthod 29:8–29
45. Strelzow VV, Blanks RHI, Basile A, Strelzow AE (1988) Cephalometric airway analysis in obstructive sleep apnea syndrome. Laryngoscope 98:1149–1158
46. Triplett WW, Lund BA, Westbrock PR, Olsen KD (1989) Obstructive sleep apnea syndrome in patients with class II malocclusion. Mayo Clin Proc 64:644–652
47. Valero A, Alroy G (1965) Hypoventilation in acquired micrognathia. Arch Intern Med 115:307–310
48. Waite PD, Wooten V, Lachner J, Guyette RF (1989) Maxillomandibular advancement surgery in 23 patients with obstructive sleep apnea syndrome. J Oral Maxillofac Surg 47:1256–1262
49. Wickwire NA, White Jr RP, Proffit WR (1972) The effect of mandibular osteotomy on tongue position. J Oral Surg 30:184
50. Wittig R, Wolford G, Conway W, Zorick F, Sicklesteel J, Roehrs T, Roth R (1983) Mandibular advancement as a treatment of sleep apnea syndrome (abstract). Sleep Res 12:296

Operative Therapie beim OSAS: HNO-ärztliche Aspekte

J. Mayer-Brix, A. Leuwer

Die operative Therapie des obstruktiven Schlafapnoesyndroms (OSAS) wurde 1965 von Kuhlo eingeleitet. Er konnte bereits damals nachweisen, daß eine OSAS durch die Umgehung der oberen Luftwege mittels Tracheotomie vollständig beseitigt werden konnte [16].

Die Tracheotomie blieb lange Zeit die einzige mögliche und erfolgversprechende Therapiemöglichkeit bei schwerer Schlafapnoe. Aufgrund der damit einhergehenden schwerwiegenden Beeinträchtigungen der Patienten wurde jedoch nach anderen, weniger eingreifenden operativen Verfahren gesucht.

1981 stellte Fujita die Uvulo-palato-pharyngo-plastik (UPPP) zur Behandlung des OSAS vor [9]. Nachdem er anfänglich über sehr gute Erfolge berichtete, folgte rasch eine Welle der verschiedensten operativen Verfahren, mit denen man hoffte, eine Besserung der OSAS zu erreichen.

Inzwischen wurden in den letzten 10 Jahren zahlreiche Studien durchgeführt, aus denen sich gesicherte Aussagen über die Indikationen und Erfolgsquoten der verschiedenen Operationsverfahren ableiten lassen.

Operative HNO-ärztliche Eingriffe können grundsätzlich 3 verschiedenen Zielen dienen:

1. Beseitigung eines pathologischen Prozesses im Bereich der oberen Luftwege,
2. Beseitigung einer anatomischen oder funktionellen Einengung,
3. Ermöglichung der CPAP-Therapie oder Senkung des CPAP-Drucks.

Diese sollen nun im einzelnen dargestellt und diskutiert werden.

Pathologische Prozesse im Bereich der oberen Luftwege

In der Literatur ist über eine Fülle von Erkrankungen im Bereich der oberen Luftwege berichtet worden, die über eine Einengung zu der Symptomatik eines OSAS geführt haben (aus [21], Literatur, s. dort):

Otoneurologie:
- pathologische Hirnstammbefunde,
- vestibuläre Beeinträchtigung,
- verändertes Nystagmusmuster;

Nase:
- allergische Rhinitis,
- behinderte Nasenventilation, Nasenseptumdeviation;

Nasenrachen:
- Nasopharyngitis,
- adenoide Vegetationen;

Oropharynx:
- Tonsillenhypertrophie,
- beidseitiger Peritonsillarabszeß,
- fleischige Gaumenbögen,
- Makroglossie,
- orale Zyste,
- Fremdkörper,
- oropharyngeale Papillome,
- Zungengrundangina,
- Tefloninjektion,
- Zustand nach Velopharyngoplastik;

Hypopharynx und Kehlkopf:
- vergrößerte weiche Epiglottis,
- supraglottisches Ödem,
- Rekurrensparese;

Hals:
- Lymphom,
- kurzer Hals;

Kraniofaziale Dysmorphie:
- Trisomie 21,
- Pierre-Robin-Syndrom,
- Mikrognathie/Retrognathie,
- Akromegalie;

Sonstige:
- Apoplex,
- Amyloidose,
- Arnold-Chiari-Syndrom,
- Myxödem,
- Mukopolysaccharidose,
- Infekte bei Kindern,
- kongenitaler Stridor.

Schon relativ banale und sehr häufige Erkrankungen, wie z. B. eine Verkrümmung der Nasenscheidewand, eine chronische Nasennebenhöhlenentzündung, die evtl. mit Nasenpolypen einhergeht, oder eine allergische Rhinitis können zu entsprechenden Symptomen führen. Aber auch wesentlich seltenere Befunde müssen zumindest ausgeschlossen werden. In den Altersgruppen, in denen sich meist ein OSAS entwickelt, steigt nämlich unabhängig davon auch die Inzidenz pathologischer HNO-Befunde.

Tabelle 1. Bisher nicht bekannte pathologische Befunde bei 336 Patienten (1 Patient = 0,3 %)

	[%]
Chronische Mittelohreiterung	0,9
Nasenrachentumor	0,6
Nasenrachenzyste	0,3
Polyposis nasi	2,6
Sinusitis	2,4
Leukoplakie der Zunge	0,3
Rekurrensparese	0,6
Stimmlippenpolyp	0,6
Parotistumor	0,3
Hypopharynxzyste	0,6
Gesamt	9,2

Wir haben in der HNO-Klinik Marburg in den Jahren 1986–1988 431 Patienten untersucht, die von internistischer oder neurologischer Seite unter dem Verdacht auf ein OSAS zur Polysomnographie einbestellt worden waren. Immerhin 95 dieser Patienten (20 %) waren schon vorher in HNO-ärztlicher Behandlung wegen anderer Erkrankungen gewesen.

Befunde, die zu einer Einengung der oberen Luftwege geführt hatten, wie z. B. ein Polyposis nasi, eine hochgradig behinderte Nasenventilation, hyperplastische Tonsillen, Rekurrensparesen oder Trachealstenosen fanden wir bei 32 % der Patienten.

Weitaus am häufigsten waren dabei Erkrankungen im Bereich der Nase mit 24 % [21].

Bei den 336 Patienten, die noch nicht in HNO-Behandlung waren, fanden wir bei 9,2 % Befunde, die einer HNO-Therapie unabhängig vom OSAS bedurften (Tabelle 1).

Die Rate der Patienten mit Befunden, die über eine OSAS hinausgehen oder es begünstigen, ist also relativ hoch.

Die in der Literatur beschriebenen seltenen Erkrankungen fanden wir nur in Einzelfällen, d. h. mit einer Häufigkeit von 0,3–1 % [21].
Ähnlich verhält es sich bei den Kindern, wo wir unter 112 Kindern, die wir auch im Schlaf mit dem MESAM-Rekorder gemessen hatten, in keinem Fall einen pathologischen Prozeß und nur bei einem Kind mit deutlichen Apnoephasen eine kraniofaziale Dysmorphie fanden [22].

Diagnostik

Sie beinhaltet die klinische HNO-ärztliche Untersuchung durch Spiegelung und Endoskopie sowie ergänzende Verfahren, die zur Abklärung erforderlich sind: Röntgenuntersuchung der Nasennebenhöhlen in a.p.-Projektion und des Gesichtsschädels seitlich, evtl. Computertomographie oder Kernspintomographie und Ultraschalluntersuchung der Halsweichteile.

Operative Therapie

Sie besteht in den zur Beseitigung der pathologischen Befunde üblichen HNO-ärztlichen Operationen, wie z. B. Begradigung einer Septumdeviation mit Verkleinerung der Nasenmuscheln, Entfernung von Nasenpolypen mittels endonasaler Siebbeinoperation, Entfernung eines Nasenrachentumors oder großer Adenoidreste oder hyperplastischer Tonsillen etc.

Die Indikation zu einem solchen Eingriff ist naturgemäß meist nicht auf das OSAS bezogen. Sein Erfolg im Hinblick auf die Besserung eines OSAS muß unbedingt polysomnographisch kontrolliert werden, denn auch bei Beseitigung eines offensichtlichen mechanischen Hindernisses kommt es nicht zwangsläufig zu einer Beseitigung der Apnoen.

So tonsillektomierten wir z. B. einen Patienten mit großen verlegenden Tonsillen, denen man durchaus einen wesentlichen Anteil der Pharynxobstruktion zuschreiben konnte, ohne daß es zu einer wesentlichen Abnahme der Apnoephasen kam.

Bei Kindern führt dagegen die Entfernung hyperplastischer Tonsillen durchaus zu einer deutlichen Reduktion oder Beseitigung der Apnoen. Wir vermuten, daß hier aufgrund des kleineren Pharynx die anatomische Obstruktion einen größeren Anteil an der Pathogenese des OSAS hat als bei Erwachsenen [22].

Beseitigung einer anatomischen oder funktionellen Einengung

Diagnostik

Ergibt die klinische Untersuchung keinen Anhalt für einen pathologischen Prozeß, so wird man zunächst nach einer anatomischen Einengung im Bereich der Nase, des Nasenrachens, des Oropharynx (Gaumensegel), des Hypopharynx oder des Kehlkopfs suchen. Aus dem Befund dieser normalen HNO-ärztlichen Untersuchung kann allerdings nicht auf das Vorhandensein oder gar den Schweregrad eines OSAS geschlossen werden, da keiner der zu erhebenden Befunde mit dem Apnoeindex korreliert [19].

Wir haben bei den oben angeführten 431 Patienten das Ergebnis der HNO-ärztlichen Untersuchung (die ohne Kenntnis des polysomnographischen Befundes erfolgte) im Nachhinein mit dem Ergebnis der Polysomnographie verglichen.

Die als „typisch" beschriebenen Rachenbefunde mit tiefstehenden verbreiterten Gaumenbögen, einer verlängerten Uvula mit gefältelter Schleimhaut, überschüssiger Schleimhaut an der Rachenhinterwand oder einer großen Zunge fanden wir nur bei 34 % der OSAS-positiven und bei 17 % der OSAS-negativen Patienten [21]. 27 % der Patienten mit OSAS waren sogar bereits tonsillektomiert [19].

Patienten mit OSAS hatten auch häufiger eine rhinomanometrisch nachgewiesene, hochgradig behinderte Nasenventilation (17 % gegenüber 9 %) und einen engen Nasenrachen (8 % gegenüber 1,4 %; Tabelle 2).

Tabelle 2. Vergleich der HNO-Befunde bei 285 OSAS-positiven und 146 OSAS-negativen Patienten (in Klammer Angaben in Prozent)

	OSAS-positiv (n = 285)	OSAS-negativ (n = 146)
Ohr:		
Innenohrschwerhörigkeit	28 (9,8)	13 (9)
Chronische Mittelohreiterung	3 (1)	4 (2,7)
Hörsturz	2 (0,7)	
Vestibularis:		
Lagerungsyntagmus		2 (1,4)
Vestibularisläsion	2 (0,7)	5 (3,4)
Nasenrachen:		
Eng	23 (8)	2 (1,4)
Adenoide Vegetationen	2 (0,7)	1 (0,7)
Unklarer Tumor	2 (0,7)	
Nase:		
Polyposis nasi	7 (2,4)	2 (1,4)
Akute und chronische Sinusitis	8 (2,8)	4 (2,7)
Seröse Rhinitis	4 (1,4)	3 (2)
Rhinitis sicca/Ozaena	10 (3,4)	4 (2,7)
Epistaxis	1 (0,35)	2 (1,4)
Hochgradig behinderte Nasenventilation (Fluß rechts und links 500 ml/s)	49 (17)	13 (9)
Zustand nach Septumoperation	23 (8)	9 (6)
Oropharynx:		
Hyperplastische Tonsillen	6 (2,1)	2 (1,4)
Tonsillenkarzinom	1 (0,35)	
Leukoplakie der Zunge	1 (0,35)	
Hypoglossusparese	1 (0,35)	
Uvulapapillom	1 (0,35)	
Gaumenbogenhämangiom		1 (0,7)
Sialadenitis submandibularis		1 (0,7)
Oropharynx eng	99 (34,7)	24 (16,4)
Oropharynx weit	45 (15,7)	32 (22)
Makroglossie	19 (6,6)	5 (3,4)
Hypopharynx:		
Eng	2 (0,7)	1 (0,7)
Vergrößerte Zungengrundtonsille	7 (2,4)	2 (1,4)
Zyste	1 (0,35)	1 (0,7)
Larynx:		
Rekurrensparese	2 (0,7)	1 (0,7)
Stimmlippengranulom	1 (0,35)	
Stimmlippenpolyp		2 (1,4)
Reinke-Ödem	3 (1)	1 (0,7)
Akute und chronische Laryngitis	17 (6)	6 (4,1)

Tabelle 2. Fortsetzung

	OSAS-positiv (n = 285)	OSAS-negativ (n = 146)
Hals/Gesicht:		
Struma nodosa	3 (1)	2 (1,4)
Parotistumor	2 (0,7)	
Kraniofaziale Dysmorphie		1 (0,7)
(Dysostosis mandibulofacialis)		
Trachealstenose		1 (0,7)
Lipom Halsseite	1 (0,35)	
Mediane Halszyste	1 (0,35)	
Sonstige Befunde:		
Apoplex	2 (0,7)	1 (0,7)
Morbus Boeck	1 (0,35)	
Akromegalie/Hypophysenadenom	2 (0,7)	
Synkopen/unsystematischer Schwindel	14 (5)	16 (11)

Anatomische Einengungen sind also zwar häufiger nachweisbar, betreffen aber eben nur einen Teil der Patienten mit OSAS.

Zusätzlich zu der klinischen Untersuchung auf anatomische Einengungen erfolgt im nächsten Schritt eine endoskopisch-funktionelle Diagnostik [19, 31], sinnvollerweise in Kombination mit einer Videoaufzeichnung [27, 29].

Man versucht damit den funktionell wichtigsten Obstruktionsort zu ermitteln, um so eine gezielte operative Erweiterung durchführen zu können.

Beim wachen Patienten wird dazu eine flexible Nasenrachenendoskopie durchgeführt. Anschließend wird der Patient dazu aufgefordert, verschiedene Manöver durchzuführen, mit denen man versucht, den Pharynxkollaps oder das Schnarchen zu simulieren. Anhand des Müller-Manövers (flexible Nasenrachenendoskopie mit maximaler Inspiration bei zugehaltenem Mund und fast verschlossener Nase) kann man die funktionelle Weichheit des Pharynxschlauches beurteilen, die man in 3 oder 4 Grade unterteilen kann [19, 31].

Wir konnten zeigen, daß die Unterteilung in 3 Schweregrade recht gut mit dem später therapeutisch erforderlichen CPAP-Druck korreliert und daher physiologisch sinnvoll ist [20].

Des weiteren wurden die Patienten aufgefordert, willentlich zu schnarchen, und es wurde die Wirkung des Esmarch-Handgriffs (Vorverlagerung des Unterkiefers) beurteilt.

Allerdings haben sich auch aus diesen Untersuchungen keine eindeutig pathognomischen Befunde ergeben [29].

In zahlreichen Studien wurde nun versucht, die Ergebnisse dieser Untersuchungsbefunde mit dem Schweregrad des OSAS und dem Erfolg der operativen Therapie zu korrelieren.

Folgende Parameter wurden dabei auf ihre klinische Relevanz untersucht:

1. *Nasenwiderstand:* Er ist zwar häufig erhöht, korreliert aber nicht mit dem Apnoeindex [3]. Auch eine Septumkorrektur allein erbringt nur eine Besserung des Schnarchens, aber nicht der Apnoephasen [2]. Wir fanden in unseren Studien weder eine Korrelation zum Apnoeindex noch zu dem therapeutisch erforderlichen CPAP-Druck [19, 20].
2. *Pharynxweite:* Responder wiesen einen weiteren Pharynx auf als Nichtresponder [10].
3. Schwierigkeitsgrad der *Kehlkopfspiegelung:* Fujita et al. [9] fanden einen besseren Erfolg bei gut spiegelbaren Patienten, in der Nichtrespondergruppe waren 21 % der Patienten nicht spiegelbar!
4. *Tonsillengröße:* Die Tonsillengröße korreliert nicht mit dem Op.-Erfolg [2, 28]. Bei tonsillektomierten Patienten bringt die UPPP praktisch keinen Erfolg [1]. Bei Kindern korreliert die Tonsillengröße ebenfalls nicht eindeutig mit dem Schweregrad des Schnarchens oder der Apnoephasen [22].
5. *Endoskopie und Müller-Versuch:* Patienten mit hauptsächlichem Kollaps in der Oropharynxregion reagierten deutlich besser auf die UPPP [31].
Eine über 50%ige Einengung im Müller-Versuch soll in 73 % der Fälle zu einem Op.-Erfolg führen [31].
Andere Untersucher konnten dies jedoch nicht bestätigen und fanden nur bei 50 % der Patienten mit hochgradiger Einengung ein positives Op.-Ergebnis [14].
6. *Apnoeindex (AI):* Die Ansichten hierüber sind ebenfalls geteilt. Während manche Studien bei Patienten mit einem hohen AI (über 70/h) eine deutliche Besserung durch die UPPP ergaben [4, 18], fanden andere, daß Responder sogar einen niedrigeren AI hatten [10]. Auch Pirsig beobachtete einen wesentlich besseren Erfolg bei Patienten mit niedrigerem AI (AI unter 44/h) [25]. Ryan beobachtete keine Korrelation zwischen AI und Op.-Erfolg [26].
7. *Gewicht:* Der Einfluß des präoperativen Gewichts wird als wesentlicher Faktor für das Ergebnis der operativen Therapie angesehen, wobei sich aber unterschiedliche Ergebnisse zeigten. Während die meisten und neueren Studien bessere Ergebnisse bei geringerem Gewicht ergaben (Broca-Index unter 125 %) [5, 10, 25], beobachteten andere eine bessere Reaktion bei Übergewicht über 125 % [9].

Bisher ist also beim Erwachsenen mit keiner Maßnahme der Erfolg der operativen Maßnahmen vorherzusagen.

Dies wird inzwischen auch durch eine neuere Arbeit bestätigt, in der anhand von sorgfältigen Druckmessungen gezeigt werden konnte, daß keine Korrelation zwischen dem hauptsächlichen Obstruktionsort im Pharynx (mit nachgewiesenermaßen größten Unterdruck) und dem operativen Ergebnis nachweisbar ist.

Selbst Patienten mit betonter velopharyngealer Enge hatten keine höheren Erfolgsraten in der UPPP. Umgekehrt profitierten auch Patienten von einer UPPP, deren hauptsächlicher Obstruktionsort im Hypopharynx lag [23].

Therapie

Die Therapie einer funktionellen oder anatomischen Einengung erfolgt an den Befund adaptiert.

1. Eine Einengung der Nase wird durch eine Septumkorrektur mit Verkleinerung der Nasenmuscheln beseitigt.
2. Bei Nasenrachenbefunden, wie z. B. persistierenden Adenoiden, erfolgt eine Adenotomie.
3. Liegt die Einengung im Oropharynx vor, so versucht man eine Erweiterung und Versteifung des Pharynx mittels einer UPPP zu bewirken [33]. Eine Tonsillektomie wegen hyperplastischer Tonsillen ist beim Erwachsenen unserer Erfahrung nach nicht ausreichend. Im Gegensatz dazu kann man bei Kindern mit einer Adenotonsillektomie eine vollständige Beseitigung von Apnoen erreichen [22].
4. Eine Einengung im Hypopharynx oder eine Makroglossie versucht man durch eine Verkleinerung des Zungengrundes mittels keilförmiger Resektion des Zungenrückens und der Zungengrundtonsille zu beseitigen.
5. Stenosen im Kehlkopf oder Trachealbereich können durch verschiedene Verfahren erweitert werden. Bei einer eingeengten oder überhängenden Epiglottis ist manchmal auch in diesem Bereich eine teilweise Resektion indiziert.

Als klinisch erfolgreichster Eingriff hat sich bei Erwachsenen eindeutig die UPPP erwiesen, die meist mit einer Nasenoperation kombiniert wird.

Unabhängig von den Schwierigkeiten in der präoperativen Diagnostik ergaben sich in zahlreichen Studien ähnliche Erfolgsraten der UPPP. Es ist deshalb zu vermuten, daß es verschiedene Kollektive gibt, in denen der Anteil der anatomischen Pharynxeinengung an der Pathogenese des OSAS unterschiedlich hoch ist.

So erscheint es logisch, daß eine UPPP keinen Erfolg bei Patienten erbringt, deren Gaumenbogen nach einer vorangegangenen Tonsillektomie schon straff ist. Diese Patienten haben nämlich das OSAS dann überwiegend aus anderen Gründen entwickelt.

Die Erfolgsraten der UPPP in der Behandlung des OSAS liegen im Durchschnitt bei 60 % (im Mittel aus 23 Studien mit insgesamt 825 Patienten), wobei als Kriterium eine Verminderung des Apnoeindex um 50 % genommen wurde (Tabelle 3).

Der Sinn dieses Erfolgskriteriums ist allerdings unklar, denn nach Risikostudien sollte der Apnoeindex möglichst unter 20 liegen [11].

Legt man wesentlich strengere Maßstäbe an, z. B. einen postoperativen Apnoeindex unter 10 (in einer Studie unter 20), so ergibt sich aus 7 Studien mit 248 Patienten eine durchschnittliche Erfolgsquote von immerhin noch 47 % (Tabelle 4). In einige dieser Studien waren aber auch vorher tracheotomierte Patienten einbezogen. Diese Patienten hatten also vorher über längere Zeit ohne Apnoen geschlafen. Es ist fraglich, ob die Verminderung der Apnoen in der postoperativen Schlaflabormessung nicht eher auf die vorher erfolgte zentrale Erholung zurückzuführen ist.

Tabelle 3. Vergleich der operativen Ergebnisse in publizierten Studien seit 1981 (*AI < 50 %* Reduktion um 50 %; *AI < 10* Reduktion unter einen AI von 10/h; *T* Tage; *W* Wochen; *M* Monate; *J* Jahre)

Name	Jahr	Oper./Nachuntersuchung		Intervall	Kriterium	Resultat [%]
Anand et al. [1]	1991	66	45	16T–87 M	AI < 90 %	26,7
					AI < 50	67
Caldarelli et al. [4]	1986	22	22	8 W	AI < 50 %	50
Cohn [6]	1986	281	281	Übersicht	AI < 50 %	55,8
Dickson u. Blokmanis [7]	1987	44	40	3 M	AI < 50 %	77
Gislason u. Lindholm [10]	1988	34	34	6 M	AI < 50 %	65
					AI < 10	47
Katsantonis et al. [13]	1988	98	98	1 W–2,5 J	AHI < 50 %	37,7
Katsantonis et al. [14]	1989	24	24	5 W–42 W	AHI < 50 %	29,16
Larsson et al. [17]	1991	50	50	6 M	O_2 < 50 %	60
				21 M	AI < 20	36,7
Macaluso et al. [18]	1989	42	34	6 W	AI < 5; O_2 > 82 %	56
					AI < 50 %, O_2 < 60 %	76,5
Metes et al. [23]	1991	12	12	5 M	AI < 50 %	58,3
					AHI < 10	16,6
Pirsig et al. [25]	1990	31	31	3–24 M	AI < 10	55
Ryan et al. [26]	1990	60	60	3 M	AI < 60 %	80
					AI 4	63
Schoen et al. [30]	1987	37	37	1 M	AI < 50 %	81
					AI < 90 %	46
Sher et al. [31]	1985	30	30	6 W	AI < 50 %	87
Wetmore et al. [32]	1986	46	27	unklar	AI < 50 %	63
					AI < 5	30
Gesamt		825	248		AI < 50 %	60
					AI < 10	47

Die subjektive Erfolgsquote liegt mit 80–100 % wesentlich höher als die gemessenen Ergebnisse [6]. Der Grund hierfür ist nicht eindeutig geklärt. Man vermutet, daß dies durch eine Verbesserung der gesamten Schlafstruktur oder durch eine Anhebung der durchschnittlichen O_2-Sättigung im Schlaf bewirkt wird. Allerdings konnten die Angaben der Patienten über eine verbesserte Vigilanz bisher in keiner Studie objektiviert werden [2, 14].

Die teilweise eklatanten Unterschiede der Studien weisen darauf hin, daß sich die Kollektive dieser Studien in verschiedenen Selektionsparametern unterscheiden. Gerade bei der Indikationsstellung zu einem operativen Eingriff fließt eine Vielzahl von Faktoren ein, die in keiner Publikation erwähnt werden. Die Überzeugungskraft des Arztes, der dem Patienten zur Operation rät, hängt z. B. wesentlich davon ab, ob er selber den Befund für ausgeprägt und operativ korrigierbar hält oder nicht. Ferner wird man eine Operation seltener (und strenger) indizieren, wenn noch andere Behandlungsmöglichkeiten am Ort bestehen, wie z. B. eine CPAP-Therapie, und sie großzügiger durchführen, wenn sie die einzige mögliche Therapie darstellt.

Ein Patient, der sich zu einer so eingreifenden Maßnahme entschließt, die ja auch mit vielen Ängsten bezüglich postoperativer Komplikationen verbunden ist, wird darüber hinaus den Erfolg dieser Maßnahme zumindest direkt postoperativ immer recht positiv schildern.

Dies konnten wir eindrucksvoll bei 2 Patienten beobachten, die nach der UPPP eine deutliche Besserung ihrer Müdigkeit angaben, aber gleichzeitig meist bei der Visite schlafend über ihrer Zeitung saßen. Erst nach mehreren Wochen gaben die Patienten an, daß sich ihr Befinden nicht sehr gebessert hätte. Die postoperativen Schlaflabormessungen hatten bereits direkt postoperativ keine Veränderung der Apnoen ergeben.

Unstrittig ist, daß die UPPP in einem hohen Prozentsatz das Schnarchen reduziert und daher bei Patienten ohne Apnoen die Methode der Wahl darstellt [15, 25].

Risiken und Kontraindikationen der UPPP

Die Komplikationsrate der UPPP ist bei Operationsverfahren, die den weichen Gaumen schonen, im Gegensatz zu früheren Berichten wohl doch relativ niedrig. Sie liegt in etwa bei 3 %. Katsantonis et al. beschrieben bei 2,5 % der Patienten eine nasopharyngeale Stenose, die nachkorrigiert werden mußte, und bei 1 % eine Veluminsuffizienz mit Eindringen von Nahrung in die Nase beim Schlucken [12]. Pirsig u. Schäfer beobachteten unter 120 operierten Patienten keine Dauerfolgen [25].

Über starke postoperative Schmerzen über ca. 1 Woche und eine nasale Sprache oder das Eindringen von Nahrung in die Nase klagen anfangs viele Patienten, meist bessert sich dies innerhalb einiger Wochen [24].

Eine UPPP sollte nicht durchgeführt werden, wenn
- bereits eine Tonsillektomie erfolgt ist [1],
- eine Rhinolalie infolge einer Gaumensegelinsuffizienz schon vorbesteht, z. B. nach Gaumenspaltenoperationen oder Velumplastiken,
- eine Neigung zur Keloidbildung vorliegt,
- die Pharynxwände sich im Müller-Versuch von lateral zur Mitte bewegen [25],
- eine chronisch-atrophische Pharyngitis besteht.

Ermöglichung der CPAP-Therapie oder Senkung des CPAP-Drucks

Ein weiterer wichtiger Aspekt der HNO-Untersuchung und Therapie betrifft die CPAP-Therapie. Sie ist für den Patienten belastend und mit einer relativ hohen Rate von Nebenwirkungen (bis zu 60 %) im Gesichtsbereich behaftet. Von 18 Patienten mit Beschwerden klagten in unserer Untersuchung 6 über eine seröse Rhinitis mit Niesanfällen, weitere 6 über ein Anschwellen der Nasenmuscheln 1–2 h nach Applikation der CPAP-Maske und weitere 3 über eine trockene Rhinitis [20].

Deshalb sollte von HNO-ärztlicher Seite eine ständige Kontrolle und gegebenenfalls eine Therapie vor und nach der Anwendung der CPAP-Therapie erfolgen.

Wir fanden unter den oben angeführten 431 Patienten bei 25 % Befunde, bei denen eine CPAP-Therapie kontraindiziert war oder nur schwerlich durchführbar wäre. Dies gilt besonders für alle akuten oder chronischen Entzündungen der oberen Luftwege einschließlich der Ohren. Bei einer stark behinderten Nasenventilation wird die CPAP-Therapie erfahrungsgemäß nicht toleriert (Tabelle 4).

Neben einer evtl. erforderlichen operativen Sanierung von Entzündungen erhebt sich oft die Frage, ob eine Verbesserung der Nasenventilation vor Einleitung der CPAP-Therapie erforderlich ist.

Zudem kann dann eine Senkung des CPAP-Drucks möglich werden. Wir konnten bei 3 von 4 Patienten allein durch eine Septumkorrektur und eine Verkleinerung der Nasenmuscheln zu einer Senkung des CPAP-Drucks um 3–5 cm/H_2O beitragen [20].

Die Wirkung einer UPPP auf die CPAP-Therapie ist schwer kalkulierbar. Einige Autoren berichten, daß sie nach einer erfolglosen UPPP noch eine CPAP-Therapie eingeleitet haben. Wir mußten hingegen bei einem Patienten feststellen, daß eine CPAP-Therapie nicht mehr durchführbar war, weil der Überdruck sofort aus dem Rachen entwich.

Tabelle 4. Befunde bei 431 Patienten, die eine Kontraindikation für eine CPAP-Therapie darstellen

Chronische Mittelohreiterung	8
Polyposis nasi	9
Sinusitis	12
Rhinitis	7
Ozaena (atrophe Rhinitis)	14
Hochgradig behinderte Nasenventilation	62
	110 (25,5 %)

Allgemeine Operationsrisiken bei Patienten mit OSAS

Eine operative Therapie, gleich welcher Art, beinhaltet bei Patienten mit OSAS immer ein erhöhtes Risiko.

Da die Patienten häufig adipös sind, kann schon die Intubation erschwert sein, besonders wenn zusätzliche Einengungen im Oropharynx bestehen. Aufgrund des verminderten Atemantriebs kommt es dann auch relativ häufig in der Aufwachphase zu einer verzögert wiedereinsetzenden Atmung oder einer Pharynxobstruktion wie bei einer obstruktiven Apnoephase.

Esclamado et al. berichteten über eine perioperative Komplikationsrate von 13 %. Unter 135 Patienten traten bei 7 ein Pharynxkollaps bei Extubation, bei weiteren 7 Intubationsprobleme, bei 3 Patienten eine Nachblutung und bei 1 Patient eine Arrhythmie mit Exitus auf. Das Risiko einer Komplikation war bei Patienten mit hohem Apnoeindex über 70 und einer O_2-Sättigung unter 80 % deutlich erhöht.

Patienten mit Intubationsproblemen waren dabei meist übergewichtiger und solche mit Extubationsproblemen hatten intraoperativ mehr Narkotika gebraucht [8].

Sie empfehlen folgende Maßnahmen:
- keine präoperative Sedierung.
- Die Intubation sollte gegebenfalls im Wachzustand oder nasal unter fiberendoskopischer Sicht erfolgen.
- Der Patient sollte bei der Extubation möglichst wach sein.
- Bei bereits vorher aufgetretenen Arrhhythmien ist eine verlängerte postoperative Überwachung erforderlich.
- Grundsätzlich sollte eine postoperative Überwachung auf einer Intensivstation erfolgen [24].

Schlußfolgerungen

1. Jeder Patient, der unter dem Verdacht auf das Vorliegen eines OSAS abgeklärt ist, muß unbedingt auch HNO-ärztlich untersucht werden.
2. Die Festlegung der individuellen Therapie sollte immer in gemeinsamer Abstimmung zwischen Internist, HNO-Arzt und Kieferchirurg erfolgen.
3. Bei Kindern mit obstruktiven Apnoen ist die Adenotonsillektomie die Therapie der Wahl und führt meist zu einer Beseitigung der Apnoen. Andere Therapieverfahren sollten erst nach diesem Eingriff zur Anwendung kommen.
4. Bei Patienten, die nur schnarchen, ist eine UPPP die Therapie der Wahl und bringt bei 80 % gute Ergebnisse.
5. Eine UPPP stellt eine therapeutische Alternative für Patienten mit einem leichten bis mittelgradigen OSAS (Apnoeindex bis 40/h) dar und erbringt dabei gute Ergebnisse. Der Apnoeindex kann damit bei den meisten Patienten unter 20/h gesenkt werden.

6. Als Therapie der 2. Wahl kann eine UPPP durchgeführt werden, wenn die CPAP-Therapie abgelehnt wird oder sich nach längerer Anwendung erhebliche Nebenwirkungen einstellen, die zu einer Nichtcompliance des Patienten führen.
7. Eine HNO-ärztliche Therapie von Erkrankungen im Kopfbereich sollte vor der Einleitung einer CPAP-Therapie erfolgen.
8. Bei Patienten mit erhöhtem Nasenwiderstand kann der therapeutisch erforderliche CPAP-Druck durch operative Eingriffe gesenkt werden.
   In manchen Fällen wird hierdurch erst die CPAP-Therapie ermöglicht.
9. Patienten mit OSAS sollten möglichst nur in Zusammenarbeit mit einem erfahrenen Anästhesisten operiert werden. Postoperativ sollte eine intensivmedizinische Überwachung möglich sein.

Literatur

1. Anand VK, Ferguson PW, Schoen LS (1991) Obstructive sleep apnea: A comparison of continuos positive airway pressure and surgical treatment. Otolaryngol Head Neck Surg 105:382–390
2. Aubert Tulkens G, Hamoir M, Eeckhaut J van den, Rodenstein DO (1989) Failure of tonsil and nose surgery in adults with long standing severe sleep apnea syndrome. Arch Intern Med 149:2118–2121
3. Blakley BW, Mahowald MW (1987) Nasal resistance and sleep apnea. Laryngoscope 97:752–754
4. Caldarelli DD, Cartwright R, Lilie J (1986) Severity of sleep apnea as a predictor of successfull treatment by palatopharyngoplasty. Laryngoscope 96:945–947
5. Chabolle F, Fleury B, Chouard CH (1988) Resultats de l'uvulopalatopharyngoplastie dans le syndrome d'apnée du sommeil. Ann Otolaryngol Chir Cervicofac 105: 283–289
6. Cohn MA (1986) Surgical treatment in sleep apnea syndrome. In: Flechter EC (ed) Abnormalities of respiration during sleep. Grune & Stratton, Orlando New York, pp 117–135
7. Dickson RI, Blokmanis A (1987) Treatment of obstructive sleep apnea by uvulopalatopharyngoplasty. Laryngoscope 97:1054–1059
8. Esclamado RM, Glenn MG, Cummings CW (1989) Perioperative complications and risk factors in the surgical treatment of obstructive sleep apnea syndrome. Laryngoscope 99:1125–1129
9. Fujita AS, Conway W, Zorick F (1981) Surgical correction of anatomical abnormalities in obstructive sleep apnea syndrome: uvulopalatopharyngoplasty. Otolaryngol Head Neck Surg 89:923–934
10. Gislason T, Lindholm CE, Svanholm H (1988) Uvulopalatopharyngoplasty in the sleep apnea syndrome. Arch Otolaryngol Head Neck Surg 114:45–51
11. He J, Kryger MH, Roth T (1988) Mortality and apnea index in obstructive sleep apnea. Chest 94:9–14
12. Katsantonis GP, Friedman WH, Walsh JK (1987) Nasopharyngeal complications following uvulopalatopharyngoplasty. Laryngoscope 97:309–314
13. Katsantonis GP, Schweitzer PK, Walsh JK (1988) Management of obstructive sleep apnea: Comparison of various treatment modalities. Laryngoscope 98:304–309
14. Katsantonis GP, Maas CS, Walsh JK (1989) The predictive efficacy of the müller maneuver in uvulopalatopharyngoplasty. Laryngoscope 99:677–680

15. Katsantonis GP, Friedman WH, Walsh JK (1990) The surgical treatment of snoring: A patients perspective. Laryngoscope 100:138–140
16. Kuhlo W, Doll E (1969) Erfolgreiche Behandlung eines Pickwick Syndroms durch eine Dauertrachealkanüle. Dtsch Med Wochenschr 94:1286–1290
17. Larsson H, Carlsson-Nordlander B, Svanborg E (1991) Long time follow-up after UPPP for obstructive sleep apnea syndrome. Acta Otolaryngol (Stockh) 111:582–590
18. Macaluso RA, Reams C, Matragano A (1989) Uvulopalatopharyngoplasty: postoperative management and evaluation of results. Ann Otol Rhinol Laryngol 98:502–507
19. Mayer-Brix J, Glanz H, Schulze W, Meier-Ewert K (1988) HNO-ärztliche Befunde bei obstruktivem Schlaf-Apnoe-Syndrom. HNO 36:133–139
20. Mayer-Brix J, Becker H, Peter JH (1989) Nasale Überdruckbeatmung bei obstruktivem Schlaf-Apnoe-Syndrom: HNO-ärztliche Aspekte. Laryngol Rhinol Otol (Stuttg) 68:295–298
21. Mayer-Brix J, Müller-Marschhausen U, Becker H, Peter JH (1989) Wie häufig sind pathologische HNO-Befunde bei Patienten mit obstruktivem Schlaf-Apnoe-Syndrom? HNO 37:511–516
22. Mayer-Brix J, Schwarzenberger-Kesper F, Kusek E, Küsel M, Penzel T (1991) Schnarchen und schlafbezogene Atmungsstörungen bei Kindern – Klinik, Differentialdiagnosen und Indikationen zur Adenotonsillektomie. Arch Otorhinolaryngol [Suppl I]:79–114
23. Metes A, Hoffstein V, Haight JSJ (1991) Site of airway obstruction in patients with obstructive sleep apnea before and after uvulopalatopharyngoplasty. Laryngoscope 101:1102–1108
24. Pirsig W, Schäfer J, Lenders H, Nagel J (1989) UPPP ohne Komplikationen. Eine Modifikation nach Fujita. Laryngol Rhinol Otol (Stuttg) 68:585–590
25. Pirsig W, Schäfer J (1990) Habituelles Schnarchen und obstruktive Schlaf-Apnoe-Syndrome: HNO-spezifische Diagnostik und Therapie. Arch Otorhinolaryngol [Suppl II]:241–250
26. Ryan CF, Dickson RI, Fleetham JA (1990) Upper airway measurements predict responce to uvulopharyngoplasty in obstructive sleep apnea. Laryngoscope 100:248–253
27. Rojewski TE, Schuller DE, Potts RE (1982) Synchronous video recording of the pharyngeal airway and polysomnography in patients with obstructive sleep apnea. Laryngoscope 92:246–249
28. Rubin AH, Eliashar I, Lavie P (1988) Effects of nasal surgery and tonsillectomy on sleep apnea. Bull Eur Physiopathol Respir 19:612–615
29. Schäfer J, Pirsig W, Lenders H, Mayer C (1989) Was bringt die nasopharyngeale Videoendoskopie in der Diagnostik von Schnarchern und Patienten mit obstruktiver Schlaf-Apnoe? Laryngol Rhinol Otol (Stuttg) 68:163–168
30. Schoen LS, Anand VD, Weisenberger S (1987) Upper airway surgery for treating obstructive sleep apnea. Arch Otolaryngol Head Neck Surg 113:850–853
31. Sher AA, Thorpy MJ, Burack B (1985) Predictive value of müller maneuver in selection of patients for uvulopalatopharyngoplasty. Laryngoscope 95:1483–1487
32. Wetmore SJ, Scrima L, Hiller C (1986) Postoperative evaluation of sleep apnea after uvulopalatopharyngoplasty. Laryngoscope 96:738–741
33. Wright S, Haight J, Hoffstein V (1989) Changes in pharyngeal properties after uvulopalatopharyngoplasty. Laryngoscope 99:62–65

Antihypertensive Therapie durch Cilazapril

L. Grote, J. Mayer, U. Weichler, T. Ploch, W. Cassel, J.H. Peter

Seit vielen Jahrzehnten ist in der Medizin bekannt, daß die arterielle Hypertonie als Hauptrisikofaktor für kardiovaskuläre Erkrankungen anzusehen ist (Siegenthaler et al. 1984; Hornbostel et al. 1992). Gleichzeitig sind die Folgeerkrankungen und Komplikationen, wie koronare Herzkrankheit und zerebrale Perfusionsstörungen, alljährlich an der Spitze der Todesursachenstatistik aufzufinden. Aufgrund dieser Zusammenhänge und der allgemeinen gesundheitspolitischen Bedeutung sind weltweit Forschungsanstrengungen unternommen worden, um eine prognostische Verbesserung für Patienten mit arterieller Hypertonie zu erreichen. Diese Arbeit mündete in diagnostische und therapeutische Konzepte, welche fortlaufend mit Hilfe eines erweiterten Erkenntnisstandes aktualisiert und differenziert werden (z. B. Empfehlungen der Deutschen Liga zur Bekämpfung des hohen Blutdruckes e.V.).

Die am häufigsten angewendete Methode, den Blutdruck zu bestimmen, stellt die Gelegenheitsblutdruckmessung (sog. Praxisblutdruck) dar, anhand derer die allgemein gültige WHO-Definition der arteriellen Hypertonie erstellt wurde und die als Basis herkömmlicher Prävalenz-, Therapie- und Mortalitätsstudien dient.

Mit Einführung der diskontinuierlichen, nichtinvasiven Langzeitblutdruckmessung (Mancia et al. 1985; Meyer-Sabellek et al. 1989; Anlauf et al. 1991) erweiterte sich der Kenntnisstand über das zirkadiane Blutdruckverhalten an größeren Patientenkollektiven. Dies mündete in veränderten Normwertgrenzen gegenüber der WHO-Definition (s. u. a. Schrader et al. 1990). Gleichzeitig wurden die seit langem bekannten Unterschiede im Blutdruckverhalten am Tag und in der Nacht nachweisbar, wonach man eine Einteilung in die „Dipper" (physiologische systolische und diastolische Blutdruckabsenkung um mehr als 10 % in der Nacht) und die „Non-Dipper" (fehlende physiologische Druckabsenkung) vornahm.

Eine weitere Methode stellt die invasive kontinuierliche Blutdruckmessung dar. Ihr entstammen viele Einblicke in die physiologische und pathophysoplogische Blutdruckregulation, da sie bei vorausgehender Eichung die höchste zeitliche Auflösung (Schlag zu Schlag) in Verbindung mit größter Validität der Meßwerte erbringt (Turjanmaa et al. 1987; Watson et al. 1980; Richardson et al. 1964). Ebenfalls sind mit dieser Methode zahlreiche Therapiestudien durchgeführt worden. Aufgrund des meßtechnischen Aufwandes und möglicher Komplikationen bleibt sie auf die zuvor beschriebenen Fragestellungen beschränkt.

Eine weitere Methode stellt die kontinuierliche, nichtinvasive Blutdruckmessung (Penaz-Methode) dar, deren Entwicklung vorangetrieben wird und die eine Verbindung aus hoher Auflösung und leichter Einsetzbarkeit bei nichtinvasiver Technik darstellt (Wesseling u. Penaz 1984).

Dieser kurze Überblick (Penzel et al. 1992) macht deutlich, daß der Methodenwahl bezüglich der Aussagekraft der Untersuchung entscheidende Bedeutung zukommt. Mit Zunahme der zeitlichen Auflösung steigt der Aufwand und auch die Begrenzung des Untersuchungskollektivs; auf der anderen Seite ist die Aussagekraft bezüglich phasischer Veränderungen erhöht und eine exaktere Bestimmung der realen Kreislaufbelastung möglich.

Der Zusammenhang von schlafbezogenen Atmungsstörungen (SBAS) und arterieller Hypertonie ist in diesem Buch im Beitrag von J. Mayer (S. 323) eingehend dargestellt (s. u. a. Kales et al. 1984; Fletcher et al. 1985; Lavie et al. 1984; Peter 1986). Sowohl die phasischen Blutdruckanstiege im Zusammenhang der Termination von SBAS (Abb. 1) als auch die langfristig erhöhten Blutdruckwerte in der Nacht (alteriertes zirkadianes Blutdruckprofil) stellen ein konstantes Muster in den nächtlichen Polysomnographien dar (Mayer et al. 1988; Podszus et al. 1991). Sie werden als Bestandteil der Ursachenverknüpfung für die gesteigerte Mortalität von Patienten mit SBAS angesehen (He et al. 1988; Partinen et al. 1988). Somit ist eine effektive medikamentöse Therapie der arteriellen Hypertonie bei diesen Patienten notwendig.

Für ein modernes Antihypertensivum muß gefordert werden, daß es den erhöhten Blutdruck in allen relevanten Beanspruchungssituationen (z. B. körperliche und psychische Belastung) senkt. Weiterhin ist die 24-h-Wirksamkeit bei einmaliger Gabe pro Tag ein seit Jahren bekannter und erfolgreicher Bestandteil moderner Therapiekonzepte.

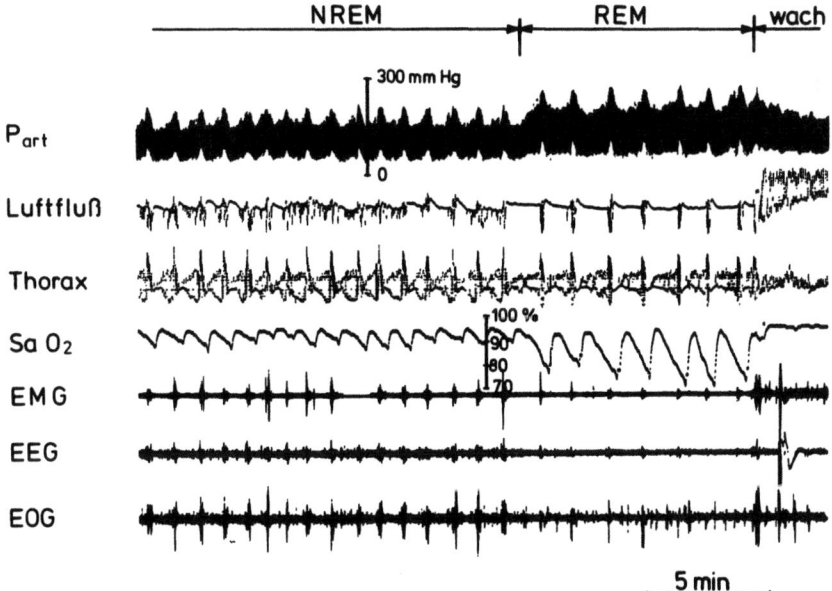

Abb. 1. Blutdruckverhalten bei obstruktiver Schlafapnoe: Blutdruckanstiege im REM-Schlaf bis 300/150 mm Hg, assoziiert mit Apnoen

Dieser Langzeitschutz durch ein Antihypertensivum, primär zur Verbesserung der Patientencompliance konzipiert, erhält eine zusätzliche Bedeutung durch neueste epidemiologische Forschungsergebnisse. Der Einsatz ambulanter Langzeitblutdruckmessung hat gezeigt, daß die nächtlichen Blutdruckanstiege und die Aufhebung der physiologischen Blutdruckabsenkung während des Schlafes ein besonders hohes Risiko für Herz-Kreislauf-Erkrankungen wie Herzinfarkt und Schlaganfall darstellen (Verdecchia et al. 1990; Doutheil et al. 1992).

Um Blutdruckveränderungen und Medikamentenwirkungen innerhalb verschiedener alltagsbezogener Funktionszustände der ZNS (Wach/Schlaf, Ruhe/Belastung, körperliche/psychische Anstrengung, hoher Anforderungsdruck/Monotonie) in größter zeitlicher Auflösung und unter Minimierung der Störvarianz zu untersuchen, entwickelten wir das Untersuchungskonzept der kontinuierlichen invasiven Langzeitblutdruckmessung unter standardisierten Bedingungen. Spätestens seit der Zeit der physiologischen Untersuchungen ist bekannt, daß das Blutdruckverhalten von der jeweiligen situativen Bedingung abhängig ist. Um nun den Blutdruck und die Medikamentenwirkung zu untersuchen, müssen kontinuierlich die physiologischen Randbedingungen erfaßt werden. Diese sind zum einen der Schlaf mit den unterschiedlichen Schlafstadien und zum anderen der Tag mit den unterschiedlichen Anforderungs- und Ruhebedingungen: Ruhe, körperliche Belastung, psychische Belastung, „Monotoniestreß".

Nach diesem Konzept untersuchten wir in einer 1. Stufe von 1988–1991 insgesamt 87 Patienten mit SBAS und arterieller Hypertonie. Der vorliegende Artikel stellt die Aspekte der Umsetzung des methodischen Konzeptes invasiver Blutdruckmessung unter standardisierten Bedingungen vor. Für das Medikament Cilazapril sollte in gestufter Untersuchungsfolge geprüft werden, inwiefern moderne Therapieziele, wie 24-h-Wirksamkeit, schlafstadienabhängige Blutdrucksenkung, Schutzfunktion in Ruhe und unter verschiedenen Belastungsformen am Tag (psychische/körperliche Belastung), vs. Placebo bzw. Vergleichssubstanzen erreicht werden.

Anhand der Therapieergebnisse wird das Wirkspektrum des ACE-Hemmers Cilazapril dargestellt und diskutiert, wobei die mit dieser Untersuchung neu aufgeworfenen Fragestellungen skizziert werden.

Methode

Das Medikament Cilazapril

Bei dem Medikament Cilazapril (Natoff et al. 1990) handelt es sich um einen ACE-Hemmer der 3. Generation mit einer neuartigen Molekülstruktur, dem Cilazaprilat mit einer besonders hohen Bindungsaffinität an Angiotensin II. Klinische Studien zeigen eine Resorption von Cilazapril nach oraler Gabe und eine Hydrolyse zu Cilazaprilat, die nach 1,5–2 h zu maximalen Plasmaspiegeln führte. Die Bioverfügbarkeit wird im Mittel mit 57 % angegeben. Die Elimination von Cilazapril erfolgt zum größten Teil renal, in geringem Maße zusätzlich über

Biotransformation. Die pharmakodynamische Wirkung wird vermittelt durch die Erniedrigung der ACE-Wirkung mit Verminderung der Plasmakonzentrationen von Angiotensin II und Aldosteron; gleichzeitig erhöht sich die Angiotensin-I-Konzentration und die Plasmareninaktivität. Therapeutische Studien zeigten eine therapeutische Wirksamkeit bei Tagesdosen von 1,25 und 2,5 mg; die Blutdrucksenkung war am ausgeprägtesten bei 5 mg/Tag (Kleinbloesem et al. 1989).

Ambulante Untersuchungen und Patienteneinschleusung

Die insgesamt 87 eingeschleusten männlichen Patienten rekrutieren sich aus der Spezialambulanz für SBAS an der Medizinischen Poliklinik der Universität Marburg. Sie stellten sich zur Abklärung von SBAS vor.

In den ambulanten Voruntersuchungen erhalten die Patienten einen standardisierten Fragebogen, eine vollständige internistische Untersuchung mit standardisierter Erhebung kardiovaskulärer Risikofaktoren wie Nikotinabusus, Hypertonieanamnese, Lipidstatus, Gewichtsstatus und -dynamik, Gefäßstatus (ggf. Fundusspiegelung und Echokardiographie), Anamnese von Herz-Kreislauf-Erkrankungen und der Messung des Blutdrucks nach Riva Rocci (WHO-Definition).

Apparativ wird eine ambulante Langzeitregistrierung der nächtlichen Atmung an 2 aufeinanderfolgenden Nächten mit dem tragbaren Diagnosegerät Mesam 4 durchgeführt. Beim Mesam 4 handelt es sich um eine tragbare 4-Kanal-Diagnoseeinheit zur Untersuchung von SBAS mit Registrierung der Herzfrequenz, transkutaner O_2-Sättigung, Schnarchgeräusche und der Körperlage (Penzel et al. 1991). Zusätzlich wird ein Langzeit-EKG (Oxford Medilog 4000) registriert. Aufgrund eines notwendigen Adaptationsvorganges an die Meßinstrumente ist eine 2malige Messung mit der Auswertung der 2. Nacht notwendig. Der Ausschrieb der Mesam 4-Registrierung dient zur Bestimmung des Respiratory-disturbance-Index (RDI) als Summe aus dem Apnoe- und Hypopnoeindex. Diese Parameter dienen neben der Mustererkennung zur Bestimmung des Ausmaßes einer SBAS.

Aufgrund dieser Auswertungsschritte der ambulanten Messungen, des Fragebogenscores, der serologischen Parameter und der weiteren internistischen Diagnostik kann für jeden der ambulant untersuchten Patienten ein persönliches Profil des Herz-Kreislauf-Risikos unter Einbeziehung neuester pathophysiologischer und epidemiologischer Konzepte (z. B. nächtliche Atmungsstörungen) erstellt werden; die Einschleusungskriterien (erhöhte Blutdruckwerte, nächtliche Atmungsstörung) werden operationalisiert.

Eingeschleust werden männliche Patienten im Alter von 18 bis 70 Jahren, bei denen in den ambulanten Voruntersuchungen eine klinisch relevante SBAS gefunden wird und die eine Hypertonie am Tage (WHO-Kriterium) und/oder nächtliche Blutdruckanstiege im Rahmen von SBAS zeigen (kontinuierliche nichtinvasive Blutdruckmessung mittels Finapress).

Stationäre Untersuchungsphase

Nach diesem ambulanten Untersuchungsgang beginnt die stationäre Studienphase, welche sich aus den Untersuchungen in der Nacht (kardiorespiratorische Polysomnographie, 87 Patienten) und den Tagtests (standardisierte Wachsituationen, 23 Patienten) zusammensetzt.

Nachtuntersuchungen

Die Patienten werden an 2 aufeinander folgenden Nächten im Schlaflabor Untersuchungen zur Bestätigung der mittels ambulanter Messungen festgestellten arteriellen Hypertonie und der SBAS unterzogen.

Die kardiorespiratorische Polysomnographie (s. auch Abb. 2) beinhaltet die kontinuierliche Registrierung von Schlaf, Atmung und Kreislauf.

Im einzelnen wird die Atmung über die Induktionsplethysmographie, Schnarchgeräusche, die transkutane O_2-Sättigung und den nasalen Luftfluß registriert.

Aus den Ableitungen von EEG, EOG und EMG erfolgt eine Schlafklassifikation gemäß dem konventionellen Standard nach Rechtschaffen u. Kales (1968), so daß eine Zuordnung der Blutdruckdaten zu den Schlafstadien möglich ist.

Der systemische Blutdruck wird mit einem nach Seldinger-Technik in die A. brachialis gelegten Mikrokatheter über einen Druckwandler gemessen und im Rahmen der Messungen (Polysomnographie wie Tagtests) fortlaufend registriert. Der Meßkatheter liegt 36 h in der Arterie bei kontinuierlicher Spülung. Der Blutdruck wird während der gesamten Nacht gemessen und auf analogen und digitalen Datenträgern gespeichert. Weiterhin werden das EKG, die Herzfrequenz sowie die Körperposition (Lagesensor) aufgezeichnet.

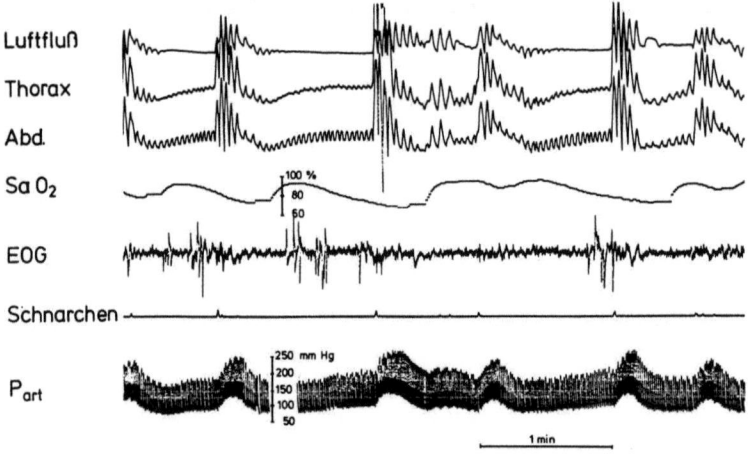

Abb. 2. Kardiorespiratorische Polysomnographie

Taguntersuchungen

Insgesamt durchliefen 23 der 87 Patienten am Tag zwischen den Schlaflabormessungen jeweils vor und unter Therapie das Untersuchungsprogramm der standardisierten Wachsituation (s. auch Abb. 3):

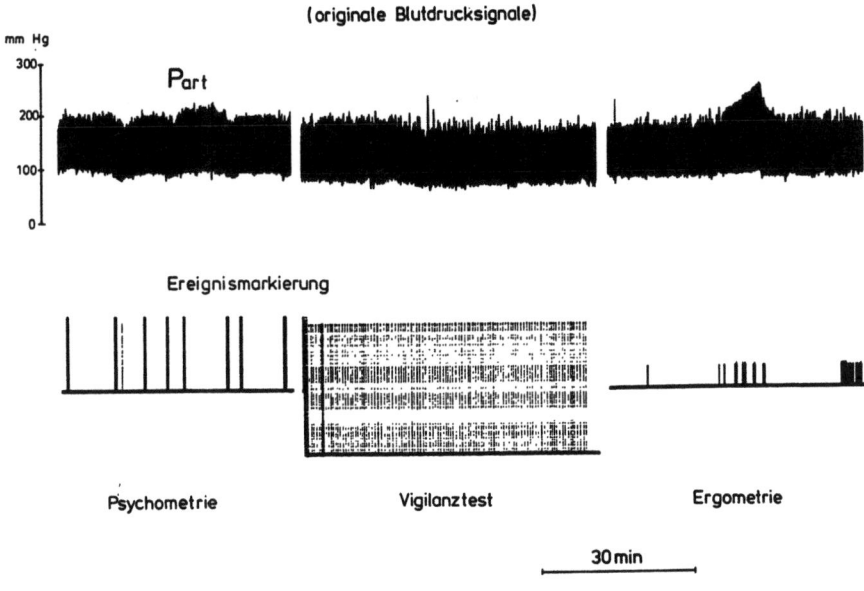

Abb. 3. Blutdruckuntersuchung am Tag anhand standardisierter Ruhe- und Belastungsbedingungen (originale Blutdrucksignale)

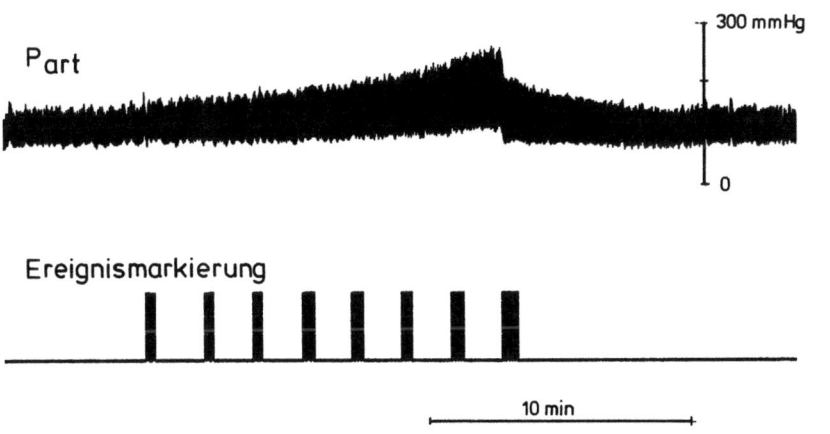

Abb. 4. Fahrradergometrie im Liegen, Belastungsstufen um 25 W steigernd über 2 min

Ergometrie

Es wird eine Fahrradergometrie im Liegen durchgeführt mit 20minütiger Ruhepause vor und nach der Belastung, welche in Stufen von 25 W über 2 min gesteigert wird. In der gesamten Zeit von ca. 60 min wird fortlaufend der invasive Blutdruck und das EKG aufgezeichnet. Die Untersuchung wird bezüglich Kontraindikationen, Abbruchkriterien und Ableitetechniken nach internationalem Standard (Schlaut et al. 1986) durchgeführt (s. auch Abb. 4).

Psychometrie

Es handelt sich um 4 verschiedene Tests, welche bezüglich Durchführung und Auswertung standardisierte und dokumentierte Verfahren aus der Testpsychologie darstellen. Es handelt sich dabei um den Zahlenverbindungstest (ZVT), den D 2-Test, den Farbe-Wort-Interferenztest (FWIT) und den Konzentrationsverlaufstest (KVT). Zusätzlich wird der invasive Blutdruck kontinuierlich gemessen. Die Patienten sitzen während der ca. 60minütigen Untersuchung in einem abgeschirmten Raum (originale Blutdrucksignale s. Abb. 5).

Vigilanztest

Es handelt sich um einen in der Arbeitsgruppe Zeitreihenanalyse entwickelten randomisierten Vierfachwahlreaktionszeittest. Dieses Verfahren wird in einem schallisolierten, klimatisierten Raum durchgeführt. Die Testdauer beträgt 90 min; der Proband sitzt in einem Entspannungsstuhl. Auf dem Monitor eines Personal Computers sind 4 auf der Spitze stehende Rauten sichtbar. In randomisierten Zeitintervallen zwischen 20 und 40 s verschwindet eine dieser Rauten. Da die Position der verschwindenden Rauten ebenfalls randomisiert ist, ist dieses Ergebnis für den Probanden nicht vorhersehbar. Unter Druck auf die korrespondierende Taste einer Vierertastatur, die der Proband in der Hand hält, soll er die verschwundene Raute zum Wiedererscheinen bringen. Durch den Personal Computer werden Reaktionszeit, Richtigkeit der Reaktion und ein Versäumen einer adäquaten Reaktion (Reaktionszeit > 10 s) registriert.

Die Testsituation ist durch ausgeprägte Monotonie charakterisiert, daher kommt es bei Patienten mit obstruktiver Schlafapnoe recht häufig zum Einschlafen während der Testung. Um Dauerschlaf und damit ein nicht aussagekräftiges Testergebnis zu verhindern, ertönt nach 10 s ohne adäquate Reaktion ein Weckgeräusch. Originale Blutdrucksignale zeigt Abb. 6.

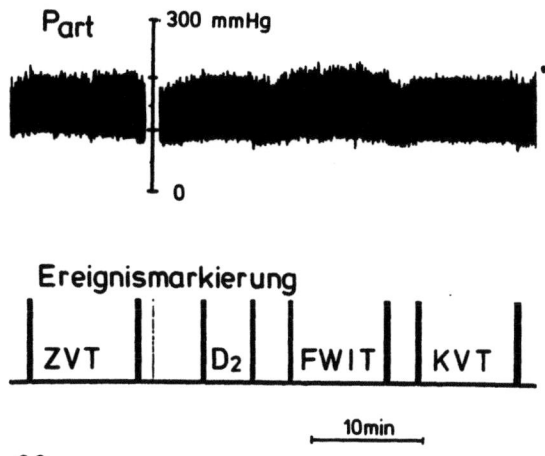

Abb. 5. Psychische Belastung bei Konzentrationsleistungstests *(ZVT, D 2, FWIT, KVT)*

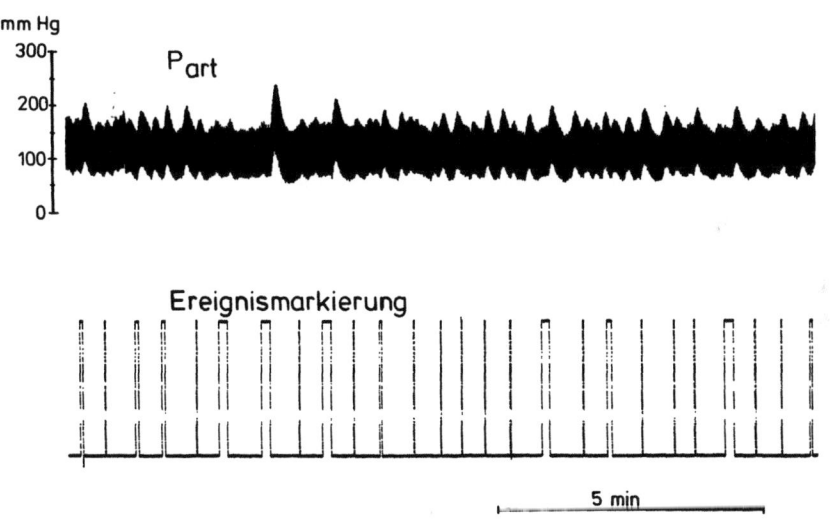

Abb. 6. „Monotoniestreß" im Vigilanztest; Ereignismarkierung zeigt Reizdarbietung an, dabei Blutdruckanstiege bis 230/100 mm Hg

Behandlungsschema

Nach den Baselinemessungen (Tag- und Nachtuntersuchungen) werden die Patienten randomisiert einer der beiden Behandlungsgruppen zugeteilt und erhalten entweder 2,5 mg Cilazapril oder Placebo (bzw. in einer der Untersuchungsreihen den β-Blocker Metoprolol) über die Dauer von 6 Tagen; anschließend folgen die Kontrolluntersuchungen unter weitergeführter Medikation (Tag 7 und 8).

Auswertung

Atmung

Um das Ausmaß der SBAS zu quantifizieren (Apnoe- und Hypopnoeindex), erfolgt eine visuelle Auswertung des mit 1 mm/s in der Nacht simultan mitgeschriebenen Analogausschriebes nach den internationalen Kriterien der American Sleep Disorders Association (ASDA).

Schlaf

Die Schlafstadienklassifikation erfolgt durch Handauswertung von EEG, EOG und EMG in 30-s-Fenstern nach den Kriterien von Rechtschaffen u. Kales (1968).

Langzeit-EKG

Das Langzeit-EKG wird von Hand ausgewertet. Es wird die minimale, mittlere und maximale Herzfrequenz sowie das Auftreten von Herzrhythmusstörungen ermittelt. Dabei werden die ventrikulären Herzrhythmusstörungen gemäß der Einteilung nach Lown klassifiziert. Die Ergebnisse sind getrennt nach Wachzustand und Schlaf angegeben.

Blutdruck und Herzfrequenz

Zur Auswertung und Beurteilung des Blutdrucks und der Herzfrequenz müssen diese aufgrund der erheblichen Schwankungen bei SBAS genauer untersucht werden. Daher wird der Blutdruck im Schlaflabor kontinuierlich intraarteriell gemessen, und es erfolgt eine computergestützte Schlag-zu-Schlag-Analyse von Blutdruck (Mitteldruck, Systole und Diastole) und Herzfrequenz. Als Auswertungsgrundlage dienen 1-s- (Tagtests) bzw. 5-min-Mittelwerte (Nachtwerte). Die Kreislaufdaten der Taguntersuchungen werden mit einem Code für die jeweilige Belastungsart versehen.

Statistik

Hauptzielvariable der konfirmatorischen Statistik sind die pharmakodynamischen Effekte des Antihypertensivums Cilazapril, operationalisiert mittels kontinuierlich invasiv gemessenem Mitteldruck, diastolischem und systolischem Blutdruck.

Als Begleitvariable kommen in Frage: Blutdruck (indirekte Messung) und Herzfrequenz [bei Patientenrekrutierung in der Medizinischen Poliklinik (Gelegenheitsblutdruckmessung), mindestens 2mal an getrennten Tagen vor Studienbeginn, 1mal an den übrigen Tagen des Krankenhausaufenthaltes und 3mal täglich gemessen an den Meßtagen (vor/nach Therapie)], Vigilanz in der Nacht mittels EEG, erhoben und ausgewertet nach den Regeln von Rechtschaffen u. Kales, spontan geäußerte subjektive Beschwerden und objektive Symptome und die Veränderung der pathologischen nächtlichen Atmungsbefunde vor und unter Therapie.

Ergebnisse

Entsprechend den oben aufgeführten Methoden wurden im Zeitraum von 1988 bis 1991 insgesamt 4 Studien durchgeführt. Die Gesamtpatientenzahl beträgt 87 männliche Patienten. Die Ergebnisse der Untersuchungsabschnitte sind im folgenden aufgeführt.

Wirkung von Cilazapril im Schlaf

Cilazapril vs. Metoprolol

In der 1. Studie wurde die Wirkung von Cilazapril auf die nächtlichen Blutdruckanstiege im Schlaf im Vergleich zum β-Blocker Metoprolol untersucht (Peter et al. 1989; Mayer et al. 1990). In dieser Untersuchung wurden 12 Patienten randomisiert mit einer Tagesdosis von 2,5 mg Cilazapril bzw. Metoprolol (100 mg) dem nächtlichen Untersuchungsprotokoll unterzogen. Über den gesamten Untersuchungszeitraum der Nacht senkten der ACE-Hemmer (systolisch 17,2 mm/HG) wie auch der β-Blocker (systolisch 17,3 mm Hg) den Blutdruck in vergleichbarer Höhe. Aber in der Feinanalyse in Abhängigkeit von den Schlafstadien zeigte sich, daß im REM-Schlaf die höchsten Blutdruckanstiege bei Patienten mit SBAS zu finden waren. Bezüglich der Wirkung auf den Blutdruck zeigten sich unter Medikation von Metoprolol keine signifikanten senkenden Effekte. Unter Cilazapril kam es in diesem Schlafstadium hingegen zu einer Blutdrucksenkung um 17,5 mm Hg systolisch und um 15,7 mm Hg diastolisch. Im Non-REM-Schlaf senkten beide Substanzen in vergleichbarer Form den Blutdruck (systolisch 19,1 mm Hg/12,3 mm Hg, diastolisch 14,3 mm Hg/7,7 mm Hg; s. auch Abb. 7).

Cilazapril vs. Placebo

Morgendliche Medikation

24 Patienten wurden beim morgendlichen Medikationszeitpunkt von 2,5 mg Cilazapril randomisiert vs. Placebo untersucht (Weichler 1990). Im gesamten Zeitraum der Nacht wurde der Blutdruck unter Cilazapril systolisch um 6 mm Hg (unter Placebo um 8,3 mm Hg), diastolisch um 8 mm Hg (unter Placebo um 1,2 mm Hg) gesenkt.

Als weiterer Auswertungsschritt wurde die Medikamentenwirkung bei verschiedenen Schlafstadien analysiert. Im Non-REM-Schlaf wurde der Blutdruck systolisch um 8,2 mm Hg (unter Placebo um 7,2 mm Hg), diastolisch um 9,6 mm Hg (unter Placebo um 0,2 mm Hg) gesenkt. Im REM-Schlaf zeigte sich

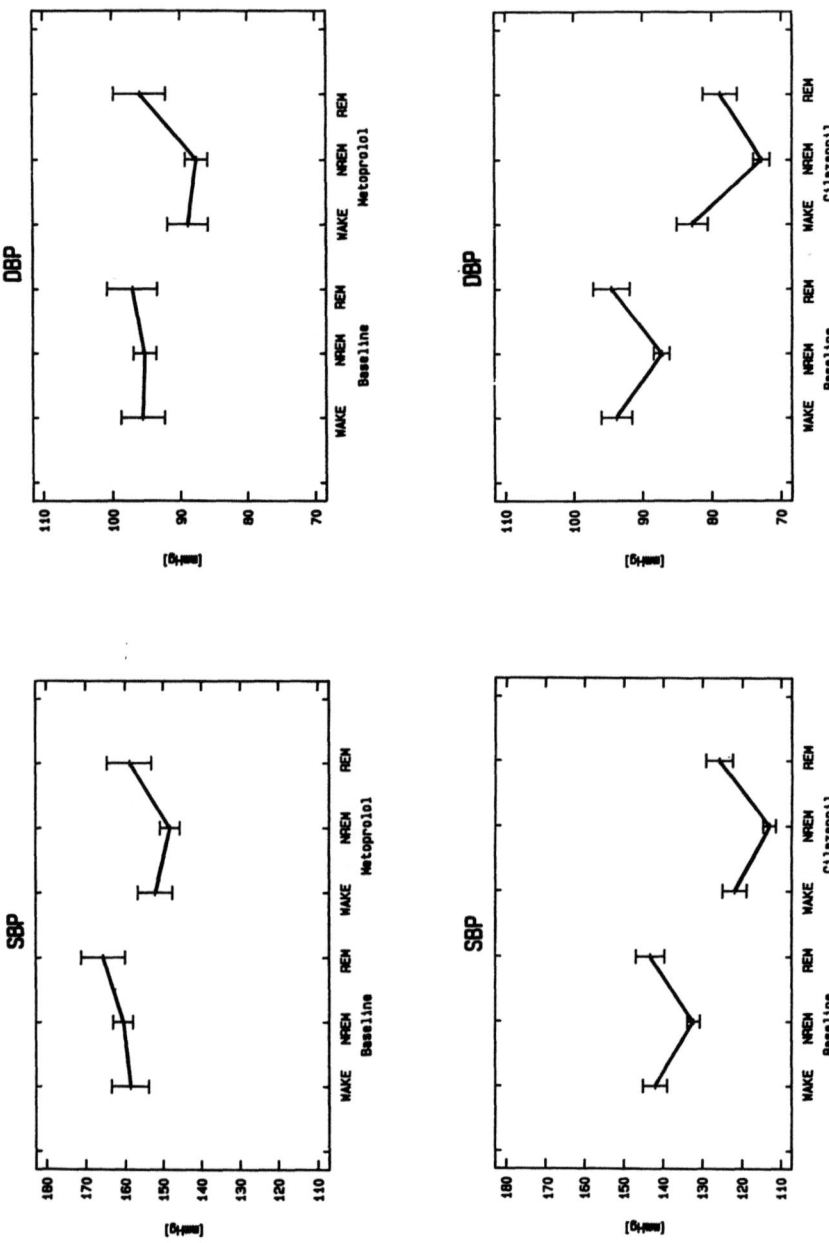

Abb. 7. Systolische (*SBP, links*) und diastolische (*DBP, rechts*) Blutdruckreduktion durch Metoprolol (*oben*) vs. Cilazapril (*unten*), aufgetragen nach den Vigilanzstadien wach, Non-REM- und REM-Schlaf

unter Cilazapril eine systolische Druckreduktion um 9,2 mm Hg (unter Placebo keine signifikante Veränderung), diastolisch wurde der Druck um 12,6 mm Hg (unter Placebo keine signifikante Veränderung) gesenkt (s. Abb. 8).

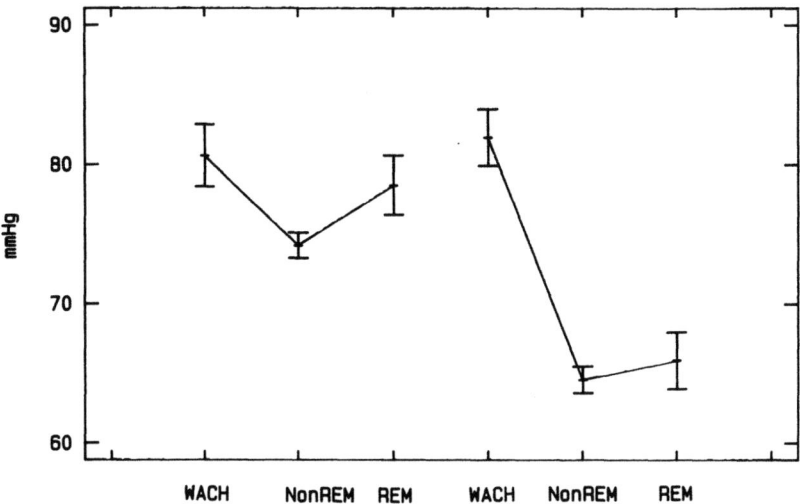

Abb. 8. Diastolische Blutdrucksenkung durch Cilazapril vs. Placebo bei morgendlicher Medikation, aufgetragen nach den Vigilanzstadien wach, Non-REM- und REM-Schlaf

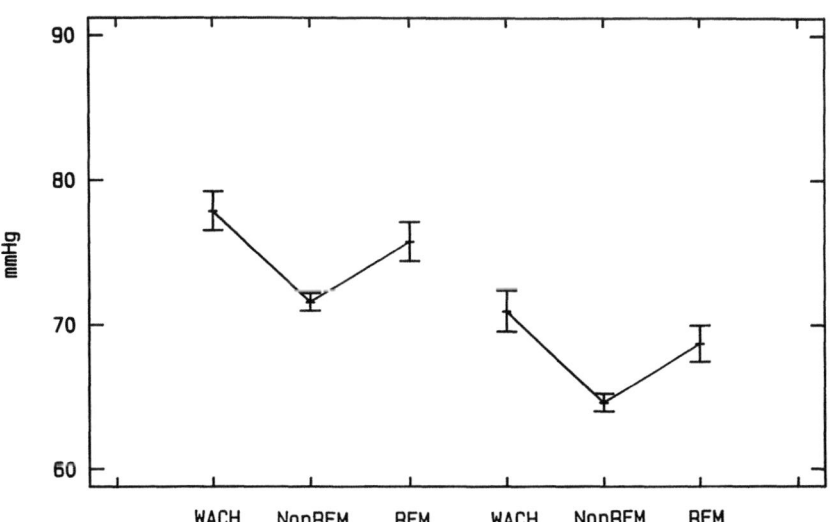

Abb. 9. Diastolische Blutdrucksenkung durch Cilazapril vs. Placebo bei abendlicher Medikation, aufgetragen nach den Vigilanzstadien wach, Non-REM- und REM-Schlaf

Abendliche Medikation

In einer weiteren Studie wurde bei 26 Patienten unter abendlicher Einnahme von 2,5 mg Cilazapril vs. Placebo das nächtliche Blutdruckverhalten untersucht (Mayer et al. 1990). Im gesamten Zeitraum der Nacht wurde der Blutdruck unter Cilazapril systolisch um 11 mm Hg (unter Placebo um 6,8 mm Hg), diastolisch um 7 mm Hg (unter Placebo um 2,1 mm Hg) gesenkt.

Die Blutdruckauswertung unter Berücksichtigung der Schlafstadien zeigte folgende Ergebnisse: Im Non-REM-Schlaf wurde der Blutdruck systolisch um 12,5 mm Hg (unter Placebo um 8,4 mm Hg), diastolisch um 7,0 mm Hg (unter Placebo um 2,5 mm Hg) gesenkt. Im REM-Schlaf zeigte sich unter Cilazapril eine systolische Druckreduktion um 12,2 mm Hg (unter Placebo keine signifikante Veränderung), diastolisch wurde der Druck um 7,1 mm Hg (unter Placebo um 1,7 mm Hg) gesenkt.

In beiden Untersuchungen waren die Ergebnisse statistisch hochsignifikant; die Herzfrequenz veränderte sich nicht signifikant (s. auch Abb. 9).

Wirkung von Cilazapril am Tag und in der Nacht

Im folgenden Untersuchungsabschnitt wurden 23 Patienten (12 in der Cilazapril-, 11 in der Placebogruppe) tagsüber und in der Nacht untersucht (Grote et al. 1992).

Die Ergebnisse der Blutdruck- und Herzfrequenzänderungen unter Cilazapril bzw. unter Placebo zeigen zusammenfassend Abb. 10–13. Die Zahlenwerte der Blutdruckreduktion sind im Diskussionsteil mit Angabe des Signifikanzniveaus je Untersuchungsabschnitt aufgelistet.

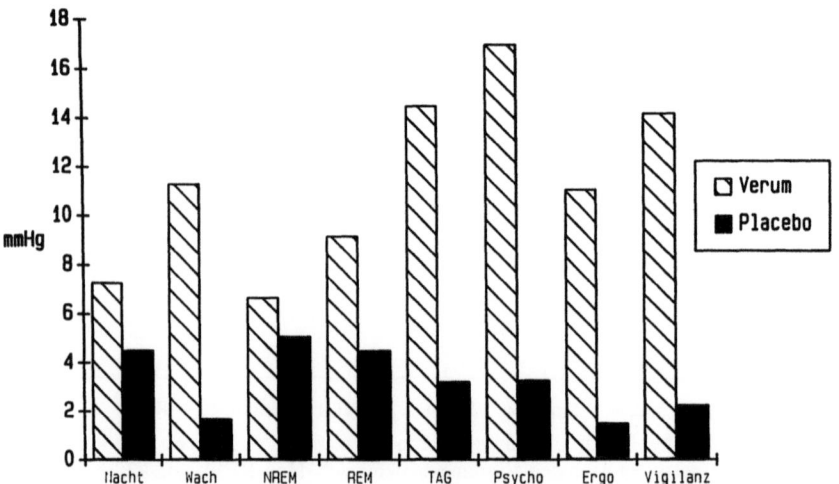

Abb. 10. Durchschnittliche Reduktion des Mitteldrucks durch Cilazapril vs. Placebo in den differenten Ruhe- und Belastungsuntersuchungen am Tag und in der Nacht

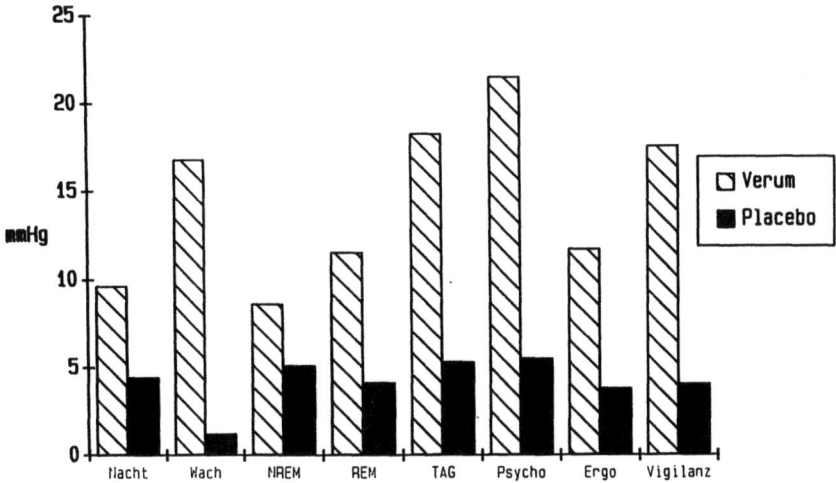

Abb. 11. Durchschnittliche Reduktion des systolischen Blutdrucks durch Cilazapril vs. Placebo in den differenten Ruhe- und Belastungsuntersuchungen am Tag und in der Nacht

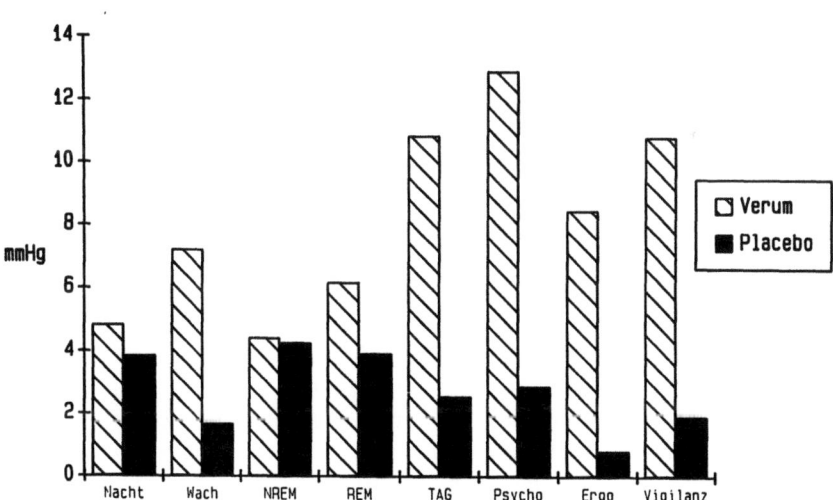

Abb. 12. Durchschnittliche Reduktion des diastolischen Blutdrucks durch Cilazapril vs. Placebo in den differenten Ruhe- und Belastungsuntersuchungen am Tag und in der Nacht

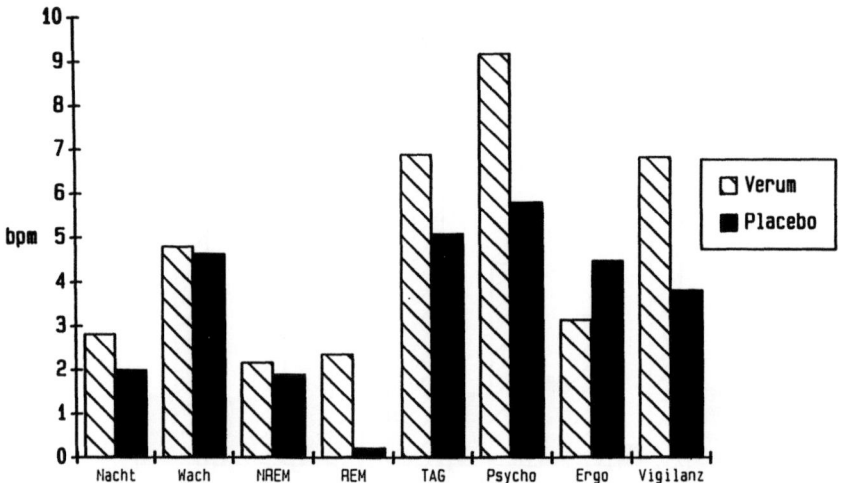

Abb. 13. Durchschnittliche Reduktion der Herzfrequenz durch Cilazapril vs. Placebo in den differenten Ruhe- und Belastungsuntersuchungen am Tag und in der Nacht

Diskussion

Diskussion der Methode

Die Ergebnisse der epidemiologischen Forschung und die Erfahrung der klinischen Arbeit haben die hohe Koinzidenz von SBAS und arterieller Hypertonie gezeigt (Fletcher et al. 1985). Mit der Weiterentwicklung der technischen Methoden zur ambulanten diskontinuierlichen Blutdruckmessung wurde die Bedeutung der nächtlichen Blutdruckanstiege unter dem Begriff der nächtlichen Hypertonie bekannt. Neben der Häufigkeit der nächtlichen Blutdruckanstiege (Prävalenz) wurde die prognostisch ungünstige Bedeutung (Mortalität) dieser Anstiege hinsichtlich der kardiovaskulären Komplikationen wie Schlaganfall- und Herzinfarkthäufigkeit in zahlreichen Veröffentlichungen publiziert.

Diese epidemiologischen Daten machen deutlich, daß von einem modernen Antihypertensivum dringend gefordert werden muß, einen den Tag umfassenden Schutz zu bieten, d. h. den erhöhten Blutdruck nicht nur im herkömmlich untersuchten Anforderungsprofil des Tages, sondern bei speziell gefährdeten Patienten ebenso im Schlaf effektiv zu therapieren.

In den 1. Untersuchungsschritten wurde der Schwerpunkt der Methode auf die standardisierte Untersuchung in der Nacht unter Kontrolle der physiologischen Rahmenbedingungen des Schlafes gelegt. Nach umfassender Untersuchung von Cilazapril im Schlaf wurde in konsequenter Weiterentwicklung der Methode der Tag in die Medikamentenuntersuchung integriert. Das Ziel war die Untersuchung der Wirkung des ACE-Hemmers Cilazapril auf den Blutdruck in allen klinisch relevanten Kreislaufbedingungen am Tag und in der Nacht.

Herzfrequenz, Mitteldruck, systolischer und diastolischer Blutdruck wurden während folgender Funktionszustände des ZNS bzw. Bedingungen erfaßt:

Nacht
- Wachzustand,
- Non-REM-Schlaf,
- REM-Schlaf;

Tag
Ruhebedingungen:
- Sitzen,
- Liegen,
- vor/nach Belastung;

Belastung:
- physisch (Fahrradergometrie),
- psychisch (psychodiagnostische Konzentrations- und Leistungstests),
- Monotoniebelastung (Vigilanztest).

Diese Bedingungen, die einen Ausschnitt der Lebenswirklichkeit von Hypertoniepatienten repräsentieren, müssen in ein randomisiertes, placebokontrolliertes Studiendesign integriert werden, um Effekte der Studienmedikation mit ausreichender Sicherheit objektivieren zu können.

Die am Tage aufgenommenen Daten wurden in einer Auflösung von einem Wert pro Sekunde ausgewertet. Man erhält so die Möglichkeit, auch kurzfristige Schwankungen von Blutdruck bzw. Herzfrequenz mit ausreichender Genauigkeit zu erfassen. Nur damit kann man der Dynamik physiologischer Kreislaufregulationsprozesse beim Wechsel von An- und Entspannung gerecht werden.

Die nächtlichen Blutdruck- und Herzfrequenzwerte wurden entsprechend dem in Voruntersuchungen bewährten Vorgehen in 5-min-Segmenten ausgewertet, damit eine eindeutige Zuordnung zu den Schlafstadien möglich ist.

Durch das gewählte Studiendesign sollen
1. durch psychische und physische Belastung Blutdruckanstiege provoziert werden, die von Blutdruckabfällen in Entlastungssituationen gefolgt werden,
2. diese Reaktionsmuster interindividuell vergleichbar und intraindividuell reproduzierbar sein, und
3. es sollen entsprechend den Voruntersuchungen placebokontrolliert blutdrucksenkende Effekte von Cilazapril nachweisbar sein, die in der vorliegenden Untersuchung durch standardisierte Bedingungen auch am Tag objektivierbar sind.

Diskussion der Ergebnisse

Durch die ersten Untersuchungsabschnitte konnte gezeigt werden, daß der ACE-Hemmer Cilazapril in der Dosierung von 2,5 mg/Tag in der Lage ist, im Schlaf auftretende Blutdruckanstiege effektiv zu senken (Peter et al. 1989; Mayer et al. 1990; Weichler 1991). Dieser Effekt zeigte sich sowohl placebokontrolliert als auch im Vergleich mit dem β-Blocker Metoprolol. Hierbei erweist sich der ACE-Hemmer dem Metoprolol klar durch die Wirksamkeit im REM-Schlaf überlegen, derjenigen Schlafphase, in der die höchsten, z. T. krisenhaften Blutdruckanstiege auftraten. Gleichzeitig wurde dokumentiert, daß die blutdrucksenkende Wirkung in der Nacht bei morgendlicher wie bei abendlicher Gabe von Cilazapril eine praktisch gleiche Wirkungsstärke zeigte, was auf die gute 24-h-Wirksamkeit des ACE-Hemmers Cilazapril schließen läßt (vgl. Beitrag von J. Mayer, S. 323).

Da die Untersuchung am Tag und in der Nacht den umfassendsten Charakter besitzt und als fortlaufende Entwicklung der Vorstudien anzusehen ist, wird im folgenden das Ergebnis der letzteren Untersuchungsreihe eingehend diskutiert.

Nebenvariablen

Die SBAS besserten sich analog zu Voruntersuchungen unter Cilazapril (RDI von 52,0 auf 41,5) im Trend gegenüber Placebo; die große interindividuelle und intraindividuelle Streuung verhindert eine statistische Absicherung dieses Effekts, der für einen positiven Einfluß von Cilazapril auf die Atmung im Schlaf spricht. Diese Tendenz zeigte sich bisher in allen Studien (Weichler et al. 1991), so daß eine Untersuchung für die Gesamtheit der 87 Patienten erforderlich wird, um diesen Effekt über ein größeres Untersuchungskollektiv statistisch besser absichern zu können.

Dennoch ist dieser Einfluß zu klein, um von einer Behandlung von SBAS durch Cilazapril zu sprechen. Dementsprechend wurden 20 der 23 Patienten im Anschluß an die Studie mit nasaler Überdruckbeatmung (nCPAP) therapiert. Bei den übrigen 3 Patienten wurden verhaltensmedizinische Maßnahmen und eine konsequente internistische Therapie der Begleiterkrankungen angewandt.

Die Muster der Herzfrequenzveränderungen über den Tag spiegeln klar die unterschiedlichen Be- und Entlastungsbedingungen wider und entsprechen somit den physiologischen Konzepten der Kreislaufregulation. Auch in den Kontrolluntersuchungen zeigt sich die gleiche charakteristische Herzfrequenzantwort auf die standardisierten Bedingungen. Für die Herzfrequenz ist also die inter- und intraindividuelle Angleichung der Herz-Kreislauf-Situation gelungen.

Die Analyse der Herzfrequenzveränderungen auf „Patientenbasis" (ein Differenzwert je Patient) zeigt keine signifikanten ($p = 0,6$) oder relevanten Effekte, die spezifisch für Cilazapril sein könnten. Dies entspricht den gängigen Modellen, daß der ACE-Hemmer über die periphere Gefäßdilatation wirkt und weniger über eine Senkung der Herzfrequenz. Weiterhin bedeutet das, daß etwaige Blutdrucksenkungen nicht herzfrequenzinduziert sind.

Blutdruckveränderungen

Gesamter Untersuchungszeitraum

Alle invasiv gemessenen Blutdruckwerte sind aufgrund der Meßmethode niedriger und unterschreiten in der Regel Hypertoniegrenzwerte für Gelegenheitsblutdruckmessungen (WHO-Definition). Diese Grenzwerte sind also auf die im folgenden bewerteten Untersuchungsergebnisse *nicht* anwendbar. Da der Mitteldruck alle Werte der Druckkurve integriert und nicht allein den Mittelwert aus Maximum (Systole) und Minimum (Diastole) darstellt, repräsentiert er das Maß der Gefäßbelastung am besten und wurde als Hauptzielparameter gewählt.

Die patientenbezogene statistische Auswertung über den gesamten Meßzeitraum (ein Differenzwert pro Patient) zeigt für den Mitteldruck eine relevante Drucksenkung von 98,84 mm Hg auf 88,87 mm Hg in der Verumgruppe, die von der Druckveränderung unter Placebo (99,38 mm Hg auf 95,04 mm Hg) statistisch abzugrenzen ist ($p = 0{,}0397$).

Cilazapril hat also auch in dieser Untersuchung einen signifikanten blutdruckreduzierenden Effekt bei einmaliger morgendlicher Dosierung von 2,5 mg gezeigt.

Ebenso wurden Systole [–13 mm Hg (Cilazapril) vs. –5,34 mm Hg (Placebo), $p = 0{,}0225$] und Diastole (–7,06 mm Hg vs. –3,63 mm Hg, $p = 0{,}0925$) durch Cilazapril relevant stärker gesenkt als unter Placebo.

Nacht

Bei der Analyse der Veränderungen der Blutdruckmittelwerte für die gesamte Nacht zeigen sich für Mitteldruck (–7,3 mm Hg vs. –4,5 mm Hg, $p = 0{,}22$), Systole (–9,7 mm Hg vs. –4,4 mm Hg, $p = 0{,}125$) und Diastole (–4,9 mm Hg vs. –3,9 mm Hg, $p = 0{,}25$) Veränderungen in erwarteter Richtung, die in der orientierenden Irrtumswahrscheinlichkeitsbestimmung nicht signifikant sind.

Non-REM-Schlaf

Im Non-REM-Schlaf reduziert Cilazapril den Blutdruck in erwarteter Richtung. Folgende Reduktionen (mit Placebovergleich) traten auf: Mitteldruck –6,7 mm Hg vs. –5,1 mm Hg, Systole –8,6 mm Hg vs. –5,1 mm Hg, Diastole –4,4 mm Hg vs. –4,3 mm Hg. Diese recht geringen Veränderungen besonders der Diastole unter Verum sind u. U. auf einen Bodeneffekt zurückzuführen; so liegt der Ausgangswert dieser Gruppe mit 67 mm Hg bereits relativ niedrig. Auch die Heterogenität der beiden Untersuchungskollektive bezüglich Atmungsstörungen und Schlafstruktur ist als Ursache dieser recht geringen, von Voruntersuchungen abweichenden Effekte (s. oben) zu diskutieren.

REM-Schlaf

Im REM-Schlaf treten stärkere Blutdruckveränderungen unter Cilazapril auf: Mitteldruck –9,2 mm Hg vs. –4,5 mm Hg, Systole –11,6 mm Hg vs. –4,14 mm Hg, Diastole –6,2 mm Hg vs. –3,9 mm Hg. Die Verumeffekte sind als klinisch relevant anzusehen. Dies ist besonders wichtig, da im REM-Schlaf bei Patienten mit SBAS die höchsten Blutdruckwerte während der Nacht auftreten. So zeigte ein Patient (Verum vor Therapie) im REM-Schlaf postapnoeische Blutdruckspitzen von 300/150 mm Hg.

Wachphasen in der nächtlichen Registrierung

Die deutlichsten Blutdruckreduktionen während der nächtlichen Registrierungen traten in den nächtlichen und morgendlichen Wachphasen auf: Mitteldruck –11,3 mm Hg vs. –1,68 mm Hg, Systole –16,8 mm Hg vs. –1,2 mm Hg, Diastole –7,2 mm Hg vs. 1,7 mm Hg. Diese Effekte sind größer als erwartet und können möglicherweise durch ein „Weiterwirken" der Standardisierung am Tag erklärt werden. Ein äquivalenter Tagesablauf verbessert vielleicht auch die Vergleichbarkeit von Wachphasen in der Nacht. Besonders bedeutsam werden die positiven Effekte von Cilazapril, wenn berücksichtigt wird, daß der Zeitraum der Aufwachhypertonie in den Wachphasen der nächtlichen Registrierungen enthalten ist.

Tag

Die Auswertung der am Tage erhobenen Blutdruckwerte (gemittelt über alle Be- und Entlastungsbedingungen) zeigt ein homogenes Bild ausgeprägter Medikamenteneffekte.

Für den Mitteldruck (–14,5 mm Hg vs. –3,2 mm Hg, pp = 0,0001), die Systole (–18,3 mm Hg vs. –5,3 mm Hg, p = 0,0005) und Diastole (–10,8 mm Hg vs. – 2,6 mm Hg, p = 0,0002) ergeben sich deutliche Veränderungen in erwarteter Richtung, die in der orientierenden Irrtumswahrscheinlichkeitsbestimmung durchweg höchstsignifikant sind.

In den individuellen Blutdruckkurven über den Tag spiegelt sich klar die Abfolge der standardisierten Beanspruchungssituationen und der Erholungsphasen (vgl. die untenstehenden Einzelergebnisse der Psychometrie, des Vigilanztests und der Ergometrie) wider. Gemeinsam mit den deutlich hervortretenden blutdruckreduzierenden Effekten von Cilazapril spricht dies für den vollen Erfolg des Versuchs der Standardisierung der Herz-Kreislauf-Situation am Tag durch definierte situative Bedingungen.

Ergometrie

Cilazapril zeigt auch in der zeitlich letzten standardisierten Tagessituation, der Ergometrie, stark blutdruckreduzierende Werte: Mitteldruck (–11,4 mm Hg vs. –1,5 mm Hg, p = 0,002), Systole (–11,7 mm Hg vs. –3,8 mm Hg, p = 0,04) und Diastole (–8,5 mm Hg vs. –0,8 mm Hg, p = 0,002).

Bei der Untersuchung der körperlichen Belastung in der Ergometrie fällt die Senkung des Blutdrucks sowohl in den Ruhephasen als auch in den Belastungsmomenten vergleichbar aus. Die Erholungsphase nach Belastung mit starker diastolischer Absenkung aufgrund einer belastungsinduzierten Dilatation des peripheren Gefäßsystems bleibt unter Verummedikation in ihrem physiologischen Muster erhalten, der Unterschied besteht in dem Gesamtdruckniveau. Dieses wird im diastolischen wie im systolischen Bereich klinisch relevant gesenkt. Hierbei wird der Angriffspunkt des ACE-Hemmers am Gefäßsystem aufgezeigt, welches er offensichtlich zusätzlich zur physiologischen Dilatation unter Belastung weiter beeinflussen kann. Das Antwortverhalten des kardiovaskulären Systems wird, gemessen an der zweiten, indirekten Kenngröße Herzfrequenz, durch Cilazapril nicht spezifisch beeinflußt. Die Dynamik eines Regelkreises auf dem Niveau des Stellgliedes Herz mit einer großen Regulierfähigkeit (Schlagvolumen, Schlagfrequenz, Inotropie) wird nicht verringert, sondern die Regelgröße Blutdruck auf einem Niveau fixiert, welches eine geringere Belastung der druckführenden Gefäße mit sich bringt. Das ist konform mit gängigen Konzepten der ACE-Hemmung.

Psychometrie

Bei Untersuchung der Blutdruckreaktionen unter psychischer Belastung fällt auf, daß Blutdruckanstiege in einer Höhe auftreten, die unsere Erwartungen weit übertroffen haben. Der durchschnittliche diastolische Blutdruck während der Psychometrie (Belastung und Ruhe) liegt z. B. 13 mm Hg höher als der diastolische Blutdruck während der Ergometrie (ebenfalls Belastung und Ruhe). Ein Beleg für eine gelungene Standardisierung der Herz-Kreislauf-Situation durch die psychische Belastung ist die trotz unterschiedlichen Ausgangsniveaus in beiden Patientengruppen fast exakt gleiche Druckdifferenz gegenüber der Ergometrie (13,34 mm Hg bei der Placebogruppe, 12,99 mm Hg bei der Verumgruppe). Systolisch werden durch beide Beanspruchungssituationen im Mittel etwa äquivalente Blutdruckwerte provoziert.

Dies läßt vermuten, daß die Blutdruckanstiege in psychischen Beanspruchungssituationen mit einer Erhöhung des Gefäßwiderstandes einhergehen und weniger über eine Herzminutenvolumensteigerung vermittelt sind, wie dies bei der körperlichen Belastung der Fall ist.

Dafür sprechen auch die beeindruckenden Blutdruckanstiege während einzelner psychodiagnostischer Testverfahren. So ist die mittlere Höhe des diastolischen Drucks während des Zahlenverbindungstests mit dem der Fahrradergometrie bei 150 W vergleichbar. Die mittleren systolischen Druckanstiege verhalten sich in diesem Fall äquivalent zu einer Ergometriebelastung von 50 W.

Die Blutdrucksenkung durch Cilazapril während psychischem Leistungsstreß ist sehr ausgeprägt: Mitteldruck (–17 mm Hg vs. –3,3 mm Hg, $p = 0,001$), Systole (–21,5 mm Hg vs. –5,5 mm Hg, $p = 0,003$) und Diastole (–12,9 mm Hg vs. –2,9 mm Hg, $p = 0,0007$).

Dies ist ein weiterer Hinweis, daß die Zusammenstellung und Durchführung der Psychometrie in dieser Form eine standardisierte, reproduzierbare Untersuchung der psychischen Beanspruchung und der hämodynamischen Begleiterscheinungen darstellt. Der „Leistungsstreß" und die damit assoziierten Blutdruckveränderungen sind im 1-s-Bereich untersuchbar geworden. Die Effektivität einer Hypertoniebehandlung kann in ökologisch sinnvollen, aber (trotzdem) standardisierten Situationen dokumentiert werden.

Vigilanztest

Auch im Vigilanztest treten vom Placeboeffekt abgrenzbare Wirkungen von Cilazapril auf: Mitteldruck (−14,2 mm Hg vs. −2,3 mm Hg, p = 0,0003), Systole (−17,6 mm Hg vs. −4,1 mm Hg, p = 0,001) und Diastole (−10,8 mm Hg vs. −1,9 mm Hg, pp = 0,0006).

Die Einzelaufzeichnungen während des Vigilanztests (siehe z. B. Abb. 6) zeigen z. T. Blutdruckspitzen. In komprimierter Darstellung sind sie vom Muster her den Blutdruckanstiegen ähnlich, wie sie repetitiv bei nächtlichen Apnoen auftreten. Dieses Reaktionsmuster war für Patienten mit ausgeprägter Schlafapnoe erwartet worden, nicht aber die Höhe der Einzelanstiege bis zu 240 mm Hg systolisch. Letztlich sitzt der Patient ruhig in einem Stuhl und muß nur eine Tastatur bedienen. Die körperliche Beanspruchung ist vernachlässigbar gering.

Dennoch wird diese Situation von Patienten mit SBAS, die durch die Atmungsstörung eine Schlafstrukturstörung mit z. T. mehreren hundert Arousals haben, als erhebliche Belastung erfahren. Statt bei einer leichten Aufgabe zu entspannen, tritt offensichtlich „Monotoniestreß" mit kurzfristigen Blutdruckspitzen sowie langfristigen Blutdruckanstiegen innerhalb des Testverlaufes auf. Manche Patienten berichteten, sie fühlten sich im Vigilanztest an Arbeitssituationen im Beruf (Kontrollen von Produktionsabläufen, nächtliche Fahrt auf der Autobahn) erinnert. Dies entspricht mit den Ergebnissen dem Konzept, daß bei einer praxisrelevanten Anzahl von Patienten eine monotone Situation, auferlegt durch definierte Arbeitsbedingungen oder alltäglich im Tagesablauf auftretend, eine den Kreislauf erheblich belastende Situation sein kann. Im Falle der Patienten mit SBAS ist mit dieser Untersuchung belegt, daß der Kampf gegen die Monotonie zu einem Kreislaufstreß ähnlich dem bei einer körperlichen Spitzenbelastung führen kann.

Um dieses Konzept weiter aufklären und unterschiedliche Vigilanzzustände während der Testdurchführung berücksichtigen zu können, erscheint es sinnvoll, für zukünftige Untersuchungen auch am Tage Aufzeichnungen elektrophysiologischer Parameter (EEG, EOG, EMG) vorzunehmen, die eine Wachheitsbestimmung erlauben. So können auch am Tage medikamentöse Effekte vigilanzabhängig analysiert werden, und es könnte geklärt werden, ob Cilazapril die negativen Effekte des Kampfes mit der Müdigkeit abschwächt.

Bewertung

Die bisherigen Studien belegen, daß Cilazapril als Antihypertensivum unter Berücksichtigung der neuesten epidemiologischen und pathophysiologischen Konzepte der Hypertonie den Anforderungen an ein modernes Medikament zur Blutdrucksenkung gerecht wird: signifikante, klinisch relevante Blutdrucksenkung im diastolischen wie im systolischen Bereich, Langzeitwirkung bei einmaliger Gabe am Tag, Wirksamkeit im Non-REM- und REM-Schlaf sowie bei verschiedenen Belastungssituationen am Tag. Für die meisten Antihypertensiva sind Effekte nur unter relativen Ruhebedingungen bzw. nicht ähnlich standardisierten Untersuchungsbedingungen nachgewiesen worden.

Die klaren belastungsabhängigen Blutdruckveränderungen während der Wachphasen und die deutlich hervortretenden Medikationseffekte am Tage zeigen, daß die erhoffte interindividuelle Angleichung der Herz-Kreislauf-Bedingungen durch standardisierte Anforderungssituationen verwirklicht werden konnte. Sollten sich diese Ergebnisse in weiterführenden Untersuchungen bestätigen lassen, so ist zu erwägen, ob ein solches standardisiertes Schema als Musterprüfung für andere blutdruckrelevante Präparate empfohlen werden sollte.

In Anbetracht der hohen Prävalenz schlafbezogener Atmungsstörungen (ca. 5 % bei Männern zwischen 35 und 60 Jahren) und der zunehmend erkannten Relevanz von Blutdruckschwankungen in der Nacht gibt es für die Behandlung der Hypertonie bei Männern des mittleren und höheren Lebensalters, bei denen das Vorliegen von SBAS möglich erscheint, kein anderes Präparat, das bezüglich Sicherheit und Effektivität ähnlich gut untersucht wurde wie Cilazapril.

Ausblick

Die Ursachen des nächtlichen Bluthochdrucks bzw. die Interaktion des nächtlichen Bluthochdrucks mit anderen gängigen Risikofaktoren wie Adipositas, Bewegungsarmut und Nikotingebrauch sind noch weitgehend ungeklärt. Als eine wesentliche Ursache der Hypertonie wurden in den letzten Jahren zunehmend die SBAS, speziell das obstruktive Schnarchen und die obstruktive Schlafapnoe, ermittelt.

Ziel weiterer Untersuchungen muß es sein, aus dem allgemeinen Patientenkollektiv die 2 Gruppen mit den unterschiedlichen Einweisungsdiagnosen „Hypertonie zur Abklärung" bzw. „SBAS zur Abklärung" hinsichtlich ihres Blutdruckverhaltens zu untersuchen: Unter Zugrundelegung der herkömmlichen und von jedermann leicht anwendbaren Methode der Blutdruckmessung nach Riva-Rocci sollte dabei die Tageshypertonie (WHO-Kriterien) erfaßt werden. Zusätzlich zur Berücksichtigung neuester Therapieanforderungen sollen das zirkadiane Blutdruckprofil untersucht und die gängigen kardiovaskulären Risikofaktoren erhoben werden. Desgleichen sind diejenigen Items zu erfassen, die charakteristisch für Patienten mit SBAS sind: lautes und unregelmäßiges Schnarchen, beobachtete Atemstillstände während des Schlafes, vermehrte Tagesschläfrigkeit, vigilanzbedingte Probleme beim Führen eines Kraftfahrzeuges und Verkehrsunfälle.

Die Patienten aus beiden Diagnosegruppen mit arterieller Hypertonie sollten dann im Tag-Nacht-Vergleich unter stationären Bedingungen im Hinblick auf invasiv kontinuierlich ermittelten Blutdruck, auf Schlaf- und Wachverhalten, Atmungsparameter sowie psychische und körperliche Leistung hin untersucht werden. Es müßte gezeigt werden, ob Cilazapril bei Patienten mit unterschiedlichen Risikokonstellationen einschließlich solcher mit SBAS und alteriertem zirkadianem Blutdruckverhalten zuverlässig im 24-h-Profil den Blutdruck senkt.

Zusätzlich könnte darauf fokussiert werden, daß diese Anforderungen speziell bei Patienten mit besonderen Risikokonstellationen (Übergewicht, lautes und unregelmäßiges Schnarchen) gestellt sind und mit Cilazapril effektiv therapiert werden können.

Hieraus würde sich eine Verbindung aus der gesicherten Therapierfähigkeit bei Patienten mit SBAS und der großen Gruppe der Patienten mit arterieller Hypertonie und herkömmlichen Risikoprofilen (z. B. KHK, Herzinsuffizienz) ergeben. Die besondere Fokussierung auf das nächtliche Blutdruckverhalten mit noch vielen ungeklärten Patiententypisierungen und zu spezifizierendem pathologischem Blutdruckverhalten könnte für das Medikament Cilazapril eine Erweiterung der eingangs erwähnten bestehenden therapeutischen Konzepte mit neuen Indikationsgebieten ergeben. Für die Gruppe der Patienten mit klinisch relevanten SBAS konnte der blutdrucksenkende Effekt von Cilazapril dokumentiert werden. Für die Zukunft sind weitere, aufwendige Schritte notwendig, um mit dieser Untersuchungsmethode der standardisierten invasiven Blutdruckmessung die Wirksamkeit antihypertensiver Medikation hinsichtlich verschiedener Indikationen und Risikoprofile hinreichend sicher zu untersuchen.

Zusammenfassung

Für ACE-Hemmer ist die klinische Wirksamkeit bei guter Verträglichkeit aus vielen Studien zur Hypertoniebehandlung mit Blutdruckmessung nach Riva-Rocci bekannt. In vorausgegangenen eigenen Untersuchungen mit kontinuierlicher invasiver Blutdruckmessung und Erfassung des Schlafes konnte die Wirksamkeit des ACE-Hemmers Cilazapril auch bei nächtlicher Hypertonie belegt werden. Im Vergleich zu Placebo und einem β-Blocker (Metoprolol) konnte bei morgendlicher bzw. abendlicher Medikation die überlegene Wirkung von Cilazapril im Non-REM- und REM-Schlaf gezeigt werden.

In der erweiterten Untersuchung wurde daher ein Konzept entwickelt, auch am Tage möglichst gut vergleichbare Bedingungen zu schaffen. Hierzu wurden am Tage

- psychodiagnostische Testverfahren (durch Leistungsdruck charakterisierte psychologische Situation bei körperlicher Ruhe),
- ein 90minütiger Vierfachwahlreaktionszeittest (Leistungsbereitschaft bei körperlicher Ruhe und extremer Monotonie) und
- eine Fahrradergometrie (körperliche Belastung)

durchgeführt.

Die Blutdruckauswertung am Tag zeigte ein recht homogenes Bild einer ausgeprägten, klinisch relevanten Medikamentenwirkung unter psychischem Leistungsdruck, Monotoniebelastung und körperlicher Belastung und somit auch in der Gesamtauswertung der Taguntersuchungen eine signifikante Blutdrucksenkung im Mitteldruck (14,5 mm Hg) sowie im systolischen (18,3 mm Hg) und im diastolischen (10,8 mm Hg) Bereich. Diese Blutdrucksenkung unterscheidet sich deutlich von der Placebowirkung (Mitteldruck 3,2 mm Hg, systolischer Druck 5,3 mm Hg, diastolischer Druck 2,6 mm Hg) und ist nicht über eine Senkung der Herzfrequenz erklärbar.

Bei der patientenbezogenen statistischen Gesamtauswertung aller Blutdruckwerte über den gesamten Meßzeitraum von Tag und Nacht ergibt sich ein signifikant von Placebo unterscheidbarer Verumeffekt für den Hauptzielparameter arterieller Mitteldruck.

Literatur

Anlauf M, Baumgart P, Krönig B, Meyer-Sabellek W, Middeke M, Schrader J (1991) Statement zur 24-Stunden-Blutdruckmessung. Z Kardiol 80 [Suppl I]:53–55

Baumgart P, Reinbach R, Akbulut T et al. (1990 b) Sprechstundenblutdruck, Heimblutdruck, Ergometerblutdruck und 24-Stunden-Blutdruck. Dtsch Med Wochenschr 68: 723–727

Bortz J (1985) Lehrbuch der Statistik. Springer, Berlin Heidelberg New York Tokyo

Doutheil A, Holzgraefe M, Schrader J, Schoel G, Kramer H, Haupt A, Felgenbauer K, Scheler F (1992) Blutdruckregulation bei Patienten nach zerebralen Insulten. Nieren- und Blutdruckregulation bei Patienten nach zerebralen Insulten. Nieren- und Hochdruckkrankheiten 21:35

Fletcher EC, De Behnke RD, Lovoi MS, Gorin A (1985) Undiagnosed sleep apnea in patients with essential hypertension. Ann Intern Med 103:190–195

Grote L, Mayer J, Weichler U, Penzel T, Cassel W, Peter JH (1992) Invasive Langzeitblutdruckmessung bei Patienten mit Schlafbezogenen Atmungsstörungen und arterieller Hypertonie vor und nach Therapie mit dem ACE-Hemmer Cilazapril. Z Nieren-Hochdruckerkrankungen (in Druck)

Guidelines for exercise testing (1986) American Heart Association Task Force on assessment of cardiovascular procedures. Circulation 74, No 3

He J, Kryger MH, Zorick FJ, Conwway W, Roth T (1988) Mortality and apnea index in obstructive sleep apneas. Chest 94:9–14

Hornbostel H, Kaufmann W, Siegenthaler W (1992) Innere Medizin in Praxis und Klinik, Bd 1, 4. Aufl. Thieme, Stuttgart New York

ICSD-International Classification of Sleep Disorders (1990) Diagnostic and coding manual. American Sleep Disorders Association. Allen Press, Kansas

Kales A, Bixler EO, Cadieux RJ, Schneck DW, Shaw LC, Locke TW, Vela-Bueno A, Soldatos CR (1984) Sleep apnea in a hypertensive population, Lancet 2:1005–1008

Kleinbloesem CH, Van Brummelen P, Francis RJ, Wiegand UW (1989) Clinical pharmacology of cilazapril. Am J Med 87 [Suppl 6B]:45–49

Lavie P, Ben-Yosef R, Rubin A (1984) Prevalence of sleep apnea syndrome among patients with essential hypertension. Am Heart J 108:373–376

Mancia G, Parati G, Pomidossi G, Di Rienzo M (1985) Validity and usefulness of non-invasive ambulatory blood pressure monitoring. J Hypertension 3 [Suppl 2]:5–11

Mayer J, et al. (1990) Influence of metoprolol and cilazapril on blood pressure and on sleep apnea activity. J Cardiovasc Pharmacol 16:952–961

Mayer J, Weichler U, Becker H, Penzel T, Peter JH, Wichert P von (1988) Sleep apnea induced changes in blood pressure and heart rate. In: Horne J (ed) Sleep 1988. Fischer, Stuttgart New York, pp 270–272

Meyer-Sabellek W, Schulte KL, Gotzen R (1989) Technical possibilities and limits of indirect twenty-four-hour blood pressure devices. J Hypertension 7 [Suppl 3]:21–24

Natoff IL, Attwood R, David A (1990) Cilazapril. Cardiovasc Drug Rev 8/1:1–26

Partinen M, Jamieson A, Guilleminault C (1988) Long-term outcome for obstructive sleep apnea syndrome patients: mortality. Chest 94:1200–1204

Penzel T, Althaus W, Meinzer K, Peter JH, Wichert P von (1991) A device for ambulatory heart rate, oxygen saturation and snoring recording. Annual International Conference of the IEEE Engineering in Medicine and Biology Society, vol 13, no 4

Penzel T, Mayer J, Peter JH, Podszus T, Voigt KH, Wichert P von (1992) Continuous non-invasive blood pressure monitoring in patients with sleep disorders. Physiol Res 41:11–17

Peter JH (1986) Hat jeder dritte Patient mit essentieller Hypertonie ein undiagnostiziertes Schlafapnoe-Syndrom? Dtsch Med Wochenschr 111:556–559

Peter JH, et al. (1989) Effects of cilazapril on hypertension, sleep and sleep apnea. Am J Med 87/6b:72–78

Podszus T, Feddersen O, Peter JH, Wichert P von (1991) Cardiovascular risk in sleep-related breathing disorders. In: Gaultier C, Escourrou P (eds) Sleep and cardiovascular control. John Libbey Eurotext, London, vol 217, pp 177–186

Rechtschaffen A, Kales A (1968) A manual of standardized terminology, techniques and scoring system for sleep stages of human subjects. Public Health Service Publication 204. V.S.-Goverment Printing Office, Washington/DC

Richardson DW, Honour AJ, Fenton GW, Stott FH, Pickering GW (1964) Variation in arterial pressure throughout the day and night. Clin Sci 26:445–460

Siegenthaler W, Kaufmann W, Hornbostel H, Waller HD (1984) Lehrbuch der Inneren Medizin. Krankheiten des Herzens/der Gefäße. Thieme, Stuttgart New York

Schlaut RC, Blomquist CG, et al. (1986) Guidelines for exercise testing. A report of the Joint American College/American Heart Association Taske Force of Assessment of Cardiovascular Procedures. Circulation 74 (3):653A–667A

Schrader I, Scheler F (1990) Zirkadianes Blutdruckverhalten und therapeutische Konsequenzen. Internist (Berl) 31:662–668

Turjanmaa V, Kalli S, Majahalme S, et al. (1987) Diurnal blood pressure profiles and variability in normotensive ambulant subjects. Clin Physiol 7:389–401

Verdecchia P, Schillaci G, Guerrieri M, et al. (1990) Circadian blood pressure changes and left ventricular hypertrophy in essential hypertension. Circulation 81:528–536

Watson RD, Stallard TJ, Flinn RM, Littler (1980) Factors determining direct arterial pressure and its variability in hypertensive man. Hypertension 2:333–341

Weichler U (1990) Arterielle Hypertonie und schlafbezogene Atmungsstörungen: Schlafstruktur, Atmungs- und Blutdruckverhalten unter Placebo und ACE-Hemmer. Inaugural-Dissertation, Universität Marburg

Weichler U, Herres Mayer B, Mayer J, Weber K, Hoffmann R, Peter JH (1991) Influence of antihypertensive drug therapy on sleep pattern and sleep apnea activity. Cardiology 78:124–130

Wesseling KH, Penaz J (1984) Non-invasive continuous blood pressure waveform measurement by the method of Penaz. Scripta Medica 59:203–205

Abendliche Applikation eines retardierten Isosorbit-5-Nitrats bei Patienten mit SBAS (Schlafapnoe) und nächtlichen Kammerendteilveränderungen/Arrhythmien

U. Köhler, H. Dübler, T. Glaremin, B. Hamann, H. Junkermann, T. Ploch, J.H. Peter, T. Pomykaj

Patienten mit schlafbezogenen Atmungsstörungen wie z. B. der Schlafapnoe können im Schlaf erhebliche Defizite in der O_2-Versorgung des Blutes aufweisen. Statistisch gesehen haben Patienten mit einer Schlafapnoe eine deutlich erhöhte Morbiditäts- und Mortalitätsrate sowie ein erhöhtes Risiko, einen plötzlichen Tod zu erleiden [2, 3, 5, 7, 9, 10, 14, 17, 18]. Bei der Kombination von Schlafapnoe und einer manifesten koronaren Herzerkrankung konnte nachgewiesen werden, daß eine vorbestehende koronarielle Perfusionsstörung durch die apnoeinduzierten Hypoxämien aggraviert wird und es zum Auftreten von nächtlichen Myokardischämien sowie bradykarden und tachykarden Herzrhythmusstörungen kommen kann [8]. Demzufolge ist anzunehmen, daß eine abendliche Therapie mit einem retardierten Nitrat infolge der therapeutisch verbesserten koronariellen Perfusion zu 1) subjektiv weniger Beschwerden (nächtlicher Angina) sowie 2) objektiv zu einer Reduzierung von Myokardischämien und Herzrhythmusstörungen führt.

Methode

Zur Überprüfung der therapeutischen Wirksamkeit eines einmalig abendlich (22.00 Uhr) verabreichten retardierten Nitrats (100 mg Isosorbit-5-nitrat) auf nächtliche myokardiale Ischämien und Arrhythmien wurde eine placebokontrollierte Doppelblindstudie bei 30 Patienten mit pathologisch erhöhter Schlafapnoeaktivität (AI > 10 Phasen/h) und koronarer Herzerkrankung bzw. klinischem Verdacht auf koronare Herzerkrankung unter stationären Bedingungen durchgeführt.

Es erfolgte eine Ableitung von Polysomnographien unter Einbeziehung der respiratorischen Parameter (Atemexkursion Abdomen und Thorax, transkutan gemessene O_2-Sättigung, nasaler Atemfluß), der mittleren Herzfrequenz sowie des Elektroenzephalo-, Elektrookulo- und Elektromyogramms zur Differenzierung der Schlafstadien. Der Untersuchungsgang umfaßte 2 polysomnographische „Leernächte" als Eingangsuntersuchung sowie 2 „Therapienächte" jeweils mit einer „Adaptationsnacht". Die Applikation von Placebo bzw. Nitrat erfolgte nach Randomliste. Parallel zur Erfassung der beschriebenen Parameter wurde eine zeitlich synchronisierte Aufzeichnung eines 2-Kanal- (Meßzeitraum 24 h) sowie eines 6-Kanal-EKG (23.00–06.00 Uhr) zur Beurteilung von Herzrhythmusstörungen und Myokardischämien durchgeführt. Bei der 6-Kanal-EKG-Registrierung wurden die Ableitungen nach Wilson mit einer Papiergeschwindigkeit von 25 mm/s aufgezeichnet.

Eine vorbestehende Medikation mit β-Blockern, Langzeitnitraten und Kalziumantagonisten wurde mindestens 48 h vor Durchführung der Untersuchungen („Wash-out-Phase") abgesetzt.

Bei der Bewertung der Polysomnographien wurden die 2. („Leernacht"), die 4. (Placebo oder Verum) sowie die 6. Nacht (Placebo oder Verum) zugrunde gelegt. Die Analyse des 6-Kanal-EKG erfolgte unter besonderer Berücksichtigung pathologischer Kammerendteilveränderungen (ST-Streckensenkungen > 0,1 mV mit horizontalem oder deszendierendem Verlauf sowie Veränderungen der T-Welle wie z. B. eine T-Inversion) sowie deren Interaktion mit den respiratorischen Parametern. Als pathologisch wurden Ischämien bei einer Mindestdauer von 10 s gewertet.

Das Alter der Patienten lag im Mittel bei 57,9 Jahren (Bereich 47–68 Jahre). Das Gewicht betrug im Mittel 90,8 kg bei einem Bereich von 72–131 kg, die Größe im Mittel 174,4 cm bei einem Bereich von 161–188 cm.

Die Diagnosen waren:
- Adipositas: n = 26 (86,6 %)
- arterielle Hypertonie: n = 23 (76,6 %)
- Hyperlipoproteinämie: n = 24 (80,0 %)
- Diabetes mellitus: n = 6 (20,0 %)
- Hyperurikämie: n = 8 (26,6 %)

Bei allen Patienten wurde entweder aufgrund von Angina pectoris und/oder pathologischem Ruhe- bzw. Belastungs-EKG der klinische Verdacht auf eine koronare Herzerkrankung geäußert. Bei 20 Patienten wurde eine Koronarangiographie durchgeführt, 2 Patienten hatten Zustand nach aortokoronarer Venenbypassoperation, 8 Patienten lehnten die Durchführung dieser invasiven Untersuchung ab. 6 der 20 angiographierten Patienten hatten eine koronare Eingefäßerkrankung, ein Patient davon mit Zustand nach perkutaner transluminaler Angioplastie, 4 Patienten eine koronare Zweigefäß- und 3 Patienten eine koronare Dreigefäßerkrankung. Bei 7 Patienten konnte eine signifikante Koronarstenose ausgeschlossen werden. Unter Berücksichtigung eines unauffälligen Belastungs-EKG bei 3 der 8 nicht angiographierten Patienten erfolgte eine Einteilung aller Patienten in eine Gruppe 1 mit 20 Patienten (KHK positiv) und eine Gruppe 2 mit 10 Patienten (KHK negativ). Die dezidierten Befunde von Belastungs-EKG und Koronarangiographie sind in Tabelle 1 dargestellt.

Die Lungenfunktion war bei 24 Patienten unauffällig; bei 5 Patienten fand sich eine geringe bis mäßige Obstruktion und bei 1 Patienten eine schwere periphere Obstruktion. Der pO_2-Wert lag am Tag im Mittel bei 81,9 mm/Hg (Bereich: 64,6–100,4 mm/Hg), die O_2-Sättigung im Mittel bei 95,6 % bei einem Bereich von 92,1 bis 97,6 %.

Tabelle 1. Belastungs-EKG- und Koronarangiographiebefunde in einer Gegenüberstellung. Beim ergometrischen Arbeitsversuch wurde die Leistung (in W) dokumentiert, bei der pathologische Kammerendteilveränderungen (*KEV;* ST-Streckensenkungen > 0,1 mV) auftraten. Mit + sind diejenigen Patienten gekennzeichnet, bei denen in der Nacht myokardiale Ischämien nachgewiesen werden konnten. ■ Patient ohne KHK; *ACVB* aortokoronarer Venenbypass

Patient Nr.	Belastungs-EKG pahologisch bei (ST > 0,1 mV)	Koronarangiographiebefund	Nächtliche KEV
1	75 W	Eingefäßerkrankung	+
2	150 W	Keine Angiographie	–
3	125 W	Eingefäßerkrankung	–
4	100 W	Eingefäßerkrankung	+
5	Unter Belastung keine KEV, nach 2 min Ruhe 0,1 mV	keine Angiographie	–
6 ■	Unter Belastung und in Ruhe keine KEV	Keine Angiographie	–
7	Unter Belastung und in Ruhe keine KEV	Eingefäßerkrankung	–
8	75 W	Dreigefäßerkrankung	–
9	50 W (0,15 mV)	Dreigefäßerkrankung	–
10	150 W	Eingefäßerkrankung	–
11 ■	100 W	Diffuse Wandunregelmäßigkeiten	+
12 ■	125 W	Ausschluß Makroangiopathie	–
13	50 W (0,25 mV)	Zweigefäßerkrankung	–
14 ■	Unter Belastung und in Ruhe keine KEV	Ausschluß Makroangiopathie	–
15	75 W	Eingefäßerkrankung	+
16 ■	Unter Belastung keine KEV, nach 2 min Ruhe 0,15 mV	Diffuse Wandunregelmäßigkeiten	–
17 ■	Unter Belastung und in Ruhe keine KEV	Ausschluß Makroangiopathie	–
18	50 W	Zustand nach ACVB (05/87)	–
19 ■	Unter Belastung und in Ruhe keine KEV	Keine Angiographie	–
20	75 Watt	Zweigefäßerkrankung	–
21 ■	Unter Belastung und in Ruhe keine KEV	Ausschluß Makroangiopathie	–

Tabelle 1. Fortsetzung

Patient Nr.	Belastungs-EKG pahologisch bei (ST > 0,1 mV)	Koronarangiographie-befund	Nächtliche KEV
22 ■	Unter Belastung und in Ruhe keine KEV	Keine Angiographie	–
23	Unter Belastung keine KEV, nach 4 min Ruhe 0,1 mV	Keine Angiographie	–
24	75 W	Zustand nach ACVB (01/89)	–
25	100 W	Eingefäßerkrankung	+
26	75 W	Zweigefäßerkrankung	–
27	100 W	Keine Angiographie	–
28	Unter Belastung keine KEV, nach 2 min Ruhe 0,1 mV	Zweigefäßerkrankung	–
29 ■	50 W	Diffuse Wandunregelmäßigkeiten	–
30	50 W (0,2 mV)	Keine Angiographie	+

Ergebnisse

Tabellen 2 und 3 stellen die Ergebnisse der Atmungs- und Langzeit-EKG-Parameter im Vergleich dar. Es zeigt sich eine gute Reproduzierbarkeit der Apnoe- und EKG-Parameter, bezogen auf Leer- und Placebomessung. Unter Therapie ergibt sich keine signifikante Änderung im Hinblick auf Apnoeaktivität, Herzfrequenz und Quantität bzw. Qualität von Herzrhythmusstörungen. Der Vergleich der ventrikulären Ektopien Wach/Schlaf, bezogen auf die unterschiedlichen Meßnächte sowie die beiden Meßgruppen, ist auf der Abb. 1 dargestellt. Bradykarde Herzrhythmusstörungen im Schlaf konnten bei 4 Patienten, alle mit koronarer Herzerkrankung (Gruppe 1), auch unter Nitrateinfluß nachgewiesen werden. Davon hatte einer sowohl intermittierend auftretende AV-Blockierungen I. Grades als auch Sinusarreste und Knotenersatzrhythmen. Bei einem weiteren Patienten wurden mehrfach apnoeinduzierte AV-Blockierungen II. Grades Mobitz sowie AV-Blockierungen III. Grades mit einer maximalen Dauer von 8,5 s registriert. Bradyarrhythmien waren bei keinem der 10 Patienten der Gruppe 2 nachweisbar.

Nächtliche Phasen mit signifikanten Kammerendteilveränderungen konnten bei 6 Patienten im 6-Kanal-EKG objektiviert werden. Die Summe der Ischämien lag verteilt auf die einzelnen Meßnächte bei 45/40/59 (Leer-, Placebo-, Therapiemessung) Phasen, wobei eine maximale Dauer des Ischämieereignisses von 96 s nicht überschritten wurde. 123 (85,4 %) der Ischämiephasen traten apnoe- bzw. hypoventilationsassoziiert mit O_2-Sättigungen > 3 % auf; bei 21 Phasen konnte im zeitlichen Zusammenhang keine pathologische Störung von Atemmuster oder Blutgasen festgestellt werden. Abbildung 2 zeigt die Polysomnographie eines Patienten mit ausgeprägter Apnoe und Blutgasentsättigung, wobei während dieser Phase mehrfach REM-assoziierte Ischämien auftraten. Analysiert im Hinblick auf die Schlafstadien konnten 77,8 % der Ischämiephasen im REM-Schlaf, 1,4 % in den Tiefschlafstadien 3 und 4 sowie 6,9 und 13,9 % in den Schlafstadien 1 und 2 registriert werden.

Tabelle 2. Apnoeparameter (Apnoeindex, längste Apnoephase), Blutgassättigungswerte (minimale und mittlere S_aO_2 in der Nacht, maximaler S_aO_2-Abfall während Apnoe) sowie Herzfrequenzparameter (minimale, maximale und mittlere Herzfrequenz) im Vergleich Leer-, Placebo- und Therapiemessung (*MW* Mittelwert, *SD* Standardabweichung)

		Leermessung	Placebomessung	Therapiemessung
Apnoeindex (AI)	MW:	33,2	30	36,9
(Phasen/h)	SD:	13,9	14,8	19,3
	Min.:	13	11	11
	Max.:	63	59	80
Längste Apnoephase (s)	MW:	62,7	56,8	59,5
	SD:	25	20,8	23,3
	Min.:	30	20	20
	Max.:	120	100	120
Minimale Sättigung	MW:	74,9	75,5	72,9
(S_aO_2) in der Nacht	SD:	11,4	10,5	12,4
[%]	Min.:	46	50	45
	Max.:	90	88	89
Mittlere Sättigung	MW:	90,2	90,4	89,8
(S_aO_2) in der Nacht	SD:	2,4	3,2	3,6
[%]	Min.:	85	80	80
	Max.:	95	94	94
Maximaler S_aO_2-Abfall	MW:	19,3	17,4	19,7
in der Nacht	SD:	9,8	8,6	9,9
[%]	Min.:	6	6	8
	Max.:	47	38	40
Minimale Herzfrequenz	MW:	47,9	47,5	48,2
in der Nacht	SD:	5,3	5,8	6,9
(min^{-1})	Min.:	38	38	37
	Max.:	57	61	62
Maximale Herzfrequenz	MW:	98,5	95,5	101,2
in der Nacht	SD:	12,3	11,1	15,7
(min^{-1})	Min.:	70	74	75
	Max.:	132	121	142
Mittlere Herzfrequenz	MW:	65,5	63,9	66,1
in der Nacht	SD:	8,9	7	10,3
(min^{-1})	Min.:	50	46	46
	Max.:	82	78	94

Tabelle 3. Häufigkeit von nächtlichen tachykarden und bradykarden Herzrhythmusstörungen sowie myokardialen Ischämiephasen im Vergleich Leer-, Placebo- und Therapiemessung (*MW* Mittelwert, *SD* Standardabweichung)

		Leermessung	Placebomessung	Therapiemessung
Nächtliche polytope ventrikuläre Etxtrasystolen (≥ Lown III a)		n = 14 (46,7 %)	n = 13 (43,3 %)	n = 14 (46,7 %)
nächtliche ventrikuläre Extrasystolen (≥ Lown IV a)		n = 5 (16,7 %)	n = 3 (10 %)	n = 4 (13,3 %)
polytope VES (≥ Lown III a) Tag		n = 13 (43,3 %)	n = 13 (43,3 %)	n = 15 (50 %)
Nacht		n = 14 (46,7 %)	n = 13 (43,3 %)	n = 14 (46,7 %)
Anzahl der Phasen nächtlicher Ischämien bei 6 Patienten	Min: Max.:	45 1 20	40 11 16	59 3 26
Dauer der Ischämiephasen (s)	MW: SD: Min.: Max.:	29,3 17,5 12 96	28,2 13,4 12 73	27,7 16,3 10 91
Nächtliche bradykarde Arrhythmien: AV-Blockierungen: I. Grades		n = 1	n = 1	n = 1
II. Grades Mobitz		n = 1	n = 1	n = 2
III. Grades		–	n = 1	n = 1 (max. 8, 5 s)
SA-Blockierungen II. und III. Grades		n = 1	n = 1	n = 1
Sinusarrest (> 2 s)		–	n = 1	–

Nächtliche Angina pectoris wurde von keinem der Patienten beklagt, auch nicht während Phasen myokardialer Ischämie.

Bei 4 der 6 Patienten (Gruppe 1) mit nächtlichen Myokardischämien konnte eine koronare Eingefäßerkrankung (bei einem Patienten Zustand nach PTCA), bei 1 Patient diffuse Wandunregelmäßigkeiten ohne signifikanten Stenosegrad festgestellt werden (Gruppe 2, die Angiographie lag jedoch 15 Monate zurück). Ein Patient war zur Durchführung der Herzkatheteruntersuchung nicht bereit, hatte jedoch sowohl ein pathologisches Ruhe- als auch Belastungs-EKG (Gruppe 1).

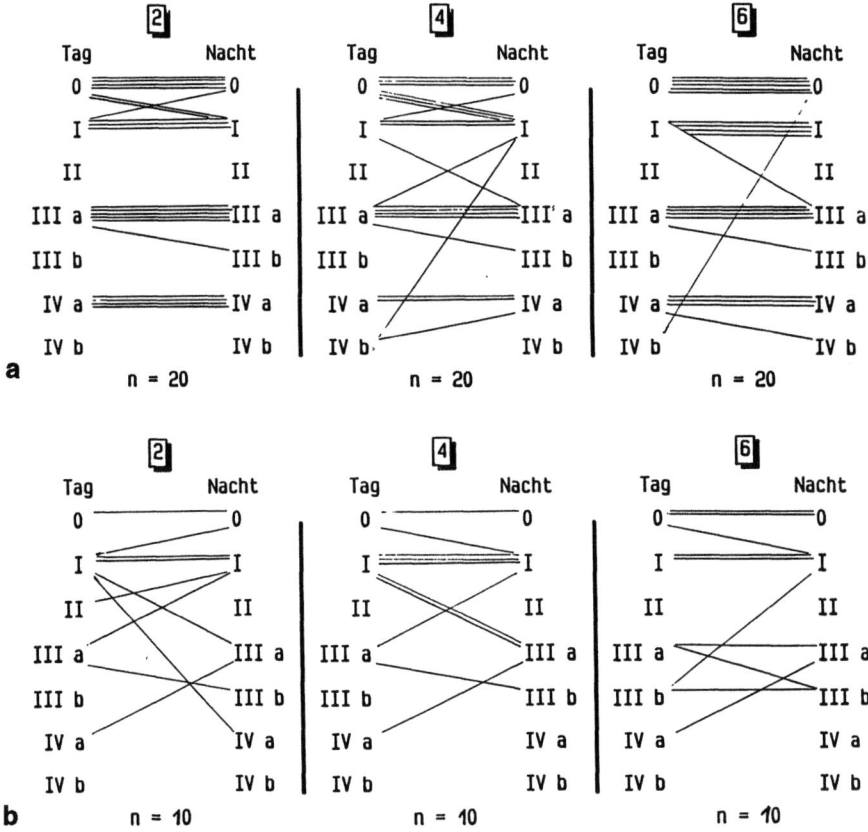

Abb. 1 a, b. Vergleich der Lown-Klassen Tag/Nacht, bezogen auf die Langzeit-EKG-Registrierung am Tag der Leer-, Placebo- und Therapiephase (2/4/6) bei 20 Patienten mit KHK (**a**) und 10 ohne KHK (**b**)

Diskussion

Bei Patienten mit koronarer Herzerkrankung und präexistenter Einschränkung der Koronarreserve kommt es durch ein durch die nächtliche Atmungsstörung bedingtes vermindertes O_2-Angebot an das Myokard zu konsekutiven klinisch faßbaren EKG-morphologischen Zeichen der Ischämie. So konnten in unserer Untersuchung bei 6 von 30 Patienten nächtliche Myokardischämien gefunden werden, die vornehmlich während Phasen ausgeprägter Apnoeaktivität, progredienter O_2-Sättigung und REM-Aktivität zu finden waren. Des weiteren interessierte uns die Frage, ob es bei Patienten mit vorwiegend apnoeassoziierten myokardialen Ischämien unter Therapie mit einem retardierten Nitrat zu einer Reduzierung solcher Ereignisse sowie von nächtlichen Herzrhythmusstörungen kommt.

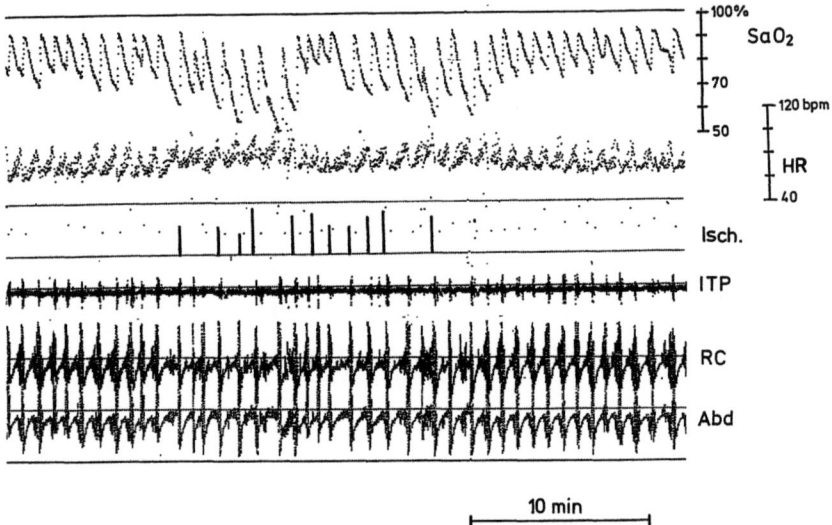

Abb. 2. Polysomnographie eines Patienten mit Schlafapnoe, koronarer Eingefäßerkrankung sowie ausgeprägten Blutgasentsättigungen (z. T. < 60 %). Vorwiegend während Phasen hoher Apnoeaktivität und Blutgasentsättigung finden sich Episoden mit Kammerendteilveränderungen, die in der gezeigten Darstellung eine Dauer von 60 s nicht überschreiten und gebunden sind an den Wechsel zwischen Apnoe und Hyperventilation. Die Ereignisse myokardialer Ischämien *(Isch.)* sind in der Abbildung unterhalb von O_2-Sättigung (S_aO_2) und mittlerer Herzfrequenz *(HF)* in Form von senkrechten Balken dargestellt. Weiterhin abgebildet sind die Parameter *ITP* (intrathorakaler Druck) sowie *RC* (thorakale) und *Abd* (abdominale) Atemexkursion

Bei der koronaren Herzerkrankung kommt es als Folge der überwiegend arteriosklerotisch bedingten Lumeneinengung des Herzkranzgefäßes zu einer Verminderung der koronaren Durchströmungsgröße. Neben arteriosklerotischen Gefäßwandveränderungen tragen zudem Änderungen in der thrombotisch/fibrinolytischen Kaskade, der Viskosität, der Thrombozytenfunktion, des Blutgashaushalts und Einflüsse des autonomen Nervensystems zur Beeinflussung der Koronarperfusion bei [1, 4, 13, 16]. Jeder Mehrverbrauch oder Mehrbedarf an Sauerstoff muß, da die O_2-Extraktion aus dem koronariellen Blut nur unwesentlich gesteigert werden kann, über eine vermehrte myokardiale Perfusion kompensiert werden [1].

Als therapeutische Ansatzpunkte zur Kompensierung der myokardialen O_2-Bilanz gibt es bei Patienten mit einer Koronarinsuffizienz die folgenden Möglichkeiten: 1) Verminderung des O_2-Bedarfs durch Senkung der Herzarbeit, im einzelnen Senkung von Vor- und Nachlast sowie der Herzfrequenz, 2) Steigerung des myokardialen O_2-Angebots durch Verbesserung der Koronarperfusion bzw. Gewährleistung einer adäquaten arteriellen Oxygenierung des Blutes mit Sauerstoff.

Auf die pharmakologischen Grundlagen der therapeutischen Wirkung von Nitraten soll hier im einzelnen nicht eingegangen werden. Nitrate wirken bekanntlich v. a. relaxierend auf die glatte Muskulatur des venösen Gefäßbettes mit der Konsequenz einer Senkung des peripheren Widerstands, des venösen Rückstroms und damit auch einer Verminderung von Ventrikelfüllung, Wandspannung und Schlagvolumen. Die Reduktion der Herzarbeit infolge Vorlastsenkung führt somit zu einem verminderten myokardialen O_2-Bedarf [6].

Die Ergebnisse der vorliegenden Untersuchung zeigen, daß es unter einmaliger abendlicher Applikation eines retardierten Nitrats bei keinem der 6 Patienten mit nächtlichen Myokardischämien zu einer Reduktion bzw. Eliminierung derselben kommt. Sowohl im Hinblick auf die Atmungs- als auch die EKG-Parameter ergeben sich keine signifikanten Unterschiede, bezogen auf Leer-, Placebo- und Therapienacht (s. Tabellen 2 und 3). Daraus leiten sich folgende Hypothesen ab:

Bei Patienten mit koronarer Herzerkrankung und SBAS wird, so eine Untersuchungshypothese, die durch die Koronarsklerose bedingte Minderperfusion durch die apnoe- bzw. hypopnoeinduzierte Minderversorgung des Blutes mit Sauerstoff aggraviert. Mit der Folge langanhaltender Atemstillstands- oder Hypoventilationsphasen spielt die Oxygenierung eine zunehmend wichtige Rolle. Eine Nitrattherapie könnte zwar über den beschriebenen Effekt der Reduktion der Herzarbeit zu einer Verminderung des myokardialen O_2-Bedarfs führen, kann jedoch den zusätzlich aggravierenden Faktor der apnoeinduzierten Hypoxämie mit mangelndem myokardialem O_2-Angebot nicht kompensieren, so daß es zwangsläufig zu einer Mangelversorgung des Myokards mit Sauerstoff kommen muß. Gerade bei Patienten mit manifesten Veränderungen der Koronarien und verminderter Hypoxietoleranz ist jedoch eine ausreichende Oxygenierung des arteriellen Blutes notwendig, zumal akute hypoxische Zustände am Herzen zu erhöhter elektrischer Instabilität und zu einer Störung der Funktion des kontraktilen Apparates führen können [12, 21, 22].

Weiterhin müssen die vorwiegend bei obstruktiver bzw. gemischter Apnoe auftretenden hämodynamischen Veränderungen bedacht werden, die ebenfalls einen Einfluß auf die koronarielle Perfusion haben. Apnoephasen bei obstruktiver Apnoe sind durch den Verschluß der oberen Atemwege gekennzeichnet, wobei es durch die verstärkten inspiratorischen Anstrengungen (Müller-Manöver) zu hoch-negativen intrathorakalen Drücken kommen kann. Hierdurch bedingt kommt es zu einem erhöhten Blutfluß zum rechten Herzen mit einem Anstieg des rechtsventrikulären Schlagvolumen sowie über die vermehrte Volumenfüllung der rechten Herzkammer zu einer Verschiebung des interventrikulären Septums nach links mit einer Beeinträchtigung der linksventrikulären Schlagarbeit [11, 19, 23, 24]. So können bei Patienten mit obstruktiver Apnoe nicht nur erhöhte pulmonalarterielle Druckwerte, sondern auch pulmonalkapilläre Verschlußdrücke gemessen werden, die als Ausdruck einer linksventrikulären Funktionsstörung zu werten sind. Es erscheint somit durchaus vorstellbar, daß die Beeinflussung hämodynamischer Parameter über die intrathorakalen Druckschwankungen zu einer Verschlechterung der koronariellen Perfusion führen kann. Weiterhin findet sich gekoppelt an das Apnoe-/Hyperventilationsereignis ein typisches Verhaltensmuster von Herzfrequenz und systemischem arteriellem Blutdruck mit z. T. exzessiven Abfällen/Anstiegen der Herzfrequenz sowie des Blutdrucks während Apnoe oder apnoeterminierender Hyperventilation [7, 15, 20, 23]. Sinustachykardien bis hin zu Vorhoftachykardien, Bradykardien sowie hypertensive und hypotensive Blutdruckwerte verschlechtern das koronarielle O_2-Angebot wiederum durch eine vermehrte Herzarbeit oder einen verminderten koronariellen Perfusionsdruck.

Interessanterweise treten die Myokardischämien *nicht* bei den Patienten mit dem ausgeprägtesten Angiographiebefund auf, so daß das Ausmaß der morphologischen Veränderungen der Herzkranzgefäße nicht obligat korrelierbar ist mit dem Befund der Myokardischämie. Unsere Ergebnisse legen nahe, daß die koronare Perfusionssteigerung nicht nur als Funktion der „mechanischen Größe" der Herzkranzgefäße gesehen werden darf, sondern multifaktoriell (z. B. durch rheologische und metabolische Faktoren, Beeinflussung hämodynamischer Parameter, Grad der Hypoxämie und Gewebshypoxie etc.) beeinflußt wird (Abb. 3). Dies könnte auch den mangelnden therapeutischen Effekt einer Nitrattherapie erklären. Es bedarf somit weiterer Untersuchungen dahingehend, daß Patienten mit Schlafapnoe und nächtlichen myokardialen Ischämien unter adäquater Therapie der Atmungsstörung, beispielsweise mittels nasaler CPAP-Beatmung, im Hinblick auf Ischämiezeichen registriert werden, zumal sich die CPAP-Therapie, bezogen auf apnoeinduzierte Arrhythmien, als höchstgradig effektiv erwiesen

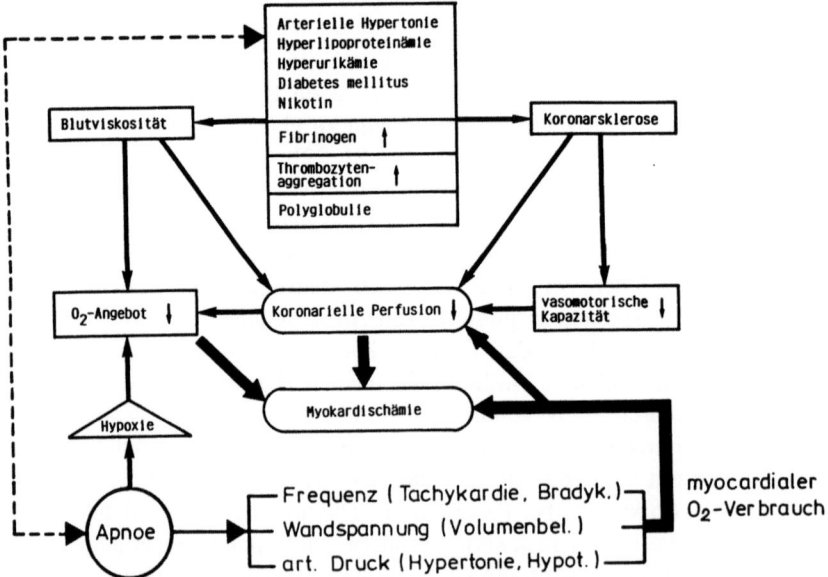

Abb. 3. Pathogenetische Faktoren der Myokardischämie unter spezieller Berücksichtigung der Einflüsse von apnoeassoziierten Veränderungen der Hämodynamik und Blutgasalterationen

hat. Es dürfte zu erwarten sein, daß unter Behandlung der Apnoe und Normalisierung der hämodynamischen Parameter einschließlich der Blutgase auch eine Eliminierung bzw. Reduzierung myokardialer Ischämien zu finden ist.

Literatur

1. Berne RM, Rubio R, Duling BR, Wiedemeier VT (1970) Effects of acute and chronic hypoxia on coronary blood flow. In: Vogel JHK (ed) Hypoxia, high altitude and heart. Adv Cardiol 5:56
2. De Olazabal JR, Miller MS, Cook WR, Mithoefer JC (1982) Disordered breathing and hypoxia during sleep in coronary artery disease. Chest 82:548
3. He J, Kryger MH, Zorick FJ, Conway W, Roth T (1988) Mortality and apnea index in obstructive sleep apnea syndrome. Experience in 385 male patients. Chest 94:9
4. Hirsh PD, Hillis LD, Campbell WB, Firth BG, Willerson JT (1981) Release of prostaglandins and thromboxane into the coronary circulation in patients with ischemic heart disease. New Engl J Med 304:685
5. Hung J, Whitford EG, Parsons RW, Hillman DR (1990) Association of sleep apnea with myocardial infarction in men. Lancet I:261
6. Klaus W (1986) Aktuelle Pharmakologie der Nitrate und Calciumantagonisten. In: Strauer BE (Hrsg) Nitroglycerin V. Walter de Gruyter, Berlin
7. Köhler U, Becker H, Peter JH, Wichert P von (1990) Das Langzeit-EKG in der Diagnostik und Verlaufskontrolle der Schlaf-Apnoe. In: Schuster HP (Hrsg) Langzeitelektrokardiographie. Fischer, Stuttgart
8. Köhler U, Dübler H, Glaremin T, Junkermann H, Lübbers C, Ploch T, Peter JH, Pomykaj T, Wichert P von (1991) Nocturnal myocardial ischemia and cardiac arrhythmia in patients with sleep-apnea with and without coronary heart disease. Klin Wochenschr 69:474
9. Koskenvuo M, Kaprio J, Telakivi T, Partinen M, Heikkila K, Sarna S (1987) Snoring as a risk factor for ischemic heart disease and stroke in men. Br Med J 294:16
10. Koskenvuo M, Kaprio J, Partinen M, Langinvainio H, Sarna S, Haikkilä K (1985) Snoring as a risk factor for hypertension and angina pectoris. Lancet II:893
11. Krieger J, Weitzenblum E (1991) Pulmonary hemodynamics in the obstructive sleep apnea syndrome. In: Peter JH, Penzel T, Podszus T, Wichert P von (eds) Sleep and health risk. Springer, Berlin Heidelberg New York Tokyo
12. Kübler W, Katz AM (1977) Mechanisms of the early "pump" failure of the ischemic heart: possible role of adenosine triphosphate depletion and inorganic phosphate accumulation. Am J Cardiol 40:467
13. Leschke M, Blanke H, Stellwaag M, Motz W, Strauer BE (1988) Hyperfibrinogenämie und pathologische Plasmaviskosität – Pathogenetische Faktoren bei der instabilen Angina pectoris? Dtsch Med Wochenschr 30:1175
14. Lugaresi E, Cirignotta F, Coccagna G, Piana C (1980) Some epidemiological data on snoring and cardiocirculatory disturbances. Sleep 3:221
15. Mayer J, Greb H, Herres T, Kloss M, Penzel T, Peter JH, Podszus T, Wichert P von (1987) Nocturnal hemodynamics in patients with sleep apnea. In: Peter JH, Podszus T, Wichert P von (eds) Sleep related disorders and internal diseases. Springer, Berlin Heidelberg New York Tokyo
16. Nicolaides AN, Horbourne T, Boneers R, Kidner PH, Besterman EM (1977) Blood viscosity, red-cell flexibility, haematocrit and plasmafibrinogen in patients with angina. Lancet 5:943
17. Parish JM, Shepard JW Jr (1990) Cardiovascular effects of sleep disorders. Chest 97:1221

18. Peter JH (1989) Sleep apnea and cardiovascular disease. In: Guilleminault C, Partinen M (eds) Diagnosis and treatment of the sleep apnea syndrome. Raven Press, New York
19. Podszus T, Peter JH, Ploch T, Schneider H, Wichert P von (1991) Pulmonalarterieller Blutdruck und Schnarchen. Pneumologie 45:233–238
20. Podszus T, Mayer J, Peter JH, Wichert P von (1987) Bludtdruckabfall im Schlaf bei obstruktiver Schlafapnoe. Intensivmed 24:366
21. Pool PE (1970) Myocardial energetics during hypoxia and in coronary artery disease. Adv Cardiol 5:97
22. Pool PE, Covell JW, Chidsey CA, Braunwald E (1966) Myocardial high energy posphate stores in acutely induced hypoxic heart failure. Circulat Res 19:221
23. Shepard JW Jr (1985) Gas exchange and hemodynamics during sleep. Med Clin North Am 69:1243
24. Tolle FA, Judy WV, Yu PL, Markand ON (1983) Reduced stroke volume related to pleural pressure in obstructive sleep apnea. J Appl Physiol 55:1718

# V. Spezielle Risiken

Arterielle Hypertonie und SBAS*

J. Mayer

Untersuchungen der letzten Jahre haben gezeigt, daß bei einer Vielzahl von Patienten Störungen der Atmung im Schlaf auftreten, bei denen insbesondere in den Tiefschlafstadien und im REM-Schlaf ein adäquater Atemfluß von den Steuerungsmechanismen und der Atemmuskulatur nicht aufrecht erhalten wird. Für diese Störungen hat sich der Begriff schlafbezogene Atmungsstörungen durchgesetzt (SBAS). Er faßt die Schlafapnoe in ihren 3 Mustern „obstruktiv", „zentral" und „gemischt", die alveoläre Hypoventilation und das Schnarchen zusammen. Die Untersuchungen der letzten Jahre haben weiterhin – besonders bezüglich des obstruktiven Schnarchens und der obstruktiven Schlafapnoe – erbracht, daß in Konsequenz dieser Atmungsstörungen ernste Probleme in anderen Funktionsbereichen, insbesondere im Herz-Kreislauf-System und in der psychischen Leistungsfähigkeit der Betroffenen, entstehen. Epidemiologisch kommt den schlafbezogenen Atmungsstörungen mit Obstruktion der oberen Atemwege, der obstruktiven (bzw. gemischten) Schlafapnoe und dem obstruktiven Schnarchen, die größte Bedeutung zu. Obstruktive Schlafapnoe bezeichnet das mindestens 10sekündige Sistieren der Atmung im Schlaf, bedingt durch einen Verschluß der Atemwege im Pharynxbereich. Davon unterscheidet sich das obstruktive Schnarchen lediglich in der Quantität der Obstruktion; der Verschluß der extrathorakalen Atemwege ist nicht komplett, aber beeinträchtigt trotzdem die Atmung in relevanter Weise.

Obstruktives Schnarchen und obstruktive Apnoe sind gemeinsam die charakteristischen Muster des sog. obstruktiven Schlafapnoesyndroms (OSAS). Im Verlauf der Erkrankung bilden sich neben der schlafbezogenen Obstruktion der oberen Atemwege 2 weitere wichtige pathogenetische Faktoren heraus. Zum einen ist dies die zentralnervöse Aktivierungsreaktion (Arousal), die im Rahmen des sog. apnoeterminierenden Mechanismus auftritt. Letztere ist Ursache der Schlaffragmentierung und führt zu Tagesmüdigkeit, Tagesschläfrigkeit und zu den weiteren psychischen Symptomen des Leistungsabbaus am Tage. Zum anderen findet sich, wahrscheinlich im Verlauf über mehrere Jahrzehnte, ein progredientes Versagen der zentralen Atemregulation, das als Hypoventilation (zunächst nur im REM-Schlaf, später auch in anderen Schlafstadien und schließlich auch im Wachzustand) imponiert. Schon früh wurden Zusammenhänge zwischen schlafbezogenen Atmungsstörungen und dem Blutdruckverhalten erkannt. Während jeder Apnoephase finden sich charakteristische Veränderungen. Diese sind gekennzeichnet durch einen Abfall des Blutdrucks zu Beginn der Apnoe-

---

* Mit Unterstützung der Deutschen Forschungsgemeinschaft

phase, dann durch einen konstanten, z. T. auch leicht ansteigenden oder abfallenden Verlauf während der Apnoe und durch einen überschießenden rapiden Anstieg am Ende der Apnoephase. Nicht selten werden in dieser letzten Phase dramatisch hohe Blutdruckwerte bis zu 300/150 mm Hg gesehen. Würden solche Werte tagsüber, z. B. bei einer Messung in der Arztpraxis, auftreten, käme es sofort zur therapeutischen Intervention. Diese Ereignisse treten zudem nicht vereinzelt auf, sondern bei ausgeprägter Schlafapnoe mehrere 100mal während des Schlafes. Bekannt ist auch, daß sich in Abhängigkeit von den Schlafstadien ein unterschiedliches Verhalten sowohl der Atmung wie des Blutdrucks findet. Während des Traum- oder REM-Schlafes sind die Apnoephasen länger und unregelmäßiger, die arterielle O_2-Entsättigung ist ausgeprägter als im Non-REM-Schlaf. Der Blutdruck zeigt sowohl höhere Absolutwerte wie auch eine erhöhte Variabilität.

Ziel dieser Arbeit soll es sein, die derzeit relevanten Erkenntnisse zum Zusammenhang zwischen nächtlichen obstruktiven Atmungsstörungen und arterieller Hypertonie kritisch darzulegen und zu bewerten. Aus epidemiologischen Untersuchungen sowie klinischen und experimentellen Daten soll versucht werden, eine Antwort auf die Frage nach den kausalen Verknüpfungen zwischen diesen beiden Krankheitsbildern zu finden.

Prävalenz

Die Prävalenz des OSAS wird nach dem neuesten Bericht der American Sleep Disorders Assiciation [15] mit 1–2 % angegeben. Da diese Angabe auf Untersuchungen basiert, bei denen ein großes Grundkollektiv angenommen wurde, aus dem aber nur ein geringer Teil der Probanden letztendlich einer apnoespezifischen Diagnostik zugeführt wurde, sind die offiziellen Schätzungen der Häufigkeit als Mindestangabe einzustufen. Die tatsächliche Prävalenz der Schlafapnoe liegt wahrscheinlich höher. Bei Männern der mittleren Altersgruppe wird von einer Prävalenz von bis zu 10 % ausgegangen [37, 47].

Die Prävalenz des obstruktiven Schnarchens wurde bisher lediglich in Studien ermittelt, die sich auf Ergebnisse aus Fragebogenerhebungen stützen. Aufgrund anamnestischer Angaben läßt sich jedoch nicht hinreichend sicher klären, inwieweit es sich bei dem angegebenen Schnarchen um ein für Atmung und Schlaf irrelevantes Geräuschphänomen (sog. primäres Schnarchen) oder – pathologisch relevant – um die schlafbezogene Atmungsstörung „obstruktives Schnarchen" bzw. um interapnoisches Schnarchen handelt. Einklang besteht nur insofern, daß Schnarchen bei mehr als 20 % der Bevölkerung zu finden ist und daß die arterielle Hypertonie bei Schnarchern etwa doppelt so häufig auftritt wie bei Nichtschnarchern [19, 22, 32].

Zunehmend werden die Zusammenhänge zwischen den schlafbezogenen Atmungsstörungen und kardiovaskulären Erkrankungen, insbesondere der arteriellen Hypertonie, erkannt. Peter et al. [39] legten 1983 die erste Arbeit zum Thema Schlafapnoe bei artetieller Hypertonie vor. Aus 90 langjährigen Hypertonikern wurden anhand eines Kriterienkatalogs 51 Patienten ausgewählt. Insgesamt fand sich bei 48 % der Gesamtgruppe eine erhöhte Schlafapnoeaktivität mit mehr als 30 Apnoephasen während des Schlafes. Nach dieser Untersuchung an multimorbiden und unterschiedlich behandelten Hypertonikern berichtete dieselbe Arbeitsgruppe über die Ergebnisse bei 60 unbehandelten Patienten im Alter von 40–59 Jahren, die bei unauffälligem Ruhe-EKG erstmals ergometriert wurden. Bei 25 % fanden sich mehr als 50 Apnoephasen während des Schlafes. In Abhängigkeit von der Schlafapnoeaktivität wurde eine hohe Korrelation zur arteriellen Hypertonie gefunden [35, 36]. 1984 untersuchten Kales et al. [18] die Schlafapnoeaktivität bei 50 Patienten mit arterieller Hypertonie und bei einer Kontrollgruppe mit weiteren 50 Patienten ohne Hypertonie. Bei den Hypertonikern fand sich im Mittel ein Apnoeindex (AI) von 22,4 Apnoen pro Stunde Schlaf, 30 % der Patienten hatten mehr als 30 Apnoephasen pro Nacht. Die Kontrollgruppe lag sämtlich unter dieser Grenze. Lavie et al. [21] und Williams et al. [54] kamen in ihren Studien mit 26 bzw. 35 % zu ähnlich hohen Werten der Prävalenz. Auch Fletcher et al. [8] fanden bei 46 Patienten mit arterieller Hypertonie in 30 % einen Apnoeindex von mehr als 10 Apnoephasen pro Stunde im Schlaf. Sie führten außerdem eine Vergleichsuntersuchung an 34 alters- und gewichtsgepaarten, normotensiven Kontrollpersonen durch und bildeten weiterhin eine Gruppe von 19 Schlafapnoeikern. Die Daten wurden im Vergleich zwischen Hochdruckpatienten mit und ohne Schlafapnoe sowie mit der Kontrollgruppe statistisch analysiert. In der Gruppe mit Bluthochdruck und Schlafapnoe wurde ein Apnoeindex von 25,2/h gefunden. Dieser war signifikant höher als der in den beiden anderen Gruppen mit 3,3/h. Die Hochdruckpatienten waren mit 56,7 Jahren um 4 Jahre jünger als diejenigen ohne Schlafapnoe, und ihr Idealgewicht lag mit 126 % um 13 % höher als dasjenige der Hypertoniker ohne Schlafapnoe; diese Unterschiede erreichten allerdings keine Signifikanz.

Angesichts der in diesen Studien angewandten unterschiedlichen Auswahlmodalitäten und angesichts der z. T unterschiedlichen Registriermethoden überrascht die hohe Konsistenz der Ergebnisse. Es liegen auch 2 Untersuchungen vor, welche keine Unterschiede der schlafbezogenen Atmungsstörung bei Normo- und Hypertonikern fanden. In der Arbeit von McGinty et al. [30] wurden jedoch Patienten im Alter von 55–70 Jahren evaluiert. Diese Altersgruppe unterscheidet sich bezüglich des Morbiditäts- und Mortalitätsrisikos gravierend von den noch jüngeren Patienten (s. unten). Warley et al. [53] untersuchten in ihrer Arbeit nur die Anzahl der O_2-Entsättigungen und machten keine Angaben zu den Apnoeindizes.

Auch die umfangreichste Studie von 1989 [14] an 175 Hypertonikern und 110 Normotonikern fand in 34 % der Fälle bei arterieller Hypertonie einen Apnoeindex > 10/h. Dieselbe Studie beschäftigte sich außerdem mit dem Problem der erektilen Dysfunktion, einem häufigen Symptom bei Schlafapnoe. Unter anderem wurden 2 Subgruppen von Hypertonikern und Normotonikern, jeweils ohne erektile Dysfunktion, gegenübergestellt. Bei diesen beiden Gruppen wurde bei jeweils 11 % ein Apnoeindex > 10/h beschrieben. Einige Autoren [49] führen diese Studie als ein Beispiel dafür an, daß im Gegensatz zu den oben genannten

Untersuchungen keine Unterschiede in der Prävalenz der Schlafapnoe bei arterieller Hypertonie und Normotonie zu finden sind. Berücksichtigt man jedoch das Auswahlkriterium, so wird klar, daß Patienten mit einer Schlafapnoe, bei denen ca. 50 % eine erektile Dysfunktion aufwiesen, weitgehend von vornherein ausgeschlossen wurden. So erstaunt eher die Tatsache, daß immerhin noch 11 % eine erhöhte Schlafapnoeaktivität aufwiesen. Zur Fragestellung der Koinzidenz von Schlafapnoe und arterieller Hypertonie können diese beiden Untersuchungsgruppen jedoch keinen relevanten Beitrag leisten. Festzuhalten bleibt, daß nach den vorliegenden Studien die Hypertoniker der mittleren Altersstufen in ca. 30 % der Fälle eine Schlafapnoeaktivität > 10/h aufweisen.

Morbidität und Mortalität

Die klinische Relevanz der schlafbezogenen Atmungsstörungen wird durch Studien zur Morbidität und Mortalität belegt. Peter [38] untersuchte 489 Patienten einer Spezialambulanz mit vermuteter Schlafapnoe [Alter 51,5 ± 10,6 Jahre, „body mass index" (BMI) 29,6 ± 3,1 kg/m$^{2)}$. 61 % der Patienten hatten eine schlafbezogene Atmungsstörung, 51 % eine arterielle Hypertonie, 41 % waren übergewichtig, bei 35 % fand sich eine Hyperlipidämie. Bei jeweils 9–14 % konnten höhergradige Herzrhythmusstörungen, eine chronisch-obstruktive Bronchitis, Hyperurikämie und Herzinsuffizienz nachgewiesen werden. Auffällig war, daß sich signifikante Anstiege der Häufigkeiten von Schlafapnoe und arterieller Hypertonie schon bei milder Schlafapnoeaktivität (AI 5–9/h) fanden. In dieser Gruppe wiesen bereits 40 % diese Kombination auf. Mit zunehmender Apnoeaktivität stieg der Anteil bei mehr als 20 Phasen pro Stunde Schlaf auf 60 % an. Die Kombination aus arterieller Hypertonie, Adipositas und Schlafapnoe mit > 20 Apnoephasen/h trat bei unter 58jährigen signifikant häufig auf. Die Kombination aus Hypertonie, Adipositas und Multimorbidität findet sich bei hoher Schlafapnoeaktivität > 37/h in der Gruppe der mehr als 60jährigen nicht mehr, bei unter 60jährigen in 14 % der Fälle. Korreliert man bei den Patienten mit Schlafapnoe das Alter mit den Blutdruckwerten, so findet sich ein Anstieg des Blutdrucks bis zum 53. Lebensjahr. Danach fallen die Werte wieder ab, um in der Gruppe der mehr als 60jährigen mit hoher Schlafapnoeaktivität (AI > 37/h) wieder Normalwerte zu zeigen. Die Autoren vermuten, daß die Mortalität durch das erhöhte kardiovaskuläre Risiko ansteigt, die Patienten daher in den höheren Altersgruppen nicht mehr so häufig vorzufinden sind. Über 60jährige werden als „Überlebende" bezeichnet.

Millmann et al. [31] kamen zu ähnlichen Ergebnissen, indem sie in der Altersgruppe der 25- bis 44jährigen mit einem „body mass index" (BMI) > 31 kg/m^2 bei 47 % der Schlafpnoeiker eine arterielle Hypertonie fanden. In einer alters- und gewichtsgematchten Vergleichsgruppe hingegen hatten nur 26 % eine arterielle Hypertonie. Bei den anderen Altersgruppen fanden sie lediglich alters- und gewichtsbedingte Korrelationen zur Hypertonie. Die Autoren vermuten, daß mit ansteigendem Alter weitere Risikofaktoren den Einfluß der

Schlafapnoe verschleiern. Dies scheint insbesondere für die untersuchten, deutlich adipösen Patienten zuzutreffen.

Die ersten Angaben zur Mortalität anhand einer Langzeitstudie stammen von He et al. [12]. Von 1978 bis 1986 wurden 706 Männer mit obstruktiver Schlafapnoe untersucht und mittels Fragebögen kontrolliert, 54,5 % der Befragten nahmen an der Studie teil. In der Gruppe der unbehandelten Patienten (n = 246) war die Mortalität bei einem Apnoeindex > 20/h höher als bei einem Apnoeindex < 20/h. Die Wahrscheinlichkeit der kumulativen Achtjahresüberlebensrate war 63 (± 17) % bei einem Apnoeindex > 20/h versus 96 (± 2) % bei einem Apnoeindex < 20/h ($p < 0,05$). Bei den mittels Tracheostoma oder nasaler CPAP-Beatmung Behandelten verstarb keiner der Patienten während des Untersuchungszeitraumes. Interessanterweise fand sich auch wieder eine Altersabhängigkeit der Mortalität. Die oben beschriebene höhere Mortalitätsrate bei einem Apnoeindex > 20/h ergibt sich nämlich insbesondere bei den Untersuchten mit einem Alter unter 50 Jahren. Bei der älteren Gruppe konnte dies nur für das Intervall im 8. Follow-up-Jahr statistisch gesehen werden. Gegen die Studie kann eingewendet werden, daß aufgrund der niedrigen Teilnehmerrate keine repräsentativen Daten erhoben wurden. Jedoch konnten spätere Untersuchungen diese Ergebnisse weitgehend stützen.

Partinen et al. [34] haben alle 198 Patienten mit Schlafapnoe der Stanforder Schlafklinik aus den Jahren 1972–1980 über 5 Jahre verfolgt, 196 dieser Patienten sogar über 11 Jahre. Von den Untersuchten hatten 56,6 % eine arterielle Hypertonie, 127 bzw. 126 der Patienten wurden konservativ medikamentös behandelt (AI 43/h ± 30,5, Alter 53 Jahre ± 11, BMI 31 kg/m^2 ± 8). 71 bzw. 70 Patienten hatten sich einer Tracheostomie unterzogen (AI 69/h ± 23, Alter 48,8 Jahre ± 11, BMI 34 kg/m^2 ± 7,7). Nach 5 Jahren waren 14 der konservativ Behandelten, jedoch keiner der Tracheotomierten verstorben. Die Mortalitätsrate betrug insgesamt 11 %, die Rate der an kardiovaskulärer Ursache Verstorbenen 8 %. Nach 11 Jahren waren 14 Patienten an kadiovaskulärer Ursache in der Gruppe der konservativ Behandelten und 1 Patient in der Gruppe der mit Tracheostoma versehenen Verstorbenen. Die kardiovaskuläre Mortalitätsrate der 1. Guppe betrug 13 %. Thorpy u. Ledereich [52] berichteten auf dem 9. Europäischen Kongreß für Schlafforschung in Jerusalem, daß sie 190 von 200 Patienten mit Schlafapnoe über 5 Jahre verfolgen konnten. Auch sie stellten eine Gruppe konservativ Behandelter einer Gruppe mit Tracheostoma gegenüber und kamen zu ähnlichen Ergebnissen wie Partinen. Sie fanden 14 kardiovaskuläre Todesfälle, 12 in der 1. und 2 in der 2. Gruppe.

Zusammenfassend zeigen diese Studien die hohe Morbidität bei Schlafapnoe; die arterielle Hypertonie ist in allen Berichten die am häufigsten assoziierte Erkrankung. Die Mortalität ist insbesondere bei den noch jüngeren Patienten erhöht; den kardiovaskulär bedingten Todesursachen kommt die größte Bedeutung zu. Es weist vieles darauf hin, daß Patienten mit Schlafapnoe und zusätzlichen Risikofaktoren, insbesondere arterielle Hypertonie und Adipositas, gehäuft vor dem 60. Lebensjahr versterben.

Pathophysiologie

Die Faktoren, welche in der Interaktion zwischen zentralem Nervensystem und kardiovaskulärem System bei den schlafbezogenen Atmungsstörungen eine Rolle spielen, sind komplex und werden in ihrem ganzen Umfang noch nicht vollständig verstanden. Zugrunde liegt eine pathologische Kopplung zwischen Schlaf, Atmung und kardiovaskulärer Regulation. Der durch die Apnoe bedingten Hypoxämie und Hyperkapnie kommt dabei eine untergeordnete Bedeutung zu, wenngleich ursprünglich vermutet wurde, daß der v.-Euler-Liljestrand-Reflex und weitere Regulationsvorgänge über die Chemorezeptoren eine entscheidende Rolle spielen.

Ringler et al. [45] untersuchten 11 Patienten mit obstruktiver Schlafapnoe während des Non-REM-Schlafes unter experimentellen Bedingungen. Kontinuierliche O_2-Gabe bei Schlafapnoe (mittlere O_2-Sättigung von 93,6 %) veränderte die Blutdruckanstiege gegenüber den Ausgangsmessungen nicht. Außerdem konnte durch Induktion einer Hypoxämie ohne Apnoe kein Blutdruckanstieg ausgelöst werden. Podszus kam bei seinen Messungen am Apnoepatienten zu ähnlichen Resultaten [42]. Er untersuchte den zentralen Anteil von 105 gemischten Apnoephasen während des Non-REM-Schlafes. Während dieser Periode einer Apnoephase kommt es durch das Sistieren des Atemflusses zu einem Abfall der O_2-Sättigung durch die fehlende Atemanstrengung jedoch zu keinen intrathorakalen Druckschwankungen. Die Dauer der zentralen Anteile war 14,0 ± 5,0 s, die O_2-Sättigung fiel von 95,1 ± 2,9 % auf 84,7 ± 10,6 % ab. Eine Korrelation der apnoebedingten Hypoxie zum Verhalten des pulmonalarteriellen Drucks fand sich nicht.

Vielmehr scheinen über das zentrale Nervensystem vermittelte und durch die gestörte Schlafstruktur selbst bedingte Änderungen der Sympathikusaktivität, welche im Laufe der Zeit eine arterielle Hypertonie bedingen können, von Bedeutung zu sein. Ringler et al. [45] zeigten, daß durch Induktion zentralnervöser Arousalreaktionen ähnliche Blutdruckanstiege ausgelöst werden wie nach Apnoephasen. Hedner et al. [13] entwickelten ein Verfahren zur Messung der peripheren Sympathikusaktivität und fanden, daß bei Schlafapnoe der Sympathikotonus parallel zu den zyklischen Blutdruckanstiegen signifikant erhöht war. Hierzu paßt auch, daß die Norepinephrinkonzentration im Urin während des Schlafes erhöht gefunden wird [9]. Schröder et al. [48] beschrieben, daß bei Patienten mit autonomer Dysfunktion (Shy-Drager-Syndrom) und Schlafapnoe nicht die typischen Veränderungen des Blutdrucks und der Herzfrequenz auftreten. Diese Beobachtungen stützen die Bedeutung der Sympathikusaktivität in der Regulation der nächtlichen Hämodynamik bei Schlafapnoe.

Des weiteren finden sich Veränderungen im endokrinen bzw. neurohumoralen System. Ehlenz et al. führten vergleichende Untersuchungen vor und nach Therapie mit nasaler CPAP-Beatmung an denselben Patienten durch [4–7]. Sie fanden, daß im Schlaf die Diurese unter Therapie um 40 % und die Natriurese um 58 % reduziert ist. Die renale Exkretion der volumenregulierenden Hormone, des antidiuretischen Hormons (ADH) und des Aldosterons, änderten sich jedoch nicht signifikant. Dahingegen nahm die Ausscheidung des cGMP, des „second massenger" des atrialen natriuretischen Peptids (ANP), um 38 % ab. Die Plasma-ANP-Spiegel sanken im Schlaf unter Therapie um 30 %, so daß die gesteigerte Diurese und Natriurese bei Schlafapnoe durch eine vermehrte ANP-Sekretion zu erklären ist. Das Renin-Angiotensin-Aldosteron-System zeigte ein dem Verlauf des ANP-Spiegels gegenläufiges Verhalten. Im Schlaf war das Reninsekretionsprofil gedämpft, unter Therapie hingegen kam es zu einer Erhöhung der Reninspiegel auf das Doppelte, und es war wieder ein kräftiges pulsatiles Sekretionsmuster zu beobachten. Aufgrund dieser Beobachtung muß man davon ausgehen, daß das Renin-Angiotensin-Aldosteron-System zumindest für die Nachthypertonie des Apnoepatienten keine wesentliche Rolle spielt. Es findet sich sogar die paradoxe Situation, daß bei niedriger Reninsekretion hohe Blutdruckwerte gefunden werden. Eine supprimierte Reninsekretion bei stimulierter ANP-Sekretion ist jedoch das typische Muster bei einer Hypervolämie. Tatsächlich führen die stark negativen intrathorakalen Druckschwankungen bei den obstruktiven schlafbezogenen Atmungsstörungen zu einem vermehrten venösen Rückstrom und zu einer vermehrten Volumenbelastung der kardiopulmonalen Strohmbahn. Diese „zentrale Hypervolämie" kann eine wichtige Rolle bei der Entstehung der arteriellen Hypertonie spielen. Die Ergebnisse von Ehlenz werden durch andere Untersucher, insbesondere durch die Gruppe von Krieger, bestätigt [20]. Ehlenz berichtete darüber hinaus von ersten Ergebnissen der Bestimmung digitalisähnlicher Faktoren (DLF), die in der Genese dieser Hypertonieform eine Rolle spielen sollen. Sowohl die renale Exkretion wie auch die Plasmaspiegel fielen unter Therapie ab [4]. Es liegen demnach gravierende Veränderungen der Sekretion volumenregulierender Hormone vor, welche die komplexe Störung der Volumenhomöostase bei obstruktiven schlafbezogenen Atmungsstörungen belegen. Ob noch weitere endokrinologische Faktoren bei der Ausbildung der Hypertonie während des Schlafes, aber auch am Tag, eine Rolle spielen, muß z. Z. noch offengelassen werden.

Nicht zuletzt werden durch die ausgeprägten intrathorakalen Druckschwankungen infolge der extrathorakalen Obstruktion der Atemwege auf das Herz und den Lungenkreislauf direkte mechanische Einflüsse ausgeübt. Während der Obstruktion der extrathorakalen Atemwege persistieren die Atemanstrengungen. Diese Vorgänge sind wiederholten Müller-Manövern vergleichbar, wodurch negative intrathorakale Drücke bis -80 cm/H_2O aufgebaut werden. Hierdurch werden der rechtsventrikuläre Preload (erhöhter venöser Rückfluß) und der linksventrikuläre Afterload erhöht [1, 46, 51]. Diese Veränderungen gehen mit einem erhöhten rechtsventrikulären Volumen einher sowie mit einer verminderten linksventrikulären Compliance durch den Mechanismus der interventrikulären Abhängigkeit. In der Folge sind das linksventrikuläre Schlagvolumen und das Herzzeitvolumen vermindert. Daß dies bei Patienten mit Schlafapnoe zutrifft, belegen Studien von Guilleminault et al. [11] sowie Podszus et al. [43] zum Verhalten des Herzzeit- und Schlagvolumens. Weiter untermauert wird die Bedeutung der intrathorakalen Druckschwankungen für die kardiovaskuläre Regulation durch die bereits erwähnte Untersuchung von Podszus bei gemischten Apnoephasen

[42]. Während des obstruktiven Anteils dieser Atemstillstände, welcher durch die verstärkte Aktivierung der Atmungsanstrengungen gegen die Obstruktion im Pharynxbereich gekennzeichnet ist, findet sich im Gegensatz zum zentralen Anteil der gemischten Apnoe ein signifikanter Anstieg des pulmonalarteriellen Drucks. Diesen mechanischen Vorgängen kommt daher eine große Bedeutung für die direkte kardiale Belastung während des Schlafes zu, und sie induzieren andererseits weitere Störungen der kardiovaskulären Regulation wie die erwähnte Freisetzung von ANP über eine Erhöhung des transmuralen Drucks im rechten Vorhof und damit eine Erhöhung der Vorhofspannung [41].

Therapeutische Intervention

Therapie der Schlafapnoe bei arterieller Hypertonie

Als wichtigstes Indiz für den kausalen Zusammenhang zwischen den obstruktiven Formen des Schnarchens und der arteriellen Hypertonie ist die Reversibilität der erhöhten Blutdruckwerte unter alleiniger Behandlung der nächtlichen Atmungsstörung anzusehen. Dies konnte erstmals von Coccagna gezeigt werden, der bei erfolgreicher Behandlung von 5 Patienten mit obstruktiver Schlafapnoe durch Tracheostomie eine Normalisierung der zuvor erhöhten Blutdruckwerte fand [3]. Neben einer Normalisierung der nächtlichen Werte beschrieb er einen Rückgang auch des Blutdrucks am Tage von 170/97 mm Hg auf 133/66 mm Hg für die Untersuchungsgruppe. Weitere Studien von Burack [2], Guilleminault et al. [10] und Motta et al. [33] berichten ebenfalls über eine signifikante Senkung des Blutdrucks. In der Studie von Motta war die Blutdrucksenkung nur während der Nacht signifikant, allerdings hatten auch nur 2 seiner 6 Patienten eine arterielle Hypertonie. Bei diesen beiden jedoch normalisierten sich die Tageswerte. Diese an kleinen, multimorbiden und inhomogenen Patientenkollektiven durchgeführten Studien zeigen, wie durchgreifend der Effekt einer effektiven Therapie der schlafbezogenen Atmungsstörungen auf das Blutdruckverhalten ist.

Auch für die heutzutage bei schwerer Schlafapnoe als Therapie der Wahl geltende nCPAP-Behandlung gibt es mittlerweile Studien zum Einfluß auf das Blutdruckverhalten. Erste Berichte zur nächtlichen Senkung und Normalisierung des Blutdrucks stammen von Sullivan et al. [50], Jennum et al. [17] und Mayer et al. [25] aus den Jahren 1987 bis 1989.

Mayer et al. [25] untersuchten erstmals mittels invasiver, kontinuierlicher Blutdruckmessung das schlafstadienbezogene nächtliche Blutdruckverhalten vor und nach nCPAP-Therapie. 20 Männer mit Schlafapnoe wurden nach 3 Tagen Therapie polysomnographisch im Schlaflabor kontrolliert [26]. 18 der 20 Patienten [Alter 51 (34–67 Jahre), Broca-Index 124 (93–153), AI 61 (50–79)/h] hatten eine arterielle Hypertonie mit diastolischen Blutdruckwerten > 95 mm Hg. 15 Patienten hatten eine Herzinsuffizienz der Stadien 1–2 nach NYHA (New York Heart Association). 4 Patienten wiesen eine koronare Herzkrankheit auf. Jegliche antihypertensiv wirkende Medikation wurde mindestens eine Woche vor den

Messungen abgesetzt. Der Apnoeindex wurde auf 2 (0–5) Phasen/h signifikant gesenkt (p < 0,01). Ohne Therapie fanden sich die höchsten systolischen und diastolischen Blutdruckwerte während des REM-Schlafes; es fand sich kein Unterschied zwischen den in der Wachphase (30 min vor dem Einschlafen und 30 min nach dem Aufwachen) gemessenen Werten und den Werten während des Non-REM- und REM-Schlafes. Unter nCPAP-Therapie hingegen kam es zu einer Senkung des Blutdrucks während aller Schlafstadien und während der Wachphase. Bemerkenswert ist, daß die Blutdruckwerte während des Non-REM- und REM-Schlafes niedriger als während der Wachphase lagen. Neben der Normalisierung der Absolutwerte fand sich also auch eine Wiederherstellung des physiologischen nächtlichen Blutdruckprofils, welches bei den Baselinemessungen aufgehoben war. Ein aufgehobener nächtlicher Blutdruckabfall wird bisher v. a. bei einigen Formen der sekundären Hypertonie beschrieben.

Nach demselben Studiendesign wie oben wurden 12 Männer mit Schlafapnoe [AI 58 (46–73)/h, Alter 50 (38–64) Jahre, BMI 29,3 (25,4–38,5) kg/m^2] und arterieller Hypertonie (diastolischer Blutdruck im Sitzen > 95 mm Hg) nach einem halben Jahr dauernder nCPAP-Therapie untersucht [28]. Zusätzlich zu der invasiven Blutdruckmessung während der Nacht wurde auch am Tage um 8, 12 und 16 Uhr eine nichtinvasive Blutdruckmessung nach Riva-Rocci im Sitzen durchgeführt. Alle Patienten hatten klinische Symptome der Herzinsuffizienz (NYHA 1 oder 2), aber zeigten im Echokardiogramm keine Vergrößerung des Herzens und keine Einschränkung der Pumpfunktion. Nach klinischen Gesichtspunkten und im Belastungs-EKG hatte keiner der Patienten eine koronare Herzkrankheit, 2 Patienten hatten eine latente pulmonale Hypertonie. Auch hier wurde in Fällen einer laufenden antihypertensiven Medikation die Therapie mindestens eine Woche vor den Baselinemessungen und während der gesamten 6monatigen nCPAP-Therapie abgesetzt. Es wurden nur solche Patienten in die Studie aufgenommen, die während der Therapiephase regelmäßig ihr nCPAP-Gerät benutzten.

Während es im Untersuchungszeitraum zu keiner Gewichtsreduktion kam, wurde der Apnoeindex auf 2 (0–7)/h gesenkt (p < 0,01). Die indirekten, nichtinvasiv gemessenen Blutdruckwerte am Tag zeigten einen Abfall von 169,3 (151–180) mm Hg auf 138,3 (123–144) mm Hg für die systolischen Werte (p < 0,01). Für die diastolischen Werte ergab sich ein Abfall von 104,1 (97–116) mm Hg auf 87,1 (70–95) mm Hg (p < 0,01). Auch die invasiv während der Nacht gemessenen Werte zeigten für die Systole einen Abfall von 141,7 mm Hg (95 %-Konfidenzintervall ± 1,5) auf 126,6 (± 1,5) mm Hg und für die Diastole von 81,6 (± 0,8) mm Hg auf 69,4 (± 0,7) mm Hg (p < 0,001).

Die Differenz zwischen den höheren indirekten und den niedrigeren invasiv gemessenen Werten ist hauptsächlich durch die unterschiedlichen Meßverfahren und auch durch den Meßzeitpunkt (Tag vs. Nacht) bedingt. Bei der invasiven Messung liegen insbesondere die diastolischen Meßwerte niedriger als die nichtinvasiven Werte.

Bei der schlafstadienbezogenen Blutdruckauswertung erbrachten die Baselinemessungen qualitativ dasselbe Ergebnis wie bei der Kurzzeitstudie. Unter Therapie fand sich wiederum eine Reduktion während der Wachphase und den Non-

REM- und REM-Schlafstadien auf Normalwerte. Das physiologische Blutdruckprofil war wieder hergestellt.

Es konnte erstmals nachgewiesen werden, daß eine effektive nCPAP-Therapie kurz- und langfristig nicht nur zu einer Normalisierung des nächtlichen Atemmusters, sondern auch zu einer Normalisierung der arteriellen Hypertonie bei Schlafapnoe sowohl am Tag wie in der Nacht führt.

Des weiteren wurden dieselben 12 Patienten noch eine Nacht ohne nCPAP-Therapie im Schlaflabor untersucht [23]. Es fand sich bei diesen Messungen wieder ein Anstieg des Apnoeindex und des Blutdrucks. Der Apnoeindex unterschied sich mit 52 (20–78)/h nicht von den Ausgangsmessungen, bei einigen Patienten lag er sogar höher. Die Blutdruckwerte waren höher als unter Therapie, erreichten jedoch nicht die Ausgangswerte. Es ist davon auszugehen, daß nach erfolgreicher Behandlung der Schlafapnoe mit Kompensation der hämodynamischen Faktoren und der Schlafstruktur das Vollbild der apnoeassoziierten Störungen erst nach einigen Tagen wieder erreicht wird.

In Pilotstudien konnte gezeigt werden, daß unter medikamentöser Behandlung der Schlafapnoe mit Theophyllin zuvor erhöhte Blutdruckwerte gesenkt werden [40]. Fletcher et al. [8] fanden unter Therapie mit Protriptylin einen signifikanten Abfall des systolischen Blutdrucks. Randomisierte größere Studien liegen jedoch zum Blutdruckverhalten unter medikamentöser Therapie der Schlafapnoe derzeit nicht vor.

Therapie der arteriellen Hypertonie bei Schlafapnoe

Während für Patienten mit ausgeprägter Schlafapnoe die nCPAP-Therapie das Mittel der Wahl darstellt, gibt es eine große Anzahl von Patienten mit noch leichter bis mittelgradig ausgeprägter Atmungsstörung, welche oft schon früh zusätzlich eine arterielle Hypertonie aufweisen. Für diese Patientengruppe steht nach heutigem Wissensstand zunächst die medikamentöse Behandlung der arteriellen Hypertonie im Vordergrund. Die Therapie sollte nicht die bestehende nächtliche Atmungsstörung oder ihre Symptome am Tag verstärken. Hierzu zählen insbesondere eine eingeschränkte Konzentrations- und Leistungsfähigkeit sowie eine Monotonieintoleranz mit vermehrter Müdigkeit und Einschlafneigung. Außerdem ist es wichtig, daß die mit der Schlafapnoe assoziierten kardiovaskulären Erkrankungen wie Herzinsuffizienz, Herzrhythmusstörungen und auch die pulmonale Hypertonie durch die Medikation nicht verschlechtert werden.

1985 wurde in einer Pilotstudie erstmals über Erfahrungen bei Schlafapnoepatienten mit arterieller Hypertonie unter der Behandlung mit dem Kalziumantagonisten Nifedipin berichtet. Neben einer Senkung der indirekt gemessenen Blutdruckwerte am Tag fiel auch ein gesenkter Apnoeindex auf [24].

In einer umfangreichen Studie wurde ein weitere Kalziumantagonist, Verapamil, in Kombination mit einem kaliumsparenden Diuretikum, Hydrochlorothiazid oder Triamteren, untersucht [29]. Polysomnographische Messungen im

Schlaflabor einschließlich einer invasiven, kontinuierlichen Blutdruckmessung über 24 h wurden an 20 Hypertonikern mit Schlafapnoe vor und nach 8wöchiger Therapie durchgeführt [Alter 53 (39–70) Jahre, Broca-Index 129 (109–158)]. Die Blutdruckwerte konnten sowohl am Tag wie in der Nacht signifikant gesenkt werden, die Schlafstruktur war unter Therapie unverändert. Auffällig ist auch in dieser Studie, daß unter der antihypertensiven Medikation die Anzahl der Apnoephasen abnahm. Ein weiteres Ziel dieser Arbeit war die Untersuchung der Aufwachhypertonie, ein zusätzlicher kardiovaskulärer Risikofaktor. Unter Bestimmung des Aufwachzeitpunktes mittels EEG-, EOG- und EMG-Ableitungen wurde gezeigt, daß bereits 2–3 h vor dem Aufwachen der Anstieg der Blutdruckwerte beginnt und daß sie nach dem Aufwachen ihr Maximum erreichen. Unter Therapie kam es zu einem weniger ausgeprägten und im zeitlichen Verlauf langsameren Anstieg des Blutdrucks.

In einer weiteren randomisierten Doppelblindstudie an 12 Männern mit Schlafapnoe (Apnoeindex > 10/h) und arterieller Hypertonie (diastolischer Blutdruck > 95 mm Hg im Sitzen) wurden polysomnographische Messungen im Schlaflabor während der Nacht und zusätzlich eine kontinuierliche invasive Blutdruckmessung über 24 h mit dem ambulant einsetzbaren Oxford-System durchgeführt [27]. Das Alter der Patienten betrug 50 (33–69) Jahre, „body mass index" 32,6 (24,9–40,6) kg/m^2. Nach Randomisierungsplan erhielten die Patienten über 8 Tage entweder den β-Blocker Metoprolol (1mal 100 mg/Tag) oder den ACE-Hemmer Cilazapril (1mal 2,5 mg/Tag). Cilazapril ist ein strukturell neuentwickelter ACE-Hemmer, der schnell in seine aktive Form umgewandelt wird, das Cilazaprilat (empfohlene Dosis 2,5–5 mg/Tag, Bioverfügbarkeit > 65 %, effektive Halbwertzeit 9 h, renale Elimination 91 %). Keine gerichteten Veränderungen zeigten sich bei den Laborparametern und der Lungenfunktionsanalyse vor und nach Therapie. Das Schlafprofil zeigte in beiden Therapiegruppen keine Veränderungen der totalen Schlafzeit sowie des Verhältnisses von REM- zu Non-REM-Schlaf. Die durchschnittliche Anzahl der Apnoephasen pro Stunde Schlaf war unter beiden Substanzen ebenso wie der invasiv gemessene Blutdruck über die 24-h-Periode gesenkt. Unterschiede fanden sich beim Vergleich der Blutdruckwerte am Tag (6–20 Uhr) zu den Werten während der Nacht (20–6 Uhr). Metoprolol zeigte am Tag nur einen Trend zu niedrigeren diastolischen Werten, während Cilazapril den Blutdruck sowohl am Tag wie auch in der Nacht senkte. Bei schlafstadienabhängiger Betrachtung fand sich unter Cilazapril sowohl während des Non-REM- als auch während des REM-Schlafes eine Blutdrucksenkung. Unter Metoprolol jedoch waren während des REM-Schlafes die Blutdruckwerte ebenso hoch wie ohne Therapie.

Issa [16] berichtete kürzlich über erste Ergebnisse unter Behandlung mit dem zentralen α_2-Sympathomimetikum Clonidin bei 10 Patienten mit vornehmlich REM-Schlaf-ssoziierter, milder obstruktiver Schlafapnoe. Er fand eine Reduktion des REM-Schlafanteils zugunsten der Leichtschlafphasen 1 und 2. Während des Non-REM-Schlafes zeigten sich keine Veränderungen des Atemmusters, während des REM-Schlafes wurden z. T. obstruktive Apnoen induziert, z. T. wurde anstatt obstruktiver Apnoe kontinuierliches Schnarchen beobachtet. Keine

Angaben wurden zum Blutdruckverhalten gemacht. Aus theoretischen Überlegungen und anhand von Einzelfallberichten muß unter Antihypertensiva mit sedativen Effekten auf das zentrale Nervensystem eine Verschlechterung der Apnoesymptomatik und des nächtlichen Blutdrucks erwartet werden. Diese Studie postuliert jedoch einen eher positiven Effekt auf die schlafbezogene Atmungsstörung durch Reduktion des REM-Schlafes. Angaben zu den Resultaten unter Placebomedikation fehlen. Für künftige Studien ist eine Untersuchung dieser häufig verwendeten Substanzklassen unter Berücksichtigung der kardiovaskulären Parameter zu fordern. Hierdurch werden sich auch weitere Rückschlüsse zur Pathophysiologie der schlafbezogenen Atmungsstörungen ziehen lassen.

Diskussion

Die häufige Kombination von Schlafapnoe und arterieller Hypertonie fiel bereits zu Beginn der in den letzten 20 Jahren verstärkt aufgeblühten Erforschung der schlafbezogenen Atmungsstörungen auf. Durch die in den 80er Jahren durchgeführten epidemiologischen Untersuchungen wurde dokumentiert, daß mindestens 30 % der Hypertoniker eine Schlafapnoe aufweisen und mehr als 50 % der Patienten mit Schlafapnoe an arterieller Hypertonie leiden. Es fällt auf, daß unterschiedliche Studien mit verschiedenem Studiendesign zu annähernd denselben Ergebnissen kommen. Weiterhin konnte durch Therapiestudien die Reversibilität der arteriellen Hypertonie bei effektiver Behandlung der Schlafapnoe gezeigt werden. Zunächst wurde dies für Patienten mit Tracheostoma beschrieben, Ende der 80er Jahre dann für die nCPAP-Therapie nachgewiesen. Zeigten die meist polymorbiden Patienten unter Tracheostomie z. T. nur eine Besserung ihres erhöhten Blutdrucks, so konnten bei Patienten in der Altersgruppe zwischen 40 und 60 Jahren, welche noch keine fixierten kardiovaskulären Schädigungen zeigten, allein durch die nächtliche nCPAP-Behandlung die Blutdruckwerte sowohl am Tag wie in der Nacht normalisiert werden. Nach Absetzen der Therapie kam es zu einem Wiederanstieg der Blutdruckwerte. Diese Ergebnisse lassen jede andere Interpretation, als daß durch Schlafapnoe eine arterielle Hypertonie ausgelöst werden kann, als unwahrscheinlich erscheinen. Sie belegen vielmehr nach unserem Verständnis die kausale Verknüpfung zwischen der obstruktiven schlafbezogenen Atmungsstörung und der Hypertonie.

Weiterhin ist es gelungen, Unterschiede in der medikamentösen antihypertensiven Behandlung der Schlafapnoe aufzuzeigen. Insbesondere peripher wirksame Antihypertonika haben sich nach den bisherigen Studien bewährt. ACE-Hemmer, Kalziumantagonisten und β-Blocker zeigten neutrale bis tendenziell positive Auswirkungen auf das Schlafprofil und die Atmungsstörung. β-Blocker (Metoprolol) hatten jedoch überraschenderweise während des REM-Schlafes keinen Effekt auf die erhöhten Blutdruckwerte; mit dem ACE-Hemmer Cilazapril hingegen konnte eine Senkung der Druckwerte sowohl am Tag wie auch in der Nacht während aller Schlafstadien erzielt werden. Bezüglich ihrer Wirkungs- und Nebenwirkungsprofile empfehlen sich nach heutigem Wissen besonders die

ACE-Hemmer für die Monotherapie der Hypertonie bei schlafbezogenen Atmungsstörungen. Als Kombinationspräparat hat sich der Kalziumantagonist Verapamil zusammen mit einem kaliumsparenden Diuretikum bewährt. β-Blocker und zentral angreifende Substanzen sollten bis zur Vorlage von Studien über ihre kardiovaskulären Auswirkungen bei schlafbezogenen Atmungsstörungen nicht verabreicht werden.

Berichte über einen niedrigeren Apnoeindex bei Patienten mit gut eingestelltem Hypertonus gegenüber solchen mit schlechter Hypertonieeinstellung [14] könnten vermuten lassen, daß die antihypertensive Behandlung per se die schlafbezogenen Atmungsstörungen günstig beeinflussen. Diese Annahme ist jedoch zur Zeit noch verfrüht. Wie in dem Beitrag von Grote et al. (S. 284) ausgeführt wird, findet sich unter stationärer Behandlung der Schlafapnoe auch unter Placebomedikation eine erniedrigter Apnoeindex. Wahrscheinlicher ist daher die Annahme, daß der Hypertonus bei Schlafapnoe schwieriger einzustellen ist beziehungsweise, daß ein Teil der Patienten mit Medikamenten behandelt wird, welche für ihr Risikoprofil ungünstig sind.

Peter bezeichnet die Schlafapnoe aufgrund der epidemiologischen und klinischen Daten als Risikofaktor für kardiovaskuläre Erkrankungen [38]. Er weist jedoch auch darauf hin, daß es problematisch ist, die Schlafapnoe allein an der Anzahl der Apnoephasen, dem Apnoeindex, festzumachen. Gerade ältere Patienten zeigen oft erhöhte Apnoeindizes, ohne wesentliche kardiovaskuläre Erkrankungen aufzuweisen. Bei dieser Gruppe werden gehäuft kurze, zentrale Apnoephasen gefunden, welche als Cheyne-Stokes-Atmung imponieren. Es ist anzunehmen, daß dieses Atemmuster Folge einer zunehmenden, hauptsächlich alters- bzw. atherosklerotisch bedingten, zerebralen und kardiovaskulären Funktionseinschränkung ist und daher in diesen Fällen einen Risikoindikator, aber keinen Risikofaktor darstellt. Wie insbesondere die epidemiologischen Studien zeigen, muß zur Beurteilung des kardiovaskulären Risikos das Alter berücksichtigt werden. Unter 60 Jahren ist die Mortalität der Schlafapnoe deutlich erhöht, im Alter über 60 Jahre nur noch tendenziell. Außerdem kommt dem Muster und der Dauer der Apnoephasen Bedeutung zu. Raschke [44] konnte zeigen, daß ähnlich hohe Apnoeindizes ein unterschiedlich hohes Ausmaß an gefährlichen Apnoephasen widerspiegeln.

Die genaue Bestimmung des Langzeitrisikos der Schlafapnoe macht weitere große Feld-, Kohorten- und Therapiestunden notwendig. Diese müssen die Gesamtheit der schlafbezogenen Atmungsstörungen und das unterschiedliche Morbiditäts- und Altersspektrum noch mehr als bisher berücksichtigen.

Keine Frage ist jedoch, daß bei der Abklärung der arteriellen Hypertonie in der Praxis bereits heute die schlafbezogenen Atmungsstörungen in der Differentialdiagnose berücksichtigt werden müssen. Die Patienten sind einer bei schlafbezogenen Atmungsstörungen wirksamen medikamentösen Blutdruckbehandlung zuzuführen, bei den schwereren Fällen einer mechanischen Therapie mit nCPAP-Beatmung. Hierdurch kann das erhöhte kardiovaskuläre Mortalitätsrisiko wieder normalisiert werden.

Literatur

1. Buda AJ, Pinsky MR, Ingels NB, Daughters GT, Stinson EB, Alderman EL (1979) Effect of intrathoracic pressure on left ventricular performance. N Engl J Med 301:453–459
2. Burack B (1984) The hypersomnia sleep apnea syndrome: its recognition in clinical cardiology. Am Heart J 107:543–548
3. Coccagna G, Mantovani M, Brignani F, Parchi C, Lugaresi E (1972) Tracheostomy in hypersomnia with periodic breathing. Bull Physiopathol Respir 8:1217–1227
4. Ehlenz K, Peter JH (1992) Central hypervolemia and cardiovascular sequelae in obstructive sleep apnea syndrome. Klin Wochenschr (im Druck)
5. Ehlenz K, Schmidt P, Podszus T, Becker H, Peter JH, Wichert P von, Kaffarnik H (1988) Plasma levels of atrial natriuretic factor in patients with sleep apnea syndrome. Acta Endocrinol 287:234–235
6. Ehlenz K, Firle K, Schneider H, Weber K, Peter JH, Kaffarnik H, Wichert P von (1989) Verminderung der renalen Natriumausscheidung unter nasaler CPAP-Therapie bei Patienten mit einem obstruktiven Schlafapnoe-Syndrom (oSAS). Klin Wochenschr 67/S 16:125–126
7. Ehlenz K, Peter JH, Kaffarnik H, Wichert P von (1991) Disturbances in volume regulating hormone system – a key to the pathogenesis of hypertension in obstructive sleep apnea syndrome. Pneumologie 45:239–245
8. Fletcher EC, DeBehuke RD, Lovoi MS, Gorin A (1985) Undiagnosed sleep apnea in patients with essential hypertension. Ann Intern Med 103:190–195
9. Fletcher EC, Miller J, Schaaf JW, Fletcher JG (1987) Urinary catecholamines before and after tracheostomy in patients with obstructive sleep apnea and hypertension. Sleep 10:35–44
10. Guilleminault C, Simmons F, Motta H (1981) Obstructive sleep apnea syndrome and tracheostomy: long-term follow up experience. Arch Intern Med 141:985–988
11. Guilleminault C, Motta J, Mihm F, Melvin K (1986) Obstructive sleep apnea and cardiac index. Chest 89/3:331–334
12. He J, Kryger MH, Zorick FJ, Conwway W, Roth R (1988) Mortality and apnea index in obstructive sleep apnea. Chest 94:9–14
13. Hedner J, Ejnell H, Sellgren J, Hedner T, Wallin G (1988) Is high and fluctuating muscle nerve sympathetic activity in the sleep apnea syndrome of pathogenetic importance for the development of hypertension. J Hypertension 6/S 4:529–531
14. Hirshkowitz M, Karacan I, Gurakar A, Williams R (1989) Hypertension, erectile dysfunction and occult occult sleep apnea. Sleep 12:223–232
15. ICSD-International Classification of sleep disorders (1990) Diagnostic and coding manual. Diagnostic Classification Steering Committee (Chairman: Thorpy MJ), Rochester/MN: American sleep disorders association. Allen Press, Kansas
16. Issa G (1991) Effect of clonidine in obstructive sleep apnea. Am Rev Respir Dis 143/4:A 589
17. Jennum P, Wildschiotz G, Christenson N, Schwartz R (1989) Blood pressure catecholamines and pancreatic polypeptide in obstructive sleep apnea with and without nasal CPAP treatment. Am J Hypertension 2:847–852
18. Kales A, Bixler EO, Cadieux RJ, Schneck DW et al. (1984) Sleep apnea in a hypertensive pupulation. Lancet 2:1005–1008
19. Koskenvuo M, Kaprio J, Partinen M, Langinvainio H, Sarna S, Heikkilä K (1985) Snoring as a risk factor for hypertension and angina pectoris. Lancet 1:893–896
20. Krieger J, Imbs JL, Schmidt M, Kurtz D (1988) Renal function in patients with obstructive sleep apnea – Effects of nasal continuous positive airway pressure. Arch Intern Med 148:1337–1340
21. Lavie P, Ben-Yosef R, Rubin A (1984) Prevalence of sleep apnea syndrome among patients with essential hypertension. Am Heart J 108:373–376

22. Lugaresi E, Coccagna G, Cirignotta F (1978) Snoring and its clinical implications. In: Guilleminault C, Dement WC (eds) Sleep apnea syndromes. Liss, New York, pp 13–22
23. Mayer J, Peter JH (1992) Sleep-related breathing disorders and nocturnal hypertension. In: Schmidt et al. (eds) Temporal variations of the cardiovascular system. Springer, Berlin Heidelberg New York Tokyo, pp 332–343
24. Mayer J, Kunz D, Köhler U, Peter JH, Podszus T, Steinbach B, Wichert P von (1985) Einfluß von Nifedipin auf Hypertonie und Apnoeaktivität bei Schlafapnoesyndrom. Z Kardiol 74/S 3:34
25. Mayer J, Becker H, Brandenburg U, Penzel T, Peter JH, Podszus T, Weiner M, Wichert P von (1988) Blood pressure variability and nocturnal blood pressure profile in sleep apnea under nasal continuous positive airway pressure (nCPAP) therapy. In: Duron B, Lévi-Valensi P (eds) Sleep disorders and respiration. Colloque INSERM, Libbey Eurotext, London, vol 168, pp 241–243
26. Mayer J, Weichler U, Becker H, Penzel T, Peter JH, Wichert P von (1989) Sleep apnea induced changes in blood pressure and heart rate. In: Horne J (ed) Sleep '88. G. Fischer, Stuttgart New York, pp 270–272
27. Mayer J, Weichler U, Herres-Mayer B, Schneider H, Marx U, Peter JH (1990) Influence of metoprolol and cilazapril on blood pressure and on sleep apnea activity. J Cardiovasc Pharmacol 16:952–961
28. Mayer J, Becker H, Brandenburg U, Penzel T, Peter JH, Wichert P von (1991) Blood pressure and sleep apnea. Results after long-term therapy with nCPAP. Cardiology 79:84–92
29. Mayer J, Weichler U, Moser R, Penzel T, Ploch T, Peter JH, Wichert P von (1991) Continuous arterial blood pressure, sleep profile and breathing during antihypertensive therapy with verapamil and potassium-sparing diuretic in arterial hypertension and sleep related breathing disorders. Herz/Kreislauf 23/8:269–273
30. McGinty D, Beahm E, Stern N, Littner M, Sowers J, Reige W (1988) Nocturnal hypotension in older men with sleep related breathing disorders. Chest 94:305–311
31. Millman R, Redline S, Carlisle C, Assaf A, Levinson P (1991) Daytime hypertension in obstructive sleep apnea. Prevalence and contributing risk factors. Chest 99:861–866
32. Mondini S, Zucconi M, Cirignotta F, Aguglia U, Lenzi PL, Zauli C, Lugaresi E (1983) Snoring as a risk factor for cardiac and circulatory problems: an epidemiological study. In: Guilleminault C, Lugaresi E (eds) Sleep/wake disorders. Natural Hirstory, epidemiology, and long-term evolution. Raven Press, New York, pp 99–105
33. Motta H, Guilleminault C, Schroeder J, Dement WC (1978) Tracheostomy and hemodynamic changes in sleep induced apnea. Ann Intern Med 89:454–458
34. Partinen M, Jamieson A, Guilleminault C (1988) Long-term outcome for obstructive sleep apnea syndrome patients: mortality. Chest 94:1200–1204
35. Peter JH (1985) Holter monitoring technique in a comprehensive approach: ambulatory monitoring of sleep apnea. In: Hombach V, Hilger HH (eds) Holter monitoring technique. Schattauer, Stuttgart New York, pp 127–149
36. Peter JH (1986) Hat jeder dritte Patient mit essentieller Hypertonie ein undiagnostiziertes Schlafapnoe-Syndrom? Dtsch Med Wochenschr 11:556–559
37. Peter JH (1988) Modes of selection: epidemiology of sleep apnea. In: Duron B, Lévi-Valensi P (eds) Sleep disorders and respiration. Colloque INSERM, Libbey Eurotext, London, vol 168, pp 135–149
38. Peter JH (1990) Sleep apnea and cardiovascular diseases. In: Guilleminault C, Partinen M (eds) Obstructive sleep apnea syndrome: Clinical research and treatment. Raven Press, New York, pp 81–98
39. Peter JH, Bolm-Audorff U, Becker E, Eble R, Fuchs E, Meinzer K, Penzel T, Wichert P von (1983) Schlafapnoe und essentielle Hypertonie. Verh. Dtsch Ges Inn Med 89:1132–1135

40. Peter JH, Mayer J, Wichert P von (1985) Sustained release Theophylline in the treatment of sleep apnea in multimorbid patients: Short and long-term effects. In: Isles AF, Wichert P von (eds) Sustained release theophylline and nocturnal asthma. Excerpta Medica, Amsterdam, pp 153–162
41. Podszus T (1990) Hemodynamics in sleep apnea. In: Issa F, Surrat P, Remmers J (eds) Sleep and respiration. Wiley-Liss, New York, p 353
42. Podszus T (1991) Pulmonary artery pressure during central sleep apnea. In: Peter JH, Penzel T, Podszus T, Wichert P von (eds) Sleep and health risk. Springer, Berlin Heidelberg New York Tokyo, pp 364–370
43. Podszus T, Bauer W, Mayer J, Penzel T, Peter JH, Wichert P von (1986) Sleep apnea and pulmonary hypertension. Klin Wochenschr 64:131–134
44. Raschke F (1987) Various components of respiratory control during sleep, rest and strain. In: Peter JH, Podszus T, Wichert P von (eds) Sleep related disorders and internal diseases. Springer, Berlin Heidelberg New York Tokyo, pp 83–88
45. Ringler J, Basner J, Shannon R, Schwartzstein R, Manning H, Weinberger S, Weiss W (1990) Hypoxemia alone does not explain blood pressure elevations after obstructive apneas. J Appl Physiol 69/6:2143–2148
46. Scharf S, Brown R, Tow D, Parisi A (1979) Cardiac effects of increased lung volume and decreased pleural pressure in men. J Appl Physiol 47:257–262
47. Schmidt-Nowara W, Jennum P (1990) Epidemiology of sleep apnea. In: Guilleminault C, Partinen M (eds) Obstructive sleep apnea syndrome: clinical research and treatment. Raven Press, New York, pp 1–8
48. Schroeder J, Motta J, Guilleminault C (1978) Haemodynamic studies in sleep apnea. In: Guilleminault C, Dement WC (eds) Sleep apnea syndromes. Liss, New York, pp 177–196
49. Stradling JR (1989) Sleep apnea and systemic hypertension. Thorax 44:984–989
50. Sullivan C, Issa F, Ellis E, Bruderer J, McCauley V, Bye P, Grundstein R, Costas L (1987) Treatment of cardiorespiratory disturbances during sleep. In: Hahn H (ed) Interdisciplinary topics in gerontology, Bd 22. Karger, Basel, pp 47–67
51. Taylor R, Corell J, Sonnenblick E, Oss J (1967) Dependence of ventricular distensibility on filling of the opposite ventricle. Am J Physiol 213:711–718
52. Thorpy MJ, Ledereich PS (1988) 9th European Congress of Sleep Research, Jerusalem
53. Warley A, Mitchell A, Stradling J (1988) Prevalence of nocturnal hypoxaemia in men with and without hypertension. O J Med 68:637–644
54. Williams AJ, Houston D, Finberg S, Lam C, Kinney L, Santiago S (1985) Sleep apnea syndrome and essential hypertension. Am J Cardiol 55:1019–1022

Morgendlicher Blutdruckanstieg bei SBAS

J. Mayer, U. Weichler, R. Moser, T. Ploch, J.H. Peter, P. von Wichert

Das zirkadiane Blutdruckverhalten folgt sowohl bei Normotonikern wie bei hypertonen Patienten einer Rhythmik, welche mit dem Schlaf-/Wachzyklus assoziiert ist. Die höheren Blutdruckwerte werden üblicherweise während der Wachphase und die niedrigeren während des Schlafes gefunden. Abweichend hiervon findet sich bei einigen Formen der sekundären Hypertonie ein abgeschwächter oder aufgehobener Abfall des Blutdrucks im Schlaf; z. T. sind die schlafbezogenen Blutdruckwerte sogar höher als die während der Wachphase. Dies trifft für den Bluthochdruck bei Störungen des autonomen Nervensystems, wie z. B. bei Shy-Drager-Syndrom, bei Tetraplegie sowie auch bei diabetischer oder urämischer Neuropathie, zu [4, 11]. Weitere Beispiele sind bei Störungen im endokrinen System, z. B. bei M. Cushing und Phäochromozytom beschrieben worden [5, 9]. Auch bei schlafbezogenen Atmungsstörungen (SBAS), insbesondere bei der ausgeprägten Schlafapnoe, ist die gewöhnliche Rhythmik des zirkadianen Blutdruckverlaufes gestört. Während des Schlafes finden sich höhere Werte als am Tag [12, 19].

Bezüglich des kardiovaskulären Risikos und der Endorganschädigung wird neben den hohen Blutdruckwerten auch den Veränderungen der Blutdruckrhythmik Bedeutung beigemessen. Beide Faktoren sind bekanntermaßen bei einem Großteil von Patienten mit Schlafapnoe gegeben. In letzter Zeit ist außerdem der morgendliche Blutdruckanstieg in den Mittelpunkt des Interesses vieler Hochdruckforscher gerückt. Dies hängt nicht zuletzt mit der empirischen Beobachtung und den Ergebnissen epidemiologischer Studien zusammen, daß die Häufigkeitsgipfel des Herzinfarktes, des plötzlichen Herztodes und des Schlaganfalls jeweils in den frühen Morgenstunden liegen [15, 16, 20]. Es ist daher von Interesse, ob als weiteres kardiovaskuläres Risiko bei diesen Patienten zusätzlich zu den nächtlich ansteigenden Blutdruckwerten eine Aufwachhypertonie vorliegt.

Unter therapeutischen Gesichtspunkten ist die Behandlung mit nasalem CPAP (kontinuierlichem positivem Atemwegsdruck) die Methode der Wahl bei schwerer Schlafapnoe. Für die große Zahl der oft noch jüngeren Patienten mit milder bis mittelgradig ausgeprägter Schlafapnoe und schon bestehender arterieller Hypertonie steht aber neben den allgemeinen Therapieempfehlungen die medikamentöse Hochdrucktherapie ganz im Vordergrund. Unter klinischen Gesichtspunkten wird für die Behandlung der Hypertonie oft eine Kombination verschiedener Substanzklassen eingesetzt. Eine synergistische Wirkungsverstärkung ist für die Kombination aus Verapamil und einem kaliumsparenden Diuretikum (Hydrochlorothiazid und Triamteren) nachgewiesen. Weiterhin ist die gute Verträglichkeit dieses Präparates belegt; die Nebenwirkungen treten nicht häufiger auf als nach Verabreichung der Einzelpräparate. Die hohe Responderquote, die Regression der hypertensiven Linksherzhypertrophie, die Senkung des pulmonalarteriellen Blutdrucks und die Wirkung über 24 h bei arterieller Hypertonie sind außerdem bekannt [3, 6, 7, 8, 10, 17]. Erst kürzlich konnten wir neben dem zuverlässig blutdrucksenkenden Effekt bei Patienten mit Schlafapnoe im 24-h-Verlauf auch das neutrale Verhalten auf das nächtliche Schlafprofil unter dieser Medikation zeigen [13].

Als Ziel dieser Studie galt die Frage, welchen Einfluß diese Therapie auf das Blutdruckverhalten bei Schlafapnoepatienten mit arterieller Hypertonie, bezogen auf den morgendlichen Aufwachzeitpunkt, hat.

Methode und Krankengut

Es wurde eine offene, unkontrollierte Studie an 20 Männern mit nachgewiesener Hypertonie und Schlafapnoe durchgeführt.

Die klinischen Daten der Patienten waren:
- Alter: 53,1 (39–70) Jahre,
- Größe: 173 (164–190) cm,
- Gewicht: 94,2 (75–112) kg,
- Broca-Index: 128,9 (109–158),
- „body-mass index": 31,4 (26,9–38,3) kg/m^2.

An zusätzlichen Diagnosen bestand bei 17 Patienten eine Hyperlipidämie, bei 7 Patienten eine Hyperurikämie, bei 3 Patienten ein Diabetes mellitus Typ II, bei 2 Patienten eine chronisch-obstruktive Lungenerkrankung, bei jeweils 1 Patient fanden sich eine Cholezystolithiasis, eine chronische Pharyngitis, eine Fettleber, eine Nephrolithiasis und eine euthyreote Struma mit autonomem Adenom. Eine koronare Herzkrankheit fand sich anhand der klinischen Symptome und des Belastuns-EKG nicht.

Die Hypertonie wurde durch indirekte Blutdruckmessungen nach Riva-Rocci an 2 aufeinanderfolgenden Tagen durch diastolische Blutdruckwerte größer als 95 mm Hg bestätigt (3 Meßzeitpunkte). Soweit eine Vormedikation bestand, wurde diese 14 Tage vor Beginn der Studie abgesetzt. Die Schlafapnoe wurde ebenfalls vor Studienbeginn mittels ambulanter Registrierungen des Schlaf-Atmungs-Verhaltens (MESAM) nachgewiesen. Die allgemeinen Ausschlußkriterien für die verwendeten Substanzklassen wurden beachtet; insbesondere wurden keine Patienten mit maligner oder sekundärer Hypertonie, Herzinsuffizienz der NYHA-Klasse IV, höhergradiger Niereninsuffizienz, Leberinsuffizienz und Herzrhythmusstörungen, wie Bradykardie, AV-Blockierungen II. und III. Grades oder SA-Blockierungen, WPW-Syndrom und Vorhofflimmern oder -flattern, eingeschlossen. Auch eine anderweitig bestehende Herz-Kreislauf-wirksame oder antiarrhythmische Therapie sowie Alkohol- oder Medikamentenabusus galten als Ausschlußkriterium. Weiterhin wurden Patienten ausgeschlossen, die bei den mittels invasiver arterieller Blutdruckmeßtechnik durchgeführten Studienmessungen ohne Therapie keine hypertonen Werte aufwiesen, und ebenso diejenigen, bei denen ein zuvor mittels ambulanter Apnoemessung festgestellter Apnoeindex größer als 5 Apnoephasen/h nicht verifizierbar war. Ebenso wurden Patienten mit unzureichender Blutdrucksenkung unter Medikation ausgeschlossen. Als Studienmedikation wurde eine Kombination aus 160 mg Verapamil, 50 mg Triamteren und 25 mg Hydrochlorothiazid (Veratide[R]) verwendet. Die Einnahme des Medikamentes erfolgte jeweils morgens, vor, zum oder nach dem Frühstück; bei Applikation von 2mal 1 Tablette/Tag wurde die 2. Tablette spätnachmittags verabreicht.

Von allen 20 Patienten lag ein informiertes Einverständnis zur Teilnahme an der Studie vor. In der Therapiezeit wurden jeweils 3 Untersuchungstermine wie folgt durchlaufen: Zum Zeitpunkt 1 wurden die Patienten stationär aufgenommen. An den ersten beiden Tagen erfolgte eine invasive Registrierung des arteriellen Blutdrucks mittels des Oxford-Systems [2] 2mal während 24 h. Zusätzlich wurde an beiden Meßtagen in der Nacht eine große polysomnographische Untersuchung im Schlaflabor durchgeführt, dabei wurden je 2 Ableitungen eines Elektroenzephalogramms, Elektrookulogramms und Elektromyogramms zur Bestimmung des Aufwachzeitpunktes angelegt. Die Atmung wurde mittels Nasenthermistor und einer 2kanaligen Induktionsplethysmographie über Thorax- und Abdomengürtel sowie durch Messung der transkutanen O_2-Sättigung über Fingermeßfühler aufgezeichnet. Das Schnarchen wurde mit Hilfe eines speziellen Larynxmikrophons registriert; zusätzlich erfolgte die kontinuierliche Registrierung eines Langzeit-EKG. Im Anschluß an diese Leermessungen wurde mit der medikamentösen Therapie begonnen und wie an den beiden Tagen zuvor der Blutdruck indirekt nach Riva-Rocci 3mal täglich über 3 Tage zur Kontrolle der Blutdruckeinstellung gemessen. Bei nicht befriedigendem Rückgang des Blutdrucks auf normotone Werte wurde die Dosis auf 2mal 1 Tablette erhöht; die Patienten wurden nach 5 Tagen stationärem Aufenthalt nach Hause entlassen. Nach 4 Wochen, zum Zeitpunkt 2, erfolgte eine ambulante Kontrolle an 2 aufeinanderfolgenden Tagen, welche eine 2fache Ableitung eines 24-h-Langzeit-EKG, Kontrolle der Blutdruckwerte und Überprüfung der Compliance beinhaltete. Zum Zeitpunkt 3, nach 8 Wochen Therapie, erfolgte eine erneute stationäre Aufnahme für 4 Tage. Zu diesem Termin wurden außer einem erneuten internistischen Status, Laboruntersuchungen und weiteren nichtinvasiven Messungen des Blutdrucks nach Riva-Rocci wiederum an 2 Tagen invasive Blutdruckmessungen und polysomnographische Messungen im Schlaflabor wie bei der Eingangsmessung vorgenommen. Die Patienten hielten sich bis 1 h nach dem Aufwachen im Schlaflabor im Bett auf und gingen anschließend auf die Station zum Frühstück.

Auswertung

Die Schlafstadienklassifikation nach den Kriterien von Rechtschaffen u. Kales [18] aus EEG, EOG und EMG wurde mittels Handauswertung in 20-s-Abschnitten durchgeführt. Aus den EEG-Daten wurde der Aufwachzeitpunkt der jeweiligen Echtzeit zugeordnet. Die invasiv gemessenen Blutdrucksignale wurden in Verbindung mit einem zusätzlichen EKG-Signal auf einen Großrechner (Intertechnik 1200) mittels eines speziellen Blutdruckauswerteprogramms halbautomatisch verarbeitet. Über eine Abtastrate von 1 Hz wird je ein Wert für Herzfrequenz, systolischem und diastolischem Blutdruck berechnet und gespeichert. Für unsere Fragestellung wurden Mittelwerte über jeweils 5 min für den Zeitraum von 4 h vor und 4 h nach dem Aufwachen berechnet.

Die statistische Analyse des Datenmaterials wurde mittels eines Personalcomputers unter Verwendung des Softwarepakets Statgraphics (Fa. Statistical-Graphics-Cooperation) vorgenommen. Zur interferenzstatistischen Absicherung von Gruppenunterschieden und Therapieeffekten wurde der Wilcoxon-Vorzeichenrangtest verwendet.

Ergebnisse

In dem für diese Untersuchungen herangezogenen Zeitraum von 4 h vor dem Aufwachen und 4 h nach dem Aufwachen findet sich sowohl mit wie ohne Therapie ein Anstieg des systolischen und diastolischen Blutdrucks sowie der Herzfrequenz.

Der systolische Blutdruck steigt ohne Therapie von 132,8 mm Hg ($\pm$ 22,8) auf 149,8 mm Hg ($\pm$ 27,7) um 17,0 mm Hg an ($p < 0,01$). Unter Therapie findet sich ein Anstieg von 119,4 mm Hg ($\pm$ 11,9) auf 132,7 mm Hg ($\pm$ 25,4) um 13,3 mm Hg ($p < 0,01$). Vor und nach Therapie unterscheiden sich die systolischen Werte für die relativen Anstiege aufgrund der individuellen Schwankungen nichtsignifikant (Abb. 1).

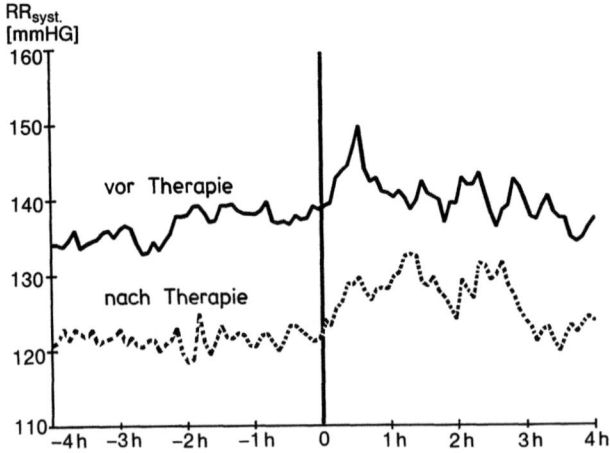

Abb. 1. Systolischer Blutdruck vor und nach 8wöchiger Therapie mit einem Kombinationspräparat aus Verapamil und kaliumsparendem Diuretikum (Hydrochlorothiazid und Triamteren). Der Zeitpunkt 0 bezeichnet die mittels EEG, EOG und EMG bestimmte Aufwachzeit. Darstellung der Werte 4 h vor dem Aufwachen und 4 h nach dem Aufwachen

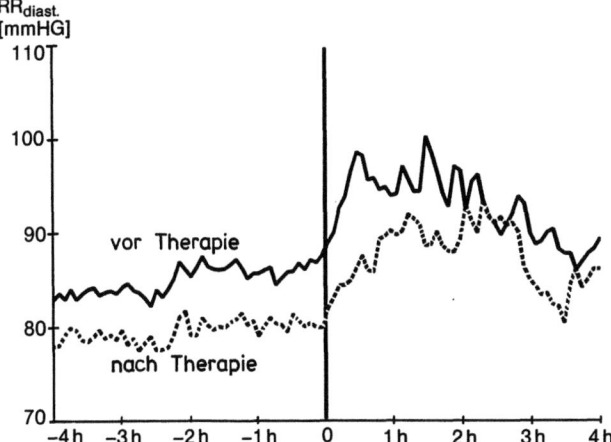

Abb. 2. Diastolischer Blutdruck vor und nach 8wöchiger Therapie mit einem Kombinationspräparat aus Verapamil und kaliumsparendem Diuretikum (Hydrochlorothiazid und Triamteren). Darstellung wie in Abb. 1.

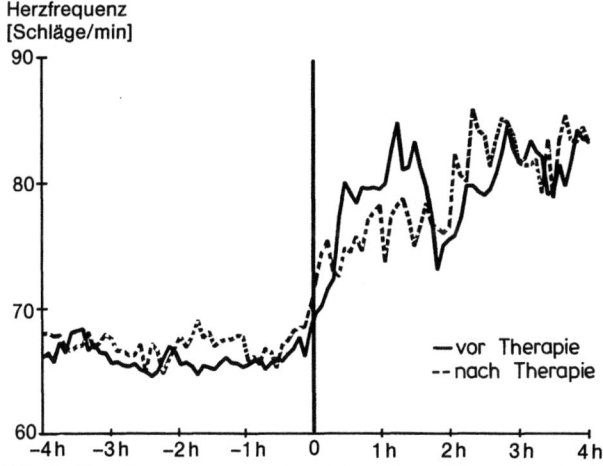

Abb. 3. Herzfrequenz vor und nach 8wöchiger Therapie mit einem Kombinationspräparat aus Verapamil und kaliumsparendem Diuretikum (Hydrochlorothiazid und Triamteren). Darstellung wie in Abb. 1.

Der diastolische Blutdruck zeigt ohne Therapie einen Anstieg von 82,2 mm Hg ($\pm$ 12,2) auf 100,2 mm Hg ($\pm$ 24,8) um 18 mm Hg ($p < 0,01$). Unter Therapie findet sich ein Anstieg von 77,5 mm Hg ($\pm$ 12,6) auf 91,9 mm Hg ($\pm$ 24,5) um 14,4 mm Hg ($p < 0,01$).

Im Vergleich zu den Ausgangsmessungen läßt sich eine Senkung des diastolischen Anstiegs unter Medikation statistisch absichern ($p < 0,01$; Abb. 2). Die Herzfrequenzwerte zeigen mit und ohne Therapie keinen Unterschied. Es kommt vor Therapie zu einem Anstieg von 64,5 Schläge/min ($\pm$ 7,1) auf 84,5 Schläge/min (± 14,1) um 20,0 Schläge/min und unter Therapie von 64,8 Schläge/min (± 7,2) auf 85,8 Schläge/min (± 13,0) um 21,0 Schläge/min. Die Unterschiede sind jeweils signifikant (p < 0,01; Abb. 3).

Im zeitlichen Verlauf kommt es zu einem kontinuierlichen Anstieg der Blutdruckwerte schon vor dem Aufwachen. Für die systolischen Werte ohne Therapie beginnt der Anstieg 2 h 35 min vor dem Aufwachen, unter Therapie beginnt er 1 h 35 min davor. Der Anstieg beträgt bis zum Aufwachen 6,4 mm Hg vor und 4,6 mm Hg unter Therapie.

Nach dem Aufwachen findet sich systolisch ohne Therapie ein weiterer Anstieg um 10,6 mm Hg, welcher nach 35 min erreicht wird. Unter Therapie beträgt der Anstieg nach dem Aufwachen systolisch 8,7 mm Hg und wird nach 1 h 20 min erreicht (Abb. 1).

Diastolisch kommt es vor Therapie zum Anstieg der Blutdruckwerte 2 h 30 min vor dem Aufwachen und unter Therapie 2 h 40 min davor. Der Anstieg beträgt bis zum Aufwachen 6,8 mm Hg vor Therapie und 4,5 mm Hg unter Therapie. Nach dem Aufwachen steigt der diastolische Druck kontinuierlich bis zu seinem Maximum um 11,2 mm Hg an; es wird nach 30 min erreicht. Unter Therapie beträgt der Anstieg nach dem Aufwachen 9,9 mm Hg und wird nach 1 h 25 min erreicht (Abb. 2).

Die Herzfrequenz beginnt ohne Therapie 30 min und unter Therapie 35 min vor dem Aufwachen mit ihrem Anstieg. Der Anstieg bis zum Aufwachen beträgt 5,1 bzw. 7,4 Schläge/min.

Nach dem Aufwachen wird das Maximum des kontinuierlichen Frequenzanstiegs nach 1 h 20 min ohne Therapie und nach 2 h 20 min unter Therapie erreicht. Der Anstieg beträgt ohne Therapie 14,9 und mit Therapie 13,6 Schläge/min (Abb. 3).

Zusammenfassung und Diskussion

Nachdem wir in einer kürzlich publizierten Studie den günstigen Effekt eines Kombinationspräparates aus Verapamil und kaliumsparendem Diuretikum (Hydrochlorothiazid und Triamteren) auf das 24-h-Blutdruckverhalten, die Schlafstruktur und das schlafbezogene Atmungsverhalten zeigen konnten [12], haben wir uns in dieser Untersuchung auf die morgendliche Aufwachhypertonie konzentriert. Die Studie konnte zeigen, daß sich sowohl für den systolischen und diastolischen Blutdruck wie auch für die Herzfrequenz bereits vor dem Aufwachen ein kontinuierlicher Anstieg zeigt. Dieser beginnt sowohl ohne wie auch mit antihypertensiver Therapie 2–3 h vor dem Aufwachen. Die Herzfrequenz dagegen beginnt erst in der Stunde vor dem Aufwachen anzusteigen. Diese Ergebnisse sind in Übereinstimmung mit einer früheren Studie von Millar-Craig et al. [14], welche ebenfalls mittels intraarterieller Blutdruckmessung an 97 Hypertonikern und 20 normotensiven Patienten ohne Therapie durchgeführt wurde. Interessanterweise findet sich bei diesen Patienten ein noch deutlicherer Anstieg des morgendlichen Blutdrucks als bei den von uns untersuchten Patienten.

Er beträgt bei beiden Gruppen ca. 40 mm/Hg im Vergleich der Minimalwerte vor dem Aufwachen zu den Maximalwerten nach dem Aufwachen für die Gesamtgruppe (die Werte sind leider nur für die systolischen Drücke graphisch dargestellt). Für die bei unseren Patienten etwa nur halb so ausgeprägten Veränderungen des Blutdrucks lassen sich methodische Gründe anführen. Während unsere Studie unter stationären Bedingungen durchgeführt wurde, bezieht sich die andere auf ambulant erhobene Daten. Der Aufwachzeitpunkt wurde nicht exakt mittels EEG, sondern nach den Angaben der Patienten ermittelt, und die Patienten standen nach dem Aufwachen auf, während bei unserer Untersuchung zunächst noch eine Phase im Bett des Schlaflabors zwischengeschaltet war. Der wesentliche Unterschied scheint uns aber die bei unseren Patienten zusätzlich zur Hypertonie bestehende Schlafapnoe zu sein. Bei diesen Patienten ist das Tief des Blutdrucks während des Schlafes weniger ausgeprägt und erklärt somit die geringere Differenz zu den Werten nach dem Aufstehen.

Diskrepant sind die Ergebnisse zu einer kürzlich von Baumgart u. Rahn publizierten Studie [1]. Bei dieser Studie wurden mittels diskontinuierlicher, nichtinvasiver Meßtechnik Blutdruck und Herzfrequenzwerte in Intervallen von 15 min gemessen; der Aufwachzeitpunkt wurde mittels eines Wecksignals bestimmt. Die Studie kommt zu dem Schluß, daß es erst nach dem Aufwachen zu einem Anstieg der Parameter kommt, und folgert, daß externe Stimuli diese Veränderungen bewirken. Eine Übereinstimmung mit den kontinuierlich intraarteriell erhobenen Befunden besteht nur insofern, als nach dem Aufwachen die ausgeprägteren Veränderungen gefunden werden. Kritisch anzumerken bleibt, daß in dieser Studie nur Werte bis zu 30 min vor dem Aufwachzeitpunkt dargestellt sind. Für die weniger ausgeprägten Veränderungen vor dem Aufwachen ist die indirekte diskontinuierliche Meßtechnik offenbar zu unsensibel.

Unter physiologischen Gesichtspunkten zeigt aber die kontinuierliche Messung, daß neben den exogenen Faktoren auch andere, endogene Faktoren die Dynamik des zirkadianen Blutdruckverlaufs modulieren. Unter therapeutischem Gesichtspunkt konnte gezeigt werden, daß die Einnahme eines Präparates mit nachgewiesener antihypertensiver Langzeitwirkung die morgendlichen Veränderungen der Aufwachhypertonie zum einen in bezug auf den absoluten Anstieg der Werte verbessert, und zum anderen, daß der Anstieg in einem zeitlich gestreckten Verlauf erfolgt. Da hierdurch die Adaptations- und Gegenregulationsmechanismen auf den Blutdruckanstieg effektiver einsetzen können, ist von einer günstigen Beeinflussung des kardiovaskulären Risikos auszugehen.

Literatur

1. Baumgart P, Rahn KH (1990) Morgendlicher Blutdruckanstieg: vor oder nach dem Aufwachen? Klin Wochenschr 68:320–323
2. Bevan A, Honour A, Stott F (1969) Direct arterial pressure recording in unrestricted men. Clinical Science 36:329–344

3. Bilgin Y, Doppl W, Saur S, Damm A, Klör HU, Bretzel RG, Federlin K (1990) Langzeitbehandlung der arteriellen Hypertonie. Vergleich: Diuretika und Verapamil versus Diuretika und Captopril. Klin Wochenschr 68 (Suppl 19):312
4. Goswami R, Krishan K, Suryaprakash KB (1985) Circadian desynchronization in pulse rate, systolic and diastolic blood pressure, rectal temperature and urine output in traumatic tetraplegics. Indian J Physiol Pharmacol 29:199
5. Imai Y, Abe K, Sakaki S (1988) Altered circadian blood pressure rhythm in patients with Cushing's syndrome. Hypertension 12:11
6. Kandziora J, Kühl ED, Blümer E, Letzel H, Möhrke W (1987) Synergistische Blutdrucksenkung durch ein Diuretikum und einen Kalziumantagonisten. Therapiewoche 37:3332
7. Klaus D, Lederle RM, Saul F (1989) Regression der hypertensiven Linksherzhypertrophie unter einjähriger Kombinationsbehandlung mit Verapamil und Hydrochlorothiazid/Triamteren. Herz/Kreisl 21:222
8. Langewitz W, Bähr M, Rüddel H, Schächinger H (1989) 24-Std.-Blutdrucktagesprofile unter einer antihypertensiven Therapie mit einer Kombination aus Verapamil und einem kaliumsparenden Diuretikum. Herz/Kreisl 21:269
9. Littler WA, Honour AJ (1974) Direct arterial pressure, heart rate and electrocardiogramm in unrestricted patients before and after removal of a phaechromocytoma. QJ Med 171:441
10. Loßnitzer K, Möhrke W, Völger KD (1989) Non-Responder-Studie bei essentiellen Hypertonikern unter Behandlung mit einem Diuretikum und einem Kalziumantagonisten. Med Welt 40:332
11. Mann S, Altman DG, Raftery EB, Bannister R (1983) Circadian variation of blood pressure in autonomic failure. Circulation 68:477
12. Mayer J, Weichler U, Herres-Mayer B, Moser R, Schneider H, Peter JH (1991) Sleep-related breathing disorders and arterial hypertension. In: Peter JH, Penzel T, Podszus T, Wichert P von (eds) Sleep and health risk. Springer, Berlin Heidelberg New York Tokyo, pp 310–318
13. Mayer J, Weichler U, Moser R, Penzel T, Ploch T, Peter JH, Wichert P von (1991) Kontinuierlich arterieller Blutdruck, Schlafprofil und Atmung unter antihypertensiver Medikation mit Verapamil und einem kaliumsparenden Diuretikum bei arterieller Hypertonie und schlafbezogener Atmungsstörung. Herz/Kreisl 23
14. Millar-Craig MW, Mann S, Altman DG, Raftery EB (1982) The dissociation between blood pressure and heart rate changes prior to waking. In: Stott FD, Raftery EB, Clement DL, Wright SL (eds) ISAM-GENT 1981. Academic Press, London, pp 531–538
15. Muller JE, Stone PH, Turi ZG, Rutherford JD, Czeisler CA, Parker C, Poole WK et al. (1985) Circadian variation in the frequency of onset of acute myocardial infarction. N Engl J Med 313:1315–1322
16. Muller JE, Ludmer PL, Willich SN, Torfler GH, Aylmer G, Langos I, Stone PH (1987) Circadian variation in the frequency of sudden cardiac death. Circulation 75:131–138
17. Podszus T, Peter JH, Völger KD, Zilles P (1991) Hämodynamische Wirkung einer Kombination aus Kalziumantagonist/Diuretikum bei chronischer Herzinsuffizienz. Fortschr Med 190:403
18. Rechtschaffen A, Kales A (1968) A manual of standardized terminology, techniques, and scoring system for sleep stages of human subjects. Public Health Service Publication 204. U.S. Government Printing Office, Washington/DC
19. Tilkian AG, Guilleminault C, Schröder JS, Lehrmann KI, Simmons FB, Dement WC (1976) Hemodynamics in sleep-induced apnea. Studies during wakefulness and sleep. Ann Intern Med 85:714
20. Tsementzis SA, Gills JS, Hitchcock ER, Gill SK, Beevers DG (19875) Diurnal variation of and activity during the onset of stroke. Neurosurgery 17:901–904

Schlafapnoe, Übergewicht und chronische Hypoventilation

W. Pankow, J.H. Peter, P. von Wichert

Die Mehrheit der Patienten mit obstruktiver Schlafapnoe atmet tagsüber normal; nur während des Schlafs ist ihre Atmungsstörung erkennbar. Einige Patienten haben dagegen auch am Tage eine gestörte Atmung, die durch eine Hyperkapnie als chronische alveoläre Hypoventilation erkennbar ist. Klinisch fallen diese Patienten oft durch ein extremes Übergewicht auf.

1956 beschrieben Burwell et al. [6] ein komplexes Krankheitsbild mit „extremer Fettleibigkeit – assoziiert mit alveolärer Hypoventilation" und nannten es Pickwick-Syndrom. Die Annahme eines ursächlichen Zusammenhangs von Übergewicht und gestörter Atmung fand ihren Niederschlag in dem später häufig verwendeten Begriff „obesity hypoventilation syndrome" [21, 28, 33, 40].

Heute ist bekannt, daß fast alle diese Patienten unter einer nächtlichen Atemstörung in Form einer obstruktiven Schlafapnoe leiden [13, 16, 21, 23, 27] und ihr Leiden nur die „Spitze" einer unter Männern weitverbreiteten Krankheit ist.

Bisher ist nicht geklärt, ob es sich hierbei lediglich um eine besonders schwere Form der Schlafapnoe handelt oder ob pathophysiologische und genetische Besonderheiten vorliegen, die den auch heute noch in großen Lehrbüchern zu findenden Begriff „obesity hypoventilation syndrome" rechtfertigen würden [11, 19, 25].

Der vorliegende Beitrag diskutiert den aktuellen Erkenntnisstand im Licht neuerer Literatur und eigener Untersuchungen.

Übergewicht und Atmung

Obwohl auch starkes Übergewicht allein nicht zu Atemstörungen führt [9, 18], hat die Mehrzahl der Patienten mit chronischer Hyperkapnie am Tag ein deutlich größeres Körpergewicht als normokapnische Patienten mit Schlafapnoe [5, 7, 20]. In einer eigenen Untersuchung an 505 Patienten mit Schlafapnoe unterschiedlichen Schweregrades hatten 14 Patienten (2,8 %) eine Hyperkapnie am Tag. Im Vergleich zum Gesamtkollektiv waren diese Patienten deutlich übergewichtiger (vgl. Tabellen 1 und 2). Darüber hinaus konnten wir einen statistischen Zusammenhang zwischen Körpergewicht und Höhe des P_aCO_2-Werts nachweisen [24]. Damit ist noch keine Aussage über einen Kausalzusammenhang von Übergewicht und Atmungsstörung getroffen. Immerhin waren 3 unserer hyperkapnischen Patienten normalgewichtig (vgl. Tabelle 3).

Übergewicht bedingt Veränderungen der Atemmechanik und des Gasaustauschs, die zu Störungen prädisponieren. Besonders in liegender Position ist die funktionelle Residualkapazität als Folge des erniedrigten exspiratorischen Reservevolumens eingeschränkt. Infolgedessen tendieren die kleinen Atemwege in den abhängigen Lungenarealen zum Verschluß, und dies führt zu Ventilations-Perfusions-Inhomogenitäten. Daher wird bei Übergewichtigen häufig eine leichtgradige Hypoxämie beobachtet [29]. Unter diesen Ausgangsbedingungen übt das Körpergewicht auch einen Einfluß auf den Schweregrad der nächtlichen apnoeassoziierten Hypoxämien aus. Erstens beginnt die Apnoe bei vorbestehender Hypoxie näher am steilen Schenkel der O_2-Bindungskurve. Zweitens ist der alveoläre O_2-Vorrat zu diesem Zeitpunkt wegen des erniedrigten thorakalen Gasvolumens vermindert. Durch diese beiden Mechanismen ist der Abfall der arteriellen O_2-Sättigungskurve bei gleicher Apnoelänge bei Übergewichtigen stärker als bei Normalgewichtigen.

In bezug auf die Atemmechanik führt Übergewicht zu einer Verringerung der Thoraxwandcompliance. Normalerweise wird dies durch eine Steigerung der Atemarbeit kompensiert [22, 31, 32]. Diese Kompensationsmechanismen sind abhängig von der Atemmuskulatur, der neuromuskulären Koppelung durch segmentale Reflexe der Interkostalmuskeln und von zentralnervösen Mechanismen. Die unzureichende Anpassung der Atmung an das Übergewicht bei chronischer

Tabelle 1. Daten zur Polysomnographie, Lungenfunktion und arteriellen Blutgasanalyse bei 505 Patienten mit Schlafapnoe (AI > 5/h); *BMI* „body mass index"; *AI* Apnoeindex; *HI* Hypopnoeindex; *Rt* Resistance

Alter (Jahre)	53 ± 10
Broca-Index [%]	121 ± 22
BMI(kg/m^2)	30 ± 5
AI (Ereignisse/h)	28 ± 21
HI (Ereignisse/h)	92 ± 68
VC (ml)	4171 ± 866
VC (% Norm)	99 ± 15
FEV$_1$ (ml)	3268 ± 794
FEV$_1$ (% Norm)	109 ± 21
FEV$_1$ /VC [%]	78 ± 9
Rt (cm/H$_2$O/l/s)[a]	1,6 ± 1,9
ITGV (ml)	4005 ± 1014
ITGV (% Norm)	106 ± 24
RV (ml)	2985 ± 997
RV (% Norm)	124 ± 40
TLC (ml)	7144 ± 1268
TLC (%Norm)	108 ± 16
RV/TLC [%]	41 ± 9
pH	7,42 ± 0,03
PaO$_2$ (mm/Hg)	77 ± 10
P$_a$CO$_2$ (mm/Hg)	38 ± 4
HCO$_3$	25 ± 3
O$_2$ [%]	95 ± 3

[a] 1 cm H$_2$O = 98,07 Pa.

Tabelle 2. Vergleich zwischen Lungenfunktionsdaten von 14 normokapnischen und 14 hyperkapnischen Patienten mit Schlafapnoe. Die Kollektive sind in bezug auf Alter, Gewicht und Apnoeindex *(AI)* vergleichbar. *HI* Hypopnoeindex, *BMI* „body mass index"; *Rt* Resistance

	$p_aCO_2 \geq 45$ mm/Hg	$P_aCO_2 < 45$ mm/Hg	Signifikanz (p)
Alter (Jahre)	48 ± 9	49 ± 9	n.s.
Broca-Index [%]	151 ± 30	153 ± 29	n.s.
BMI	37 ± 7	37 ± 6	n.s.
AI	51 ± 26	48 ± 24	n.s.
HI	101 ± 69	105 ± 93	n.s.
VC (% Norm)	82 ± 15	90 ± 13	n.s.
FEV_1 (% Norm)	80 ± 21	91 ± 14	n.s.
FEV_1/VC [%]	76 ± 10	79 ± 7	n.s.
ERV (% Norm)	71 ± 57	87 ± 71	n.s.
Rt (cm/H_2O/l/s)	2,4 ± 1,1	2,0 ± 1,0	n.s.
ITGV (% Norm)	113 ± 39	104 ± 27	n.s.
RV (% Norm)	166 ± 67	147 ± 50	n.s.
TLC (% Norm)	108 ± 21	107 ± 15	n.s.
RV/TLC [%]	47 ± 15	42 ± 10	n.s.
FEV 50 %(% Norm)	72 ± 34	87 ± 23	n.s.
pH	7,40 ± 0,04	7,43 ± 0,03	0,02
PaO_2 (mm/Hg)	63 ± 12	75 ± 9	0,02
$PaCO_2$ (mm/Hg)	50 ± 6	39 ± 3	0,001
HCO_3	30 ± 3	26 ± 3	0,01
O_2 [%]	90 ± 5	95 ± 2	0,006

a 1 cm H_2O = 98,07 Pa.

Tabelle 3. Durchschnittliche Blutgaswerte bei 505 Patienten mit Schlafapnoe, geordnet nach Gewichtsklassen

Broca-Klasse [%]	< 100	100–119	120–139	≥ 140
	n = 59	n = 219	n = 140	n = 87
pO_2 (mm/Hg)	78 ± 14	79 ± 9	75 ± 10	72 ± 11
O_2 [%]	95 ± 5	95 ± 2	95 ± 2	94 ± 3
pCO_2 (mm/Hg)	38 ± 4	38 ± 3	38 ± 3	40 ± 5
$pCO_2 \geq 45$ mm/Hg	n = 0	n = 3	n = 3	n = 9

Hypoventilation wird wahrscheinlich durch Fehler im zentralnervös gesteuerten Atemantrieb hervorgerufen. Die Zentren des Atemantriebs reagieren auf veränderte arterielle Blutgaswerte und gewährleisten so die Homöostase durch veränderte Ventilation. Lopata et al. [21] untersuchten bei stark Übergewichtigen mit und ohne obstruktive Schlafapnoe die Aktivität der Atemmuskulatur abhängig von der CO_2-Stimulation. Als Kontrollkollektiv dienten normalgewichtige Personen, denen eine Last auf das Abdomen gelegt wurde. Bei den Übergewichtigen ohne Schlafapnoe war die Aktivität der Atemmuskulatur, gemessen als diaphragmale EMG-Aktivität, gegenüber Normalgewichtigen gesteigert. Dagegen war diese Steigerung bei den Übergewichtigen ohne Schlafapnoe deutlich reduziert. Dies war unabhängig davon, ob sie am Tage normale oder erhöhte $PaCO_2$-Werte hatten. Damit werden vergleichbare Ergebnisse einer Untersuchung von Rochester u. Enson [29] bestätigt. Gegen einen primären oder erworbenen Schaden der Atemmuskulator oder der neuromuskulären Koppelung auf segmentaler Ebene spricht die Beobachtung, daß die Blutgase der hyperkapnischen Patienten willkürlich normalisiert werden können [35].

Die Verbindung zwischen der gestörten Atemregulation und der Schlafapnoe hat 2 pathophysiologische Aspekte. Diese ergeben sich aus der modifizierten Atemregulation im Schlaf allgemein und aus zusätzlichen Störungen, bedingt durch die Schlafapnoe im besonderen.

Atemregulation und Schlafapnoe

Die Atemtätigkeit im Schlaf unterliegt im wesentlichen metabolischen Einflüssen, die als arterielle CO_2- und O_2-Spannung über periphere und zentrale Chemorezeptoren erfaßt werden. Im Schlaf sinkt die Empfindlichkeit des „Atemzentrums" für hypoxische und hyperkapnische Reize (Übersicht bei [8]). Raschke u. Müller [28] haben gezeigt, daß die CO_2-Empfindlichkeit des „Atemzentrums" außer durch ultradiane Schwankungen des Schlafrhythmus auch durch einen schlafunabhängigen zirkadianen Rhythmus festgelegt ist. Die CO_2-Empfindlichkeit ist in den frühen Morgenstunden am geringsten (Abb. 1).

Über diese physiologischen zirkadianen und ultradianen Schwankungen hinaus senkt die Schlafapnoe die Empfindlichkeitsschwellen für Hypoxie- und Hyperkapniereize noch stärker ab. Die Atemantwort auf diese Reize ist bei Patienten mit Schlafapnoe auch schlafunabhängig eingeschränkt [31, 40]. Tafil-Klawe et al. [36] untersuchten die Atemantwort auf Hypoxiereize bei 25 Patienten mit Schlafapnoe, die tagsüber normale $PaCO_2$-Werte aufwiesen. Die Hypoxieantwort war deutlich vermindert. Im Gegensatz dazu war bei einer Untersuchung von Sullivan et al. [34] die Hypoxieantwort nur bei Patienten mit chronischer Hyperkapnie herabgesetzt. Schlafapnoepatienten mit normaler Ventilation am Tage reagierten auf den hypoxischen Reiz sogar mit verstärkter Ventilation. Die Autoren schlossen daraus, daß die Chemorezeption nur bei den hyperkapnischen Patienten gestört ist. Aufgrund ihrer Erfahrungen mit der CPAP-Therapie vermuten sie, daß der entscheidende Defekt im peripheren Chemorezeptor, den Karotiskörperchen, lokalisiert ist. Die CPAP-Therapie beseitigt, ebenso wie die früher häufiger angewandte Tracheotomie, die nächtliche oropharyngeale Obstruktion und damit die zyklischen Hypoxämien. Bereits nach kurzer Zeit verbessern sich auch die Blutgase am Tage, und die Atemantwort auf hyperkapnische Reize normalisiert sich [1, 2, 15, 27, 33]. Dagegen bleibt eine adäquate Hypoxiereaktion trotz langer Therapiedauer aus [34]. Da Hypoxiereize ausschließlich vom peripheren Chemorezeptor, Veränderungen des $PaCO_2$-Werts dagegen zusätzlich vom zentralen Atemzentrum registriert werden, muß der Defekt diesen Untersuchungsergebnissen zufolge im peripheren Chemorezeptor lokalisiert sein [34].

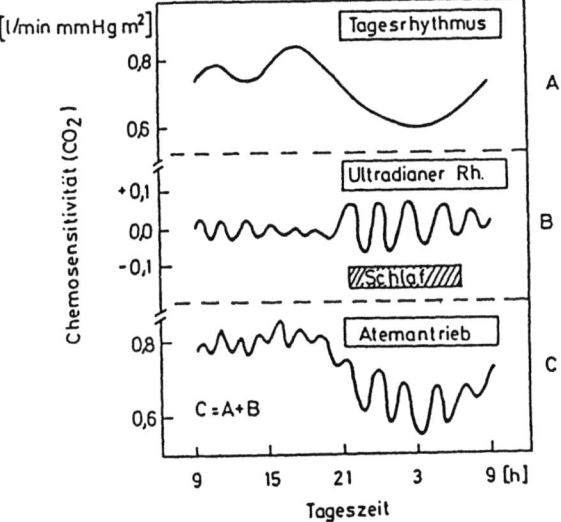

Abb. 1. Schematische Darstellung des Atemantriebs nach Raschke u. Möller [28]. Der Atemantrieb setzt sich aus einem tagesrhythmischen Anteil *(A)* und den ultradianen Schwankungen während des Tages und während des Schlafs *(B)* zusammen. Die Summe *(C)* zeigt ein Minimum in den frühen Morgenstunden und damit die geringste Empfindlichkeit, die z. B. bei einer alveolären Hyperkapnie nur zu einem mangelhaften Ausgleich führt

Die peripheren Chemorezeptoren sind die wichtigsten Sensoren für Apnoen und veranlassen über eine Weckreaktion („arousal") die Kompensationsmechanismen, die die Ventilation wiederherstellen. Ein Defekt der peripheren Chemorezeptoren muß daher zu längeren Apnoen führen. Die damit einhergehenden Blutgasveränderungen haben nach der Hypothese von Grunstein u. Sullivan [14] im Laufe der Zeit eine Sollwertverstellung des zentralen Chemorezeptors zur Folge. Durch die herabgesetzte Empfindlichkeit gegenüber Hyperkapniereizen ist dann auch die chronische Hypoventilation am Tag bei einem Teil der Patienten mit Schlafapnoe erklärt.

Eine weitere Beobachtung unterstützt diese Hypothese. Schlafapnoepatienten mit stärkeren Blutgasveränderungen am Tag haben andere nächtliche Atmungsmuster (vgl. auch den Beitrag Schneider, S. 121). Patienten, die tagsüber normale $PaCO_2$-Werte haben, beantworten die Apnoe mit einer kompensatorischen Hyperventilation und normalisieren damit ihre Blutgase [12]. „Sie atmen wie ein tauchendes Säugetier" [34]. Dagegen ist die defekte Atemregulation der hyperkapnischen Patienten an der mangelnden Fähigkeit zur postapnoischen Hyperventilation erkennbar [12].

Nach den dargestellten Überlegungen ist ein Defekt der peripheren Chemorezeptoren für den Schweregrad der nächtlichen Atemstörung und für die Hypoventilation auch am Tage verantwortlich. Dieses Konzept bedarf aber weiterer Untersuchungen, denn Einzelbeobachtungen stehen hierzu im Widerspruch. Garay et al. [12] beobachteten beispielsweise eine deutliche Zunahme der Apnoelängen, wenn Patienten mit Schlafapnoe und chronischer Hyperkapnie nachts Sauerstoff erhielten. Dies spricht dafür, daß die Empfindlichkeit der Chemorezeptoren auch für die Hypoxiereize zumindest teilweise intakt sein muß.

Ungeklärt ist auch der Mechanismus, der den Defekt der Chemorezeptoren bewirkt. Diskutiert werden genetische, funktionelle und toxische Ursachen. Tafil-Klawe et al. [37] untersuchten 15 Kinder von Patienten mit obstruktiver Schlafapnoe und fanden eine normale Atemantwort auf Hypoxiereize. Dies spricht gegen die Dominanz eines genetischen Defekts. Allerdings steht eine derartige Untersuchung für die Patientengruppe mit chronischer Hypoventilation noch aus.

Die Störung der Atemregulation kann auch durch funktionelle Störungen erklärt werden. So ist seit längerem bekannt, daß die Chemorezeptoren sich an anhaltende hypoxämische und hyperkapnische Zustände adaptieren [3, 30, 38]. Auch Schlafentzug führt zu einer Störung der Atemregulation [39]. Schließlich wird auch eine toxische Schädigung der Chemorezeptoren diskutiert. Chan et al. [7] ermittelten für die Gruppe der Schlafapnoepatienten mit Hypoventilation am Tag einen ausgeprägten Alkoholkonsum, während die normokapnischen Patienten mit Schlafapnoe wenig oder gar keinen Alkohol tranken. Ein derartiger Unterschied ließ sich im Gruppenvergleich normokapnischer und hyperkapnischer Patienten in unserem Patientengut dagegen nicht erkennen [24].

Somit ist der genaue Mechanismus der gestörten Chemorezeption noch unklar. Trotzdem ist die pathophysiologische Sequenz, beginnend mit der Schlafapnoe über eine verminderte Atemantwort auf Hypoxie- und Hyperkapniereize bis hin zur chronischen alveolären Hypoventilation, am wahrscheinlichsten:

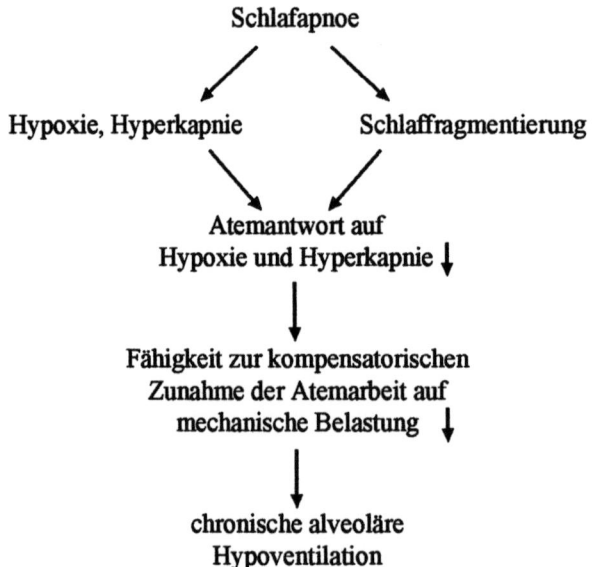

Dadurch ist dann auch die Fähigkeit der Chemorezeptoren, auf zusätzliche Anforderungen der Atemarbeit (z. B. Gewichtszunahme) adäquat zu reagieren, eingeschränkt. Im Einklang damit steht die Beobachtung, daß Gewichtsabnahme sowohl den Schweregrad der Atemstörung nachts als auch am Tage positiv beeinflußt [29, 31].

Atemwegsobstruktion und Schlafapnoe

Auffällig ist der relativ geringe Anteil der stark übergewichtigen Patienten mit Schlafapnoe, die eine Hyperkapnie am Tage haben. Bradley et al. [5] postulieren, daß zusätzlich eine chronisch-obstruktive Atemwegserkrankung die notwendige Voraussetzung für die Genese der chronischen Hyperkapnie ist. Sie stützen diese These auf eine Untersuchung von 50 Patienten mit obstruktiver Schlafapnoe. Davon hatten 7 Patienten eine chronische Hyperkapnie, die in jedem Fall mit einer Atemwegsobstruktion vergesellschaftet war [5]. Auch Krieger et al. [17] fanden einen Zusammenhang zwischen obstruktiver Ventilationsstörung und chronischer Hyperkapnie bei 117 Patienten mit Schlafapnoe.

Andere Untersuchungen bestätigen diesen Zusammenhang dagegen nicht [7, 20]. Von unseren 14 Patienten mit chronischer Hyperkapnie hatten nur 3 eine chronisch-obstruktive Bronchitis. Um den Einfluß der Lungenfunktionswerte auf die Blutgase am Tag statistisch zu erfassen, verglichen wir diese Patienten mit einem gleich großen normokapnischen Kollektiv, das bezüglich Alter, Gewicht und Apnoeindex identisch war. Die Funktionsparameter für eine obstruktive Ventilationsstörung unterschieden sich zwischen diesen beiden Gruppen nicht (s. Tabelle 2). Damit spricht auch unsere Untersuchung dagegen, daß eine chronisch-obstruktive Bronchitis die notwendige Voraussetzung für die chronische Hyperkapnie bei Patienten mit Schlafapnoe ist.

Die bisherigen Versuche, direkte kausale Verbindungen zwischen Atemarbeit, Atemregulation und chronischer Hypoventilation herzustellen, sind bislang nicht erfolgreich gewesen. Alle Daten sprechen vielmehr für multifaktorielle Verknüp-

Die Pathogenese der chronischen alveolären Hypoventilation
auf dem Boden einer Schlafapnoe hat folgenden Verlauf:

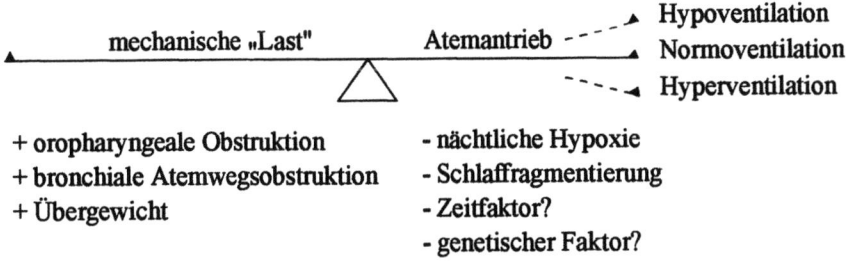

fungen. Dabei steht die nächtliche Atemstörung sicher im Zentrum. Denn sie ist verantwortlich für eine Veränderung der Schwellenwerte der Chemorezeptoren. Faktoren, die zusätzliche Anforderungen an die Atemarbeit stellen (Übergewicht, Atemwegsobstruktion), können die Kompensationssysteme überfordern und zur chronischen Atemstörung auch am Tag führen.

Die Patienten profitieren vordergründig von der Veränderung der Schwellenwerte für Hypoxie- und Hyperkapniereize durch eine weniger starke Fragmentierung des Nachtschlafs. Dies geschieht jedoch auf Kosten der alveolären Ventilation und hat längere Apnoen und stärkere O_2-Entsättigungen zur Folge.

Konsequenzen für die Klinik

Während also viele theoretische Einzelheiten noch ungeklärt sind, können anhand der vorliegenden Erkenntnisse durchaus Konsequenzen für die Klinik abgeleitet werden. Patienten mit Schlafapnoe und chronischer Hypoventilation sind durch das Ausmaß der nächtlichen Atemstörung vermehrt gefährdet. Dies ist insbesondere dann der Fall, wenn kardiovaskuläre Begleit- und Folgeerkrankungen bestehen. Unsere 12 Patienten mit Hyperkapnie am Tag hatten wesentlich mehr nächtliche Apnoen im Vergleich zum gesamten Kollektiv von 505 Patienten mit obstruktiver Schlafapnoe unterschiedlichen Schweregrades (s. Tabellen 1 und 2).

Durch obstruktive Apnoen wird der pulmonalarterielle Druck, über intrathorakale Druckschwankungen vermittelt, phasisch weit über das normale Maß erhöht. Schließlich kann bei einem Teil der Patienten eine dauernde Rechtsherzbelastung als Folge einer permanenten pulmonalarteriellen Hypertonie auch am Tag auftreten [26]. Tatsächlich bestand bei den ersten in der Literatur beschriebenen Fällen des „Pickwick-Syndroms" eine Kombination von chronischer Hyperkapnie und Rechtsherzinsuffizienz [6, 13]. Unter 60 Patienten mit obstruktiver Schlafapnoe fanden Bradley et al. [4] 6 Patienten mit Rechtsherzinsuffizienz. Alle diese Patienten hatten auch tagsüber schwere arterielle Blutgasveränderungen im Sinne einer chronischen alveolären Hypoventilation. Einen eindeutigen Zusammenhang zwischen dem Grad der Blutgasveränderungen am Tag und dem Auftreten einer pulmonalarteriellen Hypertonie konnte auch eine andere, an einem größeren Kollektiv erhobene Untersuchung nachweisen [17]. Nächtliche Apnoen, die nicht durch eine adäquate Weckreaktion beantwortet werden (s. oben) und dadurch zu protrahierten Hypoxämien führen, können schwere Herzrhythmusstörungen zur Folge haben. Dies ist insbesondere dann zu erwarten, wenn bereits Vorschäden an den Herzkranzgefäßen oder am Reizleitungssystem vorhanden sind. Starkes Übergewicht kann in diesem Zusammenhang auch als Indikator für kardiovaskuläre Risikofaktoren wie Fettstoffwechselstörungen und arterielle Hypertonie angesehen werden. Somit läßt das Zusammentreffen von Übergewicht, Schlafapnoe und chronischer Hypoventilation eine besondere Gefährdung des individuellen Patienten erwarten.

Neben der Diagnostik der nächtlichen Atmung sind daher i. allg. Untersuchungen kardialer Begleiterkrankungen mittels EKG, Langzeit-EKG, Ergometrie und im Einzelfall auch mit Rechtsherzkatheter und Koronarangiographie sowie die Untersuchung von Stoffwechselstörungen indiziert. Auch Lungenfunktionsuntersuchungen gehören zum diagnostischen Programm, da eine periphere Atemwegsobstruktion die Atemarbeit zusätzlich erschwert und zusammen mit Ventilations-Perfusions-Inhomogenitäten den nächtlichen Gasaustausch nachhaltig beeinflußt [10].

Im Mittelpunkt der Therapie steht die definitive Beseitigung der nächtlichen oberen Atemwegsobstruktion, die durch die CPAP-Therapie heute für fast alle Patienten gewährleistet ist. Patienten, die wegen einer zusätzlichen peripheren Atemwegsobstruktion gegen den erhöhten Atemwegsdruck nicht ausatmen können, steht heute mit BIPAP ein hilfreiches nichtinvasives Therapieverfahren zur Verfügung (s. auch Beitrag Becker, S. 224). Nur eine sehr kleine Zahl der Patienten muß noch tracheotomiert werden oder benötigt eine nächtliche Dauerbeatmung, weil die Atemregulation dauernd geschädigt oder genetisch defekt ist. Einige internistische Begleiterkrankungen, wie die systemische und pulmonalarterielle Hypertonie und auch Herzrhythmusstörungen, lassen sich bereits durch diese Therapie günstig beeinflussen. Jedoch bedarf dies einer sicheren Bestätigung durch entsprechende Untersuchungen. Koronare Herzkrankheit, arterieller Hypertonus, periphere Atemwegsobstruktion (auf dem Boden einer chronischen Bronchitis oder eines Asthma bronchiale) und Stoffwechselstörungen bedürfen aber meistens gesonderter therapeutischer Interventionen. Der Reduktion des Körpergewichts sollte aus den oben erwähnten Überlegungen heraus besondere Aufmerksamkeit geschenkt werden.

Literatur

1. Aubert-Tulkens G, Willems B, Veriter CI, Coche E, Stanescu DC (1980) Increase in ventilatory response to CO_2 following tracheostomy in obstructive sleep apnea. Bull Eur Physiopathol Respir 16:587–593
2. Berthon-Jones M, Sullivan CE (1987) Time course of change of ventilatory response to CO_2 with long term CPAP therapy for obstructive sleep apnea. Am Rev Respir Dis 135:144–147
3. Blesa MI, Lahiri S, Phil D, Rashkind WJ, Fishman AP (1977) Normalisation of the blunted ventilatory response to acute hypoxia in congenital cyanotic heart disease. N Engl J Med 296:237–241
4. Bradley TD, Rutherford R, Grossmann RF, Lue F, Zamel N, Moldofsky H, Phillipson EA (1985) Role of daytime hypoxemia in the pathogenesis of right heart failure in the obstructive sleep apnea syndrome. Am Rev Respir Dis 131:835–839
5. Bradley TD, Rutherford R, Lue F, Moldofsky H, Grossman RF, Zamel N, Phillipson EA (1986) Role of diffuse airway obstruction in the hypercapnia of obstructive sleep apnea. Am Rev Respir Dis 134:920–924
6. Burwell CS, Robin ED, Whaley RF, Bickelmann AG (1956) Extreme obesity associated with alveolar hypoventilation: a pickwickian syndrome. Am J Med 21:811–818
7. Chan CS, Grunstein RR, Bye PTP, Woolcock AJ, Sullivan CE (1989) Obstructive sleep apnea with severe chronic airflow limitation. Comparison of hypercapnic and eucapnic patients. Am Rev Respir Dis 140:1274–1278

8. Douglas NJ (1989) Control of ventilation during sleep. In: Kryger MH, Roth T, Dement WC (eds) Principles and practice of sleep medicine. Saunders, Philadelphia, pp 249 ff.
9. Emirgil C, Sobol BJ (1973) The effects of weight reduction on pulmonary function and the sensitivity of the respiratory center in obesity. Am Rev Respir Dis 108: 831–842
10. Fletcher EC, Schaaf JW, Miller J, Fletcher JG (1987) Longterm cardiopulmonary sequelae in patients with sleep apnea and chronic lung disease. Am Rev Respir Dis 135:525–533
11. Fraser RG, Paré JAP, Paré PD, Fraser RS, Genereux GP (1991) Diagnosis of diseases of the chest. Saunders, Philadelphia, p 2984
12. Garay SM, Rapoport D, Sorkin B, Epstein H, Feinberg I, Goldring RM (1981) Regulation of ventilation in the obstructive sleep apnea syndrome. Am Rev Respir Dis 124:451–457
13. Gaustaut H, Tassinari CA, Duron B (1966) Polygraphic study of the episodic diurnal and nocturnal manifestations of the Pickwick syndrome. Brain Res 2:167–186
14. Grunstein RR, Sullivan CE (1990) Neural control of respiration during sleep. In: Thorpy MJ (ed) Handbook of sleep disorders. Dekker, New York, pp 77 ff
15. Guilleminault C, Cummiskey J (1982) Progressive improvement of apnea index and ventilatory response to CO_2 after tracheostomy in obstructive sleep apnea syndrome. Am Rev Respir Dis 126:14–20
16. Guilleminault C, Tilkian A, Dement WC (1976) The sleep apnea syndromes. Annu Rev Med 27:465–484
17. Krieger J, Sforza E, Apprill M, Lampert E, Weitzenblum E, Ratomaharo J (1989) Pulmonary hypertension, hypoxemia and hypercapnia in obstructive sleep apnea patients. Chest 96:729–737
18. Kronenberg RS, Gabel RA, Severinghaus JW (1975) Normal chemoreceptor function in obesity before and after ileal bypass surgery to force weight reduction. Am J Med 59:349–353
19. Kryger MH (1989) Restrictive lung diseases. In: Kryger MH, Roth T, Dement WC (eds) Principles and practice of sleep medicine. Saunders, Philadelphia, pp 611 ff.
20. Leech JA, Onal E, Baer P, Lopata M (1987) Determinants of hypercapnia in occlusive sleep apnea syndrome. Chest 92:807–813
21. Lopata M, Önal E (1982) Mass loading, sleep apnea, and the pathogenesis of obesity hypoventilation. Am Rev Respir Dis 126:640–645
22. Luce JM (1980) Respiratory complications of obesity. Chest 78:626–631
23. Lugaresi E, Coccagna G, Berti-Ceroni G (1968) Syndrome de Pickwick et syndrome d'hypoventilation alvéolaire primaire. Acta Neurol Belg 68:15–25
24. Pankow W, Jakobeit C, Podszus T, Cassel W, Peter JH, Wichert P von (1991) Welche Faktoren begünstigen die chronische alveoläre Hypoventilation bei Patienten mit obstruktiver Schlafapnoe? Pneumologie 45:249–252
25. Phillipson EA (1991) Disorders in ventilation. In: Wilson JD et al. (eds) Principles of internal medicine. McGraw-Hill, New York, pp 1118 ff.
26. Podszus T, Bauer W, Mayer J, Penzel T, Peter JH, Wichert P von (1986) Sleep apnea and pulmonary hypertension. Klin Wochenschr 64:131–134
27. Rapoport DM, Garay SM, Epstein H, Goldring RM (1986) Hypercapnia in the obstructive sleep apnea syndrome: a reevaluation of the "pickwickian syndrome". Chest 89:627–635
28. Raschke F, Möller KH (1989) Untersuchungen zur Tagesrhythmik der Chemosensitivität und deren Beitrag zu nächtlichen Atmungsregulationsstörungen. Pneumologie 43:568–571
29. Rochester DF, Enson Y (1974) Current concepts in the pathogenesis of the obesity-hypoventilation syndrome. Am J Med 57:402–420

30. Schaefer KE, Hastings BJ, Carey CR, Nichols G (1963) Respiratory acclimatization to carbondioxide. J Appl Physiol 18:1071–1078
31. Sharp JT, Barrocas M, Chokroverty S (1980) The cardiorespiratory effects of obesity. Clin Chest Med 1:103–118
32. Sharp JT, Henry JP, Sweany SK, Meadows WR, Pietras RJ (1964) Effects of mass loading in the respiratory system of man. J Appl Physiol 19:959–966
33. Sullivan CE, Berthon-Jones M, Issa FG (1983) Remission of severe obesity-hypoventilation syndrome after short-term treatment during sleep with nasal continuous positive airway pressure. Am Rev Respir Dis 128:177–181
34. Sullivan CE, Grunstein RR, Marrone O, Berthon-Jones M (1990) Sleep apnea-pathophysiology: Upper airway and control of breathing. In: Guilleminault C, Partinen M (eds) Obstructive sleep apnea syndrome: Clinical research and treatment. Raven Press, New York
35. Sutton FD, Zwillich CW, Creagh CE (1975) Progesterone for outpatient treatment of the Pickwickian syndrome. Ann Intern Med 83:476–479
36. Tafil-Klawe M, Raschke F, Becker H, Hein H, Peter JH (1989) Untersuchungen zur Funktionsdiagnostik der Atmungsregulation bei Patienten mit obstruktivem Schlaf-Apnoe-Syndrom. Pneumologie 43:572–575
37. Tafil-Klawe M, Raschke F, Becker H, Hein H, Stoohs R, Kublik A, Peter JH, Penzel T, Podszus T, Wichert P von (1991) Investigations of arterial baro- and chemoreflexes in patients with arterial hypertension and obstructive sleep apnea syndrome. In: Peter JH, Penzel T, Podszus T, Wichert P von (eds) Sleep and health risk. Springer, Berlin Heidelberg New York Tokyo, pp 319 ff.
38. Weil JV, Byrne-Quinn E, Sodal IE, Filley GF, Grover RF (1971) Acquired attenuation of chemoreceptor function in chronically hypoxic man at high altitude. J Clin Invest 50:186–195
39. White D, Douglas N, Pickett C, Zwillich C, Weil J (1983) Sleep deprivation and control of ventilation. Am Rev Respir Dis 128:984–986
40. Zwillich CW, Sutton FD, Pierson DJ, Creagh EM, Weil JV (1975) Decreased hypoxic ventilatory drive in the obesity-hypoventilation syndrome. Am J Med 59:343–348

Tachykarde Herzrhythmusstörungen im Schlaf

G. Zindler, U. Köhler, I. Fett, J. Hay, A. Lübbeke, H. Wolff, W. Cassel

Bei ungefähr 85 % der Patienten, die am plötzlichen Herztod versterben, ist dieser auf ventrikuläre Tachyarrhythmien zurückzuführen. Zu diesem Ergebnis kamen von Ohlshausen et al. [23], die die elektrokardiographischen Befunde von 111 Patienten, welche alle zum Zeitpunkt ihres Todes zufälligerweise ein Langzeit-EKG hatten, zusammenfaßten. Es ist beachtenswert, daß der akute Herztod bei den von von Olshausen untersuchten Patienten während körperlicher Ruhe (Bett), Schlaf oder leichter Belastung auftrat, wo doch bei den meisten Menschen in Ruhe oder im Schlaf tendenziell eine verminderte Frequenz ventrikulärer Extrasystolen (VES) zu verzeichnen ist [17]. Angesichts der von den Tachyarrhythmien ausgehenden vitalen Bedrohung wurde in den letzten Jahren verstärkt die Pathogenese schlafbezogener VES erforscht und zugleich versucht, besonders gefährdete Personengruppen zu beschreiben.

Daß vereinzelte ventrikuläre Extrasystolen auch bei Gesunden, bei denen sich kein pathomorphologisches Korrelat nachweisen läßt, gefunden werden, ist bekannt [4]. Allerdings ergibt sich beispielsweise für Gesunde mit normaler Ventrikelfunktion eine signifikant niedrigere Ektopieinzidenz als für Patienten mit koronarer Herzerkrankung. Bei Herzgesunden mit gehäuften ventrikulären Arrhythmien müssen Stoffwechselstörungen, Einflüsse des zentralen Nervensystems sowie Zustand nach Myokarditis in die Differentialdiagnose miteinbezogen werden. Höhergradige tachykarde Arrhythmien wie ventrikuläre Bigeminien, Couplets oder ventrikuläre Tachykardien sind am ehesten Ausdruck einer kardialen Schädigung im Sinne von koronarer Herzerkrankung (KHK), Kardiomyopathie, Vitium und hypertensiver Herzerkrankung [18]. Als Mechanismen zur Entstehung ventrikulärer Ektopien bei kardialen Erkrankungen werden zum einen akinetische Myokardnarben sowie zum anderen eine gestörte Ventrikelfunktion angesehen [1]. So finden sich bei Patienten mit eingeschränkter Auswurffraktion, erniedrigtem Herzindex und erhöhtem enddiastolischem linksventrikulärem Füllungsdruck oft komplexe VES [5, 31]. Ein häufiges klinisches Merkmal der Patienten, die an einem akuten Herztod verstarben, ist die manifeste Herzinsuffizienz [23].

Bei der Mehrzahl der Patienten mit kardiovaskulären Erkrankungen ist während des Schlafs eine verminderte Frequenz ventrikulärer Ektopien zu beobachten [17, 27, 36]. Lown [17] beschreibt in einer Studie an 54 Patienten mit organischen Herzerkrankungen einen positiven „antiarrhythmischen Effekt" des Schlafs. Er konnte bei 78 % der Patienten einen nächtlichen Rückgang der VES-Häufigkeit nachweisen.

Ein vermehrtes Auftreten ventrikulärer Ektopien während der Nacht scheint auf Erkrankungen hinzuweisen, die mit einer verminderten Oxygenierung des arteriellen Blutes einhergehen, wie beispielsweise die chronischen Atemwegserkrankungen und die schlafbezogenen Atmungsregulationsstörungen. In einer Langzeit-EKG-Untersuchung bei Patienten mit chronisch-obstruktiver Atemwegserkrankung fanden Kleiger et al. [14] bei 74 % der Untersuchten zumeist multifokale ventrikuläre Extrasystolen. Auf die zentrale Funktion der Hypoxämie weist eine Studie von Sideris et al. [35] hin, bei der bei 86 % der Patienten eines Kollektivs mit respiratorischer Globalinsuffizienz eine Zunahme von ventrikulären Ektopien immer dann nachgewiesen werden konnte, wenn der O_2-Partialdruck unter 37 mm/Hg abfiel. Während des Schlafs, besonders während der REM-Phase, ist die Gefahr einer Hypoxämie bei Patienten mit chronisch-obstruktiver Atemwegserkrankung (COLD), speziell der vom Typ der „blue bloater", besonders groß. Aus Untersuchungen von de Marco et al. [20] geht hervor, daß „blue bloater" fast 80 % der Schlafzeit mit O_2-Sättigungswerten unter 85 % verbringen, im Gegensatz zu „pink puffern", deren O_2-Sättigungsprofil sich im Schlaf kaum von dem im Wachzustand unterscheidet. Als Ursachen der Schlafhypoxämie bei Patienten mit COLD werden die im Schlaf häufig zu findenden langstreckigen Hypoventilationsphasen, die Tonusreduktion der Atemmuskulatur im REM-Schlaf und die durch das Liegen bedingte Verschlechterung der Atemmechanik diskutiert. Aggravierend kommt hinzu, daß die Chemorezeptoren bei Patienten mit chronisch-obstruktiver Atemwegserkrankung nachts vermindert auf Blutgasalterationen ansprechen, was eine abgeschwächte Reaktion des Organismus zur Folge hat [38]. Die nächtlichen Hypoxämien führen zudem über ein vermindertes O_2-Angebot zu einer Beeinträchtigung der O_2-Versorgung des Myokards und bedingen dadurch eine Zunahme der koronaren Perfusion mit dem Zweck der Kompensation des akuten O_2-Mangels. Shepard et al. [32] berechneten die myokardiale Perfusion während maximaler Belastung und während des Schlafs bei 31 Patienten mit COLD. Der berechnete myokardiale Blutfluß unterschied sich während hypoxämischer Episoden im Schlaf nur minimal von dem während maximaler Belastung auf dem Fahrradergometer. Flick et al. [8] stellten anhand von Untersuchungen an 10 Patienten mit COLD fest, daß die Häufigkeit von VES sich nachts im Vergleich zum Tage mehr als verdoppelte und daß ventrikuläre Extrasystolen zumeist während hypoxämischer Episoden auftraten. Auch Tirlapur u. Mir [43] und Rühle et al. [28] kamen zu ähnlichen Ergebnissen. Besonders gefährdet scheinen Patienten mit COLD immer dann zu sein, wenn die arterielle O_2-Sättigung (SaO_2) unter einen Schwellenwert von 80 % absinkt. So konnten Shepard et al. [33] mehr als 150%ige Anstiege der VES-Häufigkeit bei Patienten mit COLD unterhalb dieser O_2-Sättigungsgrenze beobachten.

Bei Patienten mit Schlafapnoe treten häufig nächtliche höhergradige ventrikuläre Ektopien auf, ohne daß sich eine begleitende kardiale Erkrankung nachweisen läßt. So konnten Riess et al. [27] nur bei 14 von 19 Patienten mit ventrikulären Ektopien der Lown-Klassen IV a und IV b, d. h. ventrikulären Couplets und Salven, eine koronare Herzerkrankung oder eine Kardiomyopathie als Erklärung für die beschriebenen Herzrhythmusstörungen finden. Eine Reihe von Autoren beschreibt eine nächtliche Häufigkeitszunahme insbesondere höhergradiger VES bei Schlafapnoeikern [2, 12, 34, 41, 42]. Im Gegensatz dazu stehen die Ergebnisse einer Untersuchung von Miller [21] bei 23 Patienten mit Schlafapnoe, bei denen nachts eine leicht verminderte Frequenz ventrikulärer Arrhythmien gefunden werden konnte.

Wie bei der chronisch-obstruktiven Atemwegserkrankung nimmt auch bei der Schlafapnoe die Hypoxämie eine Schlüsselfunktion in der Pathogenese nächtlicher Arrhythmien ein, wobei bei diesen Patienten erst bei Abfällen der $SaO_2 < 60\%$ signifikante Häufungen ventrikulärer Ektopien gefunden werden [34]. Auch bei Patienten mit Schlafapnoe besteht eine Minderung der Chemosensitivität im Schlaf, welche sich jedoch unter effektiver Therapie wieder normalisiert [9, 10]. Neben Blutgasalterationen und zentralnervösen Einflüssen dürfte auch eine Beeinflussung hämodynamischer Parameter zu einer erhöhten VES-Frequenz beitragen. Letztere ist maßgeblich durch die frustranen Atemanstrengungen bei obstruktiven Apnoen bedingt, welche zu einem erhöhten negativen intrathorakalen Druck führen. Dadurch ist der venöse Rückstrom zum rechten Herzen vermehrt, und das rechtsventrikuläre Schlagvolumen steigt an. Der Ausstrom des linken Ventrikels ist währenddessen durch erhöhte transmurale Widerstände von linker Herzkammer und Aorta behindert. So kommt es während der frustranen Inspirationen bei obstruktiven Apnoen zu einer biventrikulären Überfüllung mit gleichzeitiger Minderung des Herzindex [13, 19, 29, 30]. Ferner besteht im für den Schlaf das Schlafapnoeikers typischen Wechselspiel zwischen Apnoen und Hyperpnoen eine ständig alternierende Aktivierung des parasympathischen und sympathischen Nervensystems, wobei die vergeblichen Atembemühungen während der oropharyngealen Obstruktion zu einer parasympathischen Aktivierung und gegenregulatorisch die zentrale Weckreaktion zu einer sympathischen Aktivierung führen [6, 40].

Ventrikuläre Arrhythmien können bei einer Vielzahl internistischer Erkrankungen auftreten, wobei das Zusammentreffen dieser Erkrankungen (z. B. koronare Herzerkrankung und Schlafapnoe) eine besondere Gefährdung der betroffenen Patienten hinsichtlich des plötzlichen Herztodes birgt. Diese Gefährdung scheint v. a. im Schlaf zu bestehen, wie aus einer Studie von Smolenski et al. [37] zur chronobiologischen Mortalität hervorgeht. Die Ergebnisse dieser Untersuchung zeigen, daß die meisten Menschen zwischen 5.00 und 6.00 Uhr morgens versterben. Im einzelnen war die Sterblichkeit bei Patienten mit kardiovaskulären Krankheiten zwischen 6.00 und 8.30 Uhr und bei Patienten mit pulmonalen Erkrankungen zwischen 2.30 und 4.30 Uhr am höchsten. Angesichts dieser Beobachtungen stellt sich die Frage nach der Bedeutung schlafbezogener Störungen der physiologischen Homöostase, wie der Schlafapnoe in der Prognose kardiovaskulärer und pulmonaler Erkrankungen.

Von der Schlafapnoe ist bekannt, daß sie gehäuft mit kardiovaskulären und pulmonalen Erkrankungen sowie einer besonderen Risikofaktorkonstellation einhergeht, wie z. B. Adipositas, Hyperlipoproteinämie, arterieller und pulmonaler Hypertonie, fixen Blutgasalterationen, chronisch-obstruktiver Atemwegserkrankung, koronarer Herzerkrankung und Rechtsherzinsuffizienz [6, 7, 11, 25,

39]. Über die Zusammenhänge von Schlafapnoe, kardiopulmonaler Multimorbidität und tachykarden Herzrhythmusstörungen existieren bislang keine fundierten Untersuchungsergebnisse. Insbesondere der naheliegende Verdacht, daß sog. „Warnarrhythmien", d. h. VES der Lown-Klassen III und IV, bei Patienten mit Schlafapnoe auf eine erhöhte kardiopulmonale Morbidität hindeuten könnten, wurde bisher durch keine kontrollierten klinischen Studien erhärtet. Auch die Fragestellung, ob ventrikuläre Ektopien bei Patienten mit Schlafapnoe eher nachts als tagsüber auftreten, ist noch an keinem größeren Patientenkollektiv überprüft worden.

Die vorliegende Untersuchung diente somit der Zielsetzung, das Morbiditätsspektrum von 309 Patienten, die sich im Zeitraum von Dezember 1987 bis November 1988 in der Medizinischen Poliklinik des Klinikums der Philipps-Universität Marburg zur ambulanten Abklärung einer Schlafapnoe vorstellten, unter dem speziellen Aspekt von höhergradigen ventrikulären Arrhythmien zu analysieren.

Methode

Bei 31 Frauen und 278 Männern wurde eine ambulante Messung (4-Kanal-Rekorder) der Schlafapnoeaktivität (SAA) einschließlich Langzeitelektrokardiographie durchgeführt. Im Rahmen der Funktionsuntersuchungen erfolgte ein Lungenfunktionstest, eine Blutgasanalyse sowie eine Fahrradergometrie. Tabelle 1 gibt einen Überblick über die klinischen Parameter und Diagnosen der 309 Patienten.

Mit Hilfe der ambulanten Registriereinheit wurden die thorakale und abdominale Atemexkursion (induktionsplethysmographisch), der arterielle O_2-Partialdruck (transkutan) und das Elektrokardiogramm (1 Kanal) erfaßt.

Der ermittelte Apnoeindex (AI) bezieht sich auf die von den Patienten angegebene Bettzeit. Als pathologisch wurde ein AI von mindestens 10 Phasen/h bewertet.

Die elektrokardiographische Langzeitregistrierung erfolgte mit dem 2-Kanal-EKG-Rekorder Medilog 4000 der Fa. Oxford. Die gewonnenen Daten wurden computergestützt analysiert und dokumentiert. Zusätzlich wurde eine Tag-Nacht-

Tabelle 1. Klinische Parameter und Diagnosen des untersuchten Patientenkollektivs (*MW* Mittelwert)

Alter (Jahre)	19–78	MW: 51,2
Gewicht (kg)	54–165	MW: 87,1
„body mass index" (BMI) [kg/m^2]	19,4–49,3	MW: 28,7
pO$_2$ [mm/Hg]	55,5–99,9	MW: 77,7
Adipositas [%]	33,7	(n = 104)
Arterielle Hypertonie [%]	30,4	(n = 94)
COLD [%]	30,1	(n = 93)
KHK [%]	17,8	(n = 55)
Hypoxämie (pO$_2$ < 70 mm/HG) [%]	16,8	(n = 52)

Vergleichsanalyse höhergradiger VES (> Lown-Klasse III a) durchgeführt. Als Tag-(Wach-)periode wurde der Zeitraum zwischen 17.00 und 21.00 Uhr, als Nacht-(Schlaf-)periode der Zeitraum zwischen 1.00 und 5.00 Uhr festgesetzt.

Zur Erstellung eines kardiopulmonalen Risikoprofils wurden folgende Erkrankungen und Risikofaktoren ausgewählt: Adipositas, arterielle Hypertonie, chronisch-obstruktive Atemwegserkrankung (COLD), koronare Herzerkrankung (KHK) und Hypoxämie. Letztere ist nach Bradley [3] ein Risikoindikator für eine pulmonale Hypertonie bei Schlafapnoeikern.

Als Kriterium für eine klinisch relevante Adipositas wurde ein „body mass index" (BMI) ≥ 30 kg/m^2 festgelegt. Die Diagnose der arteriellen Hypertonie beruhte auf der Vordiagnose laut Arztbrief. Das Vorliegen einer chronisch-obstruktiven Atemwegserkrankung wurde mittels Lungenfunktionstests überprüft. Die Diagnose koronare Herzerkrankung wurde anhand eines fahrradergometrisch durchgeführten Belastungs-EKG gestellt, wobei horizonale oder deszendierende Senkungen der ST-Strecke $\geq 0,2$ mV als pathologisch gewertet wurden. Bei 40 % dieser Patienten konnte die Diagnose KHK koronarangiographisch gesichert werden. Als hypoxämisch bewertet wurden Patienten, bei denen die im Wachzustand und in Ruhe gemessenen O_2-Spannungen unter 70 mm/Hg lagen.

Ergebnisse

Bei 178 Patienten des Gesamtkollektivs konnte eine Schlafapnoe (AI > 10 Phasen/h) diagnostiziert werden. Diese Patienten hatten einen mittleren AI von 32,5 (Bereich 10–96). Die mittlere Dauer der 30 längsten Apnoen betrug 35,8 s (Bereich 15–73 s), wobei der längste Atemstillstand durchschnittlich 58,4 s dauerte (Bereich 18–176 s). Der 10-min-Index, der maximale prozentuale Anteil von 10 min, die ein Patient im Schlaf nichtatmend verbrachte, betrug im Mittel 51 % (Bereich 13–91 %).

Höhergradige ventrikuläre Extrasystolen der Lown-Klassen $\geq$ III a (hVES) traten bei 74 Patienten (24 %) des Gesamtkollektivs auf. Dabei wurden bei 34 Patienten polytope VES, bei 13 Patienten ventrikuläre Bigeminien, bei 24 Patienten Couplets und bei 3 Patienten ventrikuläre Tachykardien gefunden. Ein R-auf-T-Phänomen konnte bei keinem der Patienten verifiziert werden. In Tabelle 2 sind die Ergebnisse der Tag-Nacht-Vergleichsanalyse höhergradiger Extrasystolen für das Gesamtkollektiv aufgeführt. Es zeigt sich, daß nachts bei weniger Patienten als tagsüber hVES auftraten. Ventrikuläre Tachykardien konnten nachts bei keinem Patienten gefunden werden.

Tabelle 2. Verteilung der Patienten, bei denen am Tag oder in der Nacht höhergradige ventrikuläre Arrhythmien gefunden werden konnten

Lown-Klasse	III a	III b	IV a	IV b
17.00–21.00 Uhr	30	11	16	3
1.00– 5.00 Uhr	28	7	13	0

Tabelle 3. Prozentuale Verteilung der höhergradigen ventrikulären Arrhythmien, klassifiziert nach Lown und bezogen auf Patienten mit und ohne Schlafapnoe

Lown-Klasse	< III	III a	III b	IV a	IV b
Patienten mit Schlafapnoe [%]	70	14	6	8	2
Patienten ohne Schlafapnoe [%]	83	6	2	8	1

Bei den 178 Patienten mit Schlafapnoe betrug die Prävalenz für hVES 29 %, bei den 131 Patienten ohne Schlafapnoe hingegen nur 17 % ($p < 0,05$). Tabelle 3 zeigt die prozentuale Verteilung der höhergradigen ventrikulären Rhythmusstörungen.

Bei Betrachtung des Schweregrades der Schlafapnoe fällt auf, daß die Häufigkeit für hVES bei Patienten mit einem AI von mindestens 40 Phasen/h mit 46 % signifikant ($p < 0,05$) erhöht war gegenüber Patienten mit niedrigerem Apnoeindex (Abb. 1). Es bestand zudem ein signifikanter Unterschied des mittleren AI der Patienten mit hVES (27,7 Phasen/h) und der Patienten ohne hVES (18,1 Phasen/h; $p < 0,01$).

Unterschiede bezüglich der Prävalenz der untersuchten Erkrankungen und Risikofaktoren von Patienten mit und ohne Schlafapnoe sind in Abb. 2 graphisch dargestellt. Für alle untersuchten Krankheiten und Risikofaktoren fand sich eine erhöhte Prävalenz bei den Patienten mit Schlafapnoe, wobei die Prävalenzunterschiede für Adipositas (40 % vs. 24 %), arterielle Hypertonie (38 % vs. 20 %) und Hypoxämie (23 % vs. 11 %) ein Signifikanzniveau von $p < 0,05$ erreichten. Die mittlere Diagnosensumme (MDS, d. h. die Summe der untersuchten Krankheiten und Risikofaktoren) betrug für Patienten ohne Schlafapnoe 0,98 und für Patienten mit Schlafapnoe 1,52, woraus sich eine leicht erhöhte Morbidität der

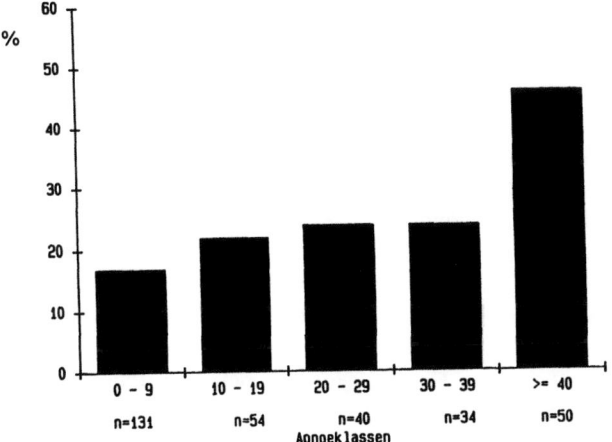

Abb. 1. Verteilung der Apnoeklassen auf das Gesamtkollektiv, wobei ein Apnoeindex < 10 Phasen/h als nicht pathologisch erhöht gewertet wird

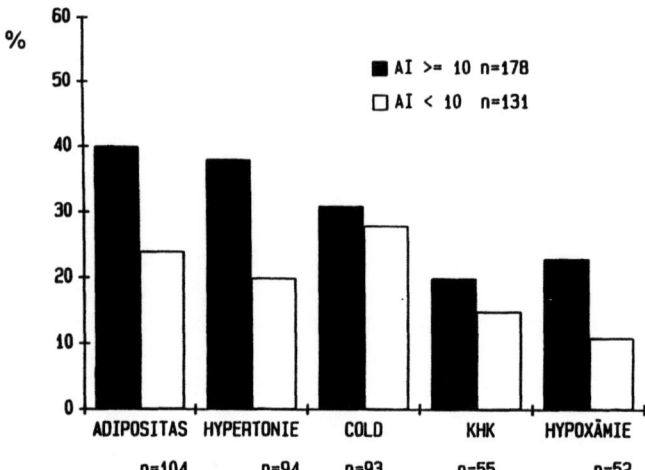

Abb. 2. Verteilung der Diagnosen und Risikofaktoren, bezogen auf Patienten mit (AI > 10 Phasen/h) und ohne (AI < 10 Phasen/h) Schlafapnoe

Tabelle 4. Mittlerer Apnoeindex *(AI)*, bezogen auf die Anzahl untersuchter Diagnosen und Risikofaktoren bei 6 Patientengruppen (*MW* Mittelwert)

Diagnosensumme	0	1	2	3	4	5
Anzahl der Patienten	93	97	67	37	13	1
MW AI (Phasen/h)	15	19	22	30	31	54

Schlafapnoepatienten ableiten läßt. Zwischen der MDS und dem Ausprägungsgrad der Schlafapnoe bestand eine positive Korrelation ($r = 0{,}25$, $p < 0{,}01$). Dies wird verdeutlicht durch den Vergleich der mittleren Apnoeindizes der Patientengruppen mit der gleichen Anzahl der untersuchten Diagnosen (vgl. Tabelle 4).

Zur Überprüfung der Hypothese, daß das Auftreten von hVES eine kardiopulmonal besonders gefährdete Gruppe von Patienten mit Schlafapnoe charakterisieren könnte, wurden innerhalb des Kollektivs der Schlafapnoepatienten die 52 Patienten mit hVES den 126 Patienten ohne hVES gegenübergestellt. Aus Tabelle 5 geht hervor, daß die Patienten mit Schlafapnoe und hVES durchschnittlich älter und übergewichtiger waren (p jeweils $< 0{,}01$) und eine stärker ausgeprägte Schlafapnoe ($p < 0{,}05$) als die Patienten mit Schlafapnoe ohne hVES aufwiesen. Zudem war die MDS der Patienten mit hVES fast doppelt so hoch wie die der Patienten ohne hVES ($p < 0{,}01$).

Unterschiede der Verteilung der Einzeldiagnosen zwischen Patienten mit Schlafapnoe und mit und ohne hVES sind in Abb. 3 dargestellt. Während die Prävalenzunterschiede für COLD (36 % vs. 29 %) und arterielle Hypertonie (44 % vs. 36 %) nur geringfügig waren, bestanden signifikant höhere Prävalenzen für KHK (29 % vs. 16 %), Hypoxämie (31 % vs. 18 %; p jeweils $0{,}05$) und Adipositas (56 % vs. 34 %; $p < 0{,}01$).

Tachykarde Herzrhythmusstörungen im Schlaf

Tabelle 5. Mittelwerte *(MW)* von Apnoeindex *(AI)*, „body mass index" *(BMI)*, Alter und mittlere Diagnosesumme *(MDS)*, bezogen auf die Patientenkollektive mit Schlafapnoe mit und ohne höhergradige ventrikuläre Arrhythmien

	n	MW AI	MW BMI	MW Alter	MDS
Mit hVES	52	38	31	56	2,0
Ohne hVES	126	30	28	51	1,3

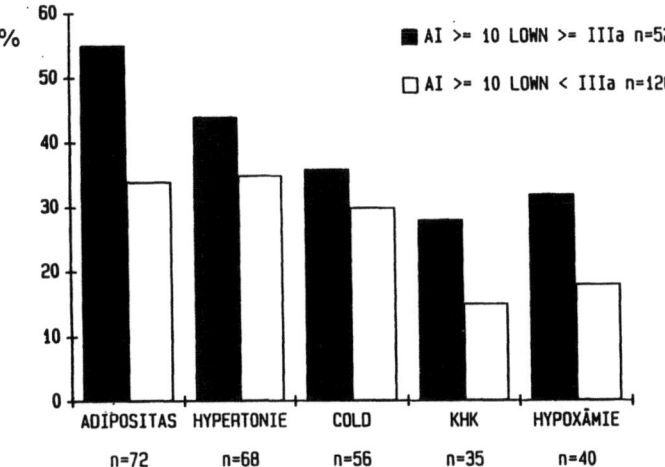

Abb. 3. Häufigkeiten der Diagnosen und Risikofaktoren, bezogen auf die Kollektive der Apnoepatienten mit ventrikulären Herzrhythmusstörungen < III a und ≥ III a gemäß der Lown-Klassifikation

hVES waren tagsüber bei 40 und nachts bei 39 Patienten mit Schlafapnoe zu finden. Tabelle 6 zeigt die Verteilung der einzelnen Lown-Klassen im Tag-Nacht-Vergleich.

Um die Bedeutung der nächtlichen Ektopien besser erfassen zu können, wurden die 16 Patienten mit Schlafapnoe, die nachts eine höhere Lown-Klassifikation als tagsüber aufwiesen, mit den 36 Patienten mit Schlafapnoe und hVES, deren Lown-Klassifikation nachts nicht anstieg, verglichen. In Tabelle 7 zeigen sich anhand allgemeiner klinischer Daten deutliche Unterschiede zwischen beiden Gruppen.

Tabelle 6. Prozentuale Verteilung der Lown-Klassen III a, III b, IV a und IV b im Tag-Nacht-Vergleich

Lown-Klasse	III a	III b	IV a	IV b
17.00–21.00 Uhr [%]	12,5	4,5	4,5	1
1.00– 5.00 Uhr [%]	13,5	3,5	5	0

Tabelle 7. Mittelwerte von Apnoeindex *(AI)*, „body mass index" *(BMI)*, Alter und mittlere Diagnosesumme *(MDS)*, bezogen auf die Untergruppen Patienten mit Lown-Klasse Nacht > Tag und Lown-Klasse Nacht ≤ Tag

	n	MW AI	MW BMI	MW Alter	MDS
Lown-Klasse nachts > tags	16	49	37	50	2,4
Lown-Klasse nachts ≤ tags	36	33	30	58	1,8

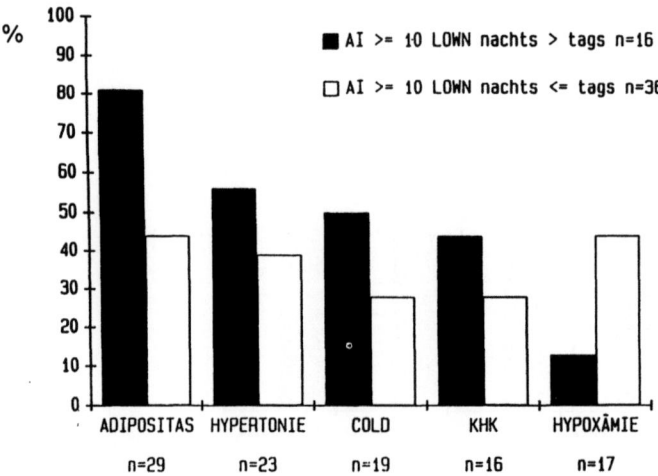

Abb. 4. Prozentuale Verteilung der Diagnosen und Risikofaktoren im Hinblick auf die Differenzierung höhergradiger ventrikulärer Rhythmusstörungen nach der Häufigkeit nachts > tags und nachts ≤ tags

Bei den Patienten mit nächtlich zunehmender Ektopiefrequenz bestand, im Vergleich zu den anderen Schlafapnoepatienten mit hVES, ein signifikant höherer AI (p < 0,05) und BMI (p < 0,01) bei höherer MDS. Hinsichtlich dieser Parameter unterschieden sich die Schlafapnoepatienten, die nachts keinen Anstieg in der Lown-Klassifikation aufwiesen, nur unwesentlich von Schlafapnoeikern ohne hVES (vgl. Tabelle 5). Beachtenswert ist ferner, daß die Gruppe mit nächtlich höhergradigeren VES signifikant jünger als die Vergleichsgruppe war (p < 0,01) und somit fast das gleiche Durchschnittsalter wie die Gruppe der Schlafapnoepatienten ohne hVES aufwies (vgl. Tabelle 5). Zudem war die durchschnittliche Morbidität in der Gruppe mit nachts > tags mit 2,4 Diagnosen höher als die in der deutlich älteren Gruppe mit nachts ≤ tags, wo sie bei 1,8 Diagnosen lag. Prävalenzunterschiede der Diagnosen in beiden Gruppen sind in Abb. 4 dargestellt. Man erkennt, daß die erhöhte Morbidität der Gruppe Nacht > Tag v. a. auf den Diagnosen Adipositas (81 % vs. 44 %), arterielle Hypertonie (56 % vs. 39 %), COLD (50 % vs. 31 %) und Hypoxämie (44 % vs. 28 %) beruht. Die Diagnose koronare Herzerkrankung war bei diesen Patienten mit einer Prävalenz von 13 % nur selten zu finden und wurde dagegen mit einer Prävalenz von 44 % besonders häufig bei denjenigen Schlafapnoepatienten angetroffen, die nachts keine höhere Lown-Klassifikation aufwiesen.

Diskussion

Eine erhöhte Morbidität bei Patienten mit Schlafapnoe ist von einigen Autoren beschrieben worden und wird durch die Ergebnisse dieser Untersuchung bestätigt [6, 7, 11, 25, 39]. Die vergleichsweise hohe Prävalenz internistischer Diagnosen und Risikofaktoren bei dem Vergleichskollektiv (Patienten ohne Schlafapnoe) erklärt sich vermutlich dadurch, daß es sich bei diesem um Patienten handelt, die sich zur Abklärung unklarer unspezifischer Beschwerden unter der Verdachtsdiagnose einer Schlafapnoe vorstellten. Ein Vergleich der Morbidität zwischen Schlafapnoepatienten und einem Kollektiv internistisch unauffälliger Probanden dürfte somit noch deutlicher ausfallen.

Im Gesamtkollektiv betrug die Prävalenz für Adipositas 33,7 %, für arterielle Hypertonie 30,4 %, für chronisch-obstruktive Lungenerkrankungen 30,1 %, für koronare Herzkrankheit 17,8 % und für Hypoxämie 16,8 %. Bezüglich der Diagnosen und Risikofaktoren wurden arterielle Hypertonie, Adipositas und Hypoxämie signifikant häufiger bei Patienten mit Schlafapnoe gefunden als bei solchen ohne. Für die chronisch-obstruktive Atemwegserkrankung und die koronare Herzkrankheit ergaben sich hingegen keine signifikanten Prävalenzunterschiede.

Die positive Korrelation zwischen AI und MDS deutet auf eine enge Beziehung der Schlafapnoe zu Erkrankungen des kardiopulmonalen Systems hin. Bei einer Untersuchung an 246 Patienten mit Schlafapnoe fanden Peter et al. [26] eine positive Korrelation von Schlafapnoeaktivität (SAA) mit diastolischen Ruheblutdruckwerten, BMI und Anzahl der Diagnosen laut Arztbrief. Allerdings berichtete er in dieser Studie auch über eine abnehmende Häufigkeit von chronisch-obstruktiver Atemwegserkrankung und koronarer Herzerkrankung mit Zunahme der SAA. Diese Ergebnisse decken sich mit denen der vorliegenden Studie, bei welcher sich die erhöhte Morbidität der Patienten mit Schlafapnoe v. a. durch die höhere Prävalenz von Adipositas, arterieller Hypertonie und Hypoxämie erklärt. Die Frage, ob die Schlafapnoe nun Ursache oder Folge der erhöhten Morbidität ist, läßt sich bislang nur bedingt beantworten. Peter [24] vermutet, daß bei der Inzidenz der Schlafapnoe im Alter zwischen 20 und 30 Jahren kardiale und pulmonale Erkrankungen als sekundär aufzufassen sind („early built-up modell"), während bei älteren Patienten kardiale und pulmonale Erkrankungen eher symptomatisch von einer Schlafapnoe begleitet sind („multimorbidity modell").

Die signifikant erhöhte Prävalenz von hVES bei Patienten mit Schlafapnoe, insbesondere solchen mit einer ausgeprägten Schlafapnoe mit mehr als 40 Phasen/h, und der signifikant höhere AI von Schlafapnoepatienten mit hVES im Vergleich zu solchen ohne hVES deuten auf einen aggravierenden Effekt der nächtlichen Atemstillstände bei der Genese ventrikulärer Ektopien hin. Eine besondere Zielgruppe für die Datenanalyse bildeten diejenigen Patienten, die

Tabelle 8. Ventrikuläre Arrhythmien bei Patienten mit Schlafapnoe im Literaturüberblick (* keine Angaben, ** Patienten ohne antiarrhythmische Therapie)

	Vorliegende Untersuchung		Tilkian et al. [41]		Tilkian et al. [42]		Bolm-Audorff et al. [2]		Shepard et al. [34]		Guilleminault et al. [12]		Miller et al. [21]	
Patienten (n)	178		15		25		20**		31		50		23	
	wach	Schlaf	wach	Schlaf	wach	Schlaf	wach	Schlaf	wach	Schlaf	wach	Schlaf	wach	Schlaf
Lown-Klasse III a [%]	12,5	13,5	40	67	*	*	15	5	*	41	4	*	9	4
Lown-Klasse III b [%]	4,5	3,5												
Lown-Klasse IV a [%]	4,5	5	0	13	0	8	5	25	*	10	0	8	4	4
Lown-Klasse IV b [%]	1	0					0	15	*	3				

Tabelle 9. Klinische Parameter und Diagnosen der in Tabelle 8 vorgestellten Patientenkollektive (R Range; M Mittelwert; * keine Angaben; ** Anteil apnoischer Episoden an der Schlafzeit, R 35–72 %, M 51 %)

	Vorliegende Untersuchung	Tilkian et al. [41]	Tilkian et al. [42]	Bolm-Audorff et al. [2]	Shepard et al. [34]	Guilleminault et al. [12]	Miller et al. [21]
Patienten (n)	178	15	25	30	31	50	23
Alter (Jahre)	R: 32–77 M: 53	R: 30–60 M: 44	R: 30–63 M: 44	R: 32–74 M: 55	R: 30–76 M: 55	R: 12–66 M: 46	R: 25–57
Gewicht (kg)	R: 54–165 M: 90	R: 76–150 M: 115	R: 76–165 M: 115	R: 60–136 M: 94	R: 66–165 M: 116	74 % übergewichtige Patienten	*
Apnoeindex (AI; Phasen/Stunde)	R: 10–96 M: 33	**	*	30–455 Phasen/ Schlafzeit	*	R: 65–120 M: 81	Alle Patienten über 10, 18 über 43
Dauer der Apnoephasen (s)	R: 10–176	*	*	R: 17–168	*	R: 10–122	R: 15–30
Arterielle Hypertonie [%]	38	53	48	60	48	50	35
Koronare Herzkrankheit [%]	20	*	*	20	13	*	*
Chronisch-obstruktive Lungenkrankheit [%]	31	*	*	*	FEV₁/VC: R: 58–84 M: 73	*	*
Andere Diagnosen		Kardiomegalie: 13 %, Shy-Drager-Syndrom: 7 %	Spinobulbärpoliomyelitis: 4 %, Shy-Drager-Syndrom: 4%	Herzinsuffizienz: 45 % kongestive Kardiomyopathie: 10 %	Hyperthyreose: 13%, kongestive Kardiomyopathie: 10%, Diabetes mellitus, Typ II a: 10 %		Akromegalie: 9 %, hypertrophe Kardiomyopathie: 4 %

nachts höhergradigere Herzrhythmusstörungen als tagsüber aufwiesen. In dieser Untergruppe fanden sich ein signifikant höherer mittlerer Apnoeindex, ein ausgeprägteres Übergewicht und eine höhere mittlere Anzahl an Diagnosen. Bezüglich des Lebensalters überraschte das Ergebnis, daß Patienten mit nächtlichen hVES deutlich jünger sind als diejenigen mit vorwiegend am Tag auftretenden ventrikulären Arrhythmien. Apnoepatienten mit nächtlichen Arrhythmien haben häufiger Übergewicht, arterielle Hypertonie und chronisch-obstruktive Atemwegserkrankung, und sie weisen im Wachzustand eher pathologisch veränderte Blutgaswerte auf als das Vergleichskollektiv. Die koronare Herzerkrankung ist in dieser Untergruppe mit nur 13 % deutlich unterrepräsentiert, wohingegen sie bei Patienten mit tagsüber gehäuften Tachyarrhythmien bei 44 % der Patienten gefunden wird.

Die Häufigkeit nächtlicher ventrikulärer Herzrhythmusstörungen bei Patienten mit Schlafapnoe wird in der Literatur kontrovers diskutiert. Während Bolm-Audorff et al. , Guilleminault et al., Shepard et al. und Tilkian et al. [2, 12, 34, 41, 42] in Untersuchungen zu diesem Thema übereinstimmend eine nächtliche erhöhte Frequenz ventrikulärer Ektopien beschreiben, fand Miller [21] einen leichten Rückgang ventrikulärer Tachyarrhythmien im Schlaf. Zum besseren Vergleich sind die Ergebnisse der aufgeführten Studien in Tabelle 8 zusammengefaßt. Die divergierenden Ergebnisse müssen u. a. auch auf die Heterogenität der Patientenkollektive zurückgeführt werden. Wie aus Tabelle 9 ersichtlich ist, fehlen in der Mehrzahl dieser Untersuchungen Angaben zur Prävalenz sowohl für die wichtigste Ursache ventrikulärer Ektopien, der koronaren Herzerkrankung, als auch für die chronisch-obstruktive Atemwegserkrankung, die ja insbesondere bezüglich der Genese nächtlicher Arrhythmien eine zentrale Bedeutung einnimmt. Des weiteren ist in der Studie von Miller [21], in welcher eine verminderte Frequenz ventrikulärer Ektopien im Schlaf beschrieben wird, auffällig, daß die Apnoen der 23 untersuchten Patienten mit einer Höchstdauer von 30 s vergleichsweise kurz waren. In fast allen Studien blieb zudem unberücksichtigt, ob nachts eine qualitative Veränderung der Lown-Klassifikation bei den einzelnen Patienten stattfand. Der in der vorliegenden Studie vorgenommene Versuch der Charakterisierung derjenigen Schlafapnoepatienten, die nachts höhergradigere VES aufweisen als tagsüber, legt die Vermutung nahe, daß es 3 Faktoren sind, die das Auftreten bzw. die Zunahme nächtlicher Tachyarrhythmien begünstigen.

1. Hohe Schlafapnoeaktivität,
2. hoher BMI und
3. charakteristisches Morbiditätsprofil.

Die hohe Prävalenz der COLD im Kollektiv der Patienten mit primär nächtlichen ventrikulären Arrhythmien spricht für einen bedeutsamen Effekt der Hypoxämie bezüglich der Induktion nächtlicher Herzrhythmusstörungen und steht im Einklang mit den Ergebnissen anderer Autoren [8, 28, 43]. Es mag verwundern, daß die koronare Herzerkrankung in dieser Patientengruppe nur in einem geringen Prozentsatz zu finden ist, zumal die Konstellation der Risikofaktoren doch eigentlich bei allen Patienten mit Schlafapnoe eine hohe Prävalenz für

KHK erwarten ließe. Man könnte mutmaßen, daß es aufgrund des vergleichsweise jungen Durchschnittsalters der Patienten noch zu keiner signifikanten Koronarsklerose gekommen ist oder aber daß diese Untergruppe mit einer hohen Mortalität behaftet ist.

Kein Zweifel kann daran bestehen, daß Patienten mit der Kombination aus koronarer Herzerkrankung und Schlafapnoe eine besondere Risikogruppe darstellen, zumal eine durch Koronarsklerose bedingte koronare Minderperfusion durch die apnoeinduzierte Minderversorgung des arteriellen Blutes mit Sauerstoff zu einer verminderten Hypoxietoleranz des Herzens mit Auftreten von nächtlichem Myokardischämien und Herzrhythmusstörungen führen kann [15].

Die differenzierte Beurteilung ventrikulärer Extrasystolen im Langzeit-EKG kann Rückschlüsse auf Morbiditätsprofil und Ausprägungsgrad einer Schlafapnoe zulassen. Ein hoher AI sowie eine hohe Anzahl kardialer und pulmonaler Erkrankungen und Risikofaktoren müssen sich jedoch nicht zwingend im Auftreten von nächtlichen Tachyarrhythmien äußern. So konnten beispielsweise bei einem Patienten, der alle untersuchten Diagnosen und einen AI von 56 Phasen/h aufwies, keine ventrikulären Tachyarrhythmien nachgewiesen werden. Der Nachweis ventrikulärer Arrhythmien mit überwiegend nächtlichem Auftreten bei jüngeren Patienten mit einer extremen Risikokonstellation belegt jedoch die Notwendigkeit der frühzeitigen Diagnostik schlafbezogener Atmungsstörungen.

Literatur

1. Bethge KP, Klein H, Lichtlen PR (1979) Koronare Herzerkrankung, Rhythmusstörungen und plötzlicher Herztod. Internistische Welt, S 107
2. Bolm-Audorff U, Köhler U, Becker E, Fuchs E, Meinzer K, Peter JH, Wichert P von (1984) Nächtliche Herzrhythmusstörungen bei Schlafapnoe-Syndrom. Dtsch Med Wochenschr 109:853
3. Bradley DT, Rutherford R, Grossman RF, Lue F, Zamel N, Moldofsky H, Phillipson EA (1985) Role of daytime hypoxia in the pathogenesis of right heart failure in the obstructive sleep apnea syndrome. Am Rev Respir Dis 131:835
4. Brodsky M, Wu D, Denes P, Kanakis C, Rosen KM (1977) Arrhythmias documented by 24 hour continuous electrocardiographic monitoring in 50 male medicale students without apparent heart disease. Am J Cardiol 39:390
5. Calvert A, Lown B, Gorlin R (1977) Ventricular premature beats and anatomically defined coronary heart disease. Am J Cardiol 39:627
6. Coccagna G, Lugaresi E, Cirignotta F (1988) Sleep apnea and systemic hypertension. In: Duron B, Levi-Valensi P (eds) Sleep disorders and respiration. Colloque INSERM / John Libbey Eurotext Ltd 168:155
7. Fletcher EC, Schaaf JW, Miller J, Fletcher JG (1987) Long-term cardiopulmonary sequelae in patients with sleep apnea and chronic lung disease. Am Rev Respir Dis 135:525
8. Flick MP, Block AJ (1979) Nocturnal vs diurnal cardiac arrhythmias in patients with chronic obstructive pulmonary disease. Chest 75:8
9. Garay SM, Rapaport D, Sorkin B (1981) Regulation of ventilation in the obstructive sleep apnea syndrome. Am Rev Respir Dis 124:451
10. Guilleminault C, Cummiskey J (1982) Progressive improvement of apnea index and ventilatory response to CO_2 after tracheostomy in obstructive apnea syndrome. Am Rev Respir Dis 126:14

11. Guilleminault C, Tilkian AG, Dement WC (1976) The sleep apnea syndromes. Annu Rev Med 27:465
12. Guilleminault C, Simmons FB, Motta J (1981) Obstructive sleep apnea syndrome and tracheostomy. Long-term follow-up experience. Arch Intern Med 141:985
13. Guilleminault C, Motta J, Mihm F, Melvin K (1986) Obstructive sleep apnea and cardiac index. Chest 89:331
14. Kleiger RE, Senior RM (1974) Longterm electrocardiographic monitoring of ambulatory patients with chronic airway obstruction. Chest 75:483
15. Koehler U, Dübler H, Glaremin T, Junkermann H, Lübbers C, Ploch T, Peter JH, Pomykaj T, Wichert P von (1991) Nocturnal myocardial ischemia and cardiac arrhythmia in patients with and without coronary heart disease. Klin Wochenschr 69:474
16. Kubicek F (1983) Hypoxie und Myocard. Atemwegs- und Lungenkrankheiten 12:501
17. Lown B, Tyrocinski M, Garfein A, Honour AJ (1973) Sleep and ventricular premature beats. Circulation 48:691
18. Lown B (1980) Cardiovascular collapse and sudden cardiac death. In: Braunwald E (ed) Heart disease. A textbook of cardiovascular medicine. Saunders, Philadelphia London Toronto, p 778
19. Lugaresi E, Coccagna G, Cirignotta F (1979) Polygraphic and cineradiographic aspects of obstructive apneas occuring during sleep. Physiopathological implications. In: Euler C von, Lagercrantz L (eds) Central nervous control mechanisms in breathing. Pergamon Press, Oxford, p 495
20. Marco FJ de, Wynne JW, Block AJ, Boysen PG, Taasan VC (1981) Oxygen desaturation during sleep as a determinant of the blue and bloated syndrome. Chest 79:621
21. Miller WP (1982) Cardiac arrhythmias and conduction disturbance in the sleep apnea syndrome. Prevalence and significance. Am J Med 73:317
22. Nayler WG (1981) The heart cell; some metabolic aspects of cardiac arrhythmias. Acta Med Scand 647:17
23. Ohlshausen K von, Treese N, Pop T, Hoberg E, Kübler W, Mayer J (1985)Plötzlicher Herztod im L-EKG. Dtsch Med Wochenschr 110:1195
24. Peter JH (1988) Modes of selection: epidemiology of sleep apnea. In: Duron B, Levi-Valensi P (eds) Sleep disorders and respiration. Colloque INSERM / John Lubbey Eurotext Ltd 168:135
25. Peter JH (1990) Sleep apnea and cardiovascular diseases. In: Guilleminault C, Partinen M (eds) Obstructive sleep apnea syndrome: Clinical research and treatment. Raven Press, New York, p 81
26. Peter JH, Faust M, Ploch T (1991) Symptoms and findings in 489 outpatients with suspected sleep apnea. In: Peter JH, Wichert P von (eds) Sleep and health risk. Springer, Berlin Heidelberg New York Tokyo, p 101
27. Riess M, Köhler U, Güldenring D, Fett I, Naumann-Koch C, Peter JH, Ploch T, Stellwaag M, Blanke H, Wichert P von (1989) Ergebnisse der Linksherzkatheteruntersuchung bei 64 Patienten mit nächtlicher Atemregulationsstörung (Schlafapnoe). Pneumologie [Sonderheft 1]:611
28. Rühle KH, Huber G, Klein G, Matthys H (1983) Influence of continuous oxygen inhalation on cardiac arrhythmias in patients with chronic obstructive lung disease. Z Cardiol 72:604
29. Scharf SM (1984) Influence of sleep state and breathing on cardiovascular function. In: Saunders NA, Sullivan CE (eds) Sleep and breathing. Marcel Dekker, New York, p 221
30. Scharf SM, Brown R, Tow DE, Parisi AF (1979) Cardiac effects of increased lung volume and decreased pleural pressure in man. J Appl Physiol 47:257

31. Schulze RA, Strauss HW, Pitt B (1977) Sudden death in the year following myocardial infarction. Relation to ventricular premature contractions in the late hospital phase and left ventricular ejection fraction. Am J Med 62:192
32. Shepard JW, Schweitzer PK, Keller CA, Chun DS, Dolan GF (1984) Myocardial stress. Exercise versus sleep in patients with COPD. Chest 86:366
33. Shepard JW, Garrison MW, Grither DA, Dolan GF (1985) Relationship of ventricular ectopy to oxygen desaturation in patients with chronic obstructive lung disease. Am J Med 78:28
34. Shepard JW, Garrison MW, Grither DA, Dolan GF (1985) Relationship of ventricular ectopy to oxyhemoglobin desaturation in patients with obstructive sleep apnea. Chest 88:335
35. Sideris DA, Katsadoros DP, Valianos G, Assioura A (1975) Type of cardiac dysrhythmias in respiratory failure. Am Heart J 89:32
36. Smith R, Johnson L, Rothfeld D, Zir L, Tharp B (1972) Sleep and cardiac arrhythmias. Arch Intern Med 130:721
37. Smolenski M, Halberg F, Sargent F (1972) Chronobiology of the life sequence. In: Itoh S, Ogata K, Yoshimara H (eds) Advance in climatic physiology. Springer, Berlin Heidelberg New York Tokyo, p 281
38. Sorli J, Grassino A, Lorange G, Milic-Emili J (1978) Control of breathing in patients with chronic obstructive lung disease. Clin Sci Mol Med 54:295
39. Speir WA, Chaudhary BA (1982) Cardiovascular consequences of sleep apnea. J Med Assoc GA 71:721
40. Tilkian AG, Guilleminault C, Schroeder JS, Lehrman KL, Simmons FB, Dement WC (1976) Sleep induced apnea syndrome: hemodynamic studies during wakefulness and sleep. Ann Intern Med 85:714
41. Tilkian AG, Guilleminault C, Schroeder JS, Lehrman KL, Simmons FB, Dement WC (1977) Sleep-induced apnea syndrome. Prevalence of cardiac arrhythmias and their reversal after tracheostomy. Am J Med 63:348
42. Tilkian AG, Motta J, Guilleminault C (1978) Cardiac arrhythmias in sleep apnea. In: Guilleminault C, Dement WC (eds) Sleep apnea syndromes. Liss, New York, p 197
43. Tirlapur VG, Mir MA (1982) Nocturnal hypoxemia and associated electrocardiographic changes in patients with chronic obstructive airway's disease. New Engl J Med 306:125

Bradykarde Herzrhythmusstörungen im Schlaf

Das Morbiditätsspektrum bei Patienten mit Schlafapnoe und nächtlichen bradykarden Herzrhythmusstörungen

U. Köhler, I. Fett, J. Hay, A. Lübbeke, T. Ploch, H. Wolff, G. Zindler

Über die Inzidenz bradykarder Herzrhythmusstörungen im Schlaf existieren bislang nur vereinzelte Untersuchungen. Erst mit der Einführung des Holter-EKG in die Routinediagnostik kardialer Arrhythmien konnte aufgezeigt werden, daß es auch im Schlaf zu passageren Störungen des Herzrhythmus kommen kann, die einer differenzierten Bewertung bedürfen. Das Herzfrequenzverhalten, das einer reflektorischen und zentralnervösen Steuerung unterworfen ist, wird auf den Antagonismus parasympathischer und sympathischer Aktivität zurückgeführt, wobei im Schlaf der vagale Einfluß dominiert. Daß ähnlich wie bei den tachykarden Arrhythmien die Altersabhängigkeit das Auftreten bradykarder Herzrhythmusveränderungen bzw. -störungen beeinflußt, konnte durch zahlreiche Untersuchungen bestätigt werden [3–6, 11, 24].

Per definitionem wird im Ruhe-EKG eine Herzfrequenz unter 60/min als Bradykardie bezeichnet, wobei langzeitelektrographischen Untersuchungen zufolge sich jedoch auch deutlich niedrigere Herzfrequenzwerte bei gesunden Probanden, v. a. während des Schlafes, nachweisen lassen. Sinusbradykardien mit Frequenzen < 60/min sind bei jungen Probanden häufig zu finden, in Einzelfällen und hier vornehmlich während des Schlafes auch mit Frequenzen unter 40/min [3, 4, 24]. Neben ausgeprägten Sinusbradykardien sind auch Sinusarreste unterschiedlicher Dauer sowie AV-Blockierungen I. und II. Grades bei jüngeren Probanden häufiger nachweisbar [3–6, 11, 24]. In diesem Zusammenhang sind v. a. Sportler als gesondertes Kollektiv zu erwähnen: Bei ihnen werden bradykarde Arrhythmien weitaus häufiger sowie qualitativ bis hin zum intermittierenden AV-Block III. Grades gefunden [11, 21, 22, 29]. Nächtliche bradykarde Herzrhythmusstörungen höherer Altersgruppen sollten einer weiterführenden diagnostischen Abklärung unterzogen werden, wobei hier differentialdiagnostisch auch an die schlafbezogenen Atmungsstörungen wie z. B. die Schlafapnoe gedacht werden muß.

Bezüglich des Einflusses der Schlafstadien auf das Auftreten nächtlicher bradykarder Herzrhythmusstörungen existieren lediglich vereinzelte Untersuchungen mit widersprüchlichen Befunden. So wird beispielsweise von einigen Autoren ein vermehrtes Auftreten von AV-Blockierungen und Sinusarresten im Schlafstadium REM beschrieben; andere Autoren wiederum fanden eine erhöhte Frequenz von Blockierungen in den Non-REM-Schlafstadien II, III und IV [10, 17, 18].

Sowohl Sinusbradykardien mit Frequenzen < 30/min, Sinusarreste bis zu einer maximalen Dauer von 17 s sowie höhergradige SA- und AV-Blockierungen konnten bei Patienten mit Schlafapnoe in Abhängigkeit von der nächtlich gestörten Ventilation gefunden werden [8, 9, 13, 16, 23, 27, 28]. Tilkian et al. [27, 28] fanden bei 2 Kollektiven mit 15 und 25 Patienten in 40/36 % Sinusbradykardien < 30/min, Sinusarreste > 2,5 s in 33/36 % und AV-Blockierungen II. Grades in 33/36 %. Guilleminault et al. [8] untersuchten 50 Patienten mit ausgeprägter Apnoe und beobachteten Sinusarreste bei 30 %, AV-Blockierungen II. Grades bei 18 % und Sinusbradykardien bei 36 % der Patienten. Daten von Miller [16] sowie Shepard [23] belegen eine geringere Häufigkeitsrate bradykarder Arrhythmien: So konnten Sinusbradykardien < 30/min bei 9/10 %, AV-Blockierungen II. Grades bei 4/6 % und Sinusarreste bei 9/10 % nachgewiesen werden. Tabelle 1 gibt einen Überblick über die in der Literatur angegebenen Befunde zur Häufigkeit bradykarder Herzrhythmusstörungen bei Patienten mit Schlafapnoe. Auffällig ist die deutliche Variabilität der Ergebnisse, wobei auch hier, vergleichbar mit den Daten der tachykarden Herzrhythmusstörungen, v. a. die Heterogenität der untersuchten Stichproben im Hinblick auf Alter, Diagnosen und den Grad der Morbidität eine erhebliche Rolle spielen dürfte.

Den bisherigen pathophysiologischen Konzepten zufolge werden die apnoeinduzierten bradykarden Herzrhythmusstörungen, unter Berücksichtigung der mechanischen und reflektorischen Einflüsse v. a. bei obstruktiver Apnoe, durch einen erhöhten Vagotonus induziert angesehen [14, 27, 28]. Die Eliminierung

Tabelle 1. Häufigkeit bradykarder Herzrhythmusstörungen bei Patienten mit Schlafapnoe (Literaturvergleich); *W* wach, *S* Schlaf, *k. A.* keine Angaben

Autor		Patienten (n)	Sinusarrest ≥ 2,5 s [%]	AV-Block II. Grades [%]	
Tilkian et al. (1977) [27]	W S	15	0 33 %	0 13 %	
Tilkian et al. (1978) [28]	W S	25	0 36 %	0 16 %	
Guilleminault et al. (1981) [8]	W S	50	0 30 %	0 18 %	
Miller et al. (1982) [16]	W S	23	0 9 %	0 4 %	
Guilleminault et al. et al. (1983) [9]	W S	400	k. A. 11 %	k. A. 8 %	
Shepard et al. (1985) [23]	W S	31	k. A. 10 %	k. A. 6 %	
Köhler et al. (1987) [13]	W S	18	0 11 %	0 6 %	
Vorliegende Untersuchung (1992)	W S	– 178	– 6 % (≥ 2 s)	– 5 %	– 2 % (AV-Block III. Grades)

apnoeassoziierter Bradyarrhythmien nach Gabe von Atropin läßt auf die Schlüsselstellung erhöhter vagaler Aktivität schließen. Umstritten ist, inwieweit und in welchem Ausmaß der Grad der Hypoxämie die Bradykardie beeinflußt. Die Variabilität der Herzfrequenz bis hin zur ausgeprägten Bradykardie und konsekutiven Tachykardie ist Teil der Regulation des Kreislaufs und wird von apnoebedingten Änderungen der Hämodynamik (arterieller Blutdruck, Volumenbelastung des rechten und linken Herzens) wesentlich mitbeeinflußt.

Bradykarde Herzrhythmusstörungen wie Bradyarrhythmia absoluta, pathologische Sinusbradykardie, SA- und AV-Blockierungen höheren Grades werden in der Regel bei älteren Patienten gefunden und sind daher meist als Folgen der sich im Alter manifestierenden Grunderkrankungen, hauptsächlich der koronaren Herzerkrankung und degenerativer Veränderungen der Automatiezentren, anzusehen [25]. Die Therapie bradykarder Arrhythmien durch Medikamente oder eine elektrophysiologische Therapie mit Hilfe des Herzschrittmachers dient dem Ziel der Reduktion der Mortalität sowie der Verbesserung der Lebensqualität des zu Behandelnden. Bei Patienten mit AV-Blockierungen III. Grades führt eine therapeutische Intervention durch einen Herzschrittmacher beispielsweise zu einer nachgewiesenen Verbesserung der Prognose; bei Patienten mit Sinusknotensyndrom beeinflußt sie Symptomatik und Lebensqualität nachhaltig.

Über die Zusammenhänge von Schlafapnoe, kardiovaskulärer Morbidität und bradykarden Herzrhythmusstörungen gibt es bislang keine richtungsweisenden Untersuchungen. So ist u. a. auch aufgrund der mangelhaften Zusammenstellung bzw. dem völligen Fehlen von Angaben zu klinischen Parametern und Diagnosen der Schlafapnoe bei Patienten mit nächtlichen bradykarden Arrhythmien nicht zu eruieren, bei welchem Patiententyp diese Arrhythmien vorrangig gefunden werden – solchen mit Multimorbidität oder vergleichsweise Gesunden? Die vorliegende Untersuchung dient somit dem Ziel, zum einen die Häufigkeit des Auftretens nächtlicher bradykarder Herzrhythmusstörungen bei Patienten mit Schlafapnoe zu beschreiben, zum anderen den Grad der Morbidität dieser Patienten im Vergleich zu einem Kontrollkollektiv ohne Arrhythmien darzustellen.

Methode

Aufgenommen in die Untersuchung wurden die Befunde von 309 Patienten, die sich im Zeitraum Dezember 1987 bis November 1988 mit Verdacht auf eine Schlafapnoe in der Medizinischen Poliklinik vorgestellt hatten. Bei allen Patienten, 31 Frauen und 278 Männer im Alter zwischen 19 und 78 Jahre, wurden eine ambulante Registrierung zur Erfassung einer Schlafapnoe (4-Kanal-Rekorder) sowie eine Langzeitelektrokardiographie durchgeführt. Bezüglich der Beschreibung der klinischen Parameter und Diagnosen des Gesamtkollektivs sowie des Untersuchungsablaufs im Hinblick auf Funktions- und Spezialdiagnostik verweisen wir auf den Beitrag von Zindler et al. „Tachykarde Herzrhythmusstörungen im Schlaf", S. 358.

Die Aufzeichnung des Langzeit-EKG erfolgte mit dem EKG-Rekorder Medilog 4000 der Fa. Oxford. Die Daten wurden computergestützt analysiert, wobei der Zeitraum von 1.00 bis 5.00 Uhr im Hinblick auf unsere Fragestellung feinanalysiert wurde. Diese Zeitspanne wurde bewußt gewählt unter der Vorstellung, Phasen mit vergleichsweise hoher REM-Aktivität zu erfassen. Folgende bradykarde Arrhythmien wurden berücksichtigt: 1) AV-Blockierungen II. und III. Grades und 2) Sinusarreste bzw. SA-Blockierungen mit einer Mindestdauer von 2 s.

Ergebnisse

178 Patienten (57,6 %) wiesen einen pathologischen Apnoeindex (AI) mit > 10 Phasen/h auf, wobei der mittlere Apnoeindex mit 32,5 Phasen/h gemessen wurde. Angaben zur Verteilung von Alter, „body mass index" (BMI) und mittlerer Diagnosesumme [gebildet aus den Diagnosen koronare Herzerkrankung (KHK), chronisch-obstruktive Atemwegserkrankung (COLD), Herzinsuffizienz, arterielle Hypertonie] in bezug auf das Gesamtkollektiv sowie die Untergruppen „apnoepositiv", „apnoenegativ" und „Blockierungen/Sinusarreste" finden sich in Tabelle 2 im Überblick. Ein relevanter Unterschied zwischen den Teilkollektiven besteht nur bezüglich der Angaben zur mittleren Diagnosesumme (MDS).

Bei 22 Patienten des Gesamtkollektivs (7,1 %) traten während der fixierten Zeitspanne bradykarde Herzrhythmusstörungen auf, wobei nur bei 2 Patienten keine nächtliche Atmungsstörung (AI < 5 Phasen/h) nachweisbar war. Bezogen auf das Kollektiv der Patienten mit Schlafapnoe beträgt die Häufigkeit der Patienten mit Blockierungen/Sinusarresten 11,2 %. Der Altersunterschied dieser Patienten lag bei 53,1 Jahren, der mittlere BMI bei 30,6 kg/m^2, der mittlere Apnoeindex bei 43,2 Phasen/h und die mittlere Diagnosesumme bei 2,45.

In folgender Häufigkeit konnten die Arrhythmien gefunden werden: AV-Blockierungen II. Grades Typ Wenckebach bei 4 Patienten, AV-Blockierungen II. Grades Typ Mobitz bei 7, AV-Blockierungen III. Grades bei 3 und Sinusarreste > 2 s bei 11 Patienten, wobei eine Kombination von Sinusarresten und AV-Blockierungen bei 3 Patienten vorlag. Die beiden Patienten mit nächtlichen

Tabelle 2. Alter, BMI und Apnoeindex (Mittelwerte und Standardabweichung), bezogen auf das Gesamtkollektiv, das „Blockkollektiv" (einschließlich Sinusarreste) sowie die Untergruppen der Patienten mit und ohne Apnoe

	Gesamtkollektiv	Blockkollektiv	Mit Apnoe	Ohne Apnoe
Anzahl der Patienten (n)	309	22	178	131
Mittleres Alter (Jahre)	51,2 (± 10,6)	53,1 (± 13,7)	52,5 (± 8,8)	49,3 (± 12,3)
Mittlerer BMI [kg/m^2)	28,7 (± 5,1)	30,6 (± 5,1)	29,7 (± 5,7)	27,3 (± 3,7)
Mittlerer AI (Phasen/h)	20,4 (± 20,3)	43,2 (± 24,0)	32,5 (± 19,2)	4,1 (± 2,6)
Mittlere Diagnosesumme	1,6 (± 1,2)	2,5 (± 1,2)	2,2 (± 1,0)	0,8 (± 0,9)

Blockierungen (AV-Blockierungen II. Grades Typ Wenckebach und Mobitz) ohne pathologisch erhöhte Schlafapnoe waren im Kollektiv der Patienten ohne Schlafapnoe die jüngsten.

Im Hinblick auf den Vergleich mittleres Alter und Apnoeindex fand sich bezogen auf das Alter kein statistisch signifikanter Unterschied zwischen Schlafapnoepatienten mit (n = 20) und ohne (n = 158) Blockierungen/Sinusarreste; der mittlere AI fand sich im „Kollektiv der Patienten mit Blockierungen/Sinusarresten" mit 47,3/30,6 Phasen/h jedoch signifikant (p < 0,001) erhöht.

Besonderes Interesse galt der Fragestellung, inwieweit Patienten mit Schlafapnoe, die nächtlich Blockierungen/Sinusarreste entwickeln, sich hinsichtlich kardiovaskulärer/-pulmonaler Erkrankungen von Patienten mit Apnoe ohne nächtliche Bradyarrhythmien unterscheiden. Das Kollektiv der Patienten mit bradykarden Arrhythmien wies mit einer mittleren Diagnosesumme (MDS) von 2,6 signifikant (p < 0,05) mehr Diagnosen auf als das Kollektiv ohne (MDS 2,14). Da sich beide Untersuchungskollektive hinsichtlich des AI signifikant unterschieden, wurde diese Einflußgröße eliminiert. Es ergab sich dennoch eine eindeutige Tendenz zu einer erhöhten mittleren Diagnosesumme. Abbildung 1 stellt die Verteilung der Diagnosen im Diagramm dar. Die Diagnosen koronare Herzerkrankung und Herzinsuffizienz finden sich im „Kollektiv der Patienten mit Blockierungen/Sinusarresten" signifikant (p < 0,05) häufiger als im Vergleichskollektiv, Für die chronisch-obstruktive Lungenerkrankung (COLD) sowie die arterielle Hypertonie fanden sich keine signifikanten Unterschiede; die Diagnose COLD war bei Patienten mit bradykarden Rhythmusstörungen häufiger vertreten, die des arteriellen Hypertonus häufiger bei Patienten ohne.

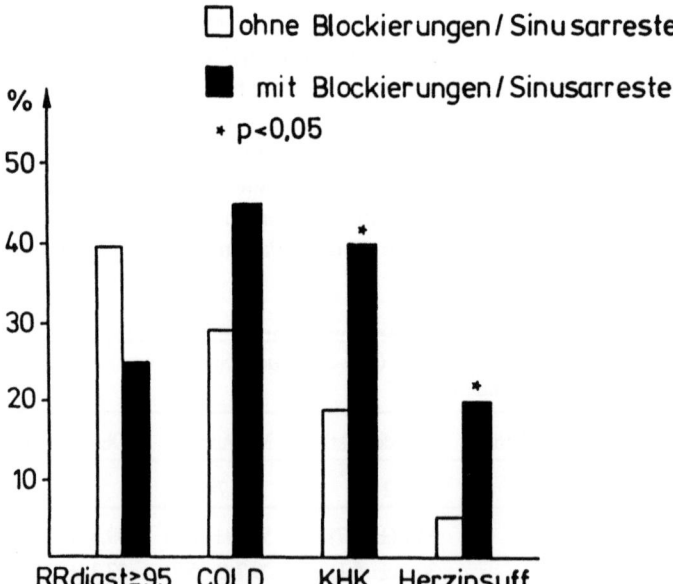

Abb. 1. Vergleich zwischen Schlafapnoepatienten ohne und mit nächtlichen Blockierungen/Sinusarresten in einem Diagnosespektrum

Das mittlere Alter der Patienten mit Blockierungen/Sinusarresten lag bei 55,2 Jahren, das der Patienten ohne bei 52,2 Jahren. Trägt man für beide Kollektive das Alter gegen den Apnoeindex auf, so ergibt sich für Patienten mit Bradyarrhythmien eine negative Korrelation (r = 0,61), d. h. mit zunehmendem Alter sinkt der Apnoeindex ($p < 0,005$).

Diskussion

Patienten mit schlafbezogener Atmungsstörung wie z. B. der Schlafapnoe zeigen eine erhöhte kardiovaskuläre Morbidität und Mortalität [7, 12, 19, 20, 26]. Die Koinzidenz von Schlafapnoe mit Herzinsuffizienz, system- und pulmonalarterieller Hypertonie sowie nächtlichen Herzrhythmusstörungen konnte nachgewiesen werden. Auch das apnoeassoziierte Auftreten myokardialer Ischämien bei Patienten mit der Kombination aus koronarer Herzerkrankung und Schlafapnoe ist bekannt [15].

Von verschiedenen Autoren, die sich mit schlafbezogenen Atmungsstörungen sowie apnoeinduzierten Arrhythmien beschäftigen, wird der Verdacht geäußert, daß Herzrhythmusstörungen, hier vornehmlich bradykarde, zu einer erhöhten Mortalität bei diesem Patientenkollektiv beitragen. Legt man die Literaturdaten zugrunde, so finden sich vergleichsweise hohe Häufigkeitsangaben für schlafbezogene extreme Sinusbradykardien, Sinusarreste und AV-Blockierungen unterschiedlichen Grades.

Die vorliegende Untersuchung bestätigt, daß nächtliche Bradyarrhythmien bei Patienten mit Schlafapnoe einen durchaus häufig zu findenden Befund darstellen, wenngleich nicht in der Quantität wie in den vorgestellten Studien beschrieben worden ist (s. Tabelle 1). Hier lassen sich hinsichtlich der Morbidität der vorgestellten Kollektive nur Mutmaßungen anstellen. Bei der Betrachtung der Häufigkeitsverteilung der Diagnosen bei den Apnoepatienten mit/ohne nächtliche bradykarde Herzrhythmusstörungen unserer Untersuchung imponiert ein signifikanter Unterschied hinsichtlich der MDS, wobei bezüglich der Einzeldiagnosen nur koronare Herzerkrankung und Herzinsuffizienz signifikant vermehrt im Vergleich zu dem Kollektiv ohne Blockierungen/Sinusarreste gefunden werden. Unter Berücksichtigung der Altersverteilung bei Vergleichskollektiven imponiert eine Abnahme bradykarder Herzrhythmusstörungen im Alter. Abbildung 2a verdeutlicht, daß sich der größte Teil der Schlafapnoepatienten mit nächtlichen bradykarden Arrhythmien in der Altersklasse 40–60 Jahre (n = 10) befindet. Die signifikant negative Korrelation von Alter mit Apnoeindex bei Patienten mit Schlafapnoe und nächtlichen bradykarden Herzrhythmusstörungen könnte vermuten lassen, daß die Konstellation von Apnoe und bradykarder Rhythmusstörung einen lebenslimitierenden Faktor darstellt (s. Abb. 2).

Die Frage nach der Morbidität von Schlafapnoepatienten mit nächtlichen Arrhythmien scheint uns vor allen Dingen im Hinblick auf die zu wählende Therapieform wichtig. Ohne Zweifel stellt die Behandlung der Schlafapnoe mittels nasaler Überdruckbeatmung auch die suffizienteste Therapie hinsichtlich Eliminie-

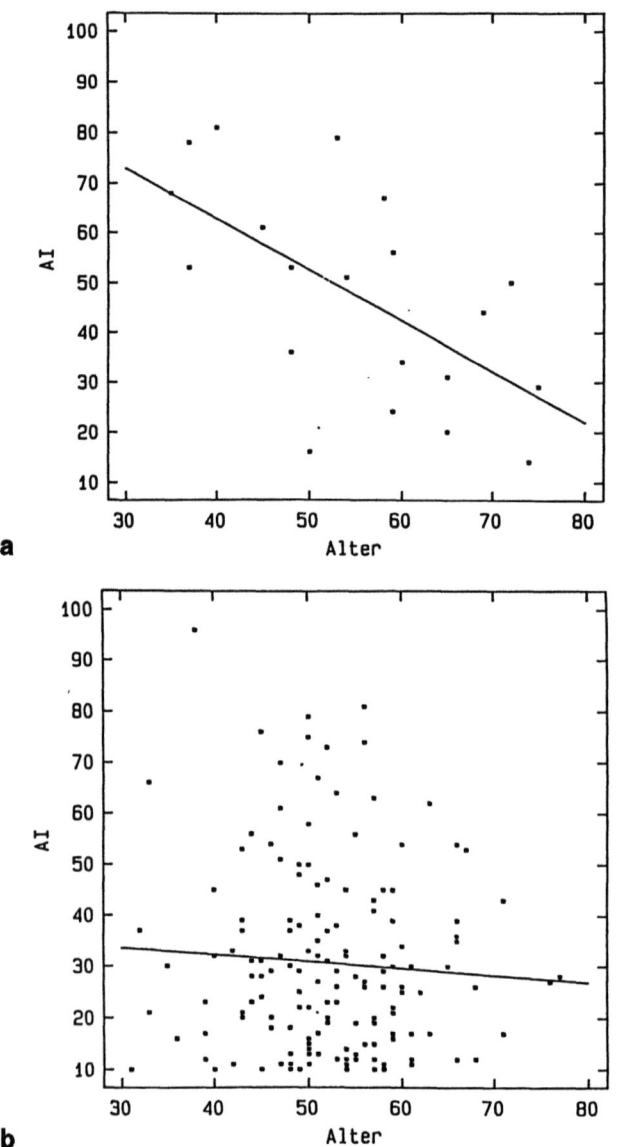

Abb. 2 a, b. Abhängigkeit des Apnoeindexes *(AI)* vom Alter. **a** Patienten mit Schlafapnoe und nächtlichen bradykarden Arrhythmien; **b** Patienten mit Schlafapnoe ohne nächtliche bradykarde Arrhythmien

rung bzw. Reduzierung apnoebegleitender Herzryhythmusstörungen dar [1, 2]. Es muß jedoch dem Fehlschluß begegnet werden, daß mit der Diagnosestellung einer Schlafapnoe weitere Überlegungen bezüglich der Notwendigkeit beispielsweise einer Schrittmacherversorgung bei bradykarden Herzrhythmusstörungen gegenstandslos sind. Eine differenzierte am Einzelfall orientierte Diagnostik sollte angestrebt werden. Wenngleich in einem hohen Prozentsatz von über 90 % nächtliche bradykarde Arrhythmien erfolgreich durch Normalisierung der Ventilation mittels nasaler CPAP-Behandlung therapiert werden konnten, gab es auch Therapieversager oder Patienten, die diese Therapie nicht tolerierten. Bei der Reversibilität bradykarder Herzrhythmusstörungen unter nasaler CPAP-Therapie darf niemals außer Acht gelassen werden, daß die nächtliche Überdruckbeatmung nur eine symptomatische, nicht jedoch kausale Therapie darstellt. Im Falle einer nicht adäquaten Behandlung bzw. bei Absetzen der Therapie, so zeigen auch Reexpositionsstudien, kann es spontan zum Wiederauftreten der Rhythmusstörungen mit akuter Gefährdung des Patienten kommen. Demzufolge ist eine individuelle Risikoabwägung unerläßlich, wobei diese sich orientieren sollte an Häufigkeit und Dauer der Asystolie sowie an dem Grad der Blockierungen und der Morbidität des Patienten. Bei jüngeren Schlafapnoepatienten, bei denen eine kardiale Grunderkrankung bezüglich der Genese nächtlicher Rhythmusstörungen ausgeschlossen werden konnte bzw. kann, muß sicherlich der vergleichsweise hohe altersbedingte Vagotonus berücksichtigt werden.

Da die Schlafapnoe ein „junges" Krankheitsbild darstellt, liegen bislang keine Mortalitätsdaten im Hinblick auf Patienten mit apnoeassoziierten bradykarden Herzrhythmusstörungen mit/ohne CPAP- bzw. mit/ohne Herzschrittmachertherapie vor.

Bezüglich der Mortalität von Patienten mit obstruktiver Schlafapnoe konnten He et al. [12] anhand kumulativ berechneter Überlebensraten zeigen, daß unbehandelte Patienten mit einen AI > 20 Phasen/h eine signifikant höhere Mortalität aufweisen im Vergleich mit Patienten mit einem AI < 20 Phasen/h, wenn sie zudem noch jünger sind als 50 Jahre. Unter Berücksichtigung dieser Daten bei der Bewertung der Ergebnisse unserer Untersuchung fällt besonders der vergleichsweise hohe Apnoeindex in der Gruppe der Patienten mit Blockierungen auf (47,3 vs. 30,6 Phasen/h). Möglicherweise erklärt sich die erhöhte Mortalität wiederum aus der erhöhten Frequenz bradykarder Herzrhythmusstörungen. Partinen et al. [19] untersuchten 198 Patienten mit obstruktiver Schlafapnoe im Therapieverlauf, wobei 71 Patienten mittels Tracheostomie therapiert wurden und 127 konservativ mittels Gewichtsreduzierung. Nach 5 Jahren waren 14 Patienten verstorben, diese gehörten ausschließlich der konservativ therapierten Gruppe an (Mortalitätsrate von 11 auf 100 pro 5 Jahre). Die Todesursache war bei 7 Patienten kardialer Genese, wobei keine nähere Spezifizierung erfolgte, bei einem Patienten ein Apoplex. 7 der 8 Patienten wiederum hatten einen AI > 20 Phasen/h; das Alter lag im Mittel bei 57,8 Jahren.

Obwohl der Beweis für eine erhöhte Mortalität bei Patienten mit Schlafapnoe und nächtlichen bradykarden Herzrhythmusstörungen letztlich noch aussteht, erscheint es gerechtfertigt, diese Patienten als Risikopatienten innerhalb des Gesamtkollektivs der Apnoepatienten zu sehen.

Literatur

1. Becker H, Köhler U, Peter JH, Wichert P von (1987) Reversibility of cardiac arrhythmia in sleep apnea under nasal continuous positive airway pressure (CPAP) therapy. Eur J Clin Invest 17:3
2. Becker H, Köhler U, Peter JH, Wichert P von (1988) Nocturnal cardiac arrhythmias in 78 patients with sleep apnea under nasal continuous positive airway pressure therapy. Sleep 88:268
3. Bjerregaard P (1983) Unterscheidung zwischen „normal" und „anormal" beim Dauer-EKG. In: Schlepper M, Olsson B (Hrsg) Kardiale Rhythmusstörungen – Diagnose, Prognose, Therapie. Springer, Berlin Heidelberg New York Tokyo, p 3
4. Brodsky M, Wu D, Denes P, Kanakis C, Rosen KM (1977) Arrhythmias documented by 24 hour continuous electrocardiographic monitoring in 50 male medical students without apparent heart disease. Am J Cardiol 39:390
5. Camm AJ, Martin A, Evans KE, Arnold S, Spurrell RAJ (1978) 24-hour ambulatory monitoring. A survey of active elderly people. ISAM 1977. Proceedings Second International Symposium on Ambulatory Monitoring, London, p 7
6. Clarke JM, Hamer J, Shelton JR, Taylor S, Venning GR (1976) The Rhythm of the normal human heart. Lancet II:508
7. Fletcher EC, Schaaf JW, Miller J, Fletcher JG (1987) Long-term cardiopulmonary sequelae in patients with sleep apnea and chronic lung disease. Am Rev Respir Dis 135:525
8. Guilleminault C, Simmons FB, Motta J (1981) Obstructive sleep apnea syndrome and tracheostomy. Long-term follow-up experience. Arch Intern Med 141:985
9. Guilleminault C, Conolly SJ, Winkle RA (1983) Cardiac arrhythmia and conduction disturbances during sleep in 400 patients with sleep apnea syndrome. Am J Cardiol 52:490
10. Guilleminault C, Pool P, Motta J, Gillis AM (1984) Sinus arrest during REM sleep in young adults. New Engl J Med 311:1006
11. Gülker H, Ketteler T, Haverkamp W, Hindricks G, Simons G (1991) Langzeit-EKG bei Herzgesunden und Leistungssportlern. In: Schuster HP (Hrsg) Langzeitelektrokardiographie. Fischer, Stuttgart, S 141
12. He J, Kryger MH, Zorick FJ, Conway W, Roth R (1988) Mortality and apnea index in obstructive sleep apnea – experience in 385 male patients. Chest 94:1
13. Köhler U, Rasbach W, Peter JH (1987) Bradyarrhythmias in patients with sleep apnea. In: Peter JH, Podszus T, Wichert P von (eds) Sleep related disorders and internal diseases. Springer, Berlin Heidelberg New York Tokyo, p 330
14. Köhler U, Becker H, Peter JH, Wichert P von (1990) Langzeit-EKG in der Diagnostik der Verlaufskontrolle der Schlafapnoe. In: Schuster HP (Hrsg) Langzeitelektrokardiographie. Fischer, Stuttgart, S 103
15. Köhler U, Dübler H, Glaremin T, Junkermann H, Lübbers C, Ploch T, Peter JH, Pomykaj T, Wichert P von (1991) Nocturnal myocardial ischemia and cardiac arrhythmia in patients with sleep apnea with and without coronary heart disease. Klin Wochenschr 69:474
16. Miller WP (1982) Cardiac arrhythmias and conduction disturbances in the sleep apnea syndrome. Prevalence and significance. Am J Med 73:317
17. Nevins DB (1972) First and second degree A-V heart block with rapid eye movement sleep. Ann Intern Med 76:981
18. Otsuka K, Ichimaru Y, Yanaga T (1983) Studies of arrhythmias by 24-hour polygraphic recordings: relationship between atrioventricular block and sleep states. Am Heart J 105:934
19. Partinen M, Jamieson A, Guilleminault C (1988) Long-term outcome for obstructive sleep apnea syndrome patients – mortality. Chest 94:6

20. Peter JH (1990) Sleep apnea and cardiovascular diseases. In: Guilleminault C, Partinen M (eds) Obstructive sleep apnea syndrome: Clinical research and treatment. Raven Press, New York, p 81
21. Rost R, Horst E, Hollmann W (1983) Clinical significance of cardiac arrhythmias in athletes. International Symposium on Holter monitoring techniques, Köln
22. Schulz W, Kaltenbach M, Bähmer D (1982) Elektrokardiogramme bei Sportlern – Untersuchungen. D Ärztebl 34:17
23. Shepard JW (1985) Gas exchange and hemodynamics during sleep. Med Clin North Am 69:1243
24. Sobotka PA, Mayer JH, Bauernfeind RA, Kanakis C, Rosen KM (1981) Arrhythmias documented by 24 hour continuous ambulatory electrocardiographic monitoring in young women without apparent heart disease. Am Heart J 101:753
25. Sokolow M, McIlroy MB (1985) Kardiologie. Springer, Berlin Heidelberg New York Tokyo
26. Speir WA, Chaudhary BA (1982) Cardiovascular consequences of sleep apnea. J Am Med Assoc 71:721
27. Tilkian AG, Guilleminault C, Schroeder JS, Lehrman KL, Simmons FB, Dement WC (1977) Sleep-induced apnea syndrome. Prevalence of cardiac arrhythmias and their reversal after tracheostomy. Am J Med 63:348
28. Tilkian AG, Motta J, Guilleminault C (1978) Cardiac arrhythmias in sleep apnea. In: Guilleminault C, Dement WC (eds) Sleep apnea syndromes. Liss, New York, p 197
29. Wallace AG (1982) The heart in athletes. In: Hurst JW (ed) The heart. McGraw Hill, New York, p 1542

Schlaf und Epilepsie*

W. Burr, C.E. Elger

Schon in der Antike (Aristoteles, Ausg. 1924) war bekannt, daß epileptische Anfälle einen Zusammenhang mit dem Schlaf besitzen können. Beobachtungen dieser Art und viele weiterführende Studien (vgl. Daly 1973) ergaben schließlich eine Subklassifikation von Epilepsien nach ihrer Bindung an den Schlaf-/Wachablauf (Janz 1962, 1969).

Für die Bedeutung, diesen Zusammenhang zu untersuchen, sehen wir 3 Hauptgründe:

1. Eine quantitative Beschreibung der tageszeitlichen Verteilung von Anfällen ist selbst klinisch relevant.
2. Bei einer Reihe von epileptischen Syndromen oder Epilepsien zeigen bestimmte Anfallstypen oder EEG-Muster charakteristische Bindungen an den Schlaf-/Wachzyklus. Die Registrierung dieser Merkmale zusammen mit der Phase ihres Auftretens ist also von diagnostischer Relevanz.
3. Jenseits der diagnostischen Zuordnung ist die elektrographische Registrierung wichtig, um die Beeinflussung epilepsietypischer Aktivität durch den Schlaf zu studieren. Dies kann sowohl von wissenschaftlichem Interesse sein (Fragen der Interaktion physiologischer und pathologischer Muster) als auch von klinisch-praktischer Relevanz (z. B. bei der Fokuslokalisation).

Schlaf-/Wachbindung von Grand-mal- und anderen Anfallsformen

Grand-mal-Anfälle bilden die auffälligste klinische Manifestationsform der Epilepsie. Es verwundert daher nicht, daß ihnen in der medizingeschichtlichen Entwicklung lange Zeit die größte Aufmerksamkeit galt. Auch die erwähnte, auf Janz (1962) zurückgehende Subklassifikation basiert zunächst ausschließlich auf der Zuordnung von Grand-mal-Anfällen.

In der Literatur, beginnend 1836, findet man neben beschreibenden (Echeverria 1879) eine Reihe quantitativer Untersuchungen über die Verteilung von Grand-mal-Anfällen nach ihrer Bindung an den Schlaf- oder Wachzustand, die in Tabelle 1 zusammengefaßt sind.

---

* Für die technische Mitarbeit bei den EEG-Beispielen danken wir Frau Monika Platte und Frau Ulrike Newzella.

Tabelle 1. Übersicht über tageszeitliche Verteilungen von Grand-mal-Anfällen (*S* Schlafform, *A* Aufwachform, *W* Wachform, *D* diffuse Form)

Autor	Jahr	Patienten (n)	S [%]	A [%]	W [%]	D [%]
Beau	1836	219	34		30	36
Gowers	1885	840	21		43	36
Gowers	1901	1658	22		45	32
Langdon-Down u. Brain	1929	66	24		42	33
Patry	1931	31	19		45	36
Hopkins	1933	302	51	30		19
Griffiths u. Fox	1938	110	39	10	38	13
Lennox u. Lennox	1960	1584	16		38	46
Gänshirt u. Vetter	1961	94	34	23		43
Janz	1962	2110	45	34		21
Krischek	1962	129	25	37		38
Kajtor	1962	300	17		26	57
Vogl	1964	156	42	22		36
Gibberd u. Bateson	1974	645	6		77	17
Billiard	1982	94	29	15	34	22
Gewichteter Mittelwert			27	– 41 –		31

Die Ergebnisse sind eher uneinheitlich. So schwanken z. B. die Prozentzahlen für die Bindung an den Schlaf zwischen 6 % und 51 %. Neben vielen anderen Faktoren können für diese großen Differenzen auch methodische Unterschiede (z. B. ob der Einteilung nur Grand-mal-Anfälle oder auch zusätzlich vorhandene fokale Anfälle zugrunde gelegt wurden) verantwortlich sein.

In der Studie von Janz (1962) beziehen sich die Prozentwerte auf Patienten- (also nicht Anfalls-)zahlen; ein Patient wurde nur dann eingeschlossen, wenn bei ihm von mindestens 5 Grand-mal-Anfällen (unabhängig vom Vorkommen anderer Anfallsarten) die Schlaf-/Wachrelation bekannt war. Diese hohe Anforderung an ein Einschlußkriterium ist sicher ausschlaggebend für die Reliabilität der Ergebnisse und sollte umgekehrt bei der Anwendung des Einteilungsschemas stets berücksichtigt werden, um eine fehlerhafte, weil voreilige Einordnung, etwa bei nur 1 oder 2 zeitlich bekannten Anfällen, zu vermeiden. Bemerkenswert ist hier, daß keine Gruppe mit überwiegender Wachbindung außerhalb des Aufwach- (und Feierabend-)zeitraums gebildet wird und dennoch die „diffuse" Restgruppe (die weder schlaf- noch aufwachgebunden ist) nur 21 % beträgt. Aufgrund von Ergebnissen dieser größten Studie fanden die Begriffe „Aufwach-, Schlaf- und diffuse Epilepsie" Eingang in den Sprachgebrauch und in die Klassifikation der Epilepsien; man muß sich jedoch vor Augen halten, daß ihm nur die (individuell maßgebliche) zeitliche Charakteristik eines (nach heutigen Maßstäben) inhomogenen Symptomenkomplexes zugrunde liegt, eben des Grand-mal-Anfalls. Mit zunehmend verfeinerten Untersuchungsmethoden haben andere Kriterien (v. a. klinische Symptomkomponenten und EEG-Parameter) immer mehr an Gewicht gewonnen, so daß der Begriff „Grand mal" keine Symptomeinheit mehr darstellt. Eine der 3 Hauptformen der Einteilung nach Schlaf-/Wachbindung hat dennoch ihre Bedeutung behalten, dadurch nämlich, daß das „Aufwach-Grand mal" mit hoher Zuverlässigkeit auf die primär generalisierte Form der Epilepsie schließen läßt.

Die gerade beschriebene Schlußweise ist aber nicht umkehrbar, wie aus den Daten von Billiard (1982) hervorgeht: 93 % (13 von 14) der Patienten mit Aufwach-Grand mal gehörten in die Gruppe der primär generalisierten Epilepsien, umgekehrt zeigten aus der primär generalisierten Gruppe aber nur 16,9 % (13 von 77) eine reine Aufwachform. Unter Beachtung dieser Einschränkung kann der Nachweis der Aufwachform als diagnostisches Hilfsmittel genutzt werden, um ätiologische und prognostische Aussagen zu machen und v. a. um eine differenzierte Therapie einzusetzen. Die beiden anderen Formen der Schlaf-/Wachbindung, also Schlaf-Grand mal und diffuses Grand mal, haben aufgrund ihrer geringeren Trennschärfe für die Diagnostik und Klassifikation von Epilepsien kaum eine Bedeutung.

Diese Ausführungen gelten für Grand-mal-Epilepsien. Häufig aber sind Epilepsien und epileptische Syndrome gekennzeichnet von Grand mal als Teilsymptomen und hinzutretenden oder ausschließlich auftretenden anderen Anfallsformen. Eine ausführliche Untersuchung der Schlaf-/Wachbindung von Epilepsien mit anderen Anfallsformen stammt von Billiard (1982); die Ergebnisse sind in Abb. 1 zusammengefaßt.

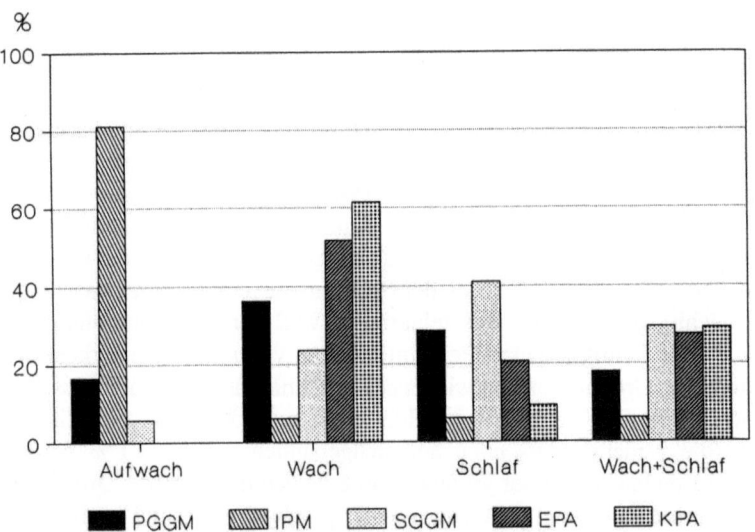

Abb. 1. Schlaf-/Wachverteilung der Anfälle verschiedener Epilepsieformen (*PGGM* primär generalisiertes Grand mal, *IPM* Impulsiv-Petit mal, *SGGM* sekundär generalisiertes Grand mal, *EPA* einfach-partielle Anfälle, *KPA* komplex-partielle Anfälle). (Nach Billiard 1982)

Am auffälligsten ist die hohe Inzidenz des Impulsiv-Petit mal mit der Aufwachform; die Schlafgebundenheit kommt am häufigsten (41,1 %) bei der Gruppe der Epilepsien mit sekundär generalisierten Anfällen vor. Die Patienten mit dem Leitsymptom „partielle Anfälle" fielen nie in die Kategorie Aufwachbindung; oft aber fand sich hier eine Bindung an den Wachzustand.

Epileptische Syndrome und Epilepsien

Die Bindung an bestimmte Schlaf- oder Aufwachphasen ist für einige epileptische Syndrome besonders ausgeprägt. Sie werden im folgenden getrennt für Syndrome mit überwiegend generalisierten und fokalen EEG-Mustern dargestellt.

Generalisierte Epilepsien

Frühkindliche Epilepsie mit myoklonisch-astatischen Anfällen

Die myoklonisch-astatischen Anfälle treten bevorzugt nach dem *Erwachen* auf, sie gehen im EEG mit meist langsamen Spike-wave-Paroxysmen sowie intermittierend ausgeprägten Rhythmen einher. Treten im Verlauf der Erkrankung tonische Anfälle hinzu, sind diese nahezu ausschließlich an den *Schlaf* gebunden. Im EEG finden sich tonische Spikes, zuweilen auch ohne manifeste Anfälle.

Absenceepilepsien

Bei den Absenceepilepsien (frühkindliche, Schulalter- und juvenile Form) besteht eine besonders enge Korrelation zwischen klinischem Symptom und EEG-Zeichen, insofern als manifeste Absencen im EEG immer von generalisierten (bei der Pyknolepsie meist regelmäßigen (3/s- bis 4/s-)Spike-wave-Paroxysmen begleitet sind. Sie ereignen sich bei vielen Patienten am häufigsten in den Stunden nach dem *morgendlichen Erwachen,* können jedoch auch diffus über den Tag verteilt sein. Bei vielen Patienten wird auch im Schlaf eine hohe Spike-wave-Aktivität registriert; definitionsgemäß ist hier aber das klinische Leitkriterium „Bewußtseinseinschränkung" nicht anwendbar; dagegen sind manche motorischen Symptome, wie Lidmyoklonien, auch im Schlaf zu erkennen. Treten zu den Absencen Grand-mal-Anfälle hinzu, so sind diese überwiegend an die *Aufwachform* gebunden.

Impulsiv-Petit mal (juvenile myoklonische Epilepsie)

Führendes Symptom sind Myklonien des Schulter- und Armbereichs, die bevorzugt nach dem *morgendlichen Erwachen,* nie jedoch im Schlaf beobachtet werden. Charakteristisches EEG-Merkmal sind generalisierte, bilateralsymmetrische Poly-Spike-wave-Muster. Meist treten zusätzlich primär generalisierte Grand-mal-Anfälle auf, die dann eine hohe *Aufwachbindung* haben.

Elektrischer Status epilepticus im Schlaf

Der „elektrische Status epilepticus im *Schlaf*" (ESES; Patry et al. 1971; Billiard et al. 1982; Tassinari et al. 1982) ist geprägt durch nahezu kontinuierliche elektroenzephalographische Statusaktivität im *Non-REM-Schlaf* (mindestens 85 % der Zeit), meist bestehend aus 1,5/s- bis 2,5/s-Spike-wave-Mustern. Dieses Syndrom, dessen durchschnittliches Manifestationsalter 8 Jahre beträgt, ist geradezu paradigmatisch zu sehen für den Zusammenhang zwischen Schlaf und Epilepsiemerkmalen, zumindest elektroenzephalographischen. Denn im Wachen und im REM-Schlaf ist das EEG sehr viel weniger auffällig (Spike-wave-Index 2–24 %); gelegentlich finden sich neben generalisierten Paroxysmen auch fokale Spikes); die REM-Zyklik bleibt erhalten; subjektiv klagen die Patienten nicht über Schlafstörungen. Es besteht keine klinisch faßbare Symptomatik mit Ausnahme eines allgemeinen intellektuellen Abbaus. Die Prognose hinsichtlich der EEG-Veränderungen ist gut, nicht jedoch hinsichtlich des intellektuellen Defizits. Überwiegend treten zum ESES epileptische Anfälle hinzu.

Fokale Epilepsien

West-Syndrom

Die Blitz-Nick-Salaam-Krämpfe im Säuglingsalter, im EEG verbunden mit Hypsarrhythmie (unregelmäßige Abfolge von hochamplitudigen steilen und langsamen Wellen), treten bevorzugt nach dem *morgendlichen Erwachen* auf (Doose 1988).

Lennox-Gastaut-Syndrom

Das Lennox-Gastaut-Syndrom ist ein Syndrom mit astatischen, myoklonischen, fokalen, tonischen, tonisch-klonischen und absenceähnlichen Anfällen. Meist liegt ihm eine symptomatische Genese zugrunde. Charakteristisch sind die besonders im *Schlaf* auftretenden *tonischen Anfälle* mit Spikeserien im EEG (Abb. 2). Außerdem finden sich im EEG fokale, oft multifokale „sharp wave" und „sharp-slow wave" mit Generalisierungstendenz. Die Sharp-slow-wave-Komplexe (mit Frequenzen zwischen 1,5/s und 2,5/s) können auch sehr regelmäßige Paroxysmen bilden. Da auch bei der Absenceepilepsie Spike-wave-Paroxysmen im langsamen Schlaf mit einer niedrigen Frequenz auftreten können, ist im Schlaf die Unterscheidung nicht immer einfach.

Fehlen die schlafgebundenen tonischen Anfälle, so wird davon das sog. *Pseudo-Lennox-Syndrom* unterschieden, das insgesamt eine bessere Prognose hat (Doose 1988).

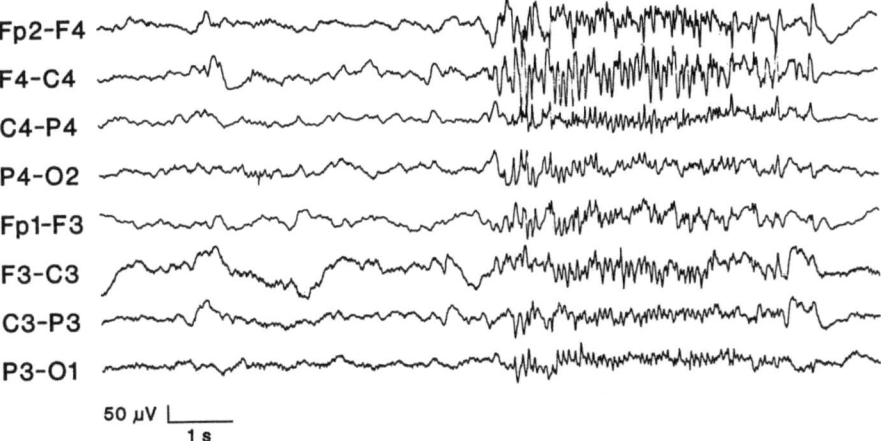

Abb. 2. Tonische Spikeserie im Schlaf („Grand-mal-Pattern")

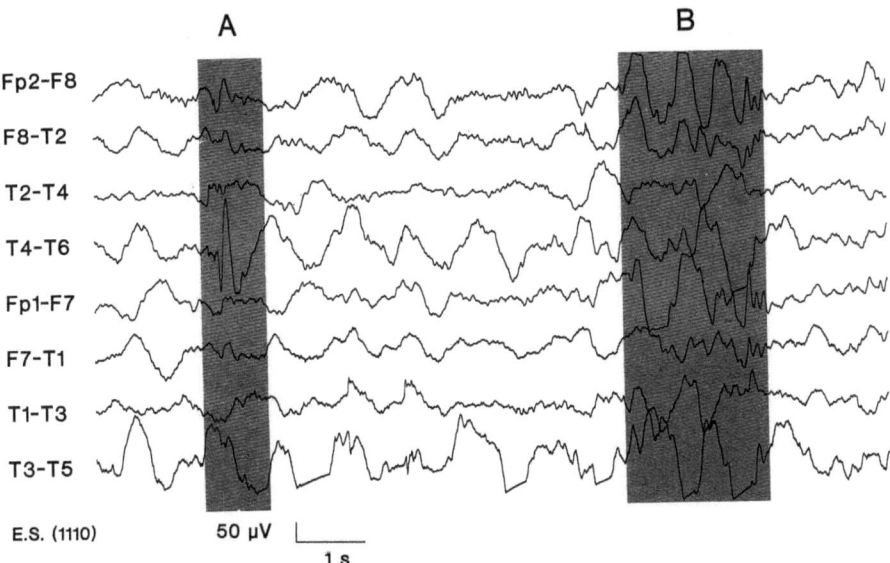

Abb. 3. Fokal begrenzte „sharp wave" bei T 4–T 6 *(A)* und Generalisierungstendenz *(B)* bei einem 14jährigen Patienten mit Rolandi-Epilepsie

Rolandi-Epilepsie

Die häufigste Form der kindlichen fokalen Epilepsie (benigne Epilepsie des Kindesalters) hat als führendes Symptom sensomotorische fokale Anfälle im Kopfbereich und damit einhergehend Sprach- bzw. Artikulationsstörungen. Anfälle treten tageszeitlich diffus, bei der Mehrzahl der Kinder aber überwiegend im *Schlaf* (meist *abends* oder *morgens*) auf. Das interiktuale EEG-Charakteristikum sind zentrotemporale „sharp wave", oft mit wechselnder Lokalisation und ebenfalls mit höherer Inzidenz im *Schlaf* (Dalla Bernardina et al. 1984) und dabei einer Generalisierungstendenz (Abb. 3). Bei manchen Patienten fehlen die Zeichen im Wach-EEG ganz, nur das Schlaf-EEG zeigt dann pathologische Merkmale.

Temporale bzw. frontale Epilepsie

Diese beiden Epilepsieformen stehen im Begriff, als Entitäten Eingang in die Klassifikation zu finden. Sie bilden, gemessen an der Häufigkeit, eine besonders wichtige Klasse. Im Schlaf weisen sie gegenüber dem Auftreten im wachen Zustand zwar keine besonderen Charakteristika auf; allerdings ist u. U. ihre elektrographische Registrierung artefaktärmer und daher, z. B. was den Anfallsbeginn angeht, sicherer zu beurteilen. Hinweise zur Unterscheidung zwischen temporalen und frontalen Epilepsien sind aus dem oft clusterförmigen und häufigeren Auftreten kurzer *nächtlicher* komplex-partieller Anfälle *frontalen Ursprungs* zu erwarten. Auf der anderen Seite gibt es differentialdiagnostische Schwierigkeiten gerade bei den frontalen Anfällen, da sie im EEG oft nicht ausreichend erfaßt werden und durch oft bizarre Symptomausgestaltung Verwechslungen mit psychogenen Anfällen (die allerdings nicht unmittelbar aus dem Schlaf, d. h. ohne kurzes Erwachen, erfolgen können) und Parasomnien (z. B. Pavor nocturnus und Angstträume) möglich sind.

EEG-Merkmale und Schlaf

Unterscheidung zwischen physiologischen und epilepsietypischen EEG-Merkmalen

Es gibt eine Reihe von EEG-Merkmalen, die im Schlaf physiologischerweise auftreten und durch ihre Morphologie mit epilepsietypischen Graphoelementen verwechselt werden können (vgl. schematische Darstellung in Abb. 4). Non-REM-Schlaf ist gekennzeichnet durch langsame Aktivität, „Vertex-sharp wave", K-Komplexe und Spindeln. Alle 4 Merkmale können u. U. epileptischen Abläufen entsprechen: abnormen Rhythmen z. B. bei komplex-partiellen Anfällen, rhythmischen δ-Wellen mit steileren Komponenten als rudimentäre Variante von 3/s-Spike-wave-Komplexen; „Vertex-sharp wave" und K-Komplexe können epilepsietypische Potentiale wie „sharp wave" und „spike wave" nachahmen („epileptic K-complex"; Niedermeyer 1982); schließlich sind bei manchen Patienten Schlafspindeln (Abb. 5), aber auch hohe α-Wellen (etwa in der Einschlafphase) nur schwer von Poly-spike-Mustern oder Spikeserien zu differenzieren. Für die Abgrenzung von „spike wave" und „Poly-spike wave" ist das wichtigste Unterscheidungshilfsmittel die Betrachtung der *topischen Verteilung:* In der Regel liegt das Maximum der physiologischen Muster in den parasagittalen Zentralregionen; je weiter das Maximum frontal oder temporal gelegen ist, um so

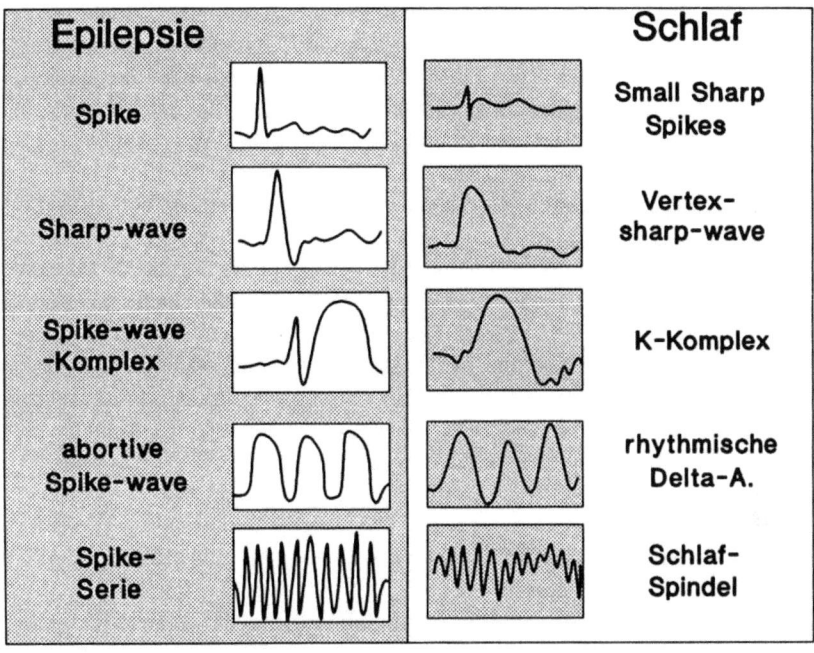

Abb. 4. Schematische Gegenüberstellung einiger epilepsie- und schlaftypischer EEG-Muster

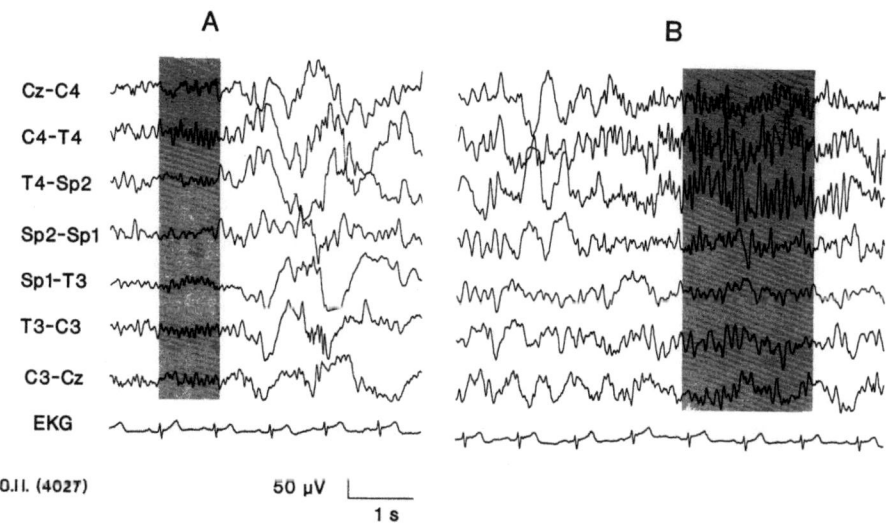

Abb. 5. Schlafspindeln *(A)* und Spikeserie *(B)* bei einem 16jährigen Patienten mit nächtlichen tonischen Anfällen

eher handelt es sich um ein Muster, das auf Epilepsie verweist (Niedermeyer 1982). Bei der Differenzierung von Vertexwellen und K-Komplexen gibt es noch weitere, schwächere Kriterien: starke *Positivität* am Ende des Komplexes weist eher auf einen physiologischen K-Komplex hin, *repetitive* Graphoelemente, v. a. wenn die Frequenz im Bereich von 2,5–4 Hz liegt, sind stärker epilepsieverdächtig als isoliert vorkommende. Bei Formen bestimmter rhythmischer Anfallsmuster, z. B. den abnormen Rhythmisierungen im ϑ-Bereich wie auch bei den Spikeserien („Grand-mal-Pattern" nach Gibbs et al. 1938; vgl. Abb. 2) ist meist eine *Frequenzmodulation* (Zunahme oder Abnahme) zu erkennen; dagegen kann eine reguläre Spike-wave-Gruppe ausgesprochen monofrequent ablaufen. Seltener treten im Schlaf-EEG weitere besondere Graphoelemente ohne pathognomische Wertigkeit, wie positive okzipitale scharfe Transienten des Schlafs *(POSTS)* und „small sharp spikes" *(sss)* hinzu. Zuordnungsschwierigkeiten bereiten oft auch biologische Artefakte, v. a. Muskel- und Bewegungsartefakte, die bei langdauernden Ableitungen nicht zu vermeiden sind.

Morphologie epilepsietypischer EEG-Merkmale

Die epilepsietypischen EEG-Potentiale zeigen, abhängig von Schlafstadien, eine gewisse morphologische Modifizierung.

Bei den *generalisierten* Spike-wave-Paroxysmen (Sato et al. 1976; Declerck et al. 1982 b) nehmen *Dauer, Regularität und Frequenz* mit zunehmender Schlaftiefe ab (d. h. in Stadium 3 und 4 finden sich vermehrt kurze, gelichtete Gruppen, z. T. auch isolierte Spike-wave-Komplexe, Abb. 6). Die Spikekomponente tritt z. T. mehrfach vor einer langsamen Welle auf („Doppel-", „Polysharp-wave"), die Muster werden weniger regelmäßig. Im REM-Schlaf ähneln die morphologischen Eigenschaften der Spike-wave-Muster sehr denen des Wachzustands.

Fokale Spikes tendieren mit zunehmender EEG-Verlangsamung ebenfalls langsamer abzulaufen, so daß sie im Schlaf oft nicht mehr die Kriterien von Spikes erfüllen und dann definitionsgemäß „sharp wave" genannt werden, obwohl sie dabei ihrer Zuordnung nach keine wesentliche Änderung erfahren.

Häufigkeit epilepsietypischer EEG-Merkmale

Viele Untersucher (z. B. Declerck et al. 1982 a; Degen u. Degen 1984) sind der Frage nachgegangen, mit welcher Häufigkeit epilepsietypische EEG-Veränderungen in Abhängigkeit vom Schlaf-/Wachzustand bzw. von den einzelnen Schlafstadien auftreten, dies v. a. mit der praxisbezogenen Frage, welche EEG-Untersuchung bei geringstem Aufwand einen möglichst hohen Informationsgehalt bietet, u. a. auch mit der Frage, ob und für wie lange ein Schlafentzug angezeigt ist (Kubicki et al. 1982). Generell erhöht sich durch Schlafregistrierung die diagnostische Wertigkeit des EEG beträchtlich. Im Mittel geben Degen u. Degen

(1984) die Aktivierungsrate (d. h. Prozentsatz an Patienten, deren Schlaf-EEG epilepsietypische Merkmale aufweisen, nachdem ein zuvor abgeleitetes Routine-Wach-EEG unauffällig war) mit etwas mehr als 50 % an. Natürlich trägt zu dieser Zahl auch die längere Ableitedauer bei; aber auch die Aktivierungsrate pro Zeiteinheit ist im Schlaf erhöht.

Bei den *generalisierten Epilepsien* ist insgesamt ein klares Maximum der paroxysmalen Spike-wave-Aktivität in den *frühen Morgenstunden* (2 h vor bis 2 h nach dem Erwachen) zu verzeichnen (Mikol u. Monge-Strauss 1987; Burr et al. 1985, 1991), obwohl eine Patientenuntergruppe größte Paroxysmendichte beim Schlafbeginn aufweist (Kellaway et al. 1980) und sich bei einer anderen eine nahezu diffuse Verteilung über den gesamten 24-h-Zeitraum findet. Bezogen auf die einzelnen Schlafstadien wird die maximale Inzidenz entweder in den Stadien 1–2 (Offenbacher et al. 1986), in den Stadien 3–4 (Sato et al. 1976; Autret et al. 1982) oder in Übergangsphasen angegeben: Die Beobachtung, daß K-Komplexe oft als Vehikel von Spike-wave-Komplexen fungieren und andererseits das vermehrte Auftreten von K-Komplexen einen Zustand gesteigerter Erweckbarkeit anzeigt, verband Niedermeyer (1984) zum Konzept der „Dyshormia" (abnormes Antwortverhalten auf aszendierende Einflüsse) als dem hypothetischen Substrat der primär generalisierten Epilepsie. Eine ähnliche Interpretation gibt Halasz (1984) durch den Begriff „intermediäre Schlafzustände".

Im REM-Stadium nimmt die Häufigkeit generalisierter EEG-Paroxysmen nahezu immer deutlich ab (Ross et al. 1966; Passouant 1982; Billiard 1982).

Ein spezielles EEG-Muster bei Patienten mit generalisierten Epilepsieformen ist fast ausschließlich im Schlaf registrierbar: das sog. *„Grand-mal-Pattern"* (Gibbs et al. 1938), eine generalisierte, repetitive Spikeserie (Abb. 6) mit Frequenzen von 7–30 Hz (Rodin et al. 1976) als Korrelat nächtlicher tonischer Anfälle (z. B. beim Lennox-Gastaut-Syndrom).

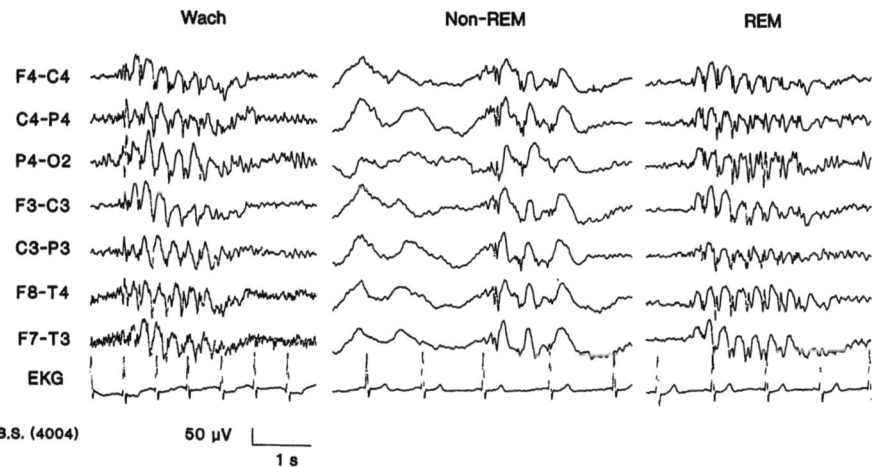

Abb. 6. Generalisierte Spike-wave-Muster in Abhängigkeit vom Schlaf-/Wachzustand bei einem 32jährigen Patienten

Auch bei den *fokalen Epilepsien* ist die Spikehäufigkeit am höchsten im Tiefschlaf (Stadien 3 und 4) und am niedrigsten im REM-Stadium (Angelieri 1975; Sammaritano et al. 1991); allerdings gilt dies nur im Durchschnitt, es sind auch Fälle mit maximaler Spikerate im REM-Stadium bekannt (Cadilhac 1982; Sammaritano et al. 1991).

Wichtig für die Praxis der EEG-Provokation durch Schlaf bei Epilepsieverdacht scheint die Angabe von Declerck et al. (1982 a) zu sein, daß bei 10 % der Fälle diagnostisch relevante EEG-Befunde erst nach Erreichen der Stadien 3–4 erhoben wurden.

Lokalisation epilepsietypischer EEG-Merkmale

Die EEG-Merkmale der primär *generalisierten Epilepsie* erfahren durch den Schlaf neben der beschriebenen morphologischen auch eine topische Modifikation: Generalisierungseigenschaft und sogar die Bilateralität können aufgehoben sein (Gabor u. Seyal 1986). Das bedeutet, daß einseitig betonte oder sogar unilaterale Spike-wave-Paroxysmen im Tiefschlaf nicht unbedingt gegen eine primär generalisierte Epilepsie sprechen.

Bei den *fokalen Spikes* (bzw. „sharp waves") gilt als Grundregel, daß mit zunehmender Synchronisation eine Tendenz zur Ausbreitung der Entladungen vorherrscht, wogegen im REM-Schlaf das epileptogene Areal geradezu punktförmig eingeengt erscheinen kann (Lieb et al. 1980; Wieser 1984; Montplaisir et al. 1985). Im Non-REM-Schlaf können vermehrt auf der zum eigentlichen Fokus kontralateralen Seite Spikeaktivitäten registriert werden, bei denen es sich, falls sie bilateral synchron sind, um einen Volumenleitungseffekt handelt; es kann jedoch auch ein zusätzlicher unabhängiger kontralateraler Fokus aktiviert werden, dessen Relevanz für die Festlegung des primären epileptogenen Areals schwer zu beurteilen ist. Insgesamt gilt, daß die Lokalisation des primären epileptogenen Areals im REM-Schlaf wiederum höhere Reliabilität besitzt als im Wachzustand und im Wachzustand höhere als im langsamen Schlaf (Sammaritano et al. 1991).

Literatur

Angelieri F (1975) Partial epilepsies and nocturnal sleep. In: Levin P, Koealla WP (eds) Sleep 1974. Larger, Basel, pp 196–203

Aristoteles (Ausg 1924) Kleine naturwissenschaftliche Schriften (Parva naturalia), übersetzt von E. Rolfes und F. Meiner. Leipzig

Autret A, Laffont F, Billard C, Lucas B, Degiovanni E (1982) Interictal EEG activity during sleep and waking in patients with grand mal seizures. In: Sterman MB, Shouse MN, Passouant P (eds) Sleep and epilepsy. Academic Press, New York London, pp 287–299

Beau M (1836) Recherches statistique pour servir à l'histoire de l'épilepsie et de l'hystérie. Arch Gén Med s2/11:328–352

Billiard M (1982) Epilepsies and the sleep-wake cycle. In: Sterman MB, Shouse MN, Passouant P (eds) Sleep and epilepsy. Academic Press, New York London, pp 269–286

Billiard M, Besset A, Zachariev Z, Touchon J, Baldy-Moulinier M, Cadilhac J (1987) Relation of seizures and seizure discharges to sleep stages. In: Wolf P, Dam M, Janz D, Dreifuss FE (eds) Advances in Epileptology, vol 16. Raven Press, New York, pp 665–670

Burr W, Stefan H, Penin H (1985) Sleep dependence circadian and ultradian distribution of spike-wave paroxysms. In: Martins da Silva A, Biniie CD, Meinardi H (eds) Biorhythms and epilepsy. Raven Press, New York, p 81–90

Burr W, Körner E, Stefan H (1991) Circadian distribution of generalized spike-wave activity in relation to sleep. In: Degen R, Rodin EA (eds) Epilepsy, sleep and sleep deprivation, 2nd edn (Epilepsy Res, Suppl 2). Elsevier, Amsterdam, pp 121–135

Cadilhac J (1982) Complex partial seizures and REM sleep. In: Sterman MN, Shouse MN, Passouant P (eds) Sleep and epilepsy. Academic Press, New York London, pp 315–324

Dalla Bernardina B, Colomaria V, Capovilla G, Bondavalli S (1984) Sleep and benign partial epilepsies of childhood. In: Degen R, Niedermeyer E (eds) Epilepsy, sleep and sleep deprivation. Elsevier, Amsterdam, pp 119–133

Daly DD (1973) Circadian cycles and seizures. In: Brazier MA (ed) Epilepsy, its phenomena in man. Academic Press, New York, pp 215–233

Declerck AC, Wauquier A, Sijben-Kiggen R, Martens W (1982 a) Diagnosis of epilepsy with the aid of sleep methodology: evaluation of 1163 cases. In: Sterman MB, Shouse MN, Passouant P (eds) Sleep and epilepsy. Academic Press, New York London, pp 453–460

Declerck AC, Martens WLJ, Wauquier A, Kums GJTM (1982 b) On the relationship between the morphology of generalized spike wave paroxysms, epilepsy and sleep. In: Stefan H, Burr W (eds) Mobile long-term EEG monitoring. Gustav Fischer, Stuttgart New York, pp 103–113

Degen R, Degen H-E (1984) Sleep and sleep deprivation in epileptology. In: Degen R, Niedermeyer E (eds) Epilepsy, sleep and sleep deprivation. Elsevier, Amsterdam, pp 273–286

Doose H (1988) Epilepsien im Kindes- und Jugendalter. Desitin, Hamburg

Echeverria ME (1879) Pathologie de l'épilepsie nocturne. Ann Méd Psychol 6:177–197

Gabor AJ, Seyal M (1986) Effect of sleep on the electrographic manifestations of epilepsy. J Clin Neurophysiol 3:23–38

Gänshirt H, Vetter K (1961) Schlafelektroencephalogramm und Schlaf-Wachperiodik bei Epilepsien. Nervenarzt 32:275–279

Gibberd FB, Bateson MC (1974) Sleep epilepsy: its pattern and prognosis. Br Med J 2:403–405

Gibbs FA, Gibbs EL, Lennox WG (1938) Cerebral dysrhythmias of epilepsy: measures for their control. Arch Neurol Psychiatry 39:298–314

Gowers WR (1885) Epilepsy and other convulsive diseases. Their causes, symptoms and treatment. William Wood, New York

Gowers WR (1901) Epilepsy and other chronic convulsive Diseases. J. & A. Churchill, London

Griffiths GN, Fox IT (1938) Rhythm in epilepsy. Lancet 2:409–416

Halasz P (1984) Sleep, arousal and electroclinical manifestations of generalized epilepsy with spike wave pattern. In: Degen R, Niedermeyer E (eds) Epilepsy, sleep and sleep deprivation. Elsevier, Amsterdam, pp 97–107

Hopkins H (1933) The time of appearance of epileptic seizures in relation to age, duration and type of the syndrome. J Nerv Ment Dis 77:153–162

Janz D (1962) The grand mal epilepsies and the sleeping-waking cycle. Epilepsia 3:69–109

Janz D (1969) Die Epilepsien. Spezielle Pathologie und Therapie. Thieme, Stuttgart

Kajtor F (1962) The influence of sleep and the waking state on the epileptic activity of different cerebral structures. Epilepsia 3:274–280

Kellaway P, Frost JD, Crawley JW (1980) Time modulation of spike- and wave activity in generalized epilepsy. Ann Neurol 8:491–500

Krischek J (1962) Die Schlaf-Wach-Periodik der Grand-mal-Epilepsie und die sich daraus ergebenden Konsequenzen. Dtsch Med Wochenschr 87:2528–2533

Kubicki S, Scheuler W, Wittenbecher H (1984) Short term sleep EEG recordings after partial sleep deprivation as a routine procedure in order to uncover epileptic phenomena: an evaluation of 719 EEG recordings. In: Degen R, Niedermeyer E (eds) Epilepsy, sleep and sleep deprivation. Elsevier, Amsterdam, pp 249–269

Langdon-Down M, Brain WR (1929) Time of day in relation to convulsions in epilepsy. Lancet 2:1029–1032

Lennox WG, Lennox MA (1960) Epilepsy and related disorders.Little, Brown & Co, Boston

Lieb JP, Joseph JP, Engel J jr, Walker J, Crandall PH (1980) Sleep state and seizure foci related to depth spike activity in patients with temporal lobe epilepsy. Electroencephalogr Clin Neurophysiol 49:538–557

Mikol F, Monge-Strauss MF (1987) Horaires des crises et répartition nycthémérale des activités EEG paroxystiques: Étude chez 197 épileptiques. Rev Neurol (Paris) 143: 451–456

Montplaisir J, Laverdière M, Sant-Hilaire JM (1985) Sleep and epilepsy. In: Gotman J, Ives JR, Gloor P (eds) Long-term monitoring in epilepsy. Electroencephalogr Clin Neurophysiol [Suppl 37]:215–239

Niedermeyer E (1982) Petit mal, primary generalized epilepsy and sleep. In: Sterman MB, Shouse MN, Passouant P (eds) Sleep and epilepsy. Academic Press, New York London, pp 191–207

Niedermeyer E (1984) Awakening epilepsy („Aufwach-Epilepsie") revisted 30 years later. In: Degen R, Niedermeyer E (eds) Epilepsy, sleep and sleep deprivation. Elsevier, Amsterdam, pp 85–94

Offenbacher H, Körner E, Reinhart B, Wolf R, Fritsch G, Logar C, Lechner H (1986) Mobile long-term EEG monitoring in generalized seizure disorders of different etiology. Eur Neurol [Suppl 25]:146–153

Passouant P (1982) Historical views on sleep and epilepsy. In: Sterman MB, Shouse MN, Passouant P (eds) Sleep and epilepsy. Academic Press, New York London, pp 1–6

Patry FL (1931) The relation of time of day, sleep and other factors to the incidence of epileptic seizures. Am J Psychiatr 87:789–813

Patry G, Lyagoubi S, Tassinary CA (1971) Subclinical "electrical status epilepticus" induced by sleep in children. Arch Neurol 24:242–252

Rodin E, Smid N, Mason K (1976) The grand mal pattern of Gibbs, Gibbs and Lennox. Electroencephalogr Clin Neurophysiol 40:401–406

Ross JJ, Johnson LC, Walter RD (1966) Spike and wave discharges during stages of sleep. Arch Neurol 14:399–407

Sato S, Penry JK, Dreifuss FE (1976) Electroencephalographic monitoring of generalized spike-wave paroxysms in the hospital and at home. In: Kellaway P, Petersen I (eds) Quantitative analytic studies in epilepsy. Raven Press, New York, pp 237–251

Sammaritano M, Gigli GL, Gotman J (1991) Interictal spiking during wakefulness and sleep and the localization of foci in temporal lobe epilepsy. Neurology 41:290–297

Tassinari CA, Bureau M, Dravet C, Roger J, Daniele Natalè O (1982) Electrical status epilepticus during sleep in children (ESES). In: Sterman MB, Shouse MN, Passouant P (eds) Sleep and epilepsy. Academic Press, New York London, pp 465–479

Vogl P (1964) Erfahrungen in der Behandlung der Epilepsie beim Erwachsenen. Dtsch Gesundh-Wes 19:1685

Wieser HG (1984) Temporal lobe epilepsy, sleep and arousal: stereo-EEG findings. In: Degen R, Niedermeyer E (eds) Epilepsy, sleep and sleep deprivation. Elsevier, Amsterdam, pp 137–167

Schlafapnoe und Persönlichkeitsstruktur

W. Cassel

Schlaf und Wachheit sind klar differenzierbare physiologische Zustände, die in starker wechselseitiger Abhängigkeit stehen. Psychische und körperliche Belastungen am Tag beeinflussen das Schlafverhalten in der Nacht, umgekehrt sind Befinden und Leistungsfähigkeit am Tag durch Dauer und Qualität des nächtlichen Schlafes modifiziert. Bei Patienten mit erkrankungsbedingt dauerhaft gestörtem Schlaf ist mit Beeinträchtigungen am Tag zu rechnen.

Durch zahlreiche apnoeterminierende zentralnervöse Aktivierungsreaktionen kommt es bei Patienten mit SBAS zu einer Reduktion des Erholungswertes des Schlafes. Vigilanzbeeinträchtigungen erscheinen also bei Patienten mit Schlafapnoe wahrscheinlich. Es kommt zu gesteigerter Tagesmüdigkeit, die sich als Einschlafen wider Willen manifestieren kann. Hieraus resultiert ein erhöhtes Unfallrisiko von Patienten mit Schlafapnoe im Straßenverkehr [9, 5], wobei man erschwerend davon ausgehen muß, daß durch Müdigkeit bedingte Unfälle überdurchschnittlich schwere Unfälle sind [5, 17].

Neben gesteigerter Einschlafneigung am Tage werden bei Patienten mit SBAS Beeinträchtigungen der Lebensqualität und von einzelnen Autoren auch Veränderungen der Persönlichkeitsstruktur als Krankheitsfolgen diskutiert.

Schlafapnoe und Persönlichkeit

Als mögliche Persönlichkeitsveränderung bei Schlafapnoe werden recht häufig Depressionen genannt [11].

Reynolds et al. [22] fanden in einem allerdings sehr kleinen und wohl nicht repräsentativen Kollektiv von 25 männlichen Patienten mit obstruktiver Schlafapnoe 6 Patienten mit affektiven Störungen und 4 Patienten mit Alkoholmißbrauch.

Beutler et al. [2] beschrieben erhöhte Werte für Depressivität, Hypochondrie und Hysterie im Minnesota Multiphasic Personality Inventory (MMPI) bei einer ebenfalls recht kleinen Stichprobe (n = 20) von Patienten mit Schlafapnoe. Im Profile of Moods States (POMS) konnten allerdings keine erhöhten Depressivitätsscores aufgezeigt werden. Von den Autoren wurden keine Angaben gemacht, wann (vor oder nach Diagnosestellung) die psychodiagnostischen Untersuchungen durchgeführt wurden.

Auch Kales et al. [13] fanden im MMPI bei 50 Patienten mit Schlafapnoe eine erhöhte Prävalenz der Depressivität (56 %), Hypochondrie (35 %) und Konversionshysterie (29 %). Allerdings wurden hier die psychodiagnostischen Untersuchungen an Patienten durchgeführt, bei denen eine Tracheotomie vorgesehen war. Es ist hier fraglich, ob gefundene psychopathologische Zeichen das Ergebnis einer Erkrankung (Schlafapnoe) oder der Effekt der Erwartung einer entstellenden, die Lebensqualität stark beeinträchtigenden Operation sind. Obwohl es sich, als Voraussetzung für eine Indikation einer solch stark beeinträchtigenden Operation, um Patienten mit ausgeprägter Schlafapnoe handeln muß, wurden keine Angaben zur Apnoeaktivität gemacht.

Die Vermutung, daß die Erwartung einer Operation krankheitsbedingte Persönlichkeitsveränderungen vortäuschen kann, wurde durch die Untersuchung von Klonoff et al. [14] bestätigt. Auch in dieser Studie fanden die Autoren erhöhte MMPI-Werte für Depressivität, Hypochondrie und Hysterie bei 10 Patienten mit Schlafapnoe, die eine operative Therapie der Schlafapnoe, eine Uvulopalatopharyngoplastik (UPPP), erwarteten. Allerdings unterschieden sich Patienten mit Schlafapnoe in ihren MMPI-Scores praktisch nicht von 10 altersgematchten Patienten, die eine Bypassoperation erwarteten. Nach erfolgter Bypassoperation bzw. UPPP normalisierten sich die MMPI-Werte beider Kollektive. Die Autoren schließen, daß die Erwartung einer Operation erhöhte MMPI-Werte induzieren kann. Weiterhin wurden psychologische Effekte diskutiert, die durch eine schwere Erkrankung verursacht werden können, aber nicht spezifisch für bestimmte Erkrankungen sind. Die postoperative Verbesserung der MMPI-Scores kann also einerseits das Ergebnis der nicht mehr vorhandenen Operationserwartung sein, andererseits aus einer allgemeinen Befindensverbesserung resultieren. Hier ist zu beachten, daß die vorliegenden Untersuchungen zur UPPP zeigen, daß durch diese Operation eine statistisch signifikante Reduktion subjektiver Symptome und eine Verringerung der Anzahl von Atmungsstillständen erreicht wird, aber in der Regel keine vollständige Remission der Erkrankung erfolgt. Durch die Therapie mit nasaler kontinuierlicher Überdruckbeatmung (nCPAP) wird dagegen eine nahezu vollständige Reduktion nächtlicher Atmungsstillstände erreicht [1]. Die Überlebenswahrscheinlichkeit von mit nCPAP behandelten Patienten entspricht der von Personen ohne Schlafapnoe; die Überlebenswahrscheinlichkeit von mit UPPP behandelten Patienten der von unbehandelten Patienten [10]. Die Verbesserung von MMPI-Werten in der Untersuchung von Kloneff et al. kann also nicht auf einer Beseitigung der Schlafapnoe beruhen. Ganz ähnliche Untersuchungsbefunde liegen interessanterweise für die operative Behandlung des Kontrollkollektivs in dieser Studie vor. Auch die Bypassoperation bei koronarer Herzerkrankung führt zu einer subjektiven Symptomverbesserung, aber kaum zu einer Veränderung der Überlebenswahrscheinlichkeit [4, 23].

Eine durch Behandlung der Schlafapnoe reduzierte Depressivität konnte auch in der Untersuchung von Millmann et al. [16] aufgezeigt werden. In dieser Studie können Operationserwartungen keine Rolle gespielt haben, da die psychodiagnostischen Untersuchungen (Zung Self-Rating Depression Scale, SDS [25]) bei 55 Patienten mit Schlafapnoe vor der ersten polysomnographischen Diagnostik durchgeführt wurden und weil hier (bei 19 Patienten) nCPAP als therapeutische Intervention eingesetzt wurde. Obwohl von den Autoren eingeräumt wird, daß einige der Items der SDS mit direkten Folgeerscheinungen der Schlafapnoe konfundiert sind, wird keine Reanalyse der Daten ohne diese Items dargestellt und Depressivität als kennzeichnend für Schlafapnoe bezeichnet. Es bleibt so fraglich, ob ohne das Item Müdigkeit, das den höchsten Wert aller Items bei „depressiven" Patienten mit Schlafapnoe hatte, und ohne das Item Aufgabenerfüllung („task performance", zweithöchster Wert) noch Depression bei Schlafapnoe und ihre Reduktion unter Therapie nachweisbar wären. Auch erhöhte Werte des dritt- und (zusammen mit anderen) viertplazierte Item bei den 25 „depressiven" Patienten können durch Schlafapnoe statt durch psychologische Störungen erklärbar sein. Unzufriedenheit („dissatisfaction") kann durch Tagesmüdigkeit und Konzentrationsschwankungen hervorgerufen sein; ein Item wie Schlafstörungen („sleep disruption") sollte von vornherein bei Patienten mit einer schlafmedizinischen Diagnose aus der Analyse ausgeschlossen werden.

Bei einer Untersuchung von 336 älteren Personen (über 50 Jahre) konnten Bliwies et al. [3] bei Anwendung der Geriatric Depression Scale (GDS [24]), die keine somatischen Items enthält, keine klinisch relevante Depression bei den 42 Frauen und 132 Männern mit erhöhter Schlafapnoeaktivität (Respiratory-Disturbance-Index – Apnoen plus Hypopnoen pro Stunde Schlaf – ≥ 5) nachweisen, obwohl die älteren Männer mit SBAS statistisch signifikant erhöhte GDS-Werte aufwiesen. Inwieweit dieser Effekt durch die Konfundierung von psychologischen Symptomen der Schlafapnoe mit Items der GDS erklärbar ist, wird von den Autoren nicht diskutiert.

Auch die Ergebnisse von Reynolds et al. [21], die bei Patienten mit affektiven Erkrankungen keine relevant erhöhte Prävalenz von schlafbezogenen Atmungsstörungen fanden, zeigen, daß die oft geäußerte Annahme erhöhter Depressivität bei Patienten mit Schlafapnoe zumindest zweifelhaft ist.

Wir vermuten, daß die im nichtwissenschaftlichen Sprachgebrauch, aber auch in einigen Fachpublikationen geäußerte erhöhte Prävalenz von depressiven Verstimmungen und anderen Persönlichkeitsveränderungen bei Patienten mit SBAS auf einer Fehlinterpretation eines der Leitsymptome der Schlafapnoe,. der gesteigerten Einschlafneigung am Tag, beruht. Müdigkeit wird von Außenstehenden leicht als Lustlosigkeit oder depressive Verstimmung bewertet, ebenso enthalten einige Testverfahren wie z. B. das MMPI [6, 7] und die SDS [25] Items, in denen nach Tagesmüdigkeit oder Schlafbeeinträchtigungen gefragt wird und die – bei organisch verursachter Müdigkeit und Schlafstörungen zu Unrecht – z. B. Depressivitätsskalen zugeordnet werden. So können sowohl in der Testdiagnostik als auch in der persönlichen Interaktion „Persönlichkeitsveränderungen" festgestellt werden, die keine sind.

Eigene Untersuchung

Um die Frage möglicher Persönlichkeitsveränderungen bei Schlafapnoe zu untersuchen, entschieden wir uns für die Verwendung des Freiburger Persönlichkeitsinventares in seiner revidierten Form (FPI-R). Dieses psychodiagnostische Testverfahren zeichnet sich durch eine sehr große, repräsentative Eichstichprobe (n = 2035) aus. Weiterhin enthält dieses Testverfahren unter seinen 138 Items nur 2, die mit schlafbezogenen Störungen bzw. Müdigkeit konfundiert sein können (Item 75: „Ich habe Schwierigkeiten einzuschlafen und durchzuschlafen"; Item 79: „Ich bin häufiger abgespannt, matt und erschöpft"). Diese Items fließen in die Skalen „Körperliche Beschwerden" und „Beanspruchung" ein, zu denen jeweils aber 11 weitere Items beitragen. Eine Verzerrung der Ergebnisse durch schlafassoziierte Gesundheitsprobleme ist somit wenig wahrscheinlich.

76 Patienten mit Schlafapnoe, d. h. einem Apnoeindex von mehr als 10 Atmungsstillständen je Stunde Schlaf, füllten das FIP-R aus. Als Kontrollgruppe dienten 30 Personen ohne schlafbezogene Atmungsstörungen (vgl. Tabelle 1). Alle 106 teilnehmenden Personen füllten das FPI-R aus, bevor Untersuchungen der Atmung im Schlaf vorgenommen wurden, d. h. ohne Wissen um eine eventuelle Diagnose.

Wie erwartet, lagen die durchschnittlichen Skalenwerte der Kontrollgruppe im jeweiligen Normalbereich (durchgezogene Linie in Abb. 1). Auch für das Gesamtkollektiv der Patienten mit SBAS ergeben sich keine Abweichungen vom Bereich zwischen Stanine 4 und 6 (gestrichelte Linie in Abb. 1). Um der Frage nachzugehen, ob evtl. bei schwerer Schlafapnoe Persönlichkeitsveränderungen nachzuweisen sind, wurde ein Subkollektiv von Patienten mit einem Apnoeindex über 40 gebildet (n = 25). Auch für diese Patienten zeigen sich auf keiner der Skalen des FPI-R relevante Abweichungen vom Normbereich (gepunktete Linie in Abb. 1).

Übereinstimmend mit auf der Basis von FPI-R Werten praktisch nicht unterscheidbaren Persönlichkeitsstrukturen von Personen mit und ohne Schlafapnoe zeigte eine Korrelationsanalyse keine relevanten Beziehungen zwischen Skalenwerten des FPI-R und der Häufigkeit nächtlicher Atmungsstillstände (AI). Die Spearman-Rang-Korrelationskoeffizienten lagen mit Werten bis etwa 0,2 in einem sehr niedrigen Bereich.

Wenn die Annahme, daß „Persönlichkeitsveränderungen" bei Schlafapnoe das Ergebnis der Interpretation Nichtbetroffener sein können, richtig ist, so sollten sich in der Fremdbeurteilung von Patienten mit schlafbezogenen Atmungsstörungen diese „Persönlichkeitsveränderungen" widerspiegeln. 14 medizinische Betreuungspersonen (Ärzte und medizinisch-technisches Personal), die im Mittel

Tabelle 1. Alter, „body mass index" (BMI, kg/m2) und Apnoeaktivität (AI, Phasen/h) für Versuchsgruppe (VG, n = 76) und Kontrollgruppe (KG, n = 30); Mittelwerte (MW) und Standardabweichungen (SD)

	KG		VG	
	MW	SD	MW	SD
Alter	48,5	10,7	51,5	8,5
BMI	26,8	3,3	29,4	4,7
AI	4,1	2,8	33,4	21,8

mit 345 Patienten mit der Diagnose Schlafapnoe gearbeitet hatten, füllten ebenfalls das FPI-R aus. Sie waren instruiert, dies nicht aus ihrer eigenen Sicht, sondern aus der Perspektive eines „durchschnittlichen" Patienten mit Schlafapnoe zu tun.

Hier zeigte sich, daß diese imaginären Patienten als unzufrieden und bedrückt, wenig leistungsorientiert oder energisch, sich oft im Streß fühlend und mit vielen körperlichen Beschwerden behaftet beschrieben wurden (Strichpunktlinie in Abb. 1).

Normstichprobe	4	7	12	17	20	17	12	7	4	Prozent
Standardwert*	9	8	7	6	5	4	3	2	1	Stanine

|—54%—|

1. **Lebenszufriedenheit**
   lebenszufrieden, gute Laune
   zuversichtlich
   — unzufrieden, bedrückt, negative Lebenseinstellung

2. **Soziale Orientierung**
   sozial verantwortlich
   hilfsbereit, mitmenschlich
   — Eigenverantwortung in Notlagen betonend, selbstbezogen, unsolidarisch

3. **Leistungsorientierung**
   leistungsorientiert, aktiv
   schnell-handelnd
   ehrgeizig-konkurrierend
   — wenig leistungsorientiert oder energisch, wenig ehrgeizig-konkurrierend

4. **Gehemmtheit**
   gehemmt, unsicher
   kontaktscheu
   — ungezwungen, selbstsicher kontaktbereit

5. **Erregbarkeit**
   erregbar, empfindlich
   unbeherrscht
   — ruhig, gelassen selbstbeherrscht

6. **Aggressivität**
   aggressives Verhalten-
   spontan und reaktiv,
   sich durchsetzend
   — wenig aggressiv, kontrolliert zurückhaltend

7. **Beanspruchung**
   angespannt, überfordert
   sich oft "im Streß" fühlend
   — wenig beansprucht, nicht überfordert, belastbar

8. **Körperliche Beschwerden**
   viele Beschwerden
   psychosomatisch gestört
   — wenige Beschwerden psychosomatisch nicht gestört

9. **Gesundheitssorgen**
   Furcht vor Erkrankungen
   gesundheitsbewußt, sich schonend
   — wenig Gesundheitssorgen gesundheitlich unbekümmert, robust

10. **Offenheit**
    offenes Zugeben kleiner
    Schwächen und alltäglicher
    Normverletzungen, ungeniert,
    unkonventionell
    — an Umgangsnormen orientiert, auf guten Eindruck bedacht, mangelnde Selbstkritik, verschlossen

|—54%—|

E. **Extraversion**
extravertiert, gesellig
impulsiv, unternehmungslustig
— introvertiert, zurückhaltend überlegt, ernst

N. **Emotionalität**
emotional labil, empfindlich
ängstlich, viel Probleme und
körperliche Beschwerden
— emotional stabil, gelassen selbstvertrauend, lebenszufrieden

*Stanine 4 - 6 = unauffälliger Bereich |—54%—|

Abb. 1. Ergebnisbogen FPI-R der Kontrollgruppe ohne relevante Schlafapnoe (*durchgezogene Linie,* n = 30), der Patienten mit Schlafapnoe (*gestrichelte Linie,* n = 76), des hieraus gebildeten Subkollektives mit schwerer Schlafapnoe(AI ≥ 40, n = 25, *gepunktete Linie*) und der Fremdbeurteilung durch Betreuungspersonen (*Strichpunktlinie*)

Bewertung

Die Resultate der „Fremdbeurteilung" – für die das FPI-R nicht validiert ist – spiegeln, im Gegensatz zu der Selbstbeschreibung der Patienten, sehr gut die Ergebnisse anderer Untersuchungen bzw. die klassische Stereotype zur Persönlichkeitsstruktur von Patienten mit Schlafapnoe wider. Diese Ergebnisse unterstützen die Annahme, daß Persönlichkeitsveränderungen bei Patienten mit Schlafapnoe tatsächlich das Ergebnis von Fehlinterpretationen anderer Symptome wie z. B. Einschlafneigung sein können. Auf Basis der im FPI-R erfaßten Persönlichkeitseigenschaften erscheint es nicht gerechtfertigt, Persönlichkeitsveränderungen als charakteristisches Merkmal der Schlafapnoe zu nennen.

Im Einklang mit dieser Schlußfolgerung steht der Kommentar von Lee [15] zu der Untersuchung von Millmann et al. [16], welcher Depressionen als Manifestation von Schlafapnoe sieht. Lee konnte bei 60 Patienten mit Schlafapnoe in keinem Fall die Diagnose Depression nach DSM-III-R stellen. Auch Lee wirft die Frage auf, inwieweit Symptome und Folgeerscheinungen der Schlafapnoe mit psychiatrischen Symptomen konfundiert sind.

Das aus unserer Sicht ungerechtfertigte Label einer erhöhten Wahrscheinlichkeit der psychiatrischen Diagnose Depression bei Schlafapnoe kann auf der einen Seite das Umgehen der Patienten mit ihrer Erkrankung erschweren, auf der anderen Seite dazu führen, daß bei Patienten mit dem Verdacht auf Schlafapnoe möglicherweise unnötige Diagnostik betrieben wird, um die vermutete Depression zu verifizieren. An erster Stelle sollte bei solchen Patienten aber immer die Evaluation der wahrscheinlichen Grunderkrankung stehen, die heute auch mit einfachen diagnostischen Systemen auf breiter Basis möglich ist [20]. Nach Befundbestätigung sollte schnellstmöglich eine effiziente Therapie der Schlafapnoe eingeleitet werden, um so deren mögliche medizinischen [19, 12, 18] und psychosozialen [5] Folgeerscheinungen zu verhindern.

Wenn Patienten mit ausgeprägter Schlafapnoe von anderen als extrem beeinträchtigt erlebt werden und, wie oben dargelegt, oft als depressiv beschrieben werden, wie kommt es dann dazu, daß sie sich selbst nicht als depressiv erleben?

Eine mögliche Ursache hierfür ist die Tatsache, daß die Schlafapnoe eine Erkrankung ist, die sich in der Regel sehr diskret entwickelt bzw. verschlimmert. Betroffene haben also, im Gegensatz zu einer schnellen Befindensänderung, z. B. nach einem Unfall, kaum eine Möglichkeit, Änderungen ihres Befindens in einem zeitlichen Maßstab von Tagen, Wochen oder evtl. gar Monaten wahrzunehmen. Wenn dann doch das Bewußtsein einer Einschränkung entsteht, so wird dies häufig als „normales Altern" fehlinterpretiert. Oft wird erst nach einer effektiven Therapie der Schlafapnoe – durch die schnelle positive Veränderung – das individuelle Bezugssystem in die Lage versetzt, Änderungen zu erkennen. „Jetzt weiß ich erst, wie schlecht es mir früher ging" ist eine Aussage, die in ähnlicher Form von vielen Patienten nach einer der ersten Nächte unter nCPAP gemacht wird.

Therapieeffekte

Dementsprechend zeigten sich in einer brieflichen Befragung von 158 Patienten (6 Frauen, 152 Männer), die jeweils seit mehr als 6 Monaten eine Therapie der Schlafapnoe mittels nCPAP durchführten, sehr positive Ergebnisse.

135 Patienten (85,5 %) antworteten, 11 (7 %) davon hatten inzwischen die nCPAP-Therapie abgebrochen. Die Angaben von 118 männlichen und allen 6 weiblichen Patienten (78,5 %) erwiesen sich als auswertbar. Die 23 Patienten (14,5 %), die nicht antworteten, hatten mit einem Apnoeindex von 30,8 einen signifikant niedrigeren Apnoeindex als die „Antworter" (AI = 45). Es kann spekuliert werden, ob diese Patienten wegen ihrer geringeren prätherapeutischen Krankheitsausprägung weniger Verbesserungen unter nCPAP erfuhren und daher nicht so motiviert waren, zu antworten, bzw. vielleicht ebenfalls die Therapie abgebrochen haben. Alle Patienten waren ausdrücklich aufgefordert, auch negative Erfahrungen zu schildern.

Patienten, die angaben, die Therapie abgebrochen zu haben, waren mit 63 Jahren im Mittel signifikant älter als Patienten, die weiter nCPAP benutzten (55 Jahre). Hier spielen u. U. Probleme mit der Anwendung der nCPAP-Geräte bei älteren Patienten eine Rolle. Bei dieser Therapie ist die aktive Mitarbeit des Patienten erforderlich. Eine weitere Erklärungsmöglichkeit für das höhere Alter der „Nichtbenutzer" ist die Tatsache, daß Personen, die nicht mehr im Berufsleben stehen, die durch Schlafapnoe beeinträchtigte Schlafqualität teilweise durch eine erhöhte Schlafmenge ausgleichen können, so daß die subjektiven Symptome der Schlafapnoe gemildert sein können und so die Motivation für die Benutzung von nCPAP erniedrigt ist.

Trotz dieser Selektionseffekte gehen wir davon aus, daß mit 78,5 % – dies ist gleichzeitig die untere Schätzung der Compliance – der ursprünglich verschickten Fragebögen eine recht gute Aussage über subjektive Effekte der Therapie der Schlafapnoe mittels nCPAP möglich ist. Die Publikation der Gesamtergebnisse dieser Untersuchung ist in Vorbereitung; im folgenden folgen einige exemplarische Resultate.

So zeigte sich, daß z. B. die Zufriedenheit mit sozialen Aktivitäten bei den Patienten unter Therapie mit nCPAP deutlich anstieg (Abb. 2, $p < 0{,}001$).

Auch die berufliche Leistungsfähigkeit wurde unter Therapie als deutlich verbessert eingestuft (Abb. 3, $p < 0{,}001$).

Vor der Behandlung der Schlafapnoe wurde von etwa 65 % aller Patienten ihre Müdigkeit als Ursache für familiäre Probleme gesehen; mit nCPAP war dies nur noch für 15 % aller Patienten der Fall (Abb. 4, $p < 0{,}001$).

Diese Ergebnisse zeigen, daß Patienten mit Schlafapnoe ihr Befinden unter Therapie mit nCPAP als deutlich verbessert erleben. Sie unterstützen weiterhin die Annahme, daß Patienten mit schlafbezogenen Atmungsstörungen das Ausmaß der Beeinträchtigung durch ihre Erkrankung erst nach erfolgreicher Intervention adäquat beurteilen können.

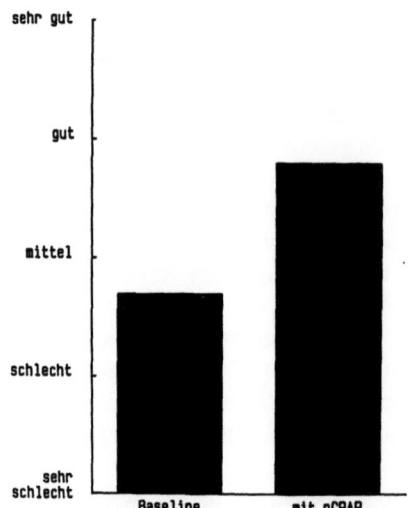

Abb. 2. Selbstbeurteilung sozialer Aktivitäten vor *(Baseline)* und mit nCPAP

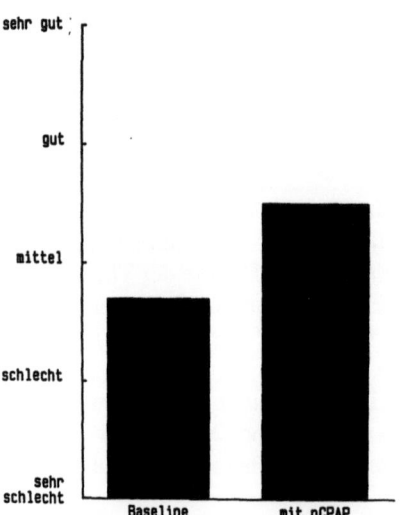

Abb. 3. Selbstbeurteilung beruflicher Leistungsfähigkeit vor *(Baseline)* und mit nCPAP

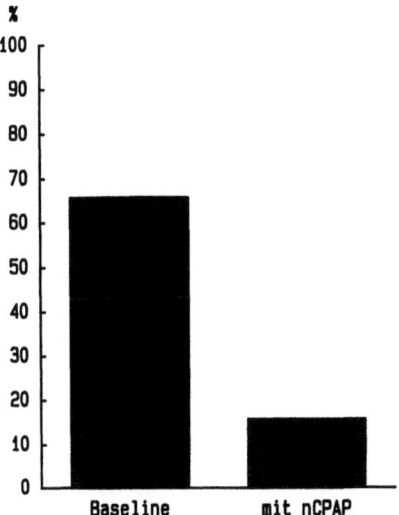

Abb. 4. Prozentualer Anteil von Patienten, die vor *(Baseline)* bzw. mit nCPAP Müdigkeit als Ursache familiärer Probleme einstuften.

Literatur

1. Becker H, Peter JH, Wichert P von (1992) Nasal continuous positive airway pressure. Eur Respir Rev 10:400–408
2. Beutler LE, Ware JC, Karacan I, Thornby JI (1981) Differentiating psychological characteristics of patients with sleep apnea and nacrolepsy. Sleep 4:39–47
3. Bliwise DL, Yesavage JA, Sink J, Widrow L, Dement WC (1986) Depressive symptoms and impaired respiration in sleep. J Consult Clin Psychol 54:734–735
4. Braunwald E (1983) Effects of Coronary-artery Bypass Grafting on Survival. N Engl J Med 309:1181–1184
5. Cassel W, Ploch T (1993) Schlafbezogene Atmungsstörungen: Unfallgefahr als psychosozialer Risikofaktor. In: Hecht K, Engfer A, Peter JH, Poppei M (Hrsg) Schlaf, Gesundheit, Leistungsfähigkeit. Springer, Berlin Heidelberg New York Tokyo, S 233–242
6. Dahlstrom WG, Welsh GS, Dahlstrom LE (1972) An MMPI handbook, vol 1. University of Minnesota Press, Minneapolis
7. Dahlstrom WG, Welsh GS, Dahlstrom LE (1975) An MMPI handbook, vol 2. University of Minnesota Press, Minneapolis
8. Fahrenberg J, Hampel R, Selg H (1984) Das Freiburger Persönlichkeitsinventar FPI – Revidierte Fassung FPI-R und teilweise geänderte Fassung FPI-A 1. Hogrefe, Göttingen Toronto Zürich
9. Findlcy LJ, Unverzagt ME, Surrat PM (1988) Automobil accidents involving patients with obstructive sleep apnea. Am Rev Respir Dis 138:337–340
10. He J, Kryger MH, Zorick FJ, Conway W, Roth T (1988) Mortality and apnea index in obstructive sleep apnea – experience in 385 male patients. Chest 94 (1):9–14
11. Hudgel DW (1989) Neuropsychiatric manifestation of obstructive sleep apnea: a review. Int J Psychiatry Med 19:11–22
12. Hung J, Whitford EG, Persons RW, Hillman DR (1990) Association of sleep apnea with myocardial infarction in men. Lancet 336:261–264

13. Kales A, Caldwell AB, Cadieux RJ, Vela-Bueno A, Ruch LG, Mayes SD (1985) Severe obstructive sleep apnea-II: associated psychopathology and psychosocial consequences. J Chron Dis 38:427–434
14. Klonoff H, Fleetham J, Taylor DR, Clark C (1987) Treatment outcome of obstructive sleep apnea – physiological and neuropsychological concomitants. J Nerv Ment Dis 175:208–212
15. Lee S (1990) Depression in sleep apnea: a different view. J Clin Psychiatry 51: 309–310
16. Millman RP, Fogel BS, McNamara ME, Carlisle CC (1989) Depression as a manifestation of obstructive sleep apnea: a review. J Clin Psychiatry 50:348–351
17. Parsons M (1986) Fits and other causes of loss of consciousness while driving. Q J Med 227:295–303
18. Partinen M, Palomäki H (1985) Snoring and cerebral infarction. Lancet II:1325–1326
19. Peter JH, Faust M (1991) Schlafbezogene Atmungsstörungen: Von den Syndromen zum Risikofaktor.Pneumologie 45:200–204
20. Peter JH, Blanke J, Cassel W et al. (1992) Empfehlungen zur ambulanten Diagnostik der Schlafapnoe. Med Klin 87:310–317
21. Reynolds CF III, Coble PA, Spiker DG, Neil JF, Holzer BC, Kupfer DJ (1982) Prevalence of sleep apnea and nocturnal myoclonus in major affective disorders: clinical and polysomnographic findings. J Nerv Ment Dis 1790:565–567
22. Reynolds CD III, Kupfer DJ, McEachran AB, Taska LS, Sewitch DE, Coble PA (1984) Depressive psychopathology in male sleep apneics. J Clin psychiatry 45: 287–290
23. Rogers WJ, Coggin CJ, Gersh BJ, Fisher LD, Myers WO, Oberman A, Sheffield LT (1990) Ten-year follow-up of quality of life in patients randomized to receive medical therapy or coronary artery bypass graft surgery. The Coronary Artery Surgery Study (CASS). Circulation 82(5):1859–1862
24. Yesavage JA, Brink TL, Rose TL, Lum O, Huang V, Adey MB, Leirer VO (1983) Development and validation of a geriatric depression scale: A preliminary report. J Psychiatr Res 17:37–49
25. Zung WWK (1965) A self-rating depression scale. Arch Gen Psychiatry 12:63–70

VI. Was hat sich durch die Einbeziehung der schlafbezogenen Störungen von Atmung und Kreislauf in das diagnostische und therapeutische Vorgehen geändert?

Häufigkeit der Schlafapnoe in der Praxis eines niedergelassenen Allgemeinarztes bei über 40jährigen Männern (Mardorf-Studie)

A. Liesenfeld, H. Becker, T. Podszus, C. Kemeny, W. Baumgarten, J.H. Peter

Vor 10 Jahren hat noch niemand in der Allgemeinpraxis an schlafbezogene Atmungsstörung (SBAS) bei der Behandlung der Patienten gedacht. Die Anamnese bezog sich nur auf die akuten Beschwerden, die Eigenanamnese, die vegetative Anamnese und die Familienanamnese. Durch die Erfahrung der letzten Jahre und neue Untersuchungsmethoden ist es möglich geworden, SBAS festzustellen. Heute sollte deshalb in der Praxis eines Allgemeinarztes zusätzlich eine auf eine Schlafapnoe ausgerichtete Erhebung der Krankengeschichte mit durchgeführt werden.

Meine Untersuchungen wurden in Mardorf, einem Stadtteil von Amöneburg, in einer ländlichen Allgemeinpraxis in Oberhessen, etwa 15 km von Marburg entfernt, erhoben.

Amöneburg selbst hat insgesamt 5235 Einwohner, der Ortsteil Mardorf 1551 Einwohner. Es gibt in Mardorf 250 Männer über 40 Jahren. Die vorliegenden Untersuchungen beziehen sich auf die genannte Altersgruppe. Meine Praxis wurde 1985 neu gegründet.

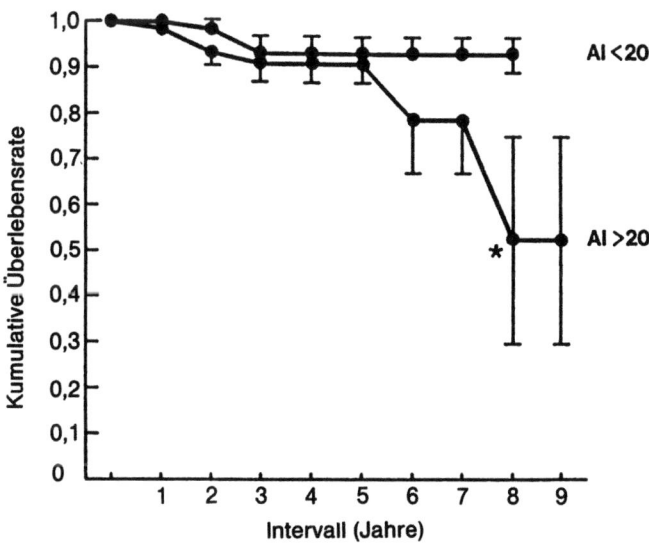

Abb. 1. Auswirkung des Apnoeindex auf die Sterblichkeit bei über 50jährigen mit unbehandeltem Schlafapnoesyndrom. (Aus He et al. [3])

Das Schlafapnoesyndrom hat eine hohe Prävalenz in der männlichen Bevölkerung. Man schätzt, daß mindestens 200 000 Männer in den alten Bundesländern durch diese schlafbezogene Obstruktion der oberen Luftwege akut gefährdet sind [1, 2]. Die Lebenserwartung ist durch Folgeerkrankungen und Unfallgefährdung gegenüber Gesunden deutlich herabgesetzt [1, 2, 3, 4]. Aus Abb. 1 geht hervor, wie stark bei über 50jährigen mit einem Apnoeindex (AI) größer 20 die Lebenserwartung sinkt.

Begleitet wird das Schlafapnoesyndrom von einer Reihe von Symptomen und Diagnosen aus den Bereichen Innere Medizin, Allgemeinmedizin und Pneumologie:

- essentielle Hypertonie,
- Belastungsdyspnoe und anderweitig nicht erklärbare myokardiale Insuffizienz,
- nächtliche Herzrhythmusstörungen,
- Übergewicht,
- Polyglobulie,
- retrosternales Druckgefühl ohne Hinweis auf KHK,
- Hyperurikämie,
- Diabetes mellitus,
- anderweitig nicht erklärte rezidivierende Myogelosen im Nacken- und Rückenbereich.

Folgende Symptome und Beschwerden bzw. Befunde weisen ebenfalls auf eine Schlafapnoe hin [5]:

- Abgeschlagenheit,
- Leistungsknick,
- Übergewicht,
- Hypertonie,
- Knöchelödeme,
- erhöhte Harnsäure,
- Konzentrationsschwierigkeiten,
- Polyglobulie.

Auch bei ungewöhnlichen „Symptomen" sollte an das Vorliegen von SBAS gedacht werden. Diese waren bei den Patienten dieser Studie u. a.:

- große Stirnplatzwunde; am hellichten Tag ohne Alkoholeinfluß gegen Laternenpfosten gelaufen;
- Augenblutung in der Nähe der Makula mit drohender Erblindung bei hypertensiver Krise;
- ausgeprägter Leistungsknick beim Tischtennisspielen und exzessiver Colaabusus;
- starke Schulter-Arm-Beschwerden, die nach nCPAP-Therapie vollständig verschwanden;
- Einschlafen im Stehen beim Anlehnen an eine Wand.

Seit August 1985 wurde in einer laufenden Studie die Häufigkeit der Schlafapnoe bei Männern über 40 Jahren in meiner mittelgroßen Landpraxis untersucht. Obwohl die Bedeutung der Schlafapnoe für die Bevölkerung bekannt ist, wurden bisher noch nie in diesem Umfang männliche Patienten in *einer* Praxis mit einem Einzugsgebiet von ca. 5000 Personen (Gesamtbevölkerung) untersucht. Nach 5 Jahren erfolgte 1990 die erste Zwischenauswertung.

Aufgenommen in die Untersuchung wurden *alle* männlichen Patienten im Alter von über 40 Jahren, unabhängig vom Grund des Arztbesuches. Insgesamt suchten 230 männliche Patienten in der Zeit vom August 1985 bis September 1990 ein- oder mehrmals im Jahr die Praxis auf. Erfüllten die Patienten 4 oder mehr der folgenden Kriterien:

- Übergewicht,
- Hypertonie,
- erhöhte Harnsäure,
- Polyglobulie,
- Knöchelödeme,
- Leistungsknick,
- Abgeschlagenheit,
- Konzentrationsschwierigkeiten,

so wurde eine ambulante Apnoemessung veranlaßt.

230 Patienten wurden von August 1985 bis September 1990 in die laufende Studie aufgenommen. Die Zwischenauswertung im September 1990 ergab folgende Ergebnisse: 46 Personen (20 %) wurden mit einem ambulant einsetzbaren Gerät (MESAM) zur Untersuchung bei Verdacht auf Schlafapnoe untersucht. Diese Registrierung mißt neben der Herzfrequenz über ein Mikrophon am Hals die Atemgeräusche und in der neueren Version (MESAM IV) die O_2-Sättigung über eine Fingerelektrode und die Körperlage. Die Registriereinheit läßt sich wie ein Langzeit-EKG leicht durch eine Helferin anlegen (Abb. 2).

Durch einen Computer wird die Messung ausgewertet. Sie zeigt bei Schlafapnoe typische Herzfrequenzschwankungen und Schnarchphasen im Wechsel mit Atemstillständen an und in der MESAM-IV-Version auch atemabhängige O_2-Abfälle bei Apnoen und Hypopnoen.

Bei positivem oder fraglichem Befund wurden diese Patienten im Schlaflabor Marburg oder mit einem ambulanten Apnoekoffer nachgemessen (Tabelle 1). Dies betraf 30 der 46 untersuchten Männer.

23 Patienten erfüllten die Kriterien für eine Schlafapnoe. Acht davon (3,5 %) hatten einen hohen Apnoeindex (AI > 20) und wurden umgehend mit nCPAP-Beatmung behandelt. In der Gruppe der 50- bis 59jährigen lag der Anteil mit 18 % bei dieser Untergruppe besonders hoch (Tabelle 2).

Von den 23 Patienten mit nachgewiesener schlafbezogener Atmungsstörung (SBAS) wurden wegen der Schwere der Schlafapnoe bis zum September 1990 8 Männer mit nasaler CPAP-Therapie behandelt, 10 Patienten der genannten Personengruppe erhielten Theophyllin, 3 Patienten hatten jede Behandlung im Zusammenhang mit Schlafapnoe abgelehnt. Die beiden übrigen Patienten wurden mit anderen Medikamenten (kein Theophyllin) behandelt.

Zusammenfassend ergibt sich bei der Auswertung im September 1990 in meiner mittleren Landpraxis mit einem konstanten Einzugsgebiet von ca. 5000 Ein-

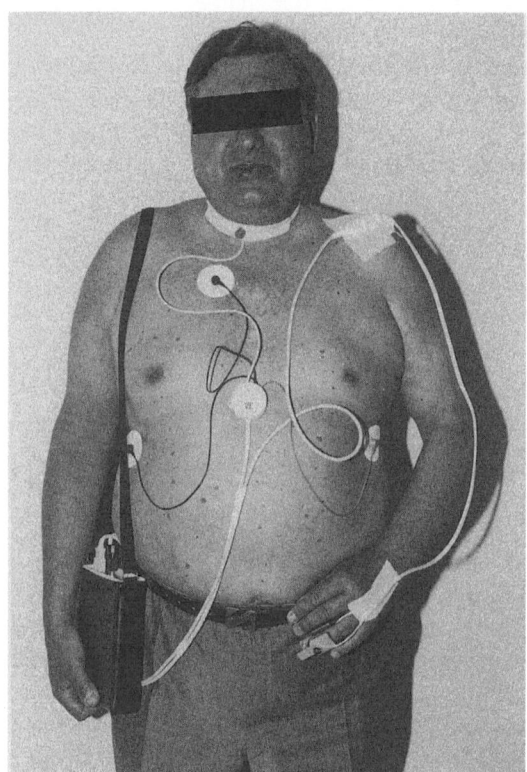

Abb. 2. Patient mit angelegtem ambulanten Meßgerät (MESAM)

Tabelle 1. Verteilung von schlafbezogenen Atmungsstörungen (SBAS) bei Männern verschiedener Altersklassen in einer mittleren Landpraxis. Ergebnisse bis zur Zwischenauswertung im September 1990. Bis zu diesem Zeitpunkt wurden insgesamt 46 Patienten untersucht (20 % der Männer über 40 in meiner Praxis). Von diesen 40 Patienten wurden 31 mit dem Apnoemeßkoffer bzw. 30 im Schlaflabor nachuntersucht. Es fand sich bei 23 Patienten (10 % des untersuchten Kollektivs) ein positiver Befund

Alter (Jahre)	Anzahl Patienten (n)	SBAS	MESAM	Apnoe-meßkoffer	Schlaflabor
40–49	98	6 [6 %]	10	6	6
50–59	61	11 [18 %]	19	17	15
60–69	44	4 [9 %]	12	6	7
70–79	27	2 [7 %]	5	2	2
Gesamt	230	23 [10 %]	46 [20 %]	31 [14 %]	30 [13 %]

Tabelle 2. Verteilung der Patienten mit schlafbezogenen Atmungsstörungen (SBAS) in verschiedenen Altersklassen sowie eingeleitete Therapie (Auswertung September 1990)

Alter (Jahre)	Anzahl Patienten	SBAS	Theophyllin-behandlung	nCPAP-Therapie	Behandlung abgelehnt
40–49	98	6 [6 %]	2	3	1
50–59	61	11 [18 %]	4	4	1
60–69	44	4 [9 %]	3	0	1 (†)
70–79	27	2 [7 %]	1	1	0
Gesamt	230	23 [10 %]	10	8	3

wohnern bei Männern über 40 Jahren bei jedem zweiten bis zu diesem Zeitpunkt untersuchten Patienten eine Schlafapnoe. Obwohl erst 20 % der Männer über 40 Jahren untersucht wurden, beträgt der Anteil der Schlafapnoekranken schon 10 % bei allen über 40jährigen männlichen Personen. Ähnlich wie in diesem Ort dürfte es auch anderswo sein.

Im Februar 1992 habe ich eine erneute Zwischenauswertung erstellt (Tabellen 3 und 4). Wie den Tabellen zu entnehmen ist, wurden in diesem Zeitraum weitere 23 Patienten untersucht, also insgesamt 69 Männer. Die Praxis ist etwas größer geworden, so daß die Anzahl der Männer über 40 Jahre statt vorher bei 230 jetzt bei 243 Patienten liegt. Es wurden somit bisher 69 von 243 Patienten untersucht *(28,4 %)*.

36 Patienten (52 %) der 69 Untersuchten erfüllten die Kriterien für eine Diagnose schlafbezogene Atmungsstörung. Bezieht man das auf die gesamte Zahl von 243, so leiden mindestens 15 % (36 von 243) der männlichen Patienten in meiner Praxis über 40 an einer Schlafapnoe. 14 der 36 mit nachgewiesener SBAS wurden in der Zwischenzeit mit nCPAP behandelt.

Die meisten Patienten wurden bisher in der Altersgruppe zwischen 50 und 59 Jahren untersucht. Hier haben 19 der insgesamt 64 Personen eine SBAS. Das heißt *30 %* (!!) der Gesamtgruppe der Patienten zwischen 50 und 59 Jahren haben nachweislich eine Schlafapnoe.

Tabelle 3. Verteilung der schlafbezogenen Atmungsstörungen (SBAS) in verschiedenen Altersklassen der Patienten. Anzahl der mit MESAM-Registriereinheit untersuchten Patienten und Auftreten von SBAS (Untersuchung vom Februar 1992)

Alter (Jahre)	MESAM (ambulante Diagnostik)	SBAS	SBAS (% von MESAM)
40–49	15	9	60
50–59	35	19	54
60–69	14	6	43
70–79	5	2	40
Gesamt	69	36	52

Tabelle 4. Verteilung der schlafbezogenen Atmungsstörungen (SBAS) in verschiedenen Altersklassen der Patienten sowie Anzahl der mit nCPAP behandelten Patienten (Auswertung Februar 1992)

Alter (Jahre)	Patienten gesamt (n)	SBAS [%]	nCPAP Patienten (n)
40–49	106	8	4
50–59	64	30 !!	8
60–69	45	13	1
70–79	28	7	1
Gesamt	243	15	14

Da in meinem Patientenkollektiv fast jeder 3. Mann in dieser Altersgruppe zwischen 50 und 59 Jahren an Schlafapnoe leidet, sollte meines Erachtens *jeder Arzt* bei der Untersuchung von Männern in diesem Alter an das Vorliegen einer Schlafapnoe denken. Es ist meiner Meinung nach auch gerechtfertigt, in dieser Altersgruppe bei jedem Patienten eine ambulante Diagnostik zum Nachweis bzw. Ausschluß einer Schlafapnoe wegen der Gefährlichkeit der Erkrankung durchzuführen.

Vielleicht bestand bei den Männern zwischen 50 und 60 Jahren, von denen man in der Zeitung liest „plötzlich und unerwartet verstorben...", diese lebensbedrohliche Erkrankung.

Fallbeispiele

1. Beispiel

46jähriger Patient, der bisher nur wegen der Verordnung eines Gichtmittels in meiner Praxis war, kommt nach seinem Urlaub mit einer ca. 10 cm langen Platzwunde über der Stirn zu mir. Er berichtet, daß er am hellichten Tag ohne Alkoholeinfluß bei einem Spaziergang in einem bayerischen Ort gegen einen Laternenpfosten gelaufen sei. Wegen des ungewöhnlichen Ereignisses habe ich an das Vorliegen einer Schlafapnoe gedacht. Der Patient wurde anschließend ambulant mit dem MESAM-Gerät gemessen. Er zeigte insbesondere zwischen 2.00 und 4.00 Uhr mehrere Phasen mit typischen Herzfrequenzschwankungen und Apnoeregistrierungen. Daraufhin wurde eine weitere Untersuchung mit dem Apnoemeßkoffer durchgeführt. Diese ergab einen Apnoeindex von 15.

2. Beispiel

Ein 43jähriger Patient, der vom Augenarzt bei mir wegen Sehstörungen und einem Blutdruck von 260/130 mm/Hg vorgestellt wird. Der Patient kommt in Begleitung der Ehefrau zum ersten Mal als Patient in meine Praxis. Der Blutdruck liegt hier bei 245/150 mm/Hg mit einer Frequenz von 120/min. Bei der Erhebung der Anamnese erzählt der Patient, daß er sich bis vor ca. 6 Wochen sehr gut gefühlt habe, dann aber im Urlaub einen sehr deutlichen Leistungsknick beim Tennisspielen bemerkte. Er führte dies auf das ungewohnt heiße Wetter in Italien zurück. Bei der Erhebung der Fremdanamnese gab die Ehefrau an, daß ihr Mann sehr laut und unregelmäßig schnarche. Sie führte in der Praxis eindrucksvoll die Atembewegungen nach den Atemstillständen vor, wie sie sie bei ihrem Mann nachts wahrnehme. Wegen des massiv erhöhten Blutdrucks wird der Patient in der Klinik vorgestellt. Neben der Behandlung auf der Intensivstation wegen des Hypertonus wurde eine Schlafapnoediagnostik eingeleitet. Es zeigten sich bei der Registrierung mit der MESAM-Einheit (s. oben) 153 Apnoen während 7,5 h Schlaf, entsprechend einem Apnoeindex von 25. Die mittlere Dauer der 30 längsten Apnoephasen betrug 37,9 s. Bereits 5 Tage nach Vorstellung des Patienten in meiner Praxis wurde wegen des nur schlecht beeinflußbaren Blutdrucks eine nasale CPAP-Therapie durchgeführt, worauf sich der Blutdruck systolisch bis unter 160 mm/Hg und diastolisch unter 95 mm/Hg blieb.

Die konsiliarische Vorstellung in der Augenklinik ergab als Grund für die Sehverschlechterung im weiteren Verlauf eine Blutung unmittelbar unterhalb der Makula des rechten Auges, die bis an die Makula heranreichte, und einen deutlichen Fundus hypertonicus.

Die Untersuchungen zum Ausschluß einer sekundären Hypertonie ergaben keinen pathologischen Befund, so daß als Grund für die Verschlechterung der „essentiellen" Hypertonie die Schlafapnoeerkrankung anzusehen ist. Der Patient fühlt sich seither wohl und wird neben der nasalen Beatmung (nCPAP) nur mit Nifedipin und Allopurinol behandelt.

3. Beispiel

Ein 55jähriger Patient, der sich wegen zunehmender linksseitiger Schulter-Arm-Beschwerden vorstellte. Bei der körperlichen Untersuchung fiel eine eingeschränkte Rotation und Abduktion im linken Schultergelenk auf. Der Blutdruck betrug 200/130 mm/Hg. Der Patient berichtete zusätzlich über einen exzessiven Cola-Abusus.

Es wurde noch am gleichen Tag die MESAM-Registriereinheit angelegt. Das Ergebnis zeigte besonders in der Nacht zwischen 2.00 und 3.30 Uhr bereits in der Übersicht sägezahnartige Schwankungen der Herzfrequenz mit deutlichen Schnarchgeräuschen (Abb. 3).

Der Feinausdruck zeigte in dieser Zeit die Schnarchgeräusche im Wechsel mit den Atemstillständen und den apnoetypischen Schwankungen der Herzfrequenz (Abb. 4).

Zwei Monate später wurde eine nCPAP-Therapie eingeleitet, die sehr gut vertragen wurde. Der Patient ist sehr zufrieden mit seiner Leistungsfähigkeit und hat an Gewicht abgenommen. Der Blutdruck liegt bei regelmäßigen Kontrollen jetzt um 130/80 mm/Hg ohne weitere Therapie.

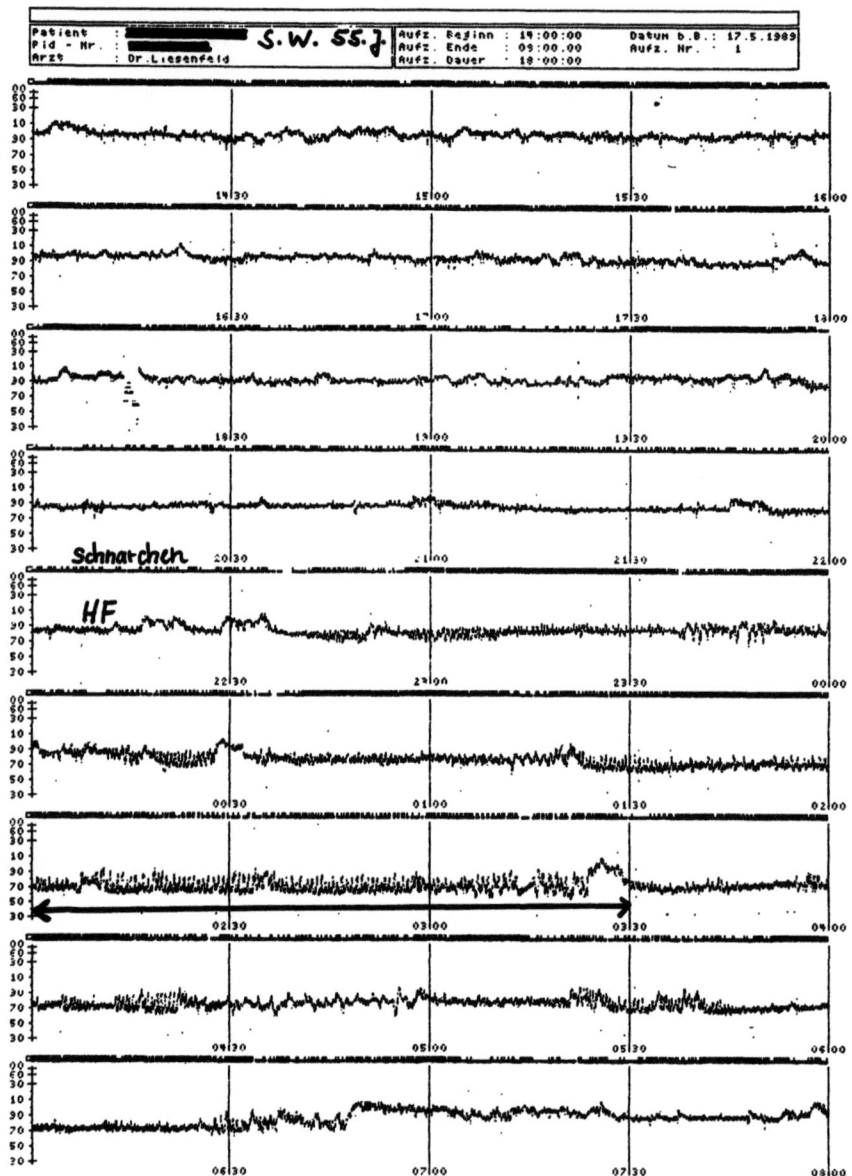

Abb. 3. MESAM-Registrierung eines 55jährigen Patienten. Aufzeichnung der Schnarchgeräusche *(Schnarchen)* und der Herzfrequenz *(HF)*; in der Nacht zwischen 2.00 und 3.30 Uhr deutliche Herzfrequenzschwankungen vo 60–80 Schlägen pro Minute

Häufigkeit der Schlafapnoe in der Praxis eines Allgemeinarztes

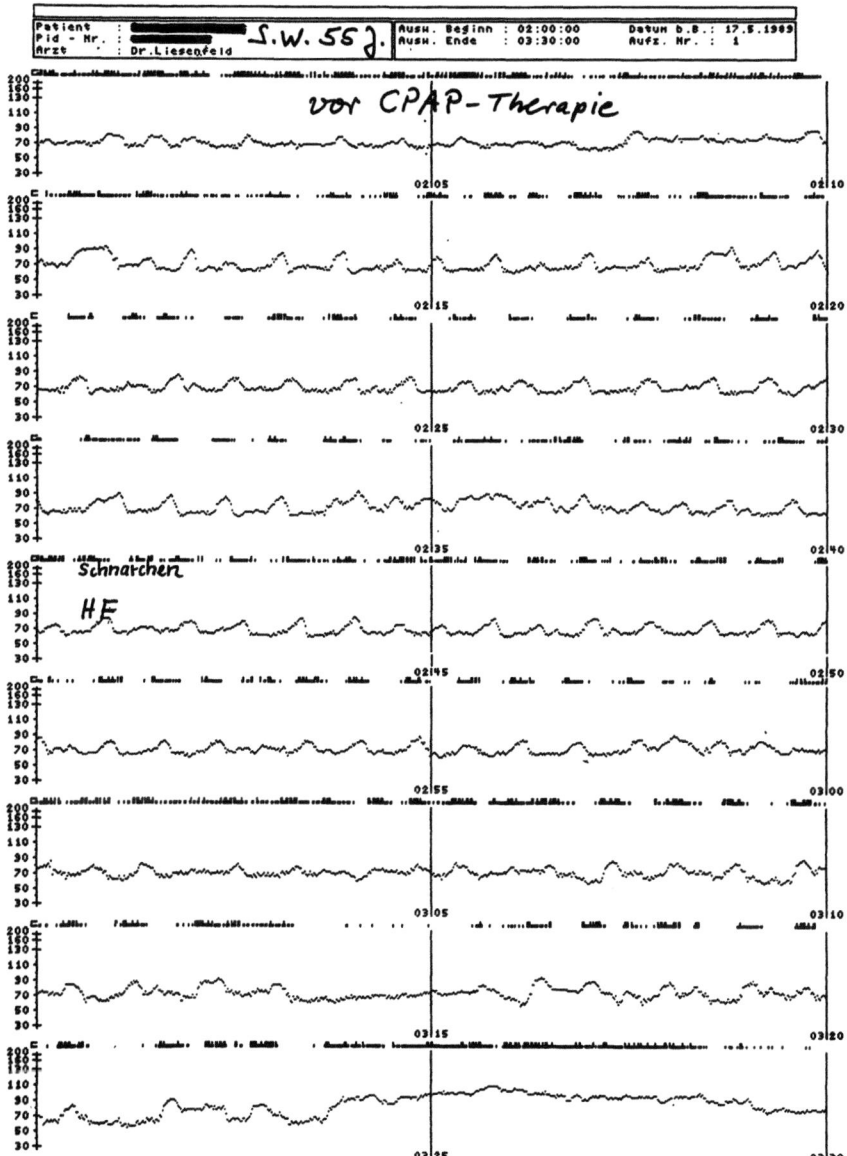

Abb. 4. Feinausdruck: apnoekorrelierende Herzfrequenzschwankungen über die ganze Registrierzeit, und zwar besonders eindrucksvoll in der Zeit von 2.20 bis 2.30 Uhr

Literatur

1. Fischer J, Dorow P, Köhler D, Mayer G, Peter JH, Podszus T, Raschke F, Rühle K-H, Schulz V (1991) Empfehlungen zur Diagnostik und Therapie nächtlicher Atmungs- und Kreislaufregulationsstörungen der Deutschen Gesellschaft für Pneumologie (Arbeitsgruppe: Nächtliche Atmungs- und Kreislaufregulationsstörungen). Pneumologie 45:45–48
2. He J, Kryger MH, Zorick FJ, Conway W, Roth T (1988) Mortality and apnea index in obstructive sleep apnea. Experience in 385 male patients. Chest 94:9–14
3. Jackowski M, Fischer J, Körner K, Dahmen K (1989) Untersuchungen zur Prävalenz des Schlafapnoe-Syndroms bei Patienten mit chronischen Erkrankungen der Atmungsorgane mittels Pulsoxymetrie und Polysomnographie. Pneumologie 43:600–602
4. Peter JH, Podszus T, Becker H, Wichert P von (1989) Schlafbezogene Atmungsstörungen – Schlafapnoe. Dtsch Ärztebl 86:1478–1483
5. Peter JH, Becker H, Blanke J, Clarenbach P, Mayer G, Raschke F, Rühle KH, Rüther E, Schläfke M, Schönbrunn E, Sieb JP, Stumpner J, Weis R (1991) Empfehlungen zur Diagnostik, Therapie und Langzeitbetreuung von Patienten mit Schlafapnoe. Med Klin 86:46–50

Diagnostik und Therapie der schlafbezogenen Atmungs- und Kreislaufstörungen in einer Rehabilitationsklinik und ihre sozialmedizinische Bedeutung

J. Fischer

Die Ziele der Rehabilitation sind die Wiederherstellung oder Verbesserung einer erheblich gefährdeten oder sogar schon geminderten Erwerbsfähigkeit. Für den Bereich der pneumologischen Rehabilitation bedeutet dies, daß eine maximale Verbesserung der Atemfunktion und die Erlangung maximaler Kompetenz im Umgang mit der Erkrankung angestrebt wird. In den vergangenen Jahrzehnten stellte die am Tag durchgeführte krankheitsspezifische Funktionsdiagnostik die Basis dar, um durch gezielte Anwendung z. T. rehabilitationsspezifischer therapeutischer und präventiver Maßnahmen zur Erreichung des Rehabilitationszieles zu gelangen. Die in den vergangenen 25 Jahren rasch zunehmenden Erkenntnisse über den Schlaf, die sich in diesem besonderen Funktionszustand des zentralen Nervensystems ändernden vitalen Funktionen und die damit einhergehenden schlafbezogenen Störungen verschiedenster Organsysteme lassen die Rehabilitationskonzepte der vergangenen Zeit plötzlich in einem neuen Licht erscheinen. Trotz aller therapeutischer Bemühungen wie differenzierte pharmakologische Therapie, günstige klimatische Bedingungen, Ernährungsberatung, Sporttherapie, Patientenschulung, verhaltenstherapeutische Maßnahmen, physikalische und Bewegungstherapie muß die moderne Rehabilitationsmedizin dann erfolglos bleiben, wenn schlafbezogene Regulationsstörungen nicht erkannt und damit auch nicht therapiert werden. Die schlafbezogenen Regulationsstörungen der Atmung und des Herz-Kreislauf-Systems weisen insbesondere bei Männern eine so hohe Prävalenz auf, sie wird in der Literatur mit 1–10 % angegeben, daß ohne eine Berücksichtigung dieser Störungen der Erfolg der Rehabilitationsbemühungen für die betroffenen Patienten im höchsten Maße uneffektiv sein muß. Das Schicksal einer Frühberentung und damit enormer Folgekosten für die Sozialversicherungsträger und damit die Gesellschaft werden unvermeidlich sein.

Diese theoretischen Erkenntnisse der Bedeutung von Diagnostik und Therapie schlafbezogener Atmungs- und Kreislaufregulationsstörungen, unterstützt durch erste einfache kontinuierliche transkutane Messungen des O_2- und CO_2-Partialdrucks in Kombination mit Langzeit-EKG-Untersuchungen, veranlaßten den stets neuen wissenschaftlichen Erkenntnissen in der Rehabilitationsmedizin aufgeschlossenen Vorstand und die Geschäftsführung der LVA Westfalen, der Beschaffung eines Schlaflabors in unserer pneumologischen Schwerpunktklinik auf der Insel Norderney im Jahre 1985 zuzustimmen. Hiermit war die Voraussetzung geschaffen, in Form eines Pilotprojektes erste rehabilitationsspezifische Erkenntnisse über die Prävalenz und die Bedeutung dieser Erkrankungen zu erlangen, um diesen neuen Bereich der Rehabilitation ggfs. auch auszubauen. Dieses geschah dann mit dankenswerter Unterstützung der gleichen Gremien in Form eines seit 2 Jahren bestehenden Forschungsprojekts „Schlaf – Atmung – Arbeit" in dem unserer Klinik angeschlossenen „Institut für Rehabilitationsforschung".

Zur Ermittlung der Prävalenz des Schlafapnoesyndroms wurden in unserer Klinik 497 Männer (Alter 45,9 ± 11,1 Jahre, Relativgewicht 109 ± 16,7 %) mit chronischen Erkrankungen der Atemwege (66,2 % chronische Bronchitis, 33,8 % Asthma bronchiale) mit dem Anamnesefragebogen nach Siegrist et al. (1987) befragt. Zusätzlich erfolgte eine eingehende körperliche Untersuchung mit Messung des arteriellen Blutdrucks, eine ganzkörperplethysmographische Untersuchung sowie eine pulsoxymetrische Messung in der Zeit von 22.30 bis 6.30 Uhr.

Bei der Auswertung des Anamnesebogens ergab sich, daß 28,4 % der Männer oft oder sehr oft laut und unregelmäßig schnarchen und daß 7,8 % der Männer tagsüber oft oder sehr oft spontan einschlafen (Jackowski et al. 1989). Lavie (1983) fand in einer Untersuchung an 1502 Industriearbeitern, die nur tagsüber arbeiteten, ebenfalls bei 8 % eine ausgeprägte Tagesschläfrigkeit. Bei diesen Arbeitern war nicht nur die Anzahl der Arbeitsunfälle 3mal so häufig, sondern auch die Anzahl der Krankheitstage doppelt so hoch wie bei den nicht unter Tagesschläfrigkeit leidenden Arbeitern. Die Auswertung der Pulsoxymetrie ergab weitere Hinweise auf Risikogruppen, die durch die Anzahl der O_2-Sättigungen unter 90 % während der 8stündigen nächtlichen Messung bestimmt wurden (Abb. 1).

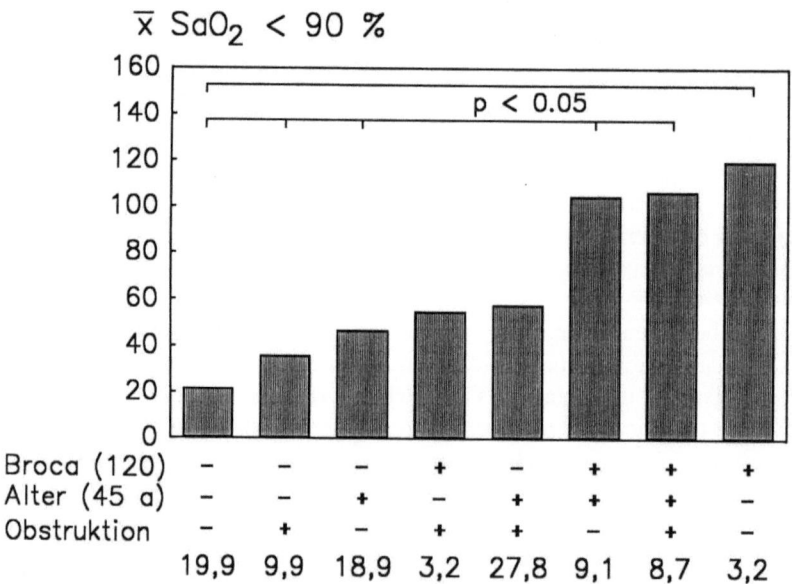

Abb. 1. Mittlere Anzahl der O_2-Entsättigungen unter 90 % ($\bar{X}$) bei 497 Männern in Abhängigkeit vom Broca-Index *(Broca* > 120 %), Lebensalter *(Alter* > 45 Jahre) mit (+) und ohne (−) obstruktive Ventilationsstörung *(Obstruktion:* FEV_1 < 80 % des Solls) und Häufigkeit des Vorkommens der verschiedenen Patientengruppen in Prozent des Gesamtkollektivs

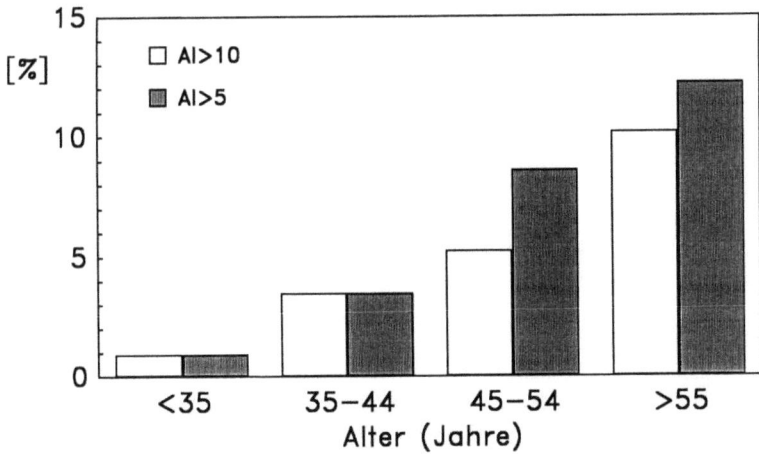

Abb. 2. Häufigkeit des Auftretens eines Apnoeindexes *(AI)* > 5/h und > 10/h (Nachtschlaf) bei 497 Männern in Abhängigkeit von verschiedenen Altersgruppen in einer pneumologischen Rehabilitationsklinik

Eine weitere anfänglich in diesem Patientenkollektiv nicht vermutete Risikogruppe stellten die Patienten mit arterieller Hypertonie dar. Hier zeigte sich, daß 21,3 % der untersuchten Männer einen arteriellen Blutdruck von systolisch ≥ 165 mm/Hg und/oder diastolisch von ≥ 95 mm/Hg aufwiesen. 31,1 % der Männer mit arterieller Hypertonie wiesen mehr als 80 O_2-Entsättigungen unter 90 % während der 8stündigen nächtlichen Meßdauer auf, während dies nur bei 16,6 % der Normotoniker der Fall war (p < 0,001; Fischer et al. 1992).

Bei 45 dieser 497 Männer wurde wegen des aus sich aus den Screeninguntersuchungen ergebenen Verdachts auf das Vorliegen eines obstruktiven Schlafapnoesyndroms (OSAS) eine Polysomnographie durchgeführt. 34 Männer wiesen eine erhöhte Apnoeaktivität mit einem Apnoeindex (AI) von mehr als 5/h auf. Bei 30 dieser Männer wurde ein Schlafapnoesyndrom mit einem AI von ≥ 10/h nachgewiesen. Dies entspricht einer Prävalenz von 6 % des Gesamtkollektivs. Die Aufteilung in verschiedene Altersklassen zeigt eine deutliche Altersabhängigkeit der Prävalenz des OSAS, die von 2 % bei unter 35jährigen bis auf 11,3 % bei über 55jährigen Männern ansteigt (Abb. 2). Die Prävalenz der erhöhten Apnoeaktivität (AI ≥ 5/h) beträgt in dieser Altersgruppe sogar 12,2 %.

Bei den über 55jährigen Männern mit einem Broca-Index von ≥ 120 % steigt die Prävalenz des OSAS auf 25 % an (Abb. 3).

Unter Berücksichtigung der arteriellen Hypertonie fand sich unabhängig von Alter und Gewicht ein polysomnographisch gesicherter pathologischer Apnoeindex (AI ≥ 10/h) bei 3,3 % der Normotoniker gegenüber 16,0 % bei den Patienten mit essentieller arterieller Hypertonie. Bei vergleichender Betrachtung der Übergewichtigen (Broca-Index ≥ 120 %) und älteren (Alter ≥ 40 Jahre) Normotoniker und Hypertoniker zeigte sich eine nahezu doppelt so hohe Prävalenz (p < 0,05) von 28,6 % bei den Hypertonikern gegenüber 12,7 % bei den Normotonikern (Abb. 4).

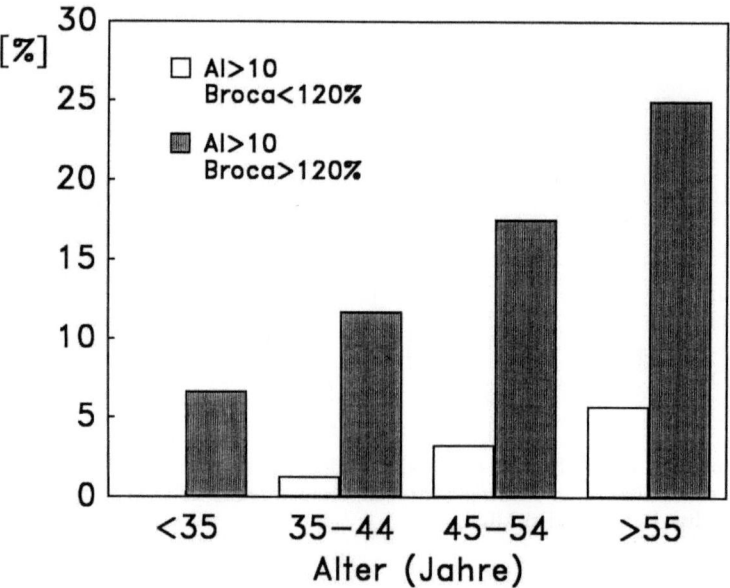

Abb. 3. Häufigkeit des Auftretens eines Apnoeindexes *(AI)* > 10/h (Nachtschlaf) bei Patienten mit einem Broca-Index *(Broca)* unter oder über 120 % bei 497 Männern in Abhängigkeit von verschiedenen Altersgruppen in einer pneumologischen Rehabilitationsklinik

Auf der Basis dieser Untersuchungsergebnisse steigerte sich die Akzeptanz der ärztlichen und nichtärztlichen Mitarbeiter der Klinik, den schlafbezogenen Atmungs- und Kreislaufregulationsstörungen in der Rehabilitationsklinik die gleiche Bedeutung wie anderen vorwiegend am Tag in Erscheinung tretenden chronischen Erkrankungen der Atmungsorgane zuzumessen. Die Zahl der nächtlichen Pulsoxymetrien mit und ohne Polysomnographie nahm dementsprechend in den vergangenen Jahren rasch zu. Die differenzierte Schlaf- und Schnarchanamnese wurde ebenso wie die Beachtung weiterer klinischer Befunde und Symptome (Fischer et al. 1991) zur Selbstverständlichkeit.

Von 1304 Männern, die im Jahre 1990 in die Klinik aufgenommen wurden, wurde bei 11,2 % ein apparatives nächtliches Monitoring durchgeführt. Bei 65 % dieser Patienten erfolgte wegen eines verdächtigen Screeningbefundes eine polysomnographische Untersuchung zur Diagnosesicherung und Einleitung therapeutischer Maßnahmen nach dem Stufentherapieschema der Deutschen Gesellschaft für Pneumologie (Fischer et al. 1991). Die Polysomnographie mit und ohne CPAP-Therapie ist mittlerweile trotz der hohen apparativen und personellen Anforderungen mit 2 Meßplätzen voll in den Betrieb unserer Rehabilitationsklinik integriert. Bei 2 Meßplätzen ergaben sich für das Jahr 1991 ca. 700 Polysomnographien, welche einer Auslastung der Meßplätze von nahezu 96 % entspricht (Abb. 5). Bei über 90 im Jahr 1990 im Schlaflabor untersuchten Patienten, die nicht speziell wegen des Verdachts auf ein OSAS überwiesen wurden, sondern denen eine Rehabilitationsmaßnahme wegen anderer Erkrankungen der

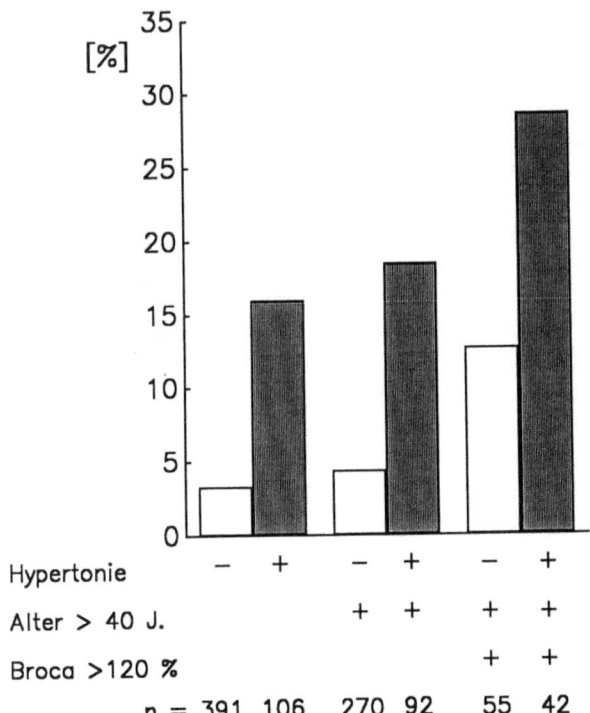

Abb. 4. Häufigkeit des OSAS mit AI > 10/h bei Patienten mit (+) und ohne (−) arterielle Hypertonie ohne Berücksichtigung (−) oder mit Brücksichtigung (+) von Alter > 40 Jahre und Broca-Index > 120 %

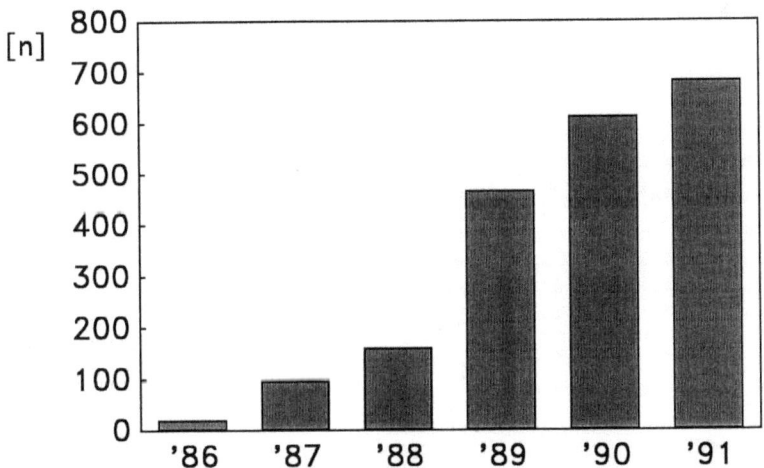

Abb. 5. Anzahl der pro Jahr durchgeführten Polysomnographien in der Klinik Norderney der LVA Westfalen. Ab 1989 Installation eines 2. Meßplatzes

Atmungsorgane oder Hauterkrankungen gewährt worden war, war bei 26 Patienten eine nCPAP-Therapie erforderlich und wurde auch von den Patienten akzeptiert. Nur dank dieser erfolgreichen nCPAP-Therapie konnte bei diesen Patienten auch die Rehabilitation erfolgreich durchgeführt werden. Ohne diese erfolgreiche Behandlung hätten diese Patienten wegen des OSAS als arbeits- oder berufsunfähig entlassen werden müssen. Bei einem mittleren Alter von 52 Jahren hätte dies erhebliche Kosten für die Rentenversicherungsträger bedeutet. Eine Frühberentung dieser Patienten hätte ausgehend von den derzeit mittleren Rentenzahlungen bei Frührentnern eine Zahlung an Frührenten von ca. 5 564 000,00 DM und einen Beitragsverlust von ca. 1 460 000,00 DM, also insgesamt Kosten von 7 000 000,00 DM, verursacht. Diese einfache und sicher oberflächliche Kostenanalyse verdeutlicht die ökonomische Bedeutung der Diagnostik und Therapie nächtlicher Atmungs- und Kreislaufregulationsstörungen in einer pneumologischen Rehabilitationsklinik. Die Folgeerkrankungen, wie arterielle Hypertonie, Herzrhythmusstörungen, Herzinsuffizienz, pulmonale Hypertonie oder erhöhte Unfallgefahr, die bei diesen Patienten schon bestehen oder im Laufe der nächsten Jahre auftreten würden, verursachen ebenfalls weitere Kosten für die übrigen Sozialversicherungsträger wie die gesetzlichen Krankenkassen oder die Berufsgenossenschaften.

Basierend auf der in unserer Rehabilitationsklinik ermittelten Prävalenz von 6 % des OSAS ist davon auszugehen, daß eine ähnlich hohe Prävalenz auch in anderen Rehabilitationskliniken zu finden ist. Im Jahre 1989 wurde bei 424 863 Männern mit einem mittleren Alter von 49,3 Jahren eine medizinische Rehabilitationsmaßnahme mit einem Kostenaufwand von insgesamt 2,6 Mrd. DM durchgeführt. Die Verteilung auf die wesentlichen Organsysteme ist in Tabelle 1 dargestellt. Die Zahl der in den einzelnen Erkrankungsgruppen zu erwartenden Patienten mit OSAS, differenziert nach den 2 Altersgruppen 45–54 Jahre und älter als 55 Jahre, ist Abb. 6 zu entnehmen. Insgesamt ist von ca. 25 500 Männern (alte Bundesländer) in allen Rehabilitationskliniken auszugehen, die einen Apnoeindex ≥ 10/h aufweisen. Inwieweit durch rechtzeitige Erkennung und Behandlung der häufig zusätzlich oder auch als Auslöser der Störungen (z. B. Hypertonie) bestehenden nächtlichen Atmungs- und Kreislaufregulationsstörungen die Effektivität der Rehabilitationsmaßnahmen gesteigert wird, ist anhand der in unserer Klinik ermittelten Zahlen deutlich geworden.

Tabelle 1. Anzahl der im Jahre 1989 in verschiedenen Indikationsbereichen durchgeführten Rehabilitationsmaßnahmen bei Männern (mittleres Alter 49,3 Jahre)

Insgesamt	n 424 863	[%] 100	Kostenaufwand 2,65 Mrd. DM
a) Herz-Kreislauf	77 843	18,3	
– Hypertonie	14 019	4,5	
– Ischämische Herzkrankheit	36 128	8,5	
b) Atmungsorgane	24 408	5,7	
c) Verdauungsorgane	15 819	3,7	
d) Skelett, Muskeln	196 853	46,3	

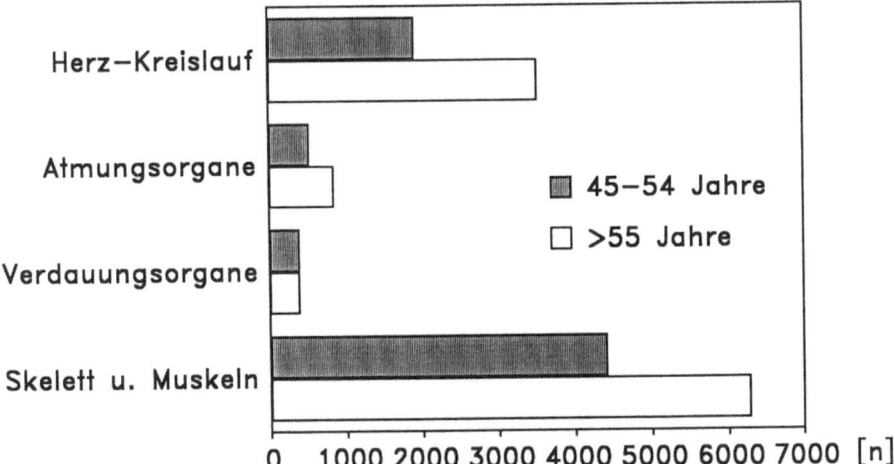

Abb. 6. Hochrechnung der zu erwartenden Anzahl von Männern mit einem Apnoeindex (AI > 10/h; Nachtschlaf) bei Erkrankungen verschiedener Organsysteme durchgeführten Rehabilitationsmaßnahmen (1989) in 2 verschiedenen Altersgruppen. Als Basis der Hochrechnung diente die in einer pneumologischen Klinik erhobene Prävalenz (Abb. 2)

Diese Erkenntnis muß nicht bedeuten, daß jetzt im Sinne des Gleichheitsprinzips jede Rehabilitationsklinik mit einem oder mehreren polysomnographischen Meßplätzen ausgestattet werden muß.

Diese Erkenntnis muß aber bedeuten, daß bereits im Vorfeld der Rehabilitationsmaßnahmen, also bei dem Hausarzt oder Facharzt oder bei der Begutachtungsstelle, ganz sicher aber in allen Rehabilitationskliniken, an dieses Krankheitsbild unabhängig von anderen Erkrankungen, insbesondere bei den Risikopatientengruppen, gedacht werden muß. Entsprechend den Empfehlungen zur Diagnostik und Therapie der schlafbezogenen Atmungs- und Kreislaufregulationsstörungen der Deutschen Gesellschaft für Pneumologie (Fischer et al. 1991) und dem Bericht der Kommission zur Weiterentwicklung der Rehabilitation im Verband Deutscher Rentenversicherungsträger (1991) wird in Rehabilitations-

Tabelle 2. Vorschlag zur Durchführung der Stufendiagnostik schlafbezogener Atmungs- und Kreislaufregulationsstörungen in Rehabilitationskliniken verschiedener Hauptindikationen. *Pneumol* pneumologische Schwerpunktklinik, *Intern* internistische Rehabilitationsklinik verschiedener Hauptindikationen, *Neur./psych.* neurologische und/oder psychosomatische Klinik, – nicht erforderlich, (+) unter bestimmten Voraussetzungen zu empfehlen, + erforderlich

	Pneumol.	Intern.	Neur./psych.	Sonstige
Anamnese	+	+	+	+
Klin. Diagnostik	+	+	(+)	(+)
Nächtliches Monitoring	+	+	(+)	(+)
Polysomnographie	+	–	(+)	–

Tabelle 3. Vorschlag zur Durchführung der Stufentherapie schlafbezogener Atmungs- und Kreislaufregulationsstörungen in Rehabilitationskliniken verschiedener Hauptindikationen. (Abküzungen s. Tabelle 2).

	Pneumol.	Intern.	Neur./psych.	Sonstige
Allgemeine Maßnahmen	+	+	+	+
Medikamente	+	+	(+)	(+)
Beatmung	+	–	–	–

kliniken mit unterschiedlichen Indikationen das in Tabelle 2 und 3 dargestellte Schema zur Stufendiagnostik und Stufentherapie vorgeschlagen. Aus Kostengründen sollten einzelne Kliniken sich zu Zentren für rehabilitative Schlafmedizin entwickeln. Überall dort, wo eine polysomnographische Diagnosesicherung und damit Einleitung der in schwerwiegenden Fällen unumgänglichen nCPAP-Therapie nicht möglich ist, sollte eine rasche Verlegung in eine pneumologische Rehabilitationsklinik oder die Durchführung der notwendigen diagnostischen und therapeutischen Maßnahmen in einem entsprechend ausgestatteten pneumologischen oder schlafmedizinischen Zentrum angestrebt werden. Angesichts der bisher bei Ärzten, Sozialversicherungsträgern und Politikern leider nur teilweise erkannten rehabilitativen und damit auch volkswirtschaftlichen und gesundheitspolitischen Bedeutung der schlafbezogenen Atmungs- und Kreislaufregulationsstörungen ist eine rasche Entwicklung, so wie sie sich in den letzten 5 Jahren in unserer pneumologischen Rehabilitationsklinik vollzogen hat, auf breiter Basis nicht nur im Bereich der Rehabilitationsmedizin wünschenswert, sondern auch dringend erforderlich.

Literatur

Fischer J, Raschke F (1993) Die Prävalenz der Obstruktion der extrathorakalen und intrathorakalen Atemwege bei Patienten mit arterieller Hypertonie. Pneumologie 47: 151–154

Fischer J, Dorow P, Köhler D, Mayer G, Peter JH, Podszus T, Raschke F, Rühle K-H, Schulz V (1991) Empfehlungen zur Diagnostik und Therapie nächtlicher Atmungs- und Kreislaufregulationsstörungen. Deutsche Gesellschaft für Pneumologie. Arbeitsgruppe: Nächtliche Atmungs- und Kreislaufregulationsstörungen. Pneumologie 45: 45–48

Jackowski M, Fischer J, Körner K, Dahmen I (1989) Untersuchungen zur Prävalenz des Schlafapnoesyndroms bei Patienten mit chronischen Erkrankungen der Atmungsorgane mittels Pulosxymetrie und Polysomnographie. Pneumologie 43:600–602

Lavie P (1983) Incidence of sleep apnea in a presumably healthy working population: a significant relationship with excessive daytime sleepiness. Sleep 6:312–318

Siegrist J, Peter JH, Himmelmann H, Geyer S (1987) Erfahrungen mit einem Anamnesebogen zur Diagnostik der Schlafapnoe. Prax Klin Pneumol 41:357–363

Verband Deutscher Rentenversicherungsträger (1991) Rehabilitation nächtlicher Atmungs- und Kreislaufregulationsstörungen. Abschlußberichte III/2 B-4, VDR Frankfurt, S 513–522

Diagnostik und Therapie des OSAS in der pneumologischen Abteilung eines Universitätsklinikums

P. Dorow, S. Thalhofer

1951 wurde von Sarnoff et al. [9] auf mögliche Ursachen einer Atemregulationsstörung hingewiesen. 1956 führte Burwell [1] das von Osler 1918 [7] benannte Pickwick-Syndrom in die allgemeine internistische Differentialdiagnostik ein. Das Verdienst der Deutschen Arbeitsgruppe aus Freiburg, Jung u. Kuhlo [6] war es, die Zusammenhänge zwischen intermittierenden nächtlichen Apnoeepisoden (Schlafapnoe) und der Entstehung des Pickwick-Syndroms zu erkennen. Die Auswirkungen nächtlicher Apnoephasen mit Hypoxämien auf die Drücke im pulmonalen arteriellen System wurden 1972 von Coccagna et al. beschrieben [3].

Der Zusammenhang zwischen schlafbezogener Atemregulationsstörung, kardiovaskulären und kardiopulmonalen Störungen [3, 4, 8, 10] sowie Morbidität und Mortalität [2, 5] kann weitgehend als belegt angesehen werden.

Daß die schlafbezogene Atemregulationsstörung gerade in den letzten Jahren in vielen Gebieten der Medizin mehr und mehr an Bedeutung gewonnen hat, ist den aktiv tätigen Schlaflaboratorien zu verdanken.

Das Krankheitsbild der schlafbezogenen Atemregulationsstörung stellt eine Herausforderung für die Pneumologie dar. Die Verknüpfung der schlafbezogenen Atemregulationsstörung mit Erkrankungen aus dem Gebiet der inneren Medizin

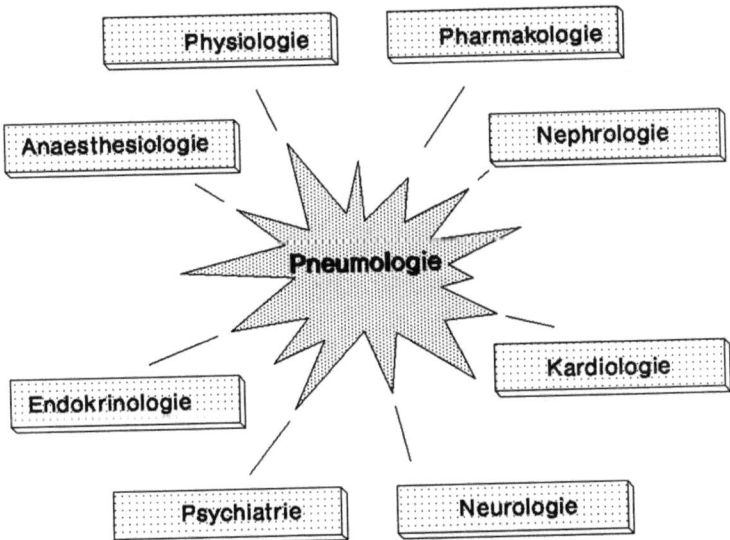

Abb. 1. Die Pneumologie als Koordinator zwischen den verschiedenen medizinischen Disziplinen

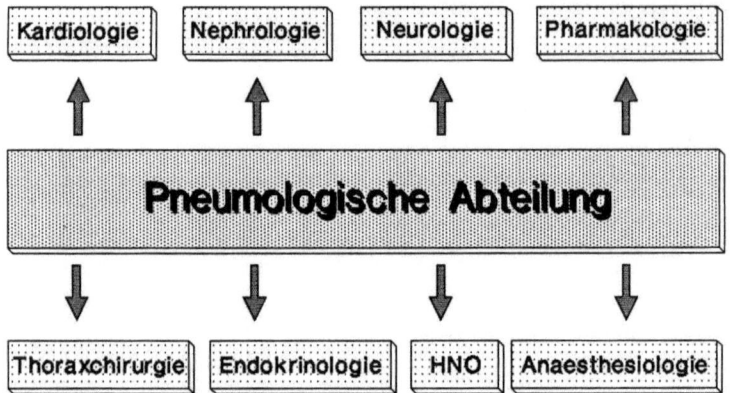

Abb. 2. Von der Pneumologie zu korrigierende Forschungsvorhaben in den verschiedenen medizinischen Disziplinen

(Kardiologie, Hämatologie, Nephrologie, Endokrinologie), der Hals-Nasen-Ohren-Heilkunde, der Neurologie und der Neuropsychiatrie gibt der Pneumologie die Chance, als Koordinator zu fungieren (Abb. 1). Die Universitätsklinik stellt hierfür eine ideale Basis dar. Entsprechend bietet die Universitätsklinik hervorragende Voraussetzungen für eine völlig neue interdisziplinäre Forschung unter Federführung der Pneumologie (Abb. 2), wobei die Diagnostik und Forschung der Neuropsychiatrie davon unangetastet bleiben.

Für die pneumologische Abteilung, die sich mit dem Krankheitsbild der schlafbezogenen Atemregulationsstörung beschäftigt, bedeutet dies: Vergrößerung der Ambulanz, Ausweitung spezieller Diagnostik, Diagnostik Tag und Nacht. Es ergeben sich folgende Änderungen:

Relevante Vergrößerung der Ambulanz
↓
Ausweitung spezieller Funktionsdiagnostik
↓
Diagnostik Tag und Nacht
↓
Schaffen eines technischen und personellen know how
↙ ↓ ↘
Integration anderer Abteilungen –
Kardiologie, Nephrologie, Neurologie, HNO – Abteilung

Eingeschränkte finanzielle Mittel, erforderlicher Personalbedarf und notwendige Bettenkapazität sowie Probleme mit einigen medizinischen Diensten der Krankenkassen erschweren es jedoch, die Ziele in allen Einrichtungen in einer adäquaten Form zu realisieren. Die Bedeutung des Krankheitsbildes der schlafbezogenen Atemregulationsstörung wird diese Hindernisse jedoch mittelfristig beseitigen.

Literatur

1. Burwell CS, Robin ED, Whaley RD, Bickelmann AG (1956) Extreme obesity associated with alveolar hypoventilation – a Pickwickian syndrome. Am J Med 21: 811–813
2. Clark RW (1976) Sleep apnea. Primary Care 6:653–675
3. Coccagna F, Mantovani M, Brignani F, Parchi C, Lugaresi E (1972) Continous recorde of the pulmonary and systemic arterial pressure during sleep in syndroms of hypersomnia with periodic breathing. Bull Physiolpathol Respir 8:1159–1172
4. Dorow P, Thalhofer S (1991) Verlaufsbeobachtungen von Patienten mit schlafbezogener Atmungsstörung ohne Obstruktion der oberen Atemwege. Pneumologie 45: 296–300
5. Guilleminault C, Tilkian A, Dement WC (1976) The sleep apnea syndromes. Am Rev Med 27:465–484
6. Jung R, Kuhlo W (1965) Neurophysiological studies of abnormal night sleep and the Pickwickian syndrome. Progr Brain Res 18:140–159
7. Osler W (1918) The principles and practice of medicine. Appleton, New York
8. Peter JH, Bohm-Audorff U, Becker E, Eble R, Fuchs E, Meinser R, Penzel T, Wichert P von (1983) Schlaf-Apnoe und essentielle Hypertonie. Verh Dtsch Ges Inn Med 89:1132–1135
9. Sarnoff SJ, Whittenberger JL, Affeldt JE (1951) Sleep 147:30–34
10. Thalhofer S, Kaufmann U, Dorow P (1991) Veränderungen der Haemodynamik mit und ohne CPAP-Beatmung bei Patienten mit Schlafapnoesyndrom. Pneumlogie 45: 293–295

SBAS in der Pädiatrie

A. Wiater, H.J. Niewerth, A. Konrad

Die Ergebnisse klinisch-physiologischer Untersuchungen haben gezeigt, daß polygraphische Langzeituntersuchungen auch in der Pädiatrie der Erfassung kardiorespiratorischer Regulationsstörungen dienen können [2]. Grundlage dieser Untersuchungen ist die Kenntnis der physiologischen Abläufe des Atemantriebs und der Atmungssteuerung einschließlich der peripheren und zentralen Regulationsmechanismen zur Aufrechterhaltung des inneren Milieus. Dabei ist zu berücksichtigen, daß im Schlaf die Empfindlichkeit des kardiorespiratorischen Kontrollsystems herabgesetzt ist [10] und sich damit eine höhere Störanfälligkeit ergibt. Untersuchungen zur Erfassung kardiorespiratorischer Regulationsstörungen sind demnach während des Schlafes am aussagekräftigsten. Nach einer Reihe von Untersuchungen bestehen sogar Unterschiede zwischen dem Tagesschlaf und dem Nachtschlaf. Auffälligkeiten der Atmung finden sich am häufigsten im nachmitternächtlichen Schlaf zwischen 1 und 6 Uhr morgens [3]. Während dieser Zeitspanne ist somit der höchste Aussagewert einer polysomnographischen Untersuchung zu erwarten.

Polysomnographien sollten daher den gesamten Nachtschlaf eines Säuglings erfassen. Es erfolgt die simultane Aufzeichnung von Pulsoxymetrie sowie von pO_{2tc} und pCO_{2tc}, EOG, Aktogramm, EKG, nasalem Luftstrom (Thermistor), Thorax- und Abdominalatmungsexkursionen (Induktionsplethysmographie) sowie fakultativ eine EEG-Ableitung. Zur Prüfung der zentralen Chemosensibilität wird ein Hyperkapnietest durchgeführt. Während der gesamten Untersuchungszeit erfolgt eine Bed-side-Überwachung des Kindes. Es wird ein Ereignisprotokoll mit Erfassung der Vigilanzstadien des Kindes geführt.

Der Schwerpunkt polysomnographischer Untersuchungen in der Pädiatrie liegt in der Erfassung kardiorespiratorischer Regulationsstörungen im Hinblick auf ein erhöhtes Risiko für den plötzlichen Kindstod. Zahlreiche Hypothesen zur Erklärung dieses Phänomens beziehen sich auf neurovegetative Dysfunktionen und Störungen der kardiorespiratorischen Regulation [15]. Im Modell nach Knight [9] (Abb. 1) führen verschiedene äußere Faktoren, einzeln oder in Kombination, zur gemeinsamen Endstrecke der akuten Dekompensation zentraler kardiorespiratorischer Kontrollfunktionen mit der Folge des plötzlichen Kindstodes.

Die Zusammenhänge zwischen neurovegetativen Dysfunktionen und dem Phänomen des plötzlichen Kindstodes („sudden infant death syndrome", SIDS) legen es nahe, neurovegetativen Symptomen bei Säuglingen im Hinblick auf ein erhöhtes SIDS-Risiko besondere Beachtung zu schenken. Dabei haben polysomnographisch objektivierbare Störungen der kardiorespiratorischen Regulation bei diesen Kindern entscheidende diagnostische Relevanz.

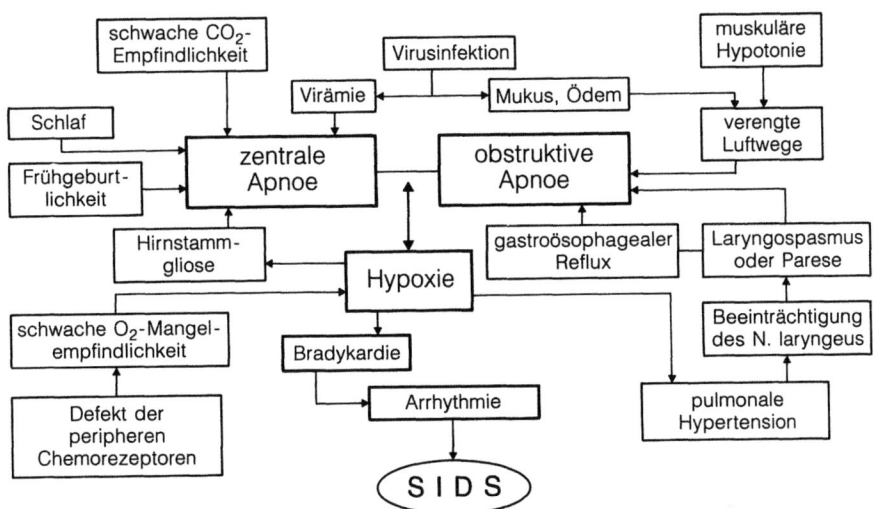

Abb. 1. Modell nach Knight zur Entstehung des plötzlichen Kindstodes. (Mod. nach [9])

Von Anfang 1989 bis Mai 1990 wurden an der Kinderabteilung des Krankenhauses Porz am Rhein in Köln und an der Johanniter-Kinderklinik in St. Augustin bei 252 Kindern insgesamt 375 polysomnographische Untersuchungen durchgeführt. Es erfolgte die schlafphasenbezogene Beurteilung von Atemmuster und Atempausen sowie die Beurteilung von Blutgasen, O_2-Sättigung, Atem- und Herzfrequenz.

Anhand der Aufzeichnungen von EOG, Aktogramm, thorakaler und abdominaler Atmung wurde unter Zugrundelegung von jeweils 100 s langen Schlafintervallen die Gesamtschlafzeit in ruhige und unruhige Schlafphasen unterteilt. Ruhige Schlafphasen wurden definiert durch fehlende Aktivität im EOG und Aktogramm sowie durch nahezu konstante Atemamplituden und Atemfrequenzen, lediglich unterbrochen von Head-Paradoxreflexen bzw. Seufzern mit nachfolgender Atempause.

Bei der Beurteilung des Atemmusters wurde eine Phasenverschiebung von thorakalen und abdominalen Atemexkursionen von > 90° für jeweils mindestens 100 s anhaltende Zeitintervalle gewertet. Die Phasenverschiebung entstand durch ein frühes Einsetzen der abdominalen Atmungsbewegungen im Vergleich zu den thorakalen Atmungsbewegungen.

Als periodische Atmung wurde das Aufeinanderfolgen von mindestens 3 Zyklen zentraler Apnoen von mindestens 3 s Dauer gewertet, unterbrochen durch Atemzüge bis zu 20 s Dauer [7].

Bezüglich der Atempausen wurden die Zeitintervalle mit fehlender respiratorischer Aktivität ab 2 s gewertet, differenziert nach zentralen, obstruktiven und gemischten Atempausen. Errechnet wurde die durchschnittliche Apnoezahl pro Stunde Schlafzeit, die Apnoezeit/h die mittlere und die maximale Apnoedauer.

Als akute O_2-Sättigungsabfälle wurden Abfälle > 3 % innerhalb von 20 s gewertet, die die 90 % Grenze unterschritten.

Die untersuchten Kinder wurden den folgenden *Risikogruppen* zugeordnet:
1. SIDS-Folgekinder ohne jeglichen weiteren Risikofaktor,
2. Frühgeborene und intensivmedizinisch behandelte Neugeborene, einschließlich SIDS-Folgekinder,
3. Kinder mit Zustand nach ALTE („apparently life-threatening event") einschließlich SIDS-Folgekinder, Frühgeborene und intensivmedizinisch behandelte Neugeborene,
4. alle Kinder mit neurovegetativer Symptomatik, einschließlich SIDS-Folgekinder, Frühgeborene und intensivmedizinisch behandelte Neugeborene, Zustand nach ALTE

Folgende *neurovegetative Symptome* wurden definiert:
1. häufiges Spucken/Erbrechen bei sonographisch nachgewiesenem gastroösophagealem Reflux,
2. Trinkschwierigkeiten mit gestörter Koordination von Saugen, Schlucken und Atmen unklarer Ätiologie,
3. exzessives Schwitzen im Schlaf,
4. Atempausen > 15 s ohne Begleitsymptome bzw. < 15 s mit Begleitsymptomen (Zyanose, Blässe, Muskelhypotonie),
5. Anfälle von Zyanose, Blässe, Tonus- und Bewußtseinsverlust unklarer Ätiologie.

Aus der Vielzahl der erhobenen Daten ergaben sich, wenn auch nur in begrenztem Umfang, signifikante Abweichungen und tendenzielle Unterschiede, die die Gruppe der Kinder mit neurovegetativen Symptomen hervorheben. Im folgenden werden die auffälligsten Befunde unserer Untersuchungen, die als Dissertationen der beiden Mitautoren dieses Beitrags veröffentlicht werden, wiedergegeben.

Die deutlichsten Unterschiede zwischen den genannten Gruppen ergaben sich für den 2.–4. Lebensmonat. Bei Frühgeborenen wurde das korrigierte Alter zugrundegelegt.

Abb. 2 zeigt für den Anteil der Atmung mit einer Phasenverschiebung > 90° ein deutliches Überwiegen der Kinder mit vegetativer Symptomatik im Bereich über 50 % der Gesamtschlafzeit.

Bezogen auf den ruhigen Schlaf sind diese Unterschiede noch deutlicher markiert (Abb. 3).

Kinder mit vegetativer Sympotomatik überwiegen ebenfalls mit hohen Anteilen an periodischer Atmung (Abb. 4). Der Mittelwert für den Anteil an periodischer Atmung im ruhigen Schlag lag bei den von uns untersuchten Kindern mit vegetativer Symptomatik im 2. Lebensmonat mit 6,65 % auffällig hoch [4].

Auch bezogen auf die Gesamtzeit der zentralen Atempausen pro Stunde zeigt sich ein Überwiegen der Kinder mit vegetativer Symptomatik in den höheren Bereichen (Abb. 5).

Schließlich findet sich häufiger bei den Kindern mit vegetativer Symptomatik eine hohe Anzahl akuter O_2-Sättigungsabfälle als bei den übrigen Risikogruppen (Abb. 6).

SBAS in der Pädiatrie 433

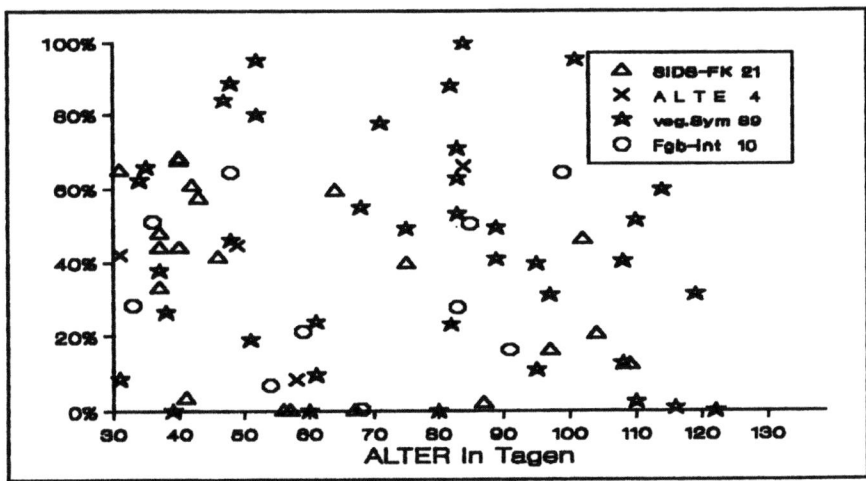

Abb. 2. Auftreten von Atmung mit Phasenverschiebung > 90°; *SIDS-FK*. SIDS-Folgekind, *ALTE* „apparently life-threatening event", *veg. Sym* vegetative Symptomatik, *Fgb-int* Frühgeborene und intensivmedizinisch behandelte Neugeborene. Die jeweiligen Zahlen geben die Anzahl der untersuchten Kinder an

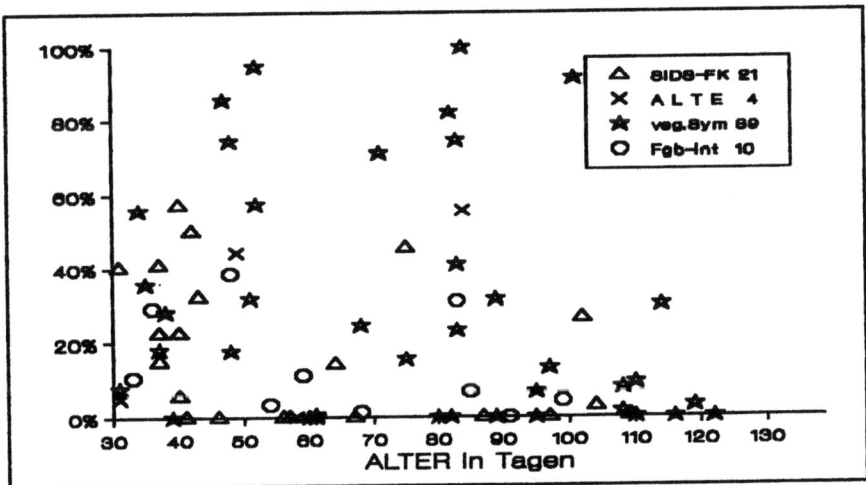

Abb. 3. Auftreten von Atmung mit Phasenverschiebung > 90° im ruhigen Schlaf (Abkürzungen s. Abb. 2)

Weitere Tendenzen zeigten sich bei den Kindern mit vegetativer Symptomatik im 7.–9. Lebensmonat. Hier fanden sich die höchsten Werte für Apnoen mit Obstruktionssymptomatik im ruhigen Schlaf hinsichtlich Apnoefrequenz und Apnoezeit/h.

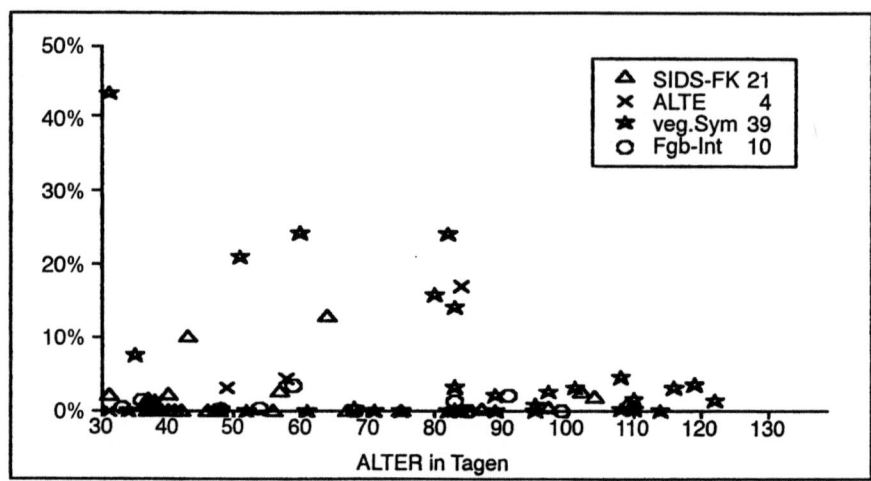

Abb. 4. Anteil der periodischen Atmung (Abkürzungen s. Abb. 2)

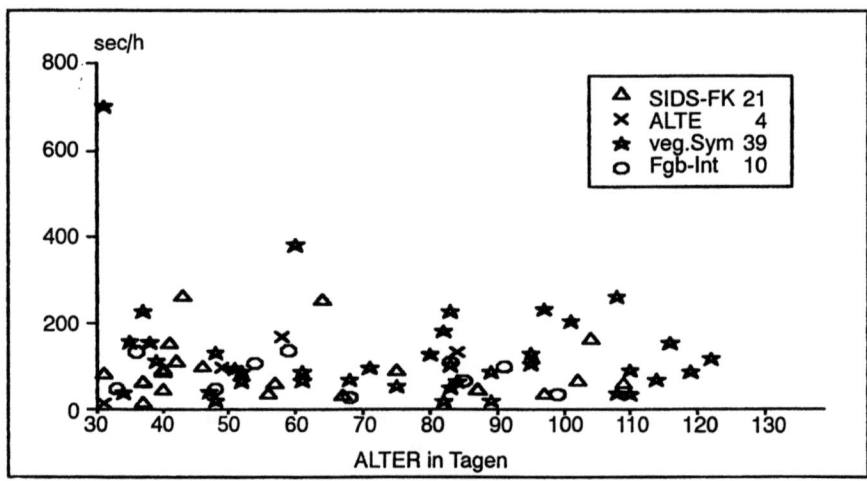

Abb. 5. Apnoezeit (zentral) pro Stunde (Abkürzungen s. Abb. 2)

Die Heterogenität innerhalb der genannten Risikogruppen und die Komplexität des Phänomens SIDS bedingen, daß unter den gegenwärtigen Voraussetzungen statistisch fundierte Aussagen über Kausalitäten nur in sehr begrenztem Umfang getroffen werden können. Erst die Anwendung klinisch-physiologischer Methoden im Bereich der klinischen Pädiatrie ermöglicht uns in jüngerer Zeit die Untersuchung schlafbezogener autonomer Regulationsstörungen mit Bezug auf den plötzlichen Kindstod [14]. Der Zusammenhang zwischen den in unsere Untersuchungen einbezogenen Kriterien neurovegetativer Symptomatik mit dem plötzlichen Kindstod ist von verschiedenen Autoren bereits wiederholt beschrieben worden [4, 5, 6, 8 11, 16].

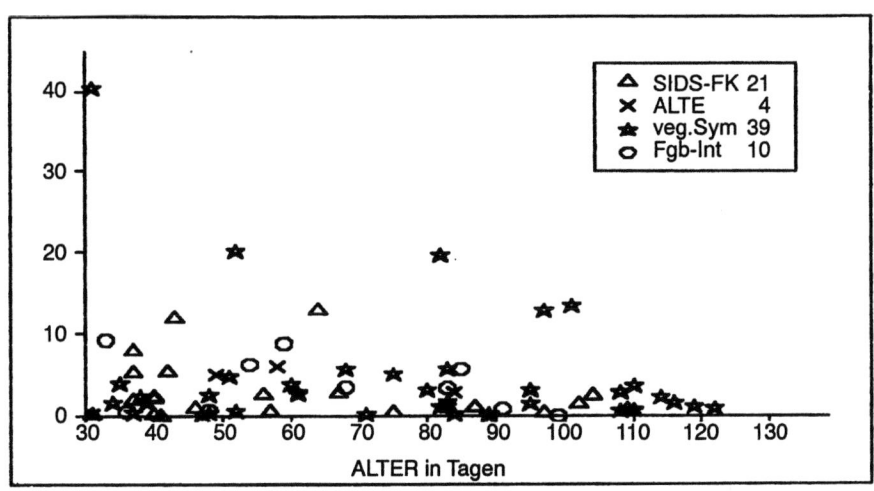

Abb. 6. Anzahl (n) akuter O_2-Sättigungsabfälle pro Stunde (Abkürzungen s. Abb. 2)

Für den klinisch tätigen Pädiater stellte sich nun die Frage, inwieweit ein Zusammenhang zwischen typischer neurovegetativer Symptomatik und einem erhöhten SIDS-Risiko durch den Nachweis pathologischer polysomnographischer Befunde erhärtet werden kann. Dabei ist zu berücksichtigen, daß der plötzliche Tod im Kindesalter vielfältige Ursachen hat und die Gruppe der Kinder mit kardiorespiratorischen Auffälligkeiten nur einen Teil der tatsächlich gefährdeten Kinder darstellt.

Unsere Untersuchungsergebnisse beschränken sich auf Risikogruppen. Dabei stellt die Gruppe der SIDS-Folgekinder ohne weitere Risikofaktoren die Gruppe der mit dem Normalkollektiv vergleichbaren Kinder dar [13]. Nach den bisher vorliegenden Ergebnissen zeigen sich die deutlichsten Befunde im 2.–4. Lebensmonat, einer offensichtlich besonders vulnerablen Reifungs- und Entwicklungsphase bei Säuglingen, in der der plötzliche Kindstod den Häufigkeitsgipfel hat. Dabei sind die hohen Anteile an periodischer Atmung bei diesen Kindern besonders bemerkenswert. Diese Beobachtung wurde auch von anderen Autoren beschrieben [7]. Die langen Apnoezeiten und die gehäuften O_2-Sättigungsabfälle unterstreichen die schwere Ausprägung der Atmungsstörung. Sie lassen neben der erhöhten Gefahr des plötzlichen Kindstodes auch weitere Folgesymptome rezidivierender Hypoxämien befürchten, die mitunter therapeutischer Maßnahmen bedürfen. Darüber hinaus ist einer Störung der Atmungskoordination Beachtung zu schenken. Die genannten Befunde bei Kindern mit vegetativer Symptomatik wurden auffällig häufig während ruhiger Schlafphasen beobachtet, so daß diesen Schlafphasen bei weiteren Untersuchungen besondere Aufmerksamkeit gewidmet werden muß.

Unsere Untersuchungsergebnisse verdeutlichen die Indikation polysomnographischer Untersuchungen bei Säuglingen mit unklarer neurovegetativer Symptomatik im Hinblick auf ein erhöhtes SIDS-Risiko.

Aber auch eine Fülle weiterer klinischer Symptome kann durch die Durchführung polysomnographischer Untersuchungen geklärt werden. So lassen sich auch bei Kindern Symptome der allgemeinen Lethargie mit Leistungsminderung, Kopfschmerzen, Gedeih- und Entwicklungsstörungen, nächtlichem Schwitzen, Enuresis und Verhaltensproblemen im Zusammenhang mit Schlafstörungen interpretieren [17]. Als Ursache dafür finden sich z. B. hypertrophierte Tonsillen und Adenoide, die zu ausgeprägter obstruktiver Symptomatik führen können [12], aber auch faziale Anomalien, Makroglossie, laryngeale Störungen und neuromuskuläre Erkrankungen [17]. Hinzu kommen funktionelle Obstruktionen mit Erschlaffung der oberen Atemwegsmuskulatur.

Ausgeprägte Obstruktionen der oberen Atemwege, aber auch das Vorkommen schwerer zentraler Atmungsstörungen können bereits im frühen Säuglings- und Kleinkindesalter zu alveolärer Hypoventilation mit pulmonaler Hypertension bis hin zu Cor pulmonale und Herzinsuffizienz führen [1, 18].

Polysomnographische Untersuchungen ergänzen somit das diagnostische Instrumentarium der klinischen Pädiatrie und ermöglichen einen Einblick in die Dynamik der autonomen Regulationsmechanismen im Schlaf. Die Polysomnographie ermöglicht die Erfassung von Befunden, die durch die herkömmlichen Untersuchungsmethoden nicht erhoben werden können. Die sich aus polysomnographischen Befunden ergebenden Konsequenzen reichen von prophylaktischen Maßnahmen, wie die häusliche Monitorüberwachung über O_2-Therapie und medikamentöse Atmungsstimulation, bis zu chirurgischer Beseitigung anatomischer Hindernisse. Daraus ergibt sich der Stellenwert der Polysomnographie als für die Pädiatrie unverzichtbare Untersuchungsmethode.

Literatur

1. Bommersheim H et al. (1988) Akutes Cor pulmonale mit Herzinsuffizienz infolge massiver Hyperplasie der Rachen- und Gaumenmandeln, Pädiat Prax 37:459–465
2. Gaultier C (1985) Respiration au cours du sommeil pendant la croissance: Physiologie et Pathologie. Bull Eur Physiopathol Respir 21:55–112
3. Guilleminault C et al. (1981) Sleep parameters and respiratory variables in „near miss" sudden infant death syndrome infants, Pediatrics 68:354–360
4. Haidmayer R et al. (1989) Respiratory mechanisms during sleep that might be responible for sudden infant death syndrome. Sleep and health risk, International Symposium, Marburg, 8.–11.3.1989
5. Haidmayer R et al. (1989) Monitoring zur Prävention des Plötzlichen Kindstodes. In: Andler W, Schläfke ME, Trowitzsch E (Hrsg) Der Plötzliche Kindstod. Acron, Berlin, S 133–134
6. Kahn et al. (1987) Transepidermal water loss during sleep in infants at risk for sudden death. Pediatrics 80:245–250
7. Kelly DH, Shannon DC (1979) Periodic breathing in infants with near-miss sudden infant death syndrome. Pediatrics 63/3:355–360
8. Kelly DH, Shannon DC (1988) The medical management of cardiorespiratory monitoring in infantile apnea, sudden infant death syndrome. Arnold, London, pp 139–154
9. Knight B (1983) Sudden death in infancy. Faber & Faber, London
10. Koepchen HP (1975) Atmungsregulation. In: Gauer, Kramer, Jung: Physiologie, Bd 6, Urban & Schwarzenberg, München Wien

11. Kurz R et al. (1986) Schlafapnoen beim Säugling und SIDS-Risiko, Monatsschr Kinderheilkd 134:17–20
12. Miyazaki S et al. (1989) Respiratory disturbance during sleep due to adenoid-tonsillar hypertrophy. Am J Otolaryngol 10
13. Schäfer T (1989) Entwicklung der Atmung gesunder Säuglinge im ersten Lebensjahr – polysomnographische Untersuchungen, Inaugural-Dissertation, Universität Bochum
14. Schläfke, ME (1989) Plötzlicher Kindstod, Klinische Physiologie und Modelle. In: Andler W, Schläfke ME, Trowitzsch E (Hrsg) Der Plötzliche Kindstod. Acron, Berlin S 135–147
15. Schwartz et al. (1988) The sudden infant death syndrom. Ann NY Acad Sci 533
16. Steinschneider A et al. (1982) The sudden infant death syndrome and apnea/obstruction during neonatal sleep and feeding. Pediatrics 70: 858–863
17. Swift, AC (1988) Upper airway obstruction, sleep disturbance and adenotonsillectomy in children. J Laryngol Otol 102:419–422
18. Trowitzsch E, Schlüter B (1989) Reversibles Cor pulmonale bei zentraler Atemregulationsstörung, Monatsschr Kinderheilkd 137:733-736

SBAS in der Neurologie und Psychiatrie

G. Mayer

Atmung und Schlaf sind eng miteinander verknüpft. Die wichtigsten respiratorischen Neuronen sind der dorsale und ventrale respiratorische Nucleus in der unteren Medulla und der Nucleus parabrachialis medialis in der oberen Medulla. Für ein normales Atmungsmuster werden über bulbospinale Bahnen der Tonus der subglottischen, genioglossalen, pharyngolaryngealen, diaphragmatischen und interkostalen Muskulatur koordiniert. Über Feedbackschleifen wird das zentrale Atemmuster gesteuert. Am wichtigsten sind die zentralen Chemorezeptoren am Boden des 4. Ventrikels, die peripheren Chemorezeptoren der Karotis und afferente Stimuli von Lungendehnungs-, Interkostalmuskel- und Sehnenpropriozeptoren (Abb. 1).

Enge anatomische Beziehungen bestehen zum retikulären aktivierenden System [5].

Nach Atemstörungen zu fragen, ist aufgrund dieser funktionellen anatomischen Zusammenhänge in der Neurologie immer schon erforderlich gewesen. Atmungsstörungen können verschiedenen strukturellen Störungen im ZNS, in den peripheren Nerven, im neuromuskulären Übergang und im Muskel zugeordnet werden.

SBAS und neurologische Erkrankungen

Von den schlafbezogenen Atemstörungen (SBAS) kommt der Apnoe auch bei den neurologischen Krankheiten die größte Bedeutung zu. Bei der hohen Prävalenz der Apnoen ist eine Koinzidenz mit neurologischen Erkrankungen zu erwarten.

SBAS bei ZNS-Erkrankungen

Zentrale Apnoen oder zentrale alveoläre Hypoventilation finden sich bei folgenden Erkrankungen des zentralen Nervensystems:

- Hirnstammtumoren,
- Hirnstamminfarkten,
- Syphilis,
- Syringomyelie,
- Insulinschock,
- multipler Sklerose,

- Bestrahlungsnekrosen (insbesondere im Nacken-Kopf-Bereich),
- Schädel-Hirn-Traumen,
- Shy-Draeger-Syndrom,
- olivopontozerebelläre Degeneration,
- Arnold-Chiari-Syndrom.

Die Ausprägungen der nächtlichen Atemstörungen bei diesen Erkrankungen sind abhängig vom Grad der Schädigung und können bis hin zur letzten Apnoe beim Hirntod reichen. Im Vergleich mit den Apnoen bei der Normalpopulation finden sich signifikant häufiger zentrale Apnoen als gemischte und obstruktive Apnoen. Daneben finden sich beim Shy-Draeger-Syndrom irreguläre Atemmuster, bei Kleinhirnaffektionen ataktische Atemmuster. Die Genese von obstruktiven Apnoen kann verursacht sein durch Schwäche der bulbären Muskulatur. Zusätzlich können nächtlicher Stridor oder beidseitige Stimmbandlähmungen auftreten. Beim Shy-Draeger-Syndrom besteht außerdem eine herabgesetzte Atemantwort auf Hypoxie und Hyperkapnie. Bei Erkrankungen mit zerebellärer

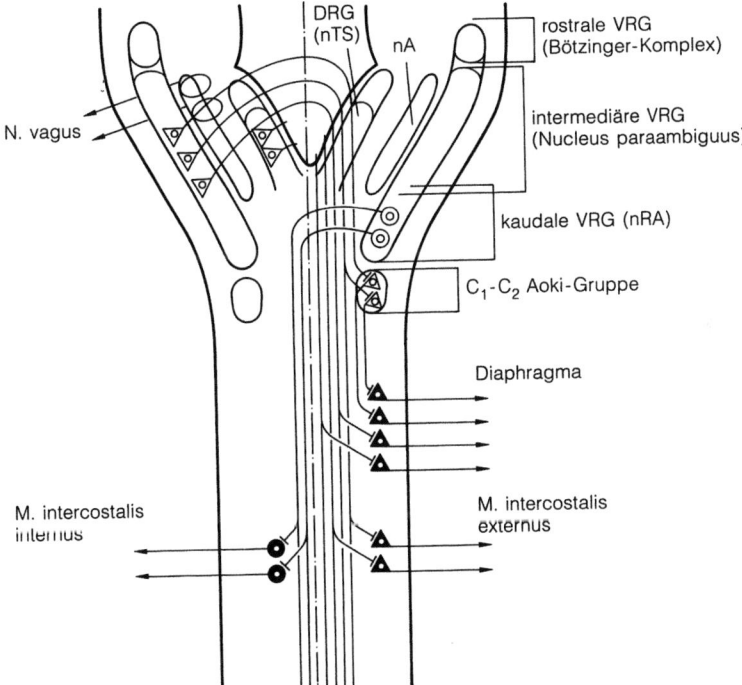

Abb. 1. Die wichtigsten respiratorischen Neuronen der Medulla (*DRG* dorsale respiratorische Gruppe, *nTS* Nucleus tractus solitarius, *VRG* ventrale respiratorische Gruppe mit rostralen, intermediären und kaudalen Anteilen). Exspiratorische (*offene Kreise*) und inspiratorische (*offene Dreiecke*) bulbospinale Neuronen projizieren zu den entsprechenden spinalen Motoneuronen (*schwarze Kreise* und *Dreiecke*). (Aus Colice u. Bernart [5])

Symptomatik und Störungen des autonomen Nervensystems ist das Risiko eines plötzlichen nächtlichen Todes wegen nächtlichen kardialen Arrhythmien besonders hoch.

Apnoen verursachen Veränderungen der zerebralen Durchblutung. Bei Gesunden nimmt der regionale zerebrale Blutfluß in den Stadien 1–4 des Non-REM-Schlafs ab und im REM-Schlaf erheblich zu. Bei Apnoikern ist der regionale zerebrale Blutfluß im Wachen sehr viel geringer als bei Gesunden und nimmt im Schlaf weiter ab; während der Apnoen nimmt er maximal zu (Abb. 2).

Nach Wiedereinsetzen der Atmung kommt es zu einer kompensatorischen Hypoventilation [13]. Der ständige Druckwechsel in den Gefäßen kann zu Ischämien führen. Patienten mit schwerer Apnoe haben bereits im Wachzustand erhöhte intrakranielle Drücke von über 15 mm/Hg, die morgens signifikant höher sind als abends (20,7 + 0,8 vs. 17,7 ± 0,5 mm/Hg). Im Schlaf, besonders in den

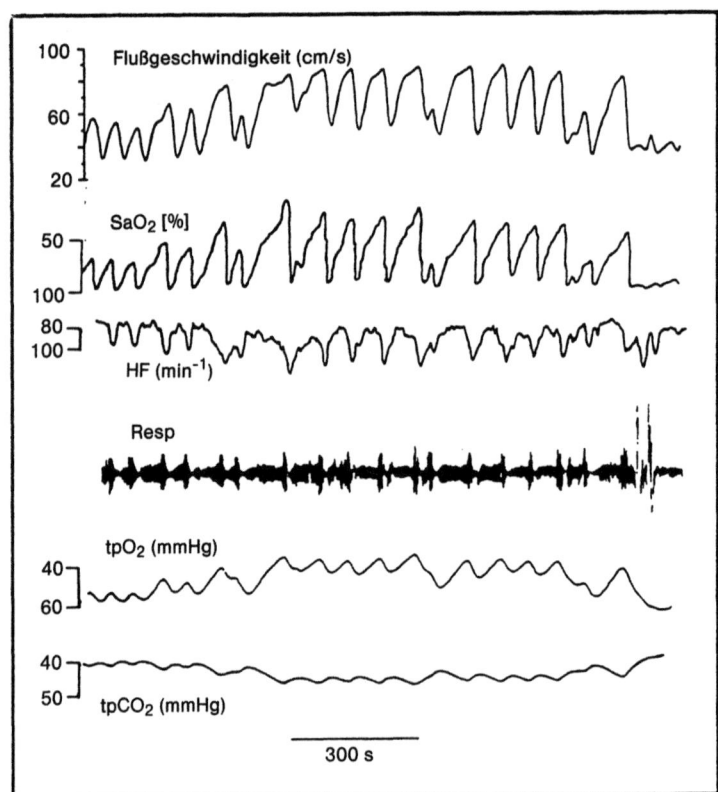

Abb. 2. Ausschnitt aus einer Polysomnographie. Von oben nach unten: mittlere Flußgeschwindigkeit der A. cerebri media, O_2-Sättigung (S_aO_2), Herzfrequenz (*HF*), Thoraxbewegung (*Resp*), transkutane pO_2- und pCO_2-Werte (*tpO_2*, *$tpCO_2$*). Die zerebrale Blutflußgeschwindigkeit nimmt synchron mit den Blutgasveränderungen zu. (Nach Siebler et al. [12])

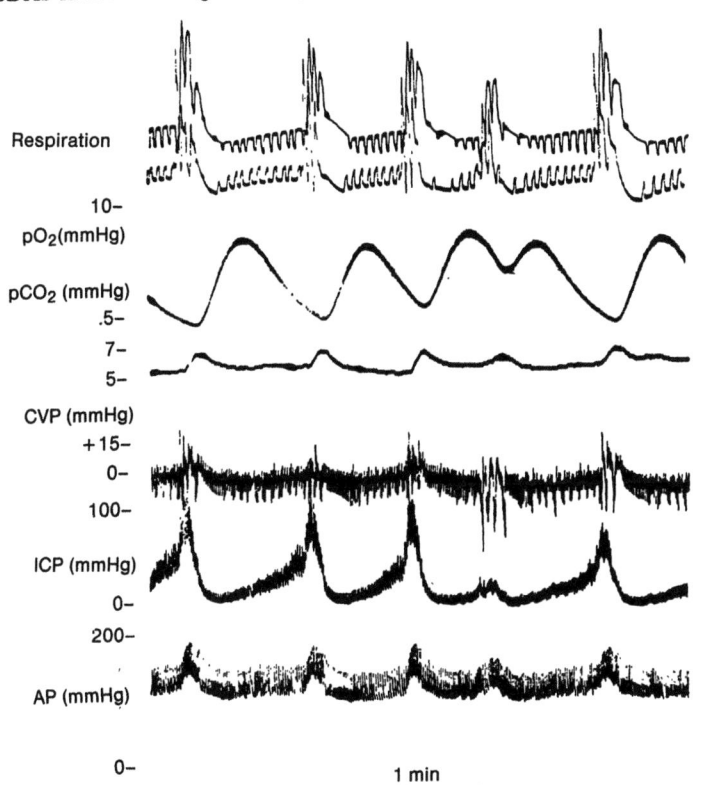

Abb. 3. Atmung (Induktionsplethysmographie), transkutane pO_2- und pCO_2-Werte (tpO_2, $tpCO_2$), zentralvenöser Druck (*CVP*), intrakranieller Druck (*ICP*) und arterieller Blutdruck (*AP*) während mehrerer obstruktiver Apnoen. (Nach Jennum u. Börgesen [7])

Stadien 2 und 3 des Non-REM-Schlafs, am stärksten im REM-Schlaf steigt der intrakranielle Druck weiter an mit rhythmischen Schwankungen während der Apnoen, wobei auch der arterielle Druck diese Schwankungen nachvollzieht [7] (Abb. 3).

Apnoeassoziierte Perfusions- und intrakranielle Druckschwankungen können kognitive Störungen, morgendliche Kopfschmerzen und Langzeitrisiken erklären.

Neben den Apnoen gibt es inzwischen auch Beschreibungen von Polypnoen mit Steigerung der nächtlichen Atemfrequenzen bis zu 187 % [14].

SBAS bei Erkrankungen peripherer Nerven

Sie treten bei folgenden Erkrankungen auf:
- Poliomyelitis,
- Tetanus,
- amyotrophe Lateralsklerose,

- Guillain-Barré-Syndrom,
- Diphtherie,
- Porphyrie,
- neurale Muskelatrophie.

Über Apnoe bei einzelnen Erkrankungen, wie z. B. neuraler Muskelatrophie, gibt es dramatische Beschreibungen. Kryger et al. [8] schilderten 1990 eine Patientin mit allgemeiner Muskelschwäche, herabgesetzten Muskeleigenreflexen mit einer erheblichen Tagesmüdigkeit, schwerer Erweckbarkeit aus dem Schlaf, Grands maux im Schlaf und lebhaften visuellen Halluzinationen im Wachzustand. Durch eine Kyphoskoliose bestand eine 50 %ige Reduktion des Lungenvolumens. Die Blutgase zeigten einen pH-Wert von 7,1, einen P_aCO_2-Wert von 80–122 mm/Hg und einen P_aO_2-Wert von 45–75 mm/Hg. In der polysomnographischen Ableitung hatte sie einen Sleep-onset-Rem-Schlaf und entwickelte sofort zentrale Apnoen mit einer Dauer von bis zu 60 s. nCPAP-Therapie erwies sich in der Behandlung als ineffektiv; erst unter assistierter nächtlicher Beatmung trat wieder „Tiefschlaf" auf. Die Grand-mal-Anfälle im Schlaf verschwanden. Grand-mal-Anfälle als Komplikation der Apnoe können durch Hypoxie und erhöhten intrakraniellen Druck verursacht werden.

SBAS bei Krankheiten des neuromuskulären Übergangs und Myopathien

Sie treten bei folgenden Erkrankungen auf:
- Myasthenia gravis,
- Botulismus,
- Muskeldystrophie,
- myotone Störungen,
- Glykogenspeichererkrankungen,
- Polymyositis.

Bei der progressiven Muskeldystrophie sind bis zu 80 % der Todesfälle durch pulmonale Infekte oder Atemversagen verursacht. Die Muskelschwäche führt zu ineffektivem Husten, Kyphoskoliose, Atelektasen und Schleimretention und zur Infektionsneigung. Schlafbezogene Hypopnoen und Hypoxämien werden durch die Muskelschwäche verursacht.

SBAS in der Psychiatrie

Wie eine Statistik des Zentralinstitutes für seelische Gesundheit Mannheim für 1989 und 1990 zeigt, sind über 40 % der im Schlaflabor untersuchten psychiatrisch Erkrankten Apnoiker [6] (Tabelle 1).

Für psychiatrische Erkrankungen existieren sonst wenig Daten zu schlafbezogenen Atemstörungen. Es gibt mehrere Einzelbeschreibungen über die Koinzidenz von Alzheimer-Demenzen und Apnoen, wobei eine enge Korrelation zwischen Schwere der Apnoe und Demenz gefunden wurde. Diese Erkrankungen teilen in vieler Hinsicht Gemeinsamkeiten mit den veränderten Schlafparametern im Alter wie häufiges Erwachen, reduzierter REM- und Tiefschlaf. Nach Berry et al. [2] haben 80 % der älteren gesunden Menschen mindestens eine schlafbezogene Atemstörung (Apnoe, Hypopnoe, SaO_2-Entsättigung), 30 % einen hohen Anteil an schlafbezogenen Atemstörungen [2]. Die Schwierigkeit beim geriatrischen Apnoe-Syndrom besteht in der fehlenden Validierung der diagnostischen Kriterien bezüglich der Beurteilung des Schweregrades und ihrer Bedeutung für das Mortalitätsrisiko. In einigen Arbeiten wurde ein altersbezogener Anstieg der Apnoezahlen bei Gesunden beschrieben. Bliwise et al. [3] fanden ab einem Apnoe-Hypopnoe-Index von über 10 eine erhöhte Mortalität. In einer vergleichenden Studie zwischen gesunden 68jährigen und gleichaltrigen Apnoikern fanden Berry et al. [2] für Apnoiker einen erhöhten Arousalindex und vermehrte Bewegungen als Indikatoren für Schlafstörungen, häufige Hypertension, höhere Schläfrigkeitsindizes in der Stanford Sleepiness Skala und kürzere Einschlaflatenzen im Multiple Sleep Latency Test (MSLT) (Tabelle 2).

Bei den psychologischen Tests waren die Handlungs-IQ sowie die visuelle Reproduktion vermindert, es fanden sich höhere Depressionscores im Geriatric Depression Inventory (Tabelle 3). Die Ergebnisse gleichen denen, die man bei Schlafapnoepatienten mittleren Alters antrifft.

Apnoesyndrome wurden auch beim Down-Syndrom beschrieben [12]. In einer Studie mit 14 Patienten fanden sich bei 7 Patienten Apnoeindizes zwischen 10/h und 50/h. Computertomographisch wurden Ponsatrophien und Unterkiefermißbildungen festgestellt. Es bestanden zentrale, gemischte und obstruktive Apnoen.

Tabelle 1. Aufschlüsselung der zu diagnostischen Zwecken untersuchten Patienten im Schlaflabor des Zentralinstitutes für seelische Gesundheit, Mannheim. (Nach Hohagen u. Berger [6])

Verdacht auf	1988	1989
– Schlafapnoesyndrom	61	50
– Insomnie bei psychiatrischen Erkrankungen	49	23
– idiopathische Insomnie	9	16
– Narkolepsie	9	11
– nächtliche Myoklonien	4	19
– Parasomnien, „restless legs"	5	8
– Nächtliche Anfallsleiden	2	2
– Gesamt	139	129

Tabelle 2. Schlaf-/Wachdaten von 8 Patienten mit geriatrischem Schlafapnoesyndrom *(GSAS)* und 12 geriatrischen Kontrollpatienten *(GCON)*.
SSS Standord Sleepiness Scale; 1 = wach, 7 = maximale Schlaflosigkeit; *MSLT* Multiple Sleep Latency Test; *M* Mittelwert; *SD* Standardabweichung; * p < 0,05. (Nach Berry et al. [2])

	GSAS		GCON	
	M	(SD)	M	(SD)
Mean SSS rating	2,5	(0,8)	1,7	(0,8*)
Mean MSLT score	8,6	(2,4)	13,5	(4,2*)

Tabelle 3. Psychologische Daten von 8 geriatrischen Schlafapnoepatienten *(GSAS)* und 12 geriatrischen Kontrollpatienten *(GCON)*.
WAISR Wechsler Adult Intelligence Scale Revised; *WMS* Wechsler Memory Scale; *M* Mittelwert; *SD* Standardabweichung, * p < 0,05. (Nach Berry et al. [2])

	GSAS		GCON	
	M	(SD)	M	(SD)
Symptom Checklist-90				
Global symptom index	0,3	(0,2)	0,2	(0,1)
Positive Symptom total	19,4	(14,6)	14,8	(9,8)
Geriatric Depression Inventory				
Total score	20,6	(17,9)	3,4	(2,1*)
WAISR VIO	110,1	(14,7)	110,2	(8,6)
WAISR PIQ	98,0	(10,7)	114,1	(9,3*)
Mini-Mental Status	28,3	(2,7)	28,1	(1,3)
WMS Logical Memory Del. Rec.	15,0	(7,3)	14,9	(5,2)
WMS Visual Reprod. Del. Rec.	3,9	(2,1)	7,3	(2,0*)

Bei den Suchterkrankungen können die schlafbezogenen Atmungsstörungen eine Rolle spielen. Leider liegen keine epidemiologischen Daten vor. Alkohol besitzt einen atemdepressiven Effekt; die Atemantwort auf Hypoxie und Hyperkapnie ist vermindert. Alkoholgenuß vor polysomnographischen Untersuchungen wurde zeitweilig als Provokationsmethode eingesetzt. Neben der Dämpfung des zentralen Atemantriebes spielt ein zunehmender Widerstand der oberen Atemwege in der Entwicklung der Apnoen eine Rolle [9] (Abb. 4).

Es ist zu erwarten, daß Alkoholiker neben den Risiken der Intoxikation durch die schlafbezogenen Atemstörungen gefährdet sind. Eine ähnliche Situation gilt für die Tablettensucht. Beim Abusus von zentral dämpfenden Medikamenten wie Barbituraten und Benzodiazepinen, die anfangs den Schlaf bessern, tritt über kurz oder lang eine Gewöhnung mit Schlaffraktionierung und Minderung von Tiefschlafanteilen ein, so daß die Dosis gesteigert werden muß. Neben der zentral dämpfenden Wirkung ist die Muskelrelaxation von Bedeutung, die einer Kollapsneigung des Pharynx entgegen kommt. Auch die therapeutische Gabe von Medikamenten, so z. B. von trizyklischen Antidepressiva, die den REM-

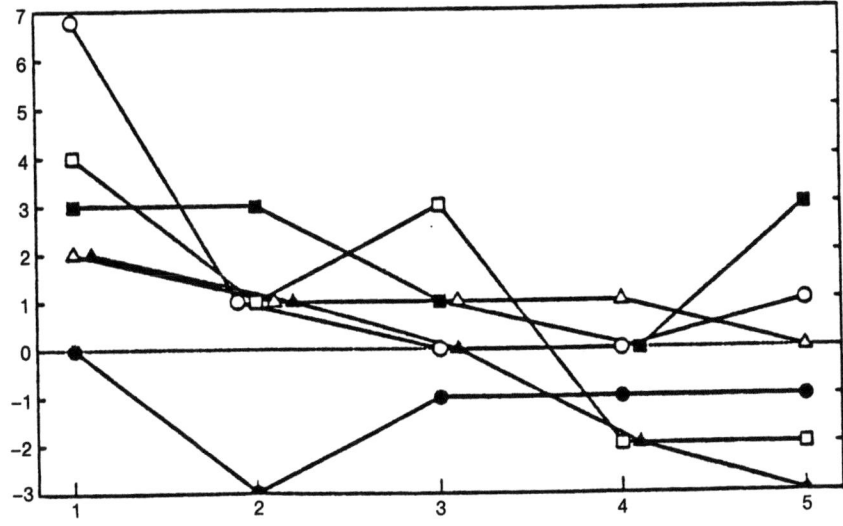

Abb. 4. Darstellung von CPAP-Drücken, die erforderlich sind, um Schnarchen während der Non-REM-Phasen zu unterdrücken. Zeitangabe nach Alkoholkonsum (0,79 mg/kg KG eines Wodka-Orangen-Getränkes oder eines Placebogetränkes). Die Varianzanalyse zeigt eine signifikante Interaktion zwischen der Zeit nach der Einnahme des Getränkes und den CPAP-Drücken mit erhöhten Drücken in der 1. und 2. h. (Nach Mitler et al. [9])

Schlaf unterdrücken, kann bei einem Entzug über eine exzessive Freisetzung von Acetylcholin zum REM-Rebound mit Zunahme der Apnoen im REM-Schlaf führen [9].

Diagnose und Diffentialdiagnose der SBAS

Die Prävalenz der Symptome des Schlafapnoesyndromes wurde von Roth et al. in einer Untersuchung an 417 Patienten dargestellt [11]:

- Schnarchen   95,3 %,
- Tagesschläfrigkeit   90,2 %,
- Einschlafen in monotonen Situationen   85,8 %,
- Konzentrationsstörungen   69,9 %,
- Erregbarkeit   58,2 %,
- Gedächtnisstörungen   53,2 %,
- morgendliche Kopfschmerzen   32,2 %,
- aus dem Bett fallen   10,0 %,
- Enuresis   6,5 %,
- Schlafwandeln   4,8 %.

Dies eröffnet ein ganzes Spektrum für die neurologisch-psychiatrische Differentialdiagnostik. Es kann inzwischen erweitert werden durch das Symptom Alpträume, das bei 28 % der Apnoiker, aber nur bei 7,1 % der gesunden Patienten vorkommt.

Bezogen auf das häufigste Symptom Tagesschläfrigkeit zeigt eine am alten Klassifikationssystem der Association of Professional Sleep Societies orientierte Untersuchung von Coleman et al. [4] von 1982 die Prävalenz einzelner Diagnosen (Tabelle 4) in amerikanischen Schlafzentren.

Differentialdiagnostisch gehen die Narkolepsie, nächtlicher Myoklonus, Restless-legs-Syndrom, Drogen- und Alkoholkrankheit häufig mit Apnoen einher (10–15 % der Narkoleptiker haben eine Apnoe). Beim zweithäufigsten Symptom Einschlafen in monotonen Situationen müssen differentialdiagnostisch Narkolepsie, idiopathische Hypersomnie und Zustand nach Schlafentzug ausgeschlossen werden, bei Konzentrationsstörungen und Gedächtnislücken, hirnorganische Psychosyndrome, Demenzen und posttraumatische Zustände, bei Enuresis nocturna die Epilepsie und beim Schlafwandeln sowie bei nächtlichen Arousals und Bewegungen die Parasomnien.

Tabelle 4. Schlafstörungen mit exzessiver Tagesschläftigkeit (SES). *Keine Hypersomnie:* 6 Langschläfer, 83 Patienten mit subjektiver Hypersomnie ohne objektive Befunde, 19 nicht anderweitig spezifiziert; *Anderweitige Hypersomnien:* 5 Fälle mit Kleine-Levin-Syndrom, 2 menstruationsassoziierte Syndrome, 42 mit insuffizientem Schlaf, 8 mit Schlaftrunkenheit, 42 nicht anderweitig spezifiziert; *Psychiatrische Störungen:* 61 affektive Störungen, 12 andere funktionelle Psychosen; *RLS* Restless-legs-Syndrom. (Nach Colemann et al. [4])

Diagnose	n	SES [%]	Rangbereich/ Zentrum [%]	Gesamt [%]
Schlafapnoesyndrom	857	43,2	23,9–81,2	22,0
Narkolepsie	496	25,0	7,7–32,2	12,7
Idiopathische ZNS-Hypersomnie	175	8,8	0,0–26,9	4,5
Keine Hypersomnie	108	5,4	0,0–16,4	2,8
Anderweitige Hypersomnien	99	5,0	1,9–7,9	2,5
Psychiatrische Störungen	73	3,7	0,0–25,3	1,9
Schlafbezogener Myoklonus, RLS	70	3,5	0,0–13,7	1,8
Medizinische, toxische und umweltbedingte Störungen	53	2,7	0,0–5,1	1,4
Drogen- und Alkoholabhängigkeit	30	1,5	0,0–4,4	0,8
Psychophysiologisch	22	1,1	0,0–4,3	0,6
Gesamt	1983	99,9	...	51,0

Psychiatrische und neurologische Erkrankungen präsentieren sich zumeist nicht unter dem Leitsymptom der schlafbezogenen Atmungsstörung; diese muß daher gezielt erfragt werden. Da neurologische Erkrankungen mit zentralen Apnoen einhergehen, fehlt das für die Trias der obstruktiven Apnoe so wichtige Leitsymptom des obstruktiven Schnarchens. Viele akute und schwere neurologisch-psychiatrische Erkrankungen gehen unabhängig von den Atmungsstörungen mit Schläfrigkeit, Veränderungen des Schlafzyklus und der Tag-Nacht-Schlafrhythmik einher, z. B. der Morbus Parkinson mit seiner Verminderung des Tiefschlafes und REM-Schlafs. Die Motorik kann verändert sein durch häufige nächtliche Arousals mit einfachen und komplexen Bewegungsabläufen (z. B. REM-Parasomnien oder paroxysmale nächtliche Dystonien). Kognitive Störungen, die nicht primär hypoxie- oder schläfrigkeitsbedingt sind, sind bei Erkrankungen des ZNS die Regel. Nächtliche Verwirrtheitszustände können auftreten.

Neurologische Erkrankungen mit Beeinträchtigung der Atemfunktion und Erkrankungen mit dem Leitsymptom Hypersomnie müssen mit Ganznachtpolygraphie untersucht werden. Krankheiten mit hohem nächtlichem Mortalitätsrisiko wie Shy-Draeger-Syndrom oder olivopontozerebelläre Degeneration sollten besonders rasch einer Diagnostik zugeführt werden.

In der Psychiatrie müssen bei SBAS gezielt degenerative, dementielle und toxische Prozesse ausgeschlossen werden. Der geriatrische Patient stellt ein Problem für sämtliche Fachdisziplinen dar. Durch die Multimorbidität ist er oft einer polypragmatischen medikamentösen Therapie ausgesetzt. Durch bereits bestehende altersentsprechende Änderungen des Schlaf-Wach-Rhythmus erhält er häufig ZNS-wirksame Medikamente, die eine schlafbezogene Atmungsstörung verschlimmern können. Dies trifft besonders für die psychiatrische Behandlung zu.

Neurologische und psychiatrische Diagnostik umfassen Anamnese und Befund, EEG, kraniales Computertomogramm, evtl. Kernspintomographie des Schädels und Dopplersonographie, das Routinelabor mit Schilddrüsenfunktionsprüfung, in jedem Fall die Lungenfunktionsprüfung, evtl. ein Langzeit-EKG und die Polygraphie, die im Einzelfall zum Ausschluß einer Epilepsie oder einer REM-Verhaltensstörung mit Doppelbildvideoaufzeichnung erfolgen sollte. Eine neuropsychologische Testung ist häufig erforderlich.

Therapie

Die Therapie muß sich neben der Behandlung der Grunderkrankung am Schweregrad der Atmungsstörung orientieren, der von der nächtlichen O_2-Sättigung, Lungenfunktion, nächtlichen kardialen Arrhythmien und evtl. auch intrakranieller Drucksteigerung bzw. Perfusionsschwankungen abhängt. Die Basisbehandlung sollte in jedem Fall in einer Überprüfung der Medikation auf atemdepressive Wirkung bestehen, die soweit wie möglich durch Ersatzpräparate abgedeckt werden sollte. Leichte zentrale Apnoen können mit Theophyllin behandelt werden. Obstruktive Apnoen, vereinzelt auch zentrale Apnoen, können mit nasalem

CPAP behandelt werden. Einige Fälle mit zentraler Apnoe bei schweren neuromuskulären Erkrankungen oder Polyradikulitiden können nur mittels maschinell assistierter Beatmung therapiert werden. In leichteren Fällen oder beim Übergang von intensivmedizinischer Behandlung auf Heimbeatmung reicht die IPPV-Behandlung aus. In Extremfällen des Versagens von Atemregulationszentren wie bei der zentralen alveolären Hypoventilation kann eine nächtliche intermittierende Beatmung erforderlich sein [1]. Die Einstellung der Beatmung sollte auf einer Intensivstation in Zusammenarbeit mit Anästhesisten und Internisten erfolgen und auf eine Heimbeatmung hinauslaufen. In wenigen Fällen wird das Anlegen eines Tracheostomas erforderlich sein.

Was hat sich nun durch die Einbeziehung der schlafbezogenen Störung von Atmung und Kreislauf im diagnostischen und therapeutischen Vorgehen für Neurologen und Psychiater geändert?

1. Die Erhebung der Anamnese beinhaltet jetzt neben den Fragen zur Schlafhygiene und Schlafqualität gezielte Fragen zur nächtlichen Atemfunktion.
2. Die Medikamenteneinnahme wird auf ihre Beeinflussung von Atmung und Kreislauf überprüft.
3. In der Diagnostik ist eine interdisziplinäre Zusammenarbeit mit Internisten, HNO-Ärzten, einem Schlaflabor und evtl. einem Anästhesisten erforderlich.
4. Die Einbeziehung der schlafbezogenen Atemstörungen erlaubt eine bessere Einschätzung des Mortalitätsrisikos der Grunderkrankung.
5. Die Prävalenz von schlafbezogenen Atemstörungen bei einzelnen neurologisch-psychiatrischen Erkrankungen wird zunehmend bekannt und erlaubt ein gezieltes diagnostisches Vorgehen.
6. Die Therapie erfordert bei Patienten mit hohem Risikoprofil neben der Grundtherapie teilweise Beatmungsprogramme, die unter stationären intensiv-medizinischen Bedingungen eingestellt werden müssen.
7. Die z. T. irreversiblen Grunderkrankungen erfordern oft eine lebenslängliche Therapie einschließlich der begleitenden Atmungsstörung. Eine regelmäßige Überprüfung der Atemparameter unter standardisierten Bedingungen ist erforderlich.

Literatur

1. Becker H, Peter JH, Pitzer W, Schneider H, Wichert P von (1990) Nasal intermittent positive pressure ventilation (NIPPV) in the treatment of sleep apnoea. In: Horne JA (ed) Sleep 90. Pontenagel Press, Bochum
2. Berry DTR, Philipps BA, Cook Y, Schmidt F, Hannikat N, Arita A, Allen R (1990) Geriatric sleep apnea-syndrome: A preliminary description. J of Gerontol 45:M 169–174
3. Bliwise O, Bliwise N, Partinen M, Dement W (1988) Sleep apnea and mortality in an aged cohort. Am J Pub Health 78:544–547
4. Colemann M, Roffwarg HP, Kennedy SJ, Guilleminault C, et al. (1982) Sleep wake disorders based on a polysomnographic diagnosis. J Am Med Assoc 247:997–1003
5. Colice GL, Bernart J (1989) Neurologic disorders and respiration. Clin Chest Med 10:521–543

6. Hohagen F, Berger M (1992) Schlaf und Schlafstörungen im höheren Lebensalter. In: Häfner H, Hennerici M (Hrsg) Psychische Gesundheit und Hirnfunktion im Alter. G. Fischer, Frankfurt am Main, S. 157–169
7. Jennum P, Börgesen E (1989) Intracranial pressure and obstructive sleep apnea. Chest 95:279–283
8. Kryger M, Steljes D, Mate E (1989) Familial central apnea in hereditary neuromuscular disorder. Annual Meeting of Professional sleep societies, Washington, p 76
9. Mitler M, Dawson A, Henriksen SJ, Sobers M, Bloom FE (1988) Bedtime ethanol increases resistance of upper airways and produces sleep apneas in asymptomatic snorers. Alcoholism: Clinical and Experimental Research 12:801–805
10. Musa MN (1988) Sleep apnea following withdrawal of amytriptyline. J Clin Pharmacol 28:1038–1039
11. Roth T, Roehrs TA, Conway CW (1988) Behavioral morbidity of apnea. Semin Respir Med 9:554–559
12. Schiozama Z, Mineno M, Schindo K (1989) Clinical, radiological and allnight polysomnographic analysis in adults with Down-syndroms. Annual meeting Association of professional sleep societies, Washington, p 77
13. Siebler M, Daffertshofer M, Hennerici M, Freund HJ (1990) Cerebral blood flow velocity alterations, during obstructive sleep apnea-syndrome. Neurology 40:1461–1462
14. Willmer JP, Broughton RJ (1989) Neurogenic sleep related polypnea, a new disorder? Annual Meeting, Association of Professional Sleep Societies, Washington, p 230

MIX
Papier aus verantwortungsvollen Quellen
Paper from responsible sources
FSC® C105338

If you have any concerns about our products,
you can contact us on
ProductSafety@springernature.com

In case Publisher is established outside the EU,
the EU authorized representative is:
**Springer Nature Customer Service Center GmbH
Europaplatz 3, 69115 Heidelberg, Germany**

Printed by Libri Plureos GmbH
in Hamburg, Germany